# BERNHARD HEISIG

Sinclair-Haus, Bad Homburg

1. September bis 11. Oktober 1998

Von der Heydt-Museum, Wuppertal

8. November 1998 bis 24. Januar 1999

Galerie Berlin, Berlin

4. Februar bis 27. März 1999

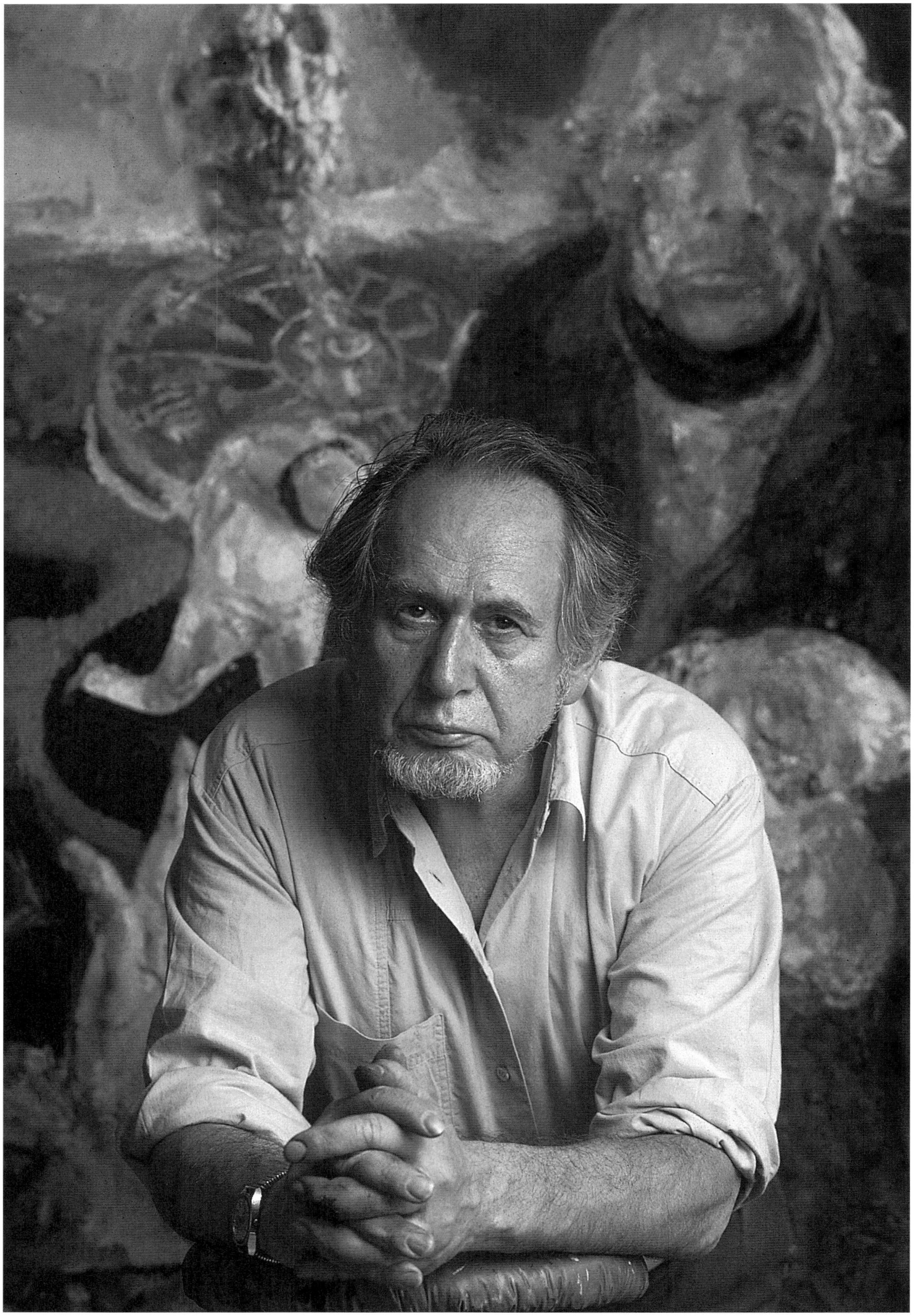

# BERNHARD HEISIG

## Bilder aus vier Jahrzehnten

Für Frau Dr. [illegible]
herzlich
[illegible]
23.1.98


herausgegeben von

Ernst Walter Brüggemann

Rüdiger Küttner

mit Beiträgen von

Eduard Beaucamp

Patricia Ferdinand-Ude

Joachim Fest

Bernhard Heisig

Jörn Merkert

Eberhard Roters

Dietulf Sander

Helmut Schmidt

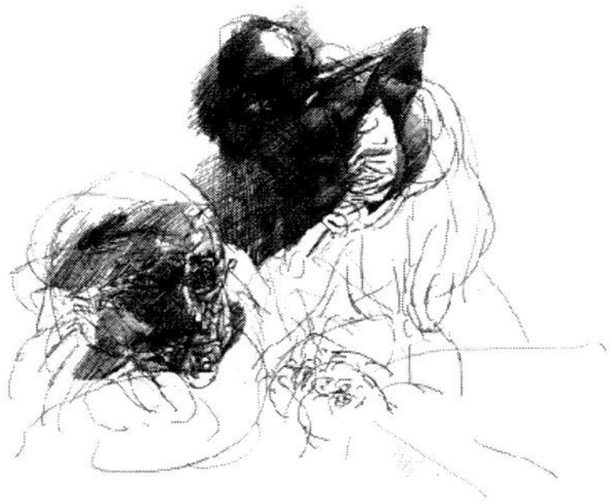



Lektorat: Thomas Donga
Redaktion: Viktoria Hausmann
Biographie und Bibliographie: Malwine Hörisch
Gestaltung: Linde und Michael de Maizière
Fotos: Bernd Kuhnert, Ber in (173); Egon Beyer, Berlin (6);
Friedrich Rosenstiel, Köln (3); Christof Sandig, Leipzig (2);
Nationalgalerie, Berlin (2): Museum der bildenden Künste, Leipzig (4);
Ludwig Galerie, Schloß Oberhausen (1); Kunsthalle Emden (2)
Lithographie: Vignold Düsseldorf GmbH
Gesamtherstellung: Druck- und Verlagshaus Wienand, Köln

ISBN 3-87909-608-2

Umschlagabbildung:
Bildentwicklung · 1998 · Öl auf Leinwand · 43 x 200 cm (Ausschnitt)

## INHALT



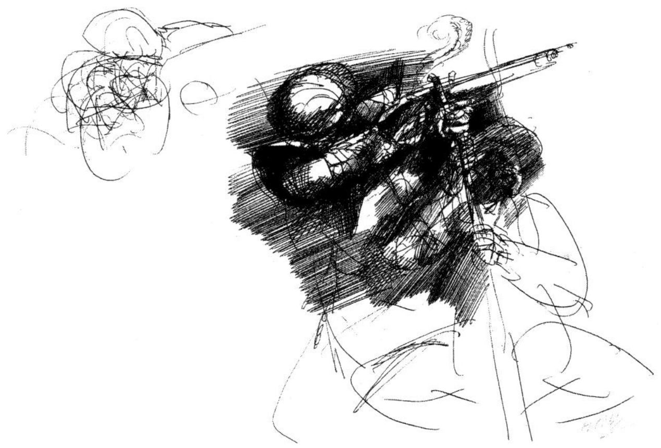

## VORWORT

Vierzig Jahre künstlerische Arbeit von Bernhard Heisig, dies bedeutet die Auseinandersetzung mit einem Maler, dessen originäre Werke uns zumindest zwanzig Jahre lang weitgehend vorenthalten wurden, weil sie in der DDR entstanden und auch heute noch nicht vorbehaltlos betrachtet werden.

In den siebziger, vor allem aber in den achtziger Jahren wurde man neugierig auf sein Werk und erkannte, daß hinter der simplifizierten Vorstellung künstlerischer Intentionen im Osten individuelle Künstlerpersönlichkeiten standen. Bernhard Heisig setzt sich mit dem Gesicht und der Geschichte der Deutschen auseinander, die er in spontaner Ausdruckskraft festhält. Nicht die klassische Definition des Ausgewogenen, statisch Gültigen interessiert ihn, sondern das spontan Artikulierte, die Momentaufnahme; der zum Schrei geöffnete Mund ist dafür ein von ihm häufig verwendetes Beispiel. In dramatischer Spannung werden einzelne Personen wie auch ganze Figurengruppen erfaßt. Wir nehmen als Betrachter teil an den Zusammenkünften, werden direkt angesprochen, können nicht mehr nur noch be- oder verurteilen.

Mit Engagement und Virtuosität malt Bernhard Heisig jedes Detail im Ganzen, übermalt es, variiert es und verändert es wieder. Einige Themen kehren häufig wieder, zum Beispiel Preußen und Friedrich II., Puppen und Marionetten; konfliktreiche Geschehnisse werden in heftigen Pinselstrichen angegangen. ›Christus verweigert den Gehorsam‹ ist ein Schlüsselbild, macht es doch deutlich, daß unser Denken in vielen Bereichen noch zu selbstverständlich am Überlieferten festhält. Heisig zerrt den Betrachter in unsere geschichtliche Vergangenheit, und ohne den Schleier der Verdrängung werden wir darin verstrickt. Die Frage »Was wäre wenn ...?« wird von ihm zu »Was könnten wir ändern ...?« in die Gegenwart transponiert. Die Bilder Heisigs handeln von den Mechanismen der Unterdrückung und der Manipulation. Er rüttelt uns wach, zeigt daß und wie wir verführbar sind. Gerade heute, in einer Zeit, in der die Kenntnis der Geschichte immer mehr durch oberflächliche Ablenkungen zurückgedrängt zu werden droht, erhebt Heisig den Anspruch: »Ohne seine Vergangenheit kann kein Volk leben.« Einige der historischen Heldentaten mißt Heisig nicht an Siegen, sondern an Niederlagen, der Tragik, dem Unterbewußtsein, der Ahnung. Heisig will uns belehren. Er macht uns zu Gleichgestellten, Gleichgesinnten. Heisig möchte Unruhestifter sein, wie es in ihrer Zeit auch Lovis Corinth, Otto Dix, George Grosz und Max Beckmann waren, die ihm Fantasieanreger sind und deren Glaubwürdigkeit er für sich heute reklamiert.

Bernhard Heisig vertraut seinen spontanen Einfällen, seine Bildräume entsprechen dem Theater mehr als der Wirklichkeit, seine oft wiederkehrenden Gestalten entstammen der Geschichte, Religion und Mythologie. Wie Ikarus werden die Handelnden heruntergeholt auf den Boden der Tatsachen, den Alltag. Kulturgeschichte macht er sich verfügbar. Er entwickelt vollkommen eigene Figuren-Raum-Form-Farbe-Licht-Beziehungen in seinen Bildern. Heisig ist ein Tragödienmaler, geprägt von virtuoser Malweise und intensiver Farbigkeit. Der Maler Heisig will sich in den Gesellschaftsprozeß einbringen, will mit Klischees aufräumen, will nötig sein, gebraucht werden, Verantwortung tragen, sich einmischen. Dafür sucht er bildthematisch die Konvention, auch wenn er den Betrachter mit einer Fülle von Ideen und Ausdrucksformen ganz unkonventionell überrascht.

Dr. Sabine Fehlemann
Direktor
Von der Heydt-Museum
Wuppertal

Klaus Schweickart
Vorstandsvorsitzender
ALTANA AG
Bad Homburg v.d. Höhe

Jörn Merkert

# DAS »DENKEN IN BILDERN«

Anmerkungen zur Bilderwelt von Bernhard Heisig
nebst einigen Polemiken

## Der Traditionalist und die Moderne

Bernhard Heisig, der Maler, Zeichner und Grafiker, fordert mit seinem bildmächtigen Werk und nicht minder mit seinen pointierten Texten bis heute immer wieder zu Polemiken und Grundsatzdebatten heraus, die weit über seine Kunst und seine Person hinaus- und nicht selten an beiden vorbeigehen. Heisig und sein Werk werden dann zum Surrogat für die auch neun Jahre nach dem Fall der Mauer offensichtlich immer noch nicht genügend diskutierten und längst nicht beantworteten Fragen auf dem Gebiet deutsch-deutscher Kunst, nach den fundamentalen Unterschieden zwischen Ost und West, nach der Wechselbeziehung zwischen Kunst und Macht, zwischen Künstler und Staat, nach dem Verhältnis der Tradition zur Avantgarde, nach der Funktion und Wirkkraft von Kunst in der Gesellschaft überhaupt. Heisig ist aber zugleich auch Katalysator für diese Fragen, denn augenscheinlich kann niemand vor seinen Bildern gleichgültig bleiben.

Worin liegt diese Wirkung? Ist es nicht überhaupt ein erstaunliches Phänomen, daß Heisigs Bilder auf der aktuellen Kunstszene, die doch ganz andere Probleme verhandelt, offensichtlich von solch verstörender Brisanz sind? Denn sie kommen doch als ganz klassisch-traditionelle Malerei einher, in denen keinerlei grenzüberschreitende künstlerische Mittel eingesetzt werden – überspitzt gefragt: Sind Heisigs Bilder womöglich einfach altmodisch? Aber es ist ja gar nicht so sehr dieses Altmodische, was manche Betrachter heftig erregt, sondern es sind vor allem zwei Aspekte, die im Grunde zunächst außerkünstlerischer Natur und doch unauflöslich mit seiner Malerei verwoben sind: die speziellen Inhalte seiner Bilder, also seine Weltsicht, und die Biographie Heisigs.

Insofern sind solche Dispute Stellvertreterdiskussionen. Sie sind einerseits von einem sehr westlichen Unverständnis für radikal anders gelebte Biographien in den vierzig Jahren deutscher Zweistaatlichkeit geprägt. Und andererseits hat es manchmal den Anschein, als werde östlicherseits an der Figur des Künstlers Heisig mit heftiger Aggression stellvertretend Schuld und schlechtes Gewissen abgeladen, weil es ja immer eines Sündenbocks bedarf – und Sündenböcke werden gemacht, indem man sie dazu erklärt. In beiden Perspektiven gehen häufig in aller Widersprüchlichkeit gleichermaßen Verklärung individueller Geschichte und Verdrängung deutscher Geschichte einher. So sehr allerdings diese Diskussion weitgehend ohne künstlerische Argumentation geführt wird, so sehr steht doch allemal in ihrem Zentrum Heisigs Kunst.

Greifen wir daher beherzt als erstes den als künstlerisches Argument sich gebenden Vorwurf des Altmodischen auf. Ganz zweifellos ist Heisig Traditionalist. Sein Werk ist in der direkten Nachfolge des deutschen Expressionismus eines Oskar Kokoschka oder eines Max Beckmann zu sehen und ebenso im geistigen Umfeld des kritischen Realismus eines George Grosz oder Otto Dix. Doch ist solche Zuordnung eine äußerst verkürzte Sicht auf seine Kunst, die vereinfachend an vielem vorbeigeht. Eine komplexere Analyse seiner Bildsprache[1] irritiert. Denn verblüffenderweise treffen wir auf noch ganz andere grundlegende bildnerische Erfindungen der Avantgarde in der Kunst des 20. Jahrhunderts, die sich Heisig in seiner Kunst anverwandelt hat, obgleich sie seiner traditionalistischen Auffassung von Malerei im Grunde zutiefst fremd und fast diametral entgegengesetzt zu sein scheinen.
Da ist zunächst das Prinzip der Collage – obwohl Heisig im Wortsinne nie je collagiert hat. Dennoch setzen sich seine Bildwelten aus disparaten visuellen Fragmenten zusammen, mit denen widersprüchliche Realitätsebenen in die Gleichzeitigkeit der einen Anschaulichkeit der gemalten Bildwirklichkeit versetzt werden. Und obwohl Heisig in seiner Malerei völlig andere stilistische Ausdrucksformen findet, ist die Verwurzelung seiner Methode in Dada und Surrealismus nicht zu übersehen. Doch nicht nur Ding und Figur werden auf diese sehr moderne Weise in einen erkenntnisreichen Bedeutungszusammenhang gebracht, den sie zuvor für sich allein nicht hatten. Denn zusätzlich werden vielfältige, ganz unterschiedliche Bildräume »collagiert« und ineinander verschachtelt, die sich hier scharf gegeneinander abgrenzen, da unmerklich ineinander übergehen, dort zersplitternd aufeinandertreffen und hier wieder wie gestaffelte Kulissenräume zusammengeschoben sind. Insgesamt werden diese widersprüchlichen Raumsituationen in dramatisch springenden Wechseln von Perspektiven und Proportionen unauflöslich miteinander verstrickt.
Auch solche Vielansichtigkeit des Abbilds ist uns als fundamentales geistiges Prinzip aus der Moderne vertraut – aus dem Kubismus. Doch wurde dieses Verfahren vor allem zur Zerlegung des gewohnten Abbilds der einzelnen Bildgegenstände benutzt; und als Bildkonstrukt insgesamt war dem kubistischen Bild natürlich nie solch ungeheure, mitreißende Dynamik zu eigen, wie sie bei Heisig mit diesen beiden Bildverfahren einhergeht. Die gleichermaßen in den avantgardistischen Konzepten der Collage und der kubistischen Raumverschachtelung bereits angelegte Integration der vierten Dimension wird bei Heisig sechs Jahrzehnte später expressiv hinterfeuert zu einem rasenden Ablauf von Zeit gesteigert, in dem sich auch die Zeitebenen verwirbeln. Hier ist seine traditionsverhaftete Malerei schon allein in der Bildphysik von überraschender Nähe zu den modernen Massenmedien Film, Fernsehen und Werbung. Um so glaubwürdiger sind die visuellen Zitate von Fernsehgerät, Reklame und Reportagefotografie in dieses erzählende bildnerische Denken, in diese ganz und gar zeitgenössische Bildmechanik integriert.
Dennoch sind Heisigs inszenierten Bilder nicht von dieser Welt, so sehr sie auch den Realismus der Wirklichkeitsinterpretation für sich beanspruchen können. Sie scheinen gleichsam der Welt des Traums zu entstammen, genauer: einer halluzinierten Hell-

1 Vgl. Jörn Merkert und Peter Pachniche (Hg.): ›Bernhard Heisig Retrospektive‹. München 1989.

sichtigkeit. Sie sind aber nicht etwa Illustrationen von Alpträumen. Diese sogende, stürmische Dynamisierung von Raum, Ding und Figur durch die Gleichzeitigkeit des Ungleichzeitigen ist vielmehr das Instrument, die Mechanismen der Verdrängung zu zerschlagen und die »Beharrlichkeit des Vergessens« zu unterminieren. Denn das anschaulich antwortende Gegenbild zur Wirklichkeit aktiviert im Gehirn des Betrachters insbesondere auch unbewußte Erinnerungsebenen und das Unbewußte überhaupt.

Hier begegnen wir bei Heisig zum zweiten Mal – nicht minder erstaunlich – der künstlerischen Strategie des Surrealismus, die im Nicht-Bewußten die entscheidende Ebene unseres Verständnisses von Wirklichkeit erkannt hatte. Als Verfahren dieses Heraufhebens verdrängter, aber äußerst folgenreicher Faktoren für die individuelle Realitätswahrnehmung hatten die Surrealisten die psychische Improvisation der Écriture automatique entwickelt – die von so großem Einfluß auf den Tachismus war, die gestische Malerei des abstrakten Expressionismus. Auf den ersten Blick hat Heisig damit nichts zu tun – aber nur auf den ersten Blick. Denn schließlich ist die weitgespannte, vom Künstler sehr bewußt eingesetzte Situationskombinatorik, in die er seine Menschenbilder und Dingzitate – aus der Wirklichkeit wie aus seiner eigenen Bilderwelt – einspannt, in ihrer Wirkung auf den Betrachter vom Prinzip her durchaus der Écriture automatique verwandt. Hinzu kommt, daß der schnelle Duktus der expressiv gesetzten Pinselschrift im Detail letztlich abstrakte Malerei ist und damit auch noch zur automatischen Notation der Surrealisten hinübergrüßt.

Es ist also ganz und gar erstaunlich zu sehen, wie sehr die traditionsverhafte – altmodische? – Bildauffassung Bernhard Heisigs zugleich von den fundamentalen geistigen Prinzipien der Moderne durchdrungen ist und wie er mit solchen Mitteln äußerst beunruhigende Spiegelbilder zeitgenössischer Wirklichkeitserfahrung zu entwerfen vermag. Ist es womöglich diese nicht sofort erkennbare, ganz außergewöhnliche Verflechtung von Moderne und Tradition, die so manchen Betrachter verstört und provoziert? Schließlich sind – wie stets in der Kunst – Bildform und Ausdrucksdynamik die Transportmittel für ihre Inhalte.

Der Betrachter wird von Heisigs Bilderwelt ganz unvermittelt berührt; er kann sich ihr nicht entziehen; sie überwältigt ihn nahezu; immer wieder. Das geht nicht nur demjenigen so, der ihr zum ersten Mal begegnet, sondern es ist dies eine grundsätzliche Erfahrung im Umgang mit seinen bis zum Bersten mit Figur, Gestik, Handlung angefüllten Gemälden. Auch deswegen sind sie allesamt Szenen aus dem großen Welttheater. In den weitausgreifenden Szenarien stürzen die Gestalten auf ihn zu, reißen ihn förmlich in das strudelnde Bildgeschehen hinein und machen ihn zum Akteur. Das ist höchst unbequem, zumal bei den Bildinhalten, die Heisig uns zumutet. Denn es sind dies allemal Erinnerungsbilder. In ihnen wird von Heisig mutig und rücksichtlos gegen sich selbst die eigene, gelebte Geschichte anschaulich gemacht. Und selbst wenn manche dieser Bilder im Gewande historischer Ferne einherkommen – vom Alten Fritz, der Pariser Kommune bis zum Untergang Breslaus – verhandelt Heisig in ihnen die Gegenwart. Seit Jahrzehnten ist und bleibt Heisig bei seinem Thema, die conditio humana.

Es gibt zwei Künstler in Deutschland, die beide – ausgehend von ihrer eigenen Biographie – in ihrem Werk immer wieder eine schmerzliche und kritische Reflexion der hitlerschen Diktatur, des Zweiten Weltkriegs und der Folgen dieser deutschen Katastrophe betrieben haben. Zwei Künstler, zwei Antipoden: Joseph Beuys und Bernhard Heisig. Ihre Gegensätzlichkeit, die schlichte Unvereinbarkeit ihrer künstlerischen Haltungen und Ausdrucksformen könnte tiefgreifender und offensichtlicher nicht sein. Dennoch lassen sich spannende Gemeinsamkeiten gerade im Vergleich ihrer so ganz unterschiedlichen Beharrlichkeit in ihrem Anliegen herauszeichnen, mit ihrer Kunst zu erinnern, Verdrängtes in die Verantwortlichkeit des gegenwartsbezogenen, bewußten Handelns einzubeziehen. Beide sind sie überdies Protagonisten des kulturellen und geistigen Lebens ihrer Staaten gewesen, beide finden sie breite und kontroverse Resonanz auf ihr Werk, beide wurden sie schließlich von Staats wegen geehrt, beide sind sie auch als Repräsentanten ihres Staates im jeweils anderen aufgetreten[2] – und die Frage muß erlaubt sein, ob Beuys und Heisig in diesem Sinne nicht beide Staatskünstler gewesen sind.

Beuys gilt als Inbegriff der Nachkriegsavantgarde in Deutschland, der die internationale Kunstentwicklung entscheidend beeinflußt hat. Schon früh wurde er als Exponent eines anderen, geschichtsbewußten Deutschlands verstanden, der seine eigene Biographie und seine Erfahrungen als Schwerkriegsverletzter ins Zentrum seiner Kunst rückte und deswegen die Barbarei Hitler-Deutschlands nie verdrängte. In der Radikalität seines Denkens und künstlerischen Tuns war er für die Nachkriegsgeneration eine Identifikationsfigur, die auch für die Liberalität der Bundesrepublik stand. Schließlich war er mit seiner Kunst und seiner geistigen Haltung in seiner gezielten individuellen Vereinzelung, die Voraussetzung für sein Missionarstum war, ein eminent politischer Künstler, der als moralische Instanz seinen Staat immer wieder auch provoziert hat – so sehr, daß er aus seiner Professur an der Düsseldorfer Kunstakademie entlassen wurde. Vergessen wir nicht Beuys' Bemühen, in die Diskussion über die RAF mit Andreas Baader und Ulrike Meinhoff einzugreifen, um die Fähigkeit zum demokratischen Diskurs auch mit fundamental anders Denkenden zu entwickeln. Und vergessen wir auch nicht, daß Beuys mit seinem »Büro für radikale Demokratie« und seinem erweiterten Kunstbegriff der »sozialen Plastik« ein utopischer Denker war, der über eine neue Verfaßtheit des Staates, der menschlichen Gesellschaft überhaupt, nachdachte – daß auch er an einem »besseren Deutschland« bauen wollte und gebaut hat.

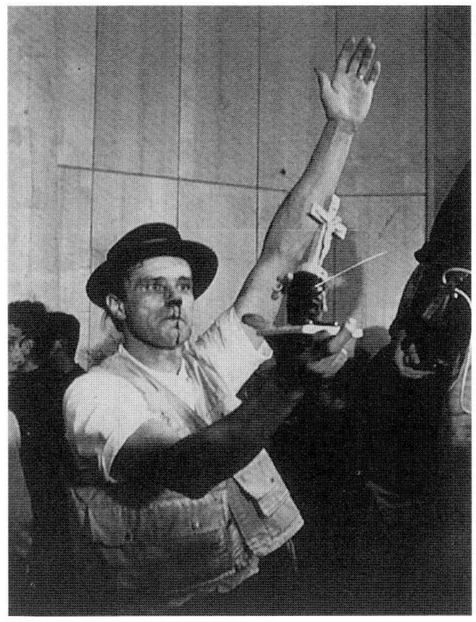

Joseph Beuys: ›Festival der neuen Kunst‹ in Aachen zum 20. Jahrestag des Attentats auf Hitler, 20. Juli 1964

Heisigs Bilder sind Geschichtsbilder, aber keine Illustrationen zur Geschichte. Sie thematisieren und verarbeiten ebenso seine individuelle Geschichte: 1943 wurde er als 18jähriger Soldat der 12. SS-Panzer-Division Hitler-Jugend zugeteilt, auf dem Weg zur Westfront verwundet, und er nahm 1945 am Kampf für den Endsieg um seine Heimatstadt, die »Festung« Breslau, teil. In seinen großen Tableaus hat er den Cauchemar deutscher Geschichte gemalt. Wer will, mag in ihnen den Versuch einer

2 Heisig 1977 auf der ›documenta 6‹ in Kassel, Beuys 1987 in der Ständigen Vertretung der Bundesrepublik Deutschland in Berlin (DDR).

Selbstbefreiung erkennen; allemal sind sie schonungslose Auslotung des Standorts, den jeder einzelne für sich jeden Tag neu bestimmen muß – jeder auf seine Weise, selbst noch die Nachgeborenen, mit diesem lastenden Gepäck deutscher Geschichte auf dem Rücken, das so mancher bis heute nur allzu gern absetzen oder anderen aufbuckeln möchte. Heisigs Bilder sind die eines Moralisten und Aufklärers, der mit seinen bohrenden, bildgewordenen Fragen bewußtes Handeln und individuelle Eigenverantwortlichkeit einfordert – auch zu DDR-Zeiten provozierend, nicht minder als heute.

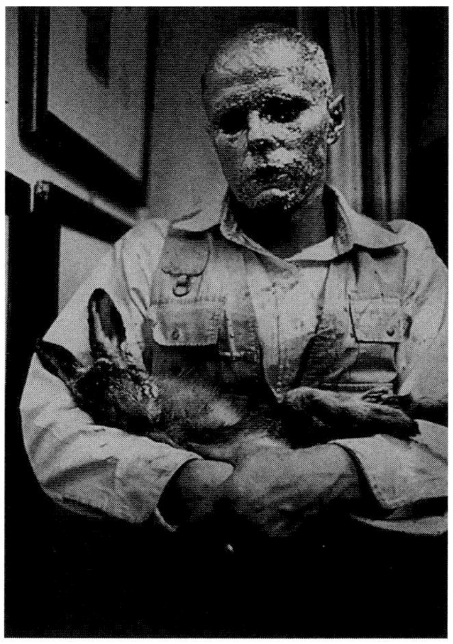

Joseph Beuys: ›Wie man dem toten Hasen die Bilder erklärt‹, Düsseldorf 1965

Joseph Beuys ist auf besondere Weise in der deutschen Philosophie verwurzelt. Sein Denken ist ganz wesentlich beeinflußt von Steiner, Bachofen und Kant – und Karl Marx. Und gibt es etwas Deutscheres als den Hasen – den Hasen von Albrecht Dürer? Dürers Hase ist tot. Er wurde in Auschwitz vergast, ist im Kessel von Stalingrad erfroren und im Bombenhagel auf Dresden verbrannt. Wie soll man ihm – Beuys hat es in einer inzwischen legendären Aktion versucht –, wie soll man dem deutschen Hasen nach dem Zweiten Weltkrieg noch die Bilder erklären, die Bilder von der Weltzerstörung und dem Völkermord, wie noch die Bilder erklären von den Gaskammern, Verbrennungsöfen und Massengräbern?

Heisig und Beuys sind Sozialisten. Und was wäre der Sozialismus ohne die christliche Idee des Sozialen? Beide Künstler sind sehr deutsch; nicht nur weil sie deutsche Geschichte reflektieren. Sie tun es auch – auf im Grunde sehr vergleichbare Weise traditions-, das heißt geschichtsbewußt – mit sehr deutschen künstlerischen Mitteln. Der eine vollzieht den radikaler nicht zu denkenden Bruch mit den kostbaren, von Nazihorden zertrampelten Ausdrucksformen einer als »entartet« verfolgten Moderne; sie stehen ihm – in Erinnerung an das Wort Adornos, nach Auschwitz sei kein Gedicht mehr möglich – ganz einfach nicht mehr zur Verfügung. Dennoch darf nicht vergessen werden, daß auch Beuys das künstlerische Denken der Moderne aufgreift, denn auch sein Werk ist ohne den Impuls der Ideen der frühen Dadaisten und Surrealisten nicht zu denken. Der andere dagegen stellt sich in die Tradition genau dieser vertriebenen und ermordeten Moderne des deutschen Expressionismus und kritischen Realismus. Beide sind sie sehr deutsch auch darin, in ihrer Kunst überhaupt moralische Haltungen zu verhandeln, sich als Künstler auch in der verpflichtenden Rolle als Aufklärer und Kritiker ihrer Gesellschaft zu verstehen. Und beide versuchen sie, aus ihrer jeweils individuellen Erfahrungsperspektive heraus mit ihrer Kunst der deutschen Geschichtsreflexion dreinzureden.

Beide haben sich – verständlicher Weise aus ganz unterschiedlichen, offensichtlichen Gründen – nicht an den Bemühungen so vieler deutscher Künstler beteiligt, die zerschlagene deutsche Nachkriegsszene an die aktuelle internationale Nachkriegskunst wieder heranzuführen, deren Weltsprache damals die Abstraktion war. Beider Verweigerung war jeweils logisch, selbstverständlich und zwingend: Aus der Beuysschen Perspektive des radikalen Bruchs mit allen traditionellen Bildformen verbot sich natürlich eine ungegenständliche Malerei ebenso wie im versuchsweise sozialistischen Deutschland für Heisig, der am Ende seines Kunststudiums mitten in die

Formalismusdebatte des »Bitterfelder Wegs« geriet. Aber Heisig hat es aus eigener Überzeugung für sich stets abgelehnt, abstrakte Bilder zu malen, weil er nicht daran glauben kann, daß damit deutsche Geschichte reflektiert werden könnte. Zumindest vermochte er die Fragen, die seine ureigene Geschichte ihm stellte, mit ungegenständlicher Formensprache nicht zu beantworten. Denn »Heisig ist ein Maler, der in Bildern denkt.«[3]

## Deutsch-deutscher Exkurs, polemisch

So wenig, wie es einen Joseph Beuys in der DDR gegeben hat, so wenig hat es einen Bernhard Heisig in der Bundesrepublik gegeben. Beide stehen für ihre Generation singulär in der deutsch-deutschen Kunstlandschaft, und beide sind gerade auch unter diesem Aspekt Protagonisten der beiden deutschen Staaten. Andere deutsche Künstler haben das Verdienst, mit ihrer Arbeit den von Hitler brutal und mörderisch zerrissenen Faden künstlerischen Denkens wieder aufgenommen zu haben, versucht zu haben, den ganz unermeßlichen Verlust für das geistige Leben in Europa und in der Welt zu überbrücken, den Hitler-Deutschland bis heute bedeutet. Es waren aber vor allem Joseph Beuys und Bernhard Heisig, die in ihrem Werk deutsche Geschichte mit diametral entgegengesetzten Mitteln deutschen künstlerischen Denkens in Schärfe, Konsequenz und »innerer Notwendigkeit« (Kandinsky) reflektiert haben. Um es pathetisch auszudrücken: Es waren diese beiden Künstler, die mich als Nachkriegsgeborenen mit der Generation meiner Eltern, die ihre eigene Geschichte verdrängt haben, versöhnten.

Im vereinigten deutschen Kunstbetrieb wird das – natürlich? – nicht unbedingt so gesehen. Erst vor wenigen Monaten, im November, auf einem vielbeachteten Colloqium in Paris zur deutschen Kunst nach '45,[4] wurde Heisigs Malerei von einem westdeutschen Kunstwissenschaftler in polemischer Zuspitzung unter dem Aspekt der Thematisierung deutscher Geschichte als »allenfalls therapeuthisch« denunziert. Aber ist dann das Werk von Joseph Beuys nicht erst recht »therapeutisch« – zumal für uns Deutsche? Vielleicht haben wir vor allen Völkern Europas tatsächlich auch immer noch eine Therapie nötig, der wir uns so lange entzogen haben?

Man täusche sich nicht: Der westdeutsche Kunstbetrieb ist – allerdings selten so offen wie in den Pariser Referaten und Diskussionen – immer noch fest davon überzeugt, daß es eine Kunst (in) der Deutschen Demokratischen Republik nicht gegeben hat – als ob es eine ernstzunehmende Entwicklung der deutschen Kunst nur in der Bundesrepublik gegeben hätte. Auch kenntnisreiche KunstkritikerInnen aus Ostdeutschland scheuen sich nicht, selbst heute noch, wie in Paris, die Kunstszene der verblichenen DDR allein als verlogen, verbogen, politisiert, manipuliert – letztlich als reine Auftragskunst, auch dann wenn es nichtbeauftragte Kunst betrifft – zu beschreiben, die man unter künstlerischen Gesichtspunkten und vor allem solchen der Qualität schlicht vergessen kann. Einmal abgesehen von den Dissidenten. Wirklich? Das auch

3 Karl Marx Kober: Bernhard Heisig. Dresden 1981, S. 10.
4 Colloqium der Galerie nationale du jeu de Paume, »La situation de l'art en Allemagne depuis 1945«, Paris 15. und 16. November 1997.

in Paris wieder verbreitete Klischee kann doch kaum stimmen, daß es in der DDR Staatskunst gab, daneben die Kunst der Dissidenten und der inneren Emigration – und alles andere dazwischen war drittklassig. Auch ein Dissident kann nicht für sich in Anspruch nehmen, als solcher automatisch ein bedeutender Künstler zu sein. Drittklassiges gibt es überall. Und westliche Auftragskunst – Kunst am Bau und Kunst im Stadtraum – ist ja nun wahrlich auch nicht stets von höchstem künstlerischen Rang. Verkannte Künstler gab es nicht nur in der Nischengesellschaft der DDR, sondern sie gibt es zuhauf ebenso in den nicht zuletzt von den Mechanismen des Markts bestimmten Moden des westdeutschen Kunstbetriebs.
Es scheint immer noch so zu sein: Der Westen macht weiter, als hätte es eine Wende, den Fall der Mauer, die Auflösung des politischen Weltsystems gar nicht gegeben; als ob die alte Bundesrepublik – nur etwas vergrößert und mit einer Menge mehr an Problemen – unverändert weiterexistierte. Und im Osten wird man offensichtlich am liebsten nicht daran erinnert, welche Künstler denn offiziell die Staatsauffassung, die Philosophie des Kommunismus, das Weltbild des »besseren Deutschlands« getragen – aber nicht minder kritisch reflektiert haben. Die Bürgerinnen und Bürger des vereinten Deutschlands sind auf dem besten Wege, den Fehler ihrer Elterngeneration zu wiederholen: zu verdrängen. Dabei ist doch die einst von gesellschaftskritischem Elan getragene 68er Generation nicht nur in die Jahre gekommen, hat nicht nur den »langen Marsch durch die Institutionen« fast bis zur Pensionsgrenze erreicht, sondern scheint tatsächlich dabei, mehr denn je höchste politische Verantwortung zu übernehmen. Und sollten wir (in West wie Ost) völlig vergessen haben, daß es doch gerade der kritische Impuls der DDR-Bürger gewesen ist, der alte politische Zwänge und staatspolitische Bevormundung hinweggefegt hat? Daran hatten wir Wessis nun wahrlich keinerlei verdienstvollen Anteil. Ist denn dieses wache gesellschaftskritische Bewußtsein längst verloren, betäubt von den wirtschaftlichen Nöten, eingelullt von Werbung und (herzlich gegönntem!) Konsum? Nun, die Geschichte wird es schon richten. Wird sie es zurechtrücken oder zu Gericht sitzen? Wahrscheinlich beides. Und in West wie Ost werden wir uns sehr wundern, wenn uns die Geschichte die Rechnung für diese Verdrängung präsentiert.
Zweifellos bleibt es noch für lange Zeit schwer, eine erhellende und für die Zukunft fruchtbare Geschichte der Kunst in der DDR zu schreiben und in das (gesamtstaatliche) öffentliche Bewußtsein zu heben. Es scheint für Westler immer noch sehr viel bequemer, den Ostlern zu sagen, wo und wie es in der neuen Welt langgeht. Und jene sind weiterhin in der Gefahr, weil sie ja tatsächlich noch immer ihren selbstbestimmten Weg unter radikal veränderten Bedingungen zu bauen haben, ihre bisherigen Biographien zu vergessen, nicht nur sie zu verdrängen, sondern auch anderes wegzuwerfen – statt selbstbewußt danach zu fragen, was alles wirklich gewesen ist, was zu bewahren Sinn macht und wo es sich lohnt, wieder anzuknüpfen.
Es genügt für den Ossi nicht, möglichst schnell ein Wessi zu werden. Und es genügt ebenso wenig, gedankenlos einfach Wessi zu bleiben. Wir müssen gemeinsam einen dritten Weg finden, der aber dann auch unser gemeinsamer ist. Gerade die aufmerk-

same Auseinandersetzung mit dem Werk Bernhard Heisigs aus westlichem wie östlichem Blickwinkel im Jahre Acht der Einheit kann unser aller Augen für das Geschenk öffnen, daß wir zwei Geschichten als eine haben. Die Bilder von Bernhard Heisig aber taugen nicht etwa deswegen dazu, weil Künstler und Werk immer noch mitten in dieser Stellvertreterdebatte stehen. Seine Bilder können unsere Augen vor allem deswegen öffnen, weil sie ganz einfach bewegende, aufrührende, packende Malerei sind, die mit künstlerischer Souveränität über Zeitenwenden hinweg nach den Bedingungen und dem Drama unserer Existenz fragt. In diesen Bildern wird unser Ausgeliefertsein so wenig verkannt, wie sie die Hilflosigkeiten des Menschen verdrängen. Aber sie entlassen uns als Betrachter auch nicht aus der nur von uns selbst wahrzunehmenden Verantwortung, bewußt und selbstbewußt, kritisch und selbstkritisch, erinnernd vorausschauend die Wirklichkeit zu erkennen, in welch historischem Gewande der Gegenwart sie auch immer auftritt.

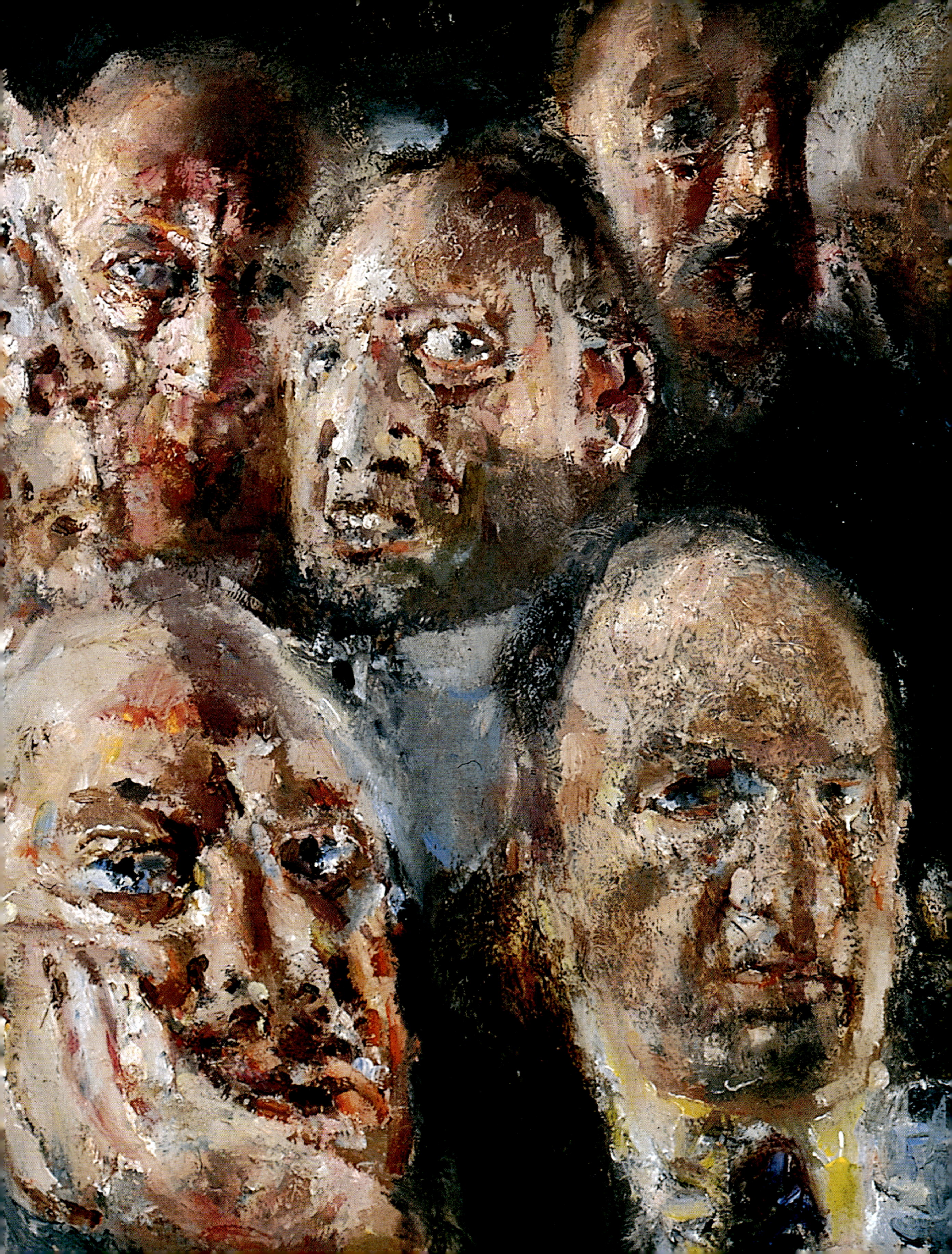

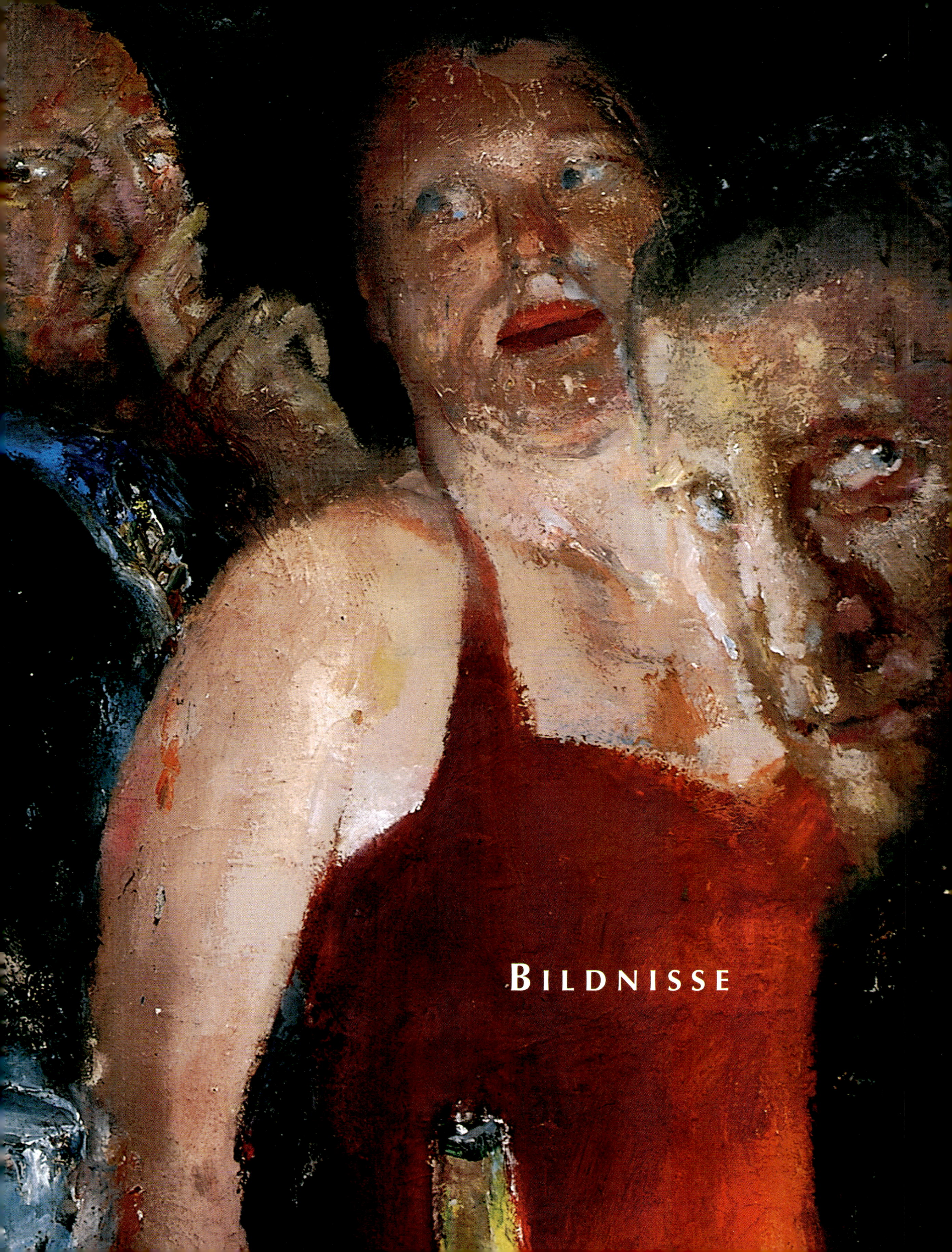

# BILDNISSE

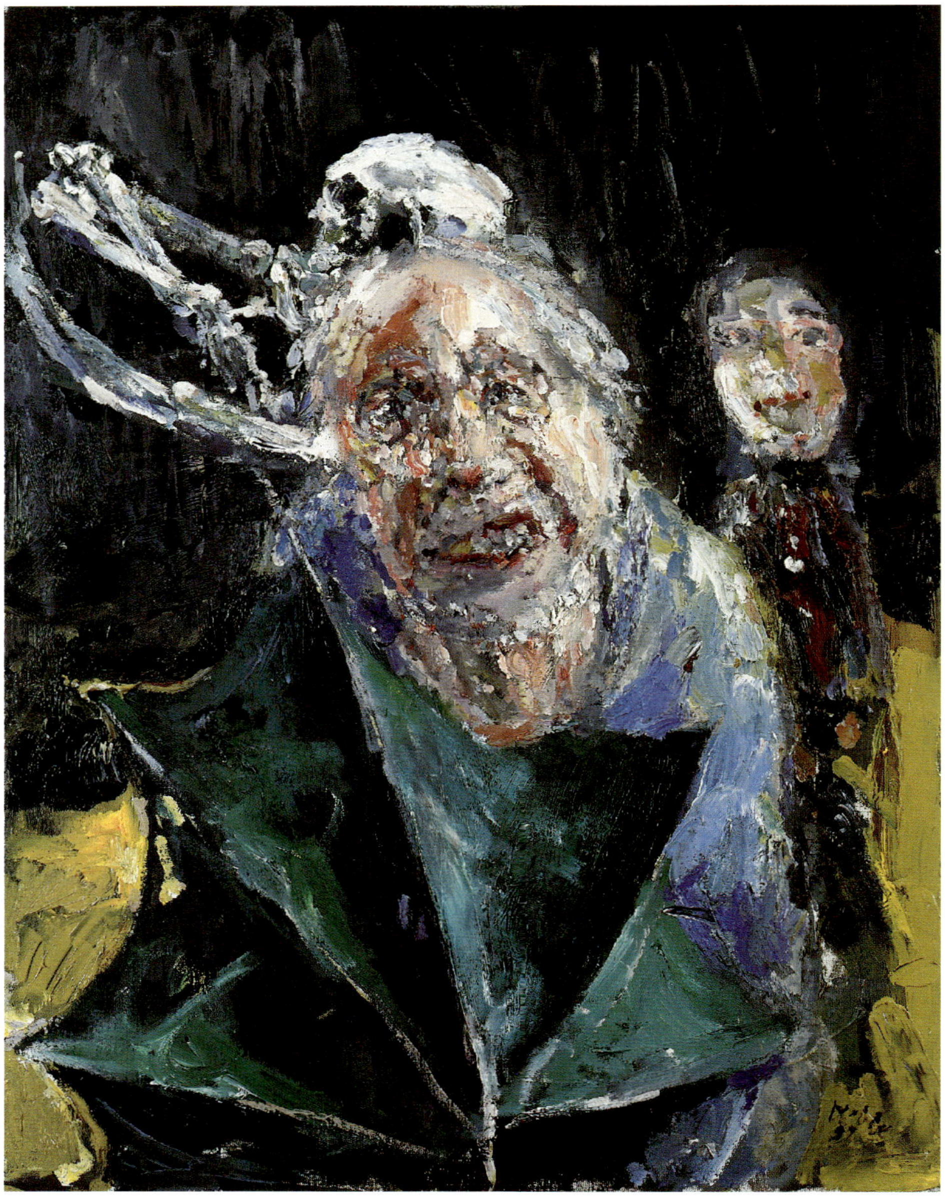

**Schutzversuch** · 1997 · Öl auf Le nwand · 90 x 70 cm

◁ **Nächtliche Feier** · 1992 · Öl auf Leinwand · 112 x 138,5 cm (Ausschnitt)

Patricia Ferdinand-Ude

# GEMALTE SELBSTBILDNISSE IN BERNHARD HEISIGS SPÄTWERK

Da schaut die geneigte Betrachterin ein Selbstbildnis des großen Bildermalers Bernhard Heisig an und will sich visuell in diesen Bildraum hineinbegeben – doch ehe ihr das gelingt, findet sie sich schon wieder außen vor.
Zweiter Versuch!
Vorsichtige Kontaktaufnahme: das schon Bekannte als Orientierungshilfe nutzen.
Natürlich, das Gesicht. Da sind die prägnanten Chiffren: die hohe Stirn, die tiefen Wangenfurchen, der Kinnbart. Der Blick sucht weiter, tastend, aber unbeirrbar nun: der Mund, die Zähne, die gezeigten Zähne. Auf eigentümliche Weise ist das Angesicht entstellt, der Mund sitzt schief, dick geschwollen die linke Wange, die frontale Darstellung konfrontiert, bedroht und drückt zugleich Abwehr aus. Wir können an ein Wesen denken, das zurückweicht und gleichwohl zum Angriffsprung bereit ist, um einer Bedrohung in ausweglos erscheinender Lage zu entkommen.
Die Figur hält einen Schirm vor sich, zwischen sich selbst und die Betrachterin, einen Schirm, der ebenso Armierung wie Angriffswaffe sein könnte. Wir fühlen uns angegangen und ausgegrenzt.
Hinter diesem Schirm zieht der Mann sich – zusammen mit der grinsenden Puppe und dem turnenden Knochenmann – in den Bildraum zurück.
›Schutzversuch‹ heißt dieses – vorläufig letzte – Selbstportrait von Bernhard Heisig aus dem Jahre 1997.
Ist es zu deuten als Ausdruck zwanghafter Selbstvorstellung eines Künstlers, der sich vermutlich auf dem Schaffenshöhepunkt seines Spätwerks befindet?
Welche zeitlichen Markierungen finden wir, um das Spätwerk Heisigs zu definieren?
In bezug auf die Selbstbildnisse prägt sich das Jahr 1987 erstaunlich konkret ein. Das Rektorenamt an der Hochschule für Grafik und Buchkunst in Leipzig übergibt Heisig in diesem Jahr an seinen ehemaligen Schüler Arno Rink.[1] Vielleicht ist die Parallele ein reiner Zufall, doch 1987 entsteht auch das Gemälde ›Maler im Havelland‹. Dieser Arbeit folgt 1989 das Selbstbildnis ›Ich auf abendlicher Dorfstraße‹.
Diese beiden Selbstbildnisse setzen sich von den vorherigen ab. Sie markieren den Beginn der neuen Arbeitsphase, die wir als Spätwerk bezeichnen wollen.

In seinen früheren Werken hatte sich Heisig sehr intensiv mit der Gestik und dem Mienenspiel der menschlichen Figur und ihrer Darstellung auseinandergesetzt. Es ist naheliegend, daß der Künstler in seinem Atelier beim Studium dieser Ausdruckswerte häufig das eigene Selbst als Modell vor dem Spiegel nutzte.
Im ›Selbstbildnis mit erhobener Hand‹ von 1973 variiert Heisig die Geste des »Durchreißertypen« (Heisig) aus einer frühen Fassung seines damaligen Erfolgsbildes

1 Freya Mühlhaupt: »Biographische Dokumentation«. In: Jörn Merkert und Peter Pachnicke (Hg.): ›Bernhard Heisig Retrospektive‹. München 1989, S. 94–107, hier S. 106.

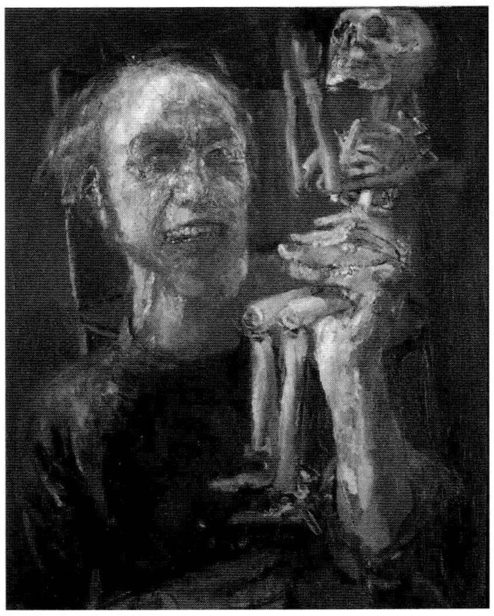

Selbst als Puppenspieler, 1982

von 1970, ›Der Brigadier II‹, der mit optimistischer Gebärde – raumgreifend – den linken Arm erhoben hält und den Daumen emporstreckt: »Alles im Griff!«
Er variiert diese Geste in seinem 73er Selbstbildnis ironisch. Das ist die Figurenauffassung und das ist das Motiv, es kommt nicht zu einer direkten Wiederholung. So findet er zu einer Form, die an einen Begrüßungsgestus erinnert, wobei der Daumen in den Bildhintergrund weist, auf ein Bild, das dort wiedergegeben wird, auf das Gemälde ›Der Brigadier I ‹.
Im Portrait ›Selbst als Puppenspieler‹ von 1982 verbinden sich das Spiel der Figur mit dem kleinen Knochenmann und der lachende Gesichtsausdruck mit geöffnetem Mund und mit Fältchen in der Augenpartie zu einem neuen Aspekt: zur Auseinandersetzung mit dem alten Thema Tod und Künstler. Heisigs eigenwillige Interpretation, sein spielerischer, ironisierender Umgang mit dem Thema kennt kein Vorbild in der Kunstgeschichte.
Die Selbstbildnisse ›Draußen ist wieder Sommer‹ von 1982 und ›Selbstbildnis‹ von 1985/86 führen uns die Arbeitssituation des Malers vor. Sie reflektieren das Selbst kritisch in seiner Beziehung zum Schaffen. Die Entfremdung des Selbst gegenüber der Natur steht neben der Vergegenwärtigung der eigenen Selbstüberschätzung.
Das Querformat des ersteren ergibt sich aus der Schilderung des Interieurs. Der Maler steht im Vordergrund seines Ateliers in Warnau, in das durch Tür und Fenster die strahlenden Farben des Sommers fluten. Er gibt sich – von der Arbeit gefangen – körperlich und geistig seiner Beschäftigung hin und wendet dieser Natur den Rücken zu.
Aus einem ironischen Blickwinkel stellt Heisig das vitale Erfolgserlebnis im ›Selbstbildnis‹ von 1985/86 dar. Hier illustriert er seine Erfahrungen vom Gang der Arbeit: Des abends verläßt er stolz und zufrieden mit vermeintlich Gelungenem das Atelier, um am nächsten Morgen nichts mehr in dem Bild zu sehen, was seiner Kritik standhalten könnte.

Der Wendepunkt in der Eigenbetrachtung des Malers, von dem wir gesprochen haben, wird durch die Verbindung der beiden Genres von Selbstbildnis und Landschaft angezeigt.
Im ›Maler im Havelland‹ werden Ernst und Ruhe ausgedrückt. Deutlich hebt sich das helle Inkarnat von der dunklen Umgebung ab. Ein Blumenstrauß, einer kleinen Farbexplosion gleich, wird der Figur als aggressives Pendant im rechten Bilddrittel entgegengesetzt. Widersprüchlich sind Bildtitel und Dargestelltes. Figur und arrangiertes Blumengebinde ließen eher ein Interieur als Hintergrund vermuten, der Künstler schildert jedoch eine Landschaft mit einer knapp unter dem oberen Bildrand gezogenen Horizontlinie, an der ein in der Ferne liegendes Dorf auszumachen ist. Am rechten oberen Rand hat sich ein kubisch ausgeführter Gebäudeteil in den Mittelgrund geschoben und ist in seiner orange-ockeren Farbgebung, formal gesehen, als Aufheller der dunklen Naturdarstellung beigegeben. Im Blumenstilleben erstrahlen zwar alle Blumen in glanzvollen Farben, aber einige, besonders in der unteren Partie, lassen die Köpfe hängen. Angesichts der ihn umgebenden Natur scheint der Maler zu

einer entspannten Haltung, zu einem Ruhepunkt gelangt zu sein. Trotzdem dominiert in diesem Gemälde die Tendenz zum Bedrohlichen und Morbiden.
In dem Selbstbildnis ›Ich auf abendlicher Dorfstraße‹ von 1989 bildet das dunkle Landschaftsbild den Hintergrund der Halbfigur. Die seitlich nach rechts gerichtete Körperdrehung und das Zurücksetzen der Figur in den Bildraum verleihen der Figur Dynamik. Dies bezieht sich auch auf die Formulierung der Hand im Zusammenhang mit dem Skizzenblock. Die Augen richten sich in konzentriertem Blick auf einen Gegenstand außerhalb des Bildraumes, den der Künstler erfaßt und im nächsten Augenblick in sein Skizzenbuch eintragen wird. Verweist das Motiv des Blumenstillebens am rechten Rand im Selbstbildnis von 1986/87 auf die Vergänglichkeit, so tritt an dessen Stelle im Selbstbildnis von 1989 der Skizzenblock in Verbindung mit der Straße. Beide Motive verdichten sich metaphorisch zu der Aussage, daß die aktive Lebenshaltung, bestimmt durch die Arbeit, den Weg in die Zukunft weist.
In beiden Bildnissen, die den Maler in der Landschaft, in der Natur zeigen, hat die Vergegenwärtigung der Entfremdung kathartisch gewirkt. Der Aspekt der Auseinandersetzung mit der Vergänglichkeit tritt deutlich hervor. Die dunkel gestaltete Landschaft und das Stilleben beziehen sich auf die traditionellen Allegorien der Vanitas.
Diese Bildnisse stehen am Beginn der Altersportraits des Künstlers. Sie tragen die Reflexion mit der eigenen veränderten Lebenssituation in sich und bilden eine Brücke zu den Folgewerken.
Bemerkenswert ist in diesem Zusammenhang, daß Heisig sich zunehmend mit der brandenburgischen Landschaft beschäftigt und sich auch in sie hineinbegibt. Hierzu wird auf die Gemälde ›Alter Maler im Dorf‹ (1988/89) und ›Maler im Kornfeld‹ (1991) verwiesen. Sie zeigen den Künstler nicht im Selbstportrait, wie die Bildtitel vermuten lassen, sondern sind Ausdruck reiner Sinnenfreude. Sie thematisieren das Sich-Lösen-Können aus dem Atelier und das unbeschwerte Naturerleben. Das Erstgenannte zeigt die lockere malerische Übung vor dem Motiv eines idyllisch zu nennenden bäuerlichen Anwesens, das zweite die in gleißendes Sonnenlicht getauchte Figur eines Malers mit unter dem Arm gehaltener Malmappe.

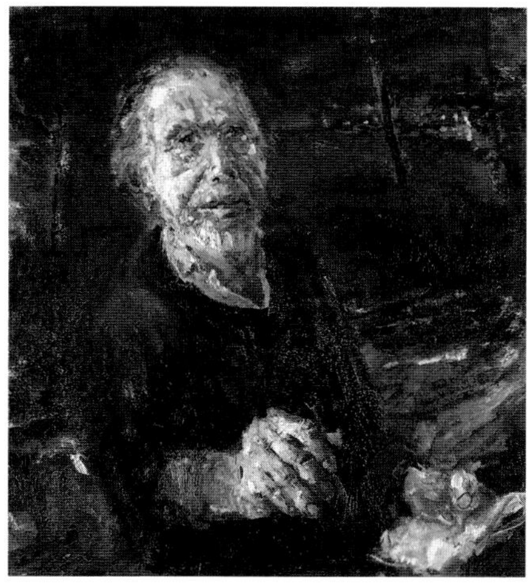

Ich auf abendlicher Dorfstraße, 1989

In einem im Dezember des Jahres 1992 anläßlich seines Umzugs aus der Stadt Leipzig in das brandenburgische Dorf Strodehne gegebenen Zeitungsinterview äußert Heisig, daß die politische Wende »künstlerisch gesehen« für ihn »nichts verändert« habe, »abgesehen von der Welt. Ganz läßt sich das ja nie trennen. Aber es gibt keine grundsätzlichen Veränderungen, keine jedenfalls, die nicht automatisch kommen, die sich vielleicht als Altersstil bemerkbar machen, starke Abbreviaturen zum Beispiel. Wenn man älter wird, arbeitet man stärker mit Abkürzungen ... dafür ist ein gewisses Maß von Erfahrung und Abklärung vorhanden.«[2]
Der Umzug Bernhard Heisigs in das havelländische Strodehne bedeutet auch Abschied von der Stadt Leipzig: ein Rückzug aus dem hektischen Getriebe, in dem die Veränderungsprozesse und die Etablierung eines völlig anderen, neuen Gesellschaftssystems alltäglich mit großen, wahrnehmbaren Schritten vorangehen; die endgül-

2 Bernhard Heisig. Zit. n. Meinhard Michael: »Nicht mehr so oft beim Malen in den Nahkampf«. In: ›Leipziger Volkszeitung‹, 16. Dezember 1992, S. 6.

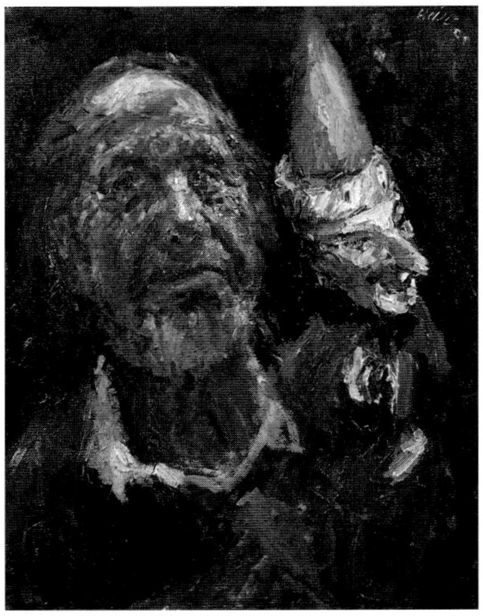

Selbst mit Puppe, 1994

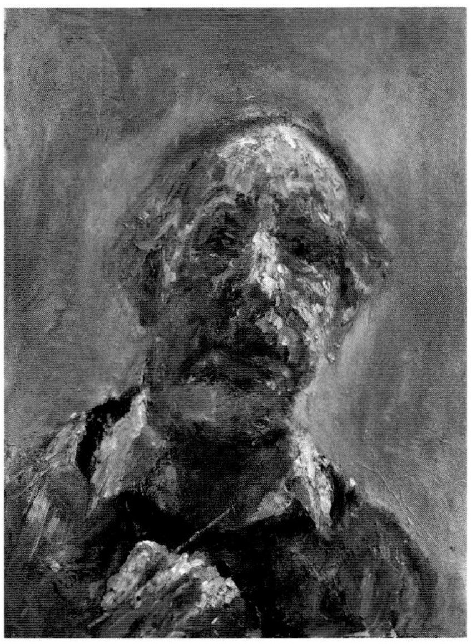

Selbst mit gelbem Kragen, 1992

tige Lösung von der Aufgabe der Lehrverpflichtungen und damit von dem für Heisig immer wichtigen Kontakt zu jungen Künstlern der Hochschule für Grafik und Buchkunst; das Disengagement im Verband Bildender Künstler der DDR; der Wegfall der gesellschaftlich-repräsentativen Einbindung in ein System, das Heisig viele Reibungsflächen bot, von den Konflikten der fünfziger und sechziger angefangen bis hin zu seinen Erfolgen in den siebziger und achtziger Jahren; von all dem führt der Weg in die Kontemplation des dörflichen Ambientes in einer weiten Naturlandschaft.

All das, was seinen Charakter ausmacht und sich künstlerisch in seinem umfangreichen Œuvre als das rastlose Suchen nach immer wieder neuen Formulierungen seiner die ganze Spannbreite der menschlichen Existenz betreffenden Bildstoffe widerspiegelt, erlebt er – anders als in der Stadt – als eine existentielle Bedrohung, die er psychisch wie physisch in bestimmten Situationen nur schwer abfangen kann. Nach zwei Jahren auf dem Lande kommt er zu der Gewißheit: »Ich lebe auch hier keineswegs ruhiger, ich schlafe sehr viel schlechter, nicht weil ich hier bin, sondern weil der Druck nicht mehr gefiltert wird durch Dinge, die mich damals in gewissem Grade absorbierten [...] Ich habe deshalb so viele Positionen gehabt: Ich war Rektor an der Hochschule, ich war Fachlehrer, ich war Vizepräsident des Verbandes Bildender Künstler, und ich war auch Maler, und ich habe alles gleichzeitig gemacht – ich brauchte das einfach [...] Und die Nächte durcharbeiten kann ich auch nicht mehr so ohne weiteres [...] Wenn Sie früh aufstehen und die Landschaft sehen, dann ist das plötzlich nicht mehr etwas Gutes, dann kann die Sonne scheinen und es doch dunkel werden. Bei van Gogh war die Sonne auch manchmal gefährlich ...«[3]

In der ersten Hälfte der neunziger Jahre entstehen acht Selbstportraits. Niemals zuvor war Heisigs Selbstbildnisproduktion innerhalb so kurzer Zeit derartig hoch. In diesen Bildnissen wählt der Künstler das knapp gefaßte Bruststück, um sein Augenmerk auf die Gestaltung der Physiognomie zu richten. In Variationen treten Kopfhaltung, von leichter seitlicher Haltung hin zum en face, Handanschnitt sowie der Umgang mit einer Puppe auf. Die Betonung des Körperlichen beim Malakt ist mit dem Altersstil völlig aus der Eigenbetrachtung des Künstlers verschwunden. Die körperliche Präsenz im Bild ist im wesentlichen auf sein Angesicht reduziert. Hierhinein legt der Maler sein ganzes Können. Mit Mitteln einer impressionistischen Malweise, mit leicht geführter Hand, entstehen malerisch brillante Portraits.

Den Auftakt zu dieser Reihe bildet das im Jahr 1991 entstandene ›Selbstbildnis mit Puppe I‹. Wie in dem Gemälde ›Selbst mit Puppe‹ von 1994 hält der Maler mit der Linken eine Kasperfigur neben sein Haupt empor. Die Bildfläche wird zum Guckkasten einer Puppenbühne, in dem der Puppenspieler nach der Aufführung des Spiels zusammen mit dem Kasper auftaucht, um sich für den Applaus zu bedanken. Die rechte Bildhälfte bleibt ausschließlich der Handpuppe mit spitzem Hut und rotem Gewand vorbehalten.

Vier dieser Selbstbildnisse entstehen in der Zeit von 1992 bis 1993. Heisigs veränderte Lebensbedingungen spiegeln sich in der malerischen Auseinandersetzung des

3 Bernhard Heisig im Gespräch mit der Autorin am 22. und 23. November 1994 in Strodehne (nach einem Tonbandprotokoll).

Künstlers mit seinem Selbst direkt wider. Von diesen Werken geht eine unvergleichliche Intensität und psychische Spannung aus.

Vor hellem Grund hebt sich das leicht untersichtig dargestellte Konterfei Heisigs im ›Selbst mit gelbem Kragen‹ von 1992 ab. Die Valeurs, bestehend aus mit Weiß gemilderten kleinen Farbstößen aus Gelb, Rot und Blau, modellieren das Inkarnat plastisch zu einer wie vibrierend wirkenden Ovalform durch und verunklären es zugleich im Sinne einer zunehmenden Unschärfe der Konturen und Flächen. Der scheinbar aus dem Bild heraus gerichtete Blick verbleibt in der Unschärfe der Bildatmosphäre und berührt nicht wirklich die Außenwelt, sondern kehrt sich in die Innerlichkeit der Figur. Die Wahl des Figurenausschnitts in dem Gemälde ›Selbst‹ von 1993 ist ähnlich, die stilistische Behandlung des Inkarnats ist hier zugunsten einer glatteren, jedoch impulsiv-schwungvollen Pinselführung verändert. Die Farbpalette ist auf helle Brauntöne im Gesicht und auf das Grau von Haar und Kleidung reduziert. Die Figur befindet sich vor einem grellbunten Hintergrund aus Orange und Blau. Die Blickrichtung nach rechts in Verbindung mit dem en face in leichter Schrägstellung sowie der ernsthaft verschlossene Mund bei hochkonzentriertem Gesichtsausdruck weisen auf das auditive Erfassenwollen eines Vorganges außerhalb des Bildraumes. Die starke Kontrastierung der ruhig gehaltenen Figur mit den unruhigen Farben des Hintergrundes dramatisieren die Augenblicklichkeit der Situation.

In dem Selbstbildnis ›Nervöser Nachmittag‹ von 1993 wird der Figurenausschnitt in die rechte Bildhälfte gesetzt, stark vom Rand angeschnitten. Im Halbprofil ist das Antlitz, vom malerischen Duktus her betrachtet, bei starken Abbreviaturen in den Bildvordergrund gerückt. Die linke Seite wird von einer kleinteiligen bunten Farbfläche ausgefüllt, die sich auch hinter der Figur weiter fortsetzt. Es ist nicht wirklich zulässig, von einem Bildhintergrund zu reden, da die Farben und Formen in der unmittelbaren Umgebung der Figur nicht auf klare Konturen stoßen. Im unteren Bereich überlagert ein Muster das Grau des Pullovers. Einzelne Formen schieben sich in den Bildvordergrund. Visuell ist dieses Selbstbildnis nicht konstant zu erfassen: Einerseits löst sich die Figur in ihrer Umgebung auf, andererseits hebt sie sich plastisch von ihr ab. Antlitz und Umgebung verbinden sich zu einer vibrierend-flimmernden Farbfläche.

In diesem Zusammenhang ist Gegenständliches des Hintergrunds bedeutungslos. Ebenso wie in ›Selbst‹ mit grellbuntem Hintergrund verwendet Heisig einen schon zu einem Thema bearbeiteten Bildträger, der plötzlich – aufgrund einer emotional-situativen Assoziation des Malers, der ein vollständig neues Bildthema imaginiert – zur Folie eines rasch realisierten Selbstbildnisses wird.[4]

Heisig gelingt es, seit, wie er betont, ihm »die Mittel besser gehorchen« und »der Filter, der damals war, die Mittel zu trainieren«,[5] ausgeblendet ist, sich in seinem Spätwerk von eigenen, rein malerisch gesehenen Strukturen inspirieren zu lassen, um Farben und Formen – wie hier in Verbindung mit dem Selbstportrait – zur psychologischen Aussage zu verdichten.

Das Selbstbildnis ›Unterwegs mit der großen Puppe‹ von 1993 steht für ein solches »Bildnismontageprinzip«, wie Heisig es nennt. Durch die assoziierende Kontakt-

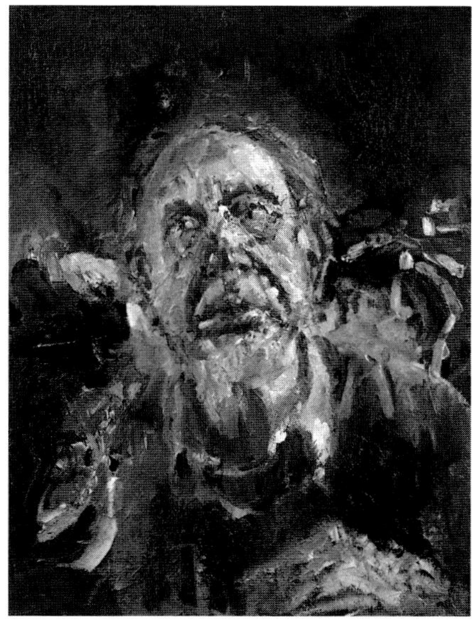

Selbst, 1993

4 Der Hintergrund des ›Selbst‹ ist ursprünglich ein Bild, das zum Themenkreis der ›Seeräuberjenny‹ gehört: »Da ist auch wieder ein anderes Bild drunter, das heißt ›Seeräuberjenny‹. Man sieht es nicht mehr, ... da habe ich direkt mein Portrait gemalt, und unten habe ich alles gelassen, weil es alles stimmte. Ich hätte es gar nicht besser machen können. Dieser aktive oder Brüllvorgang hat gestimmt mit dem Bildzusammenhang, dadurch konnte ich die Dinge ruhiger halten. Es ging ganz gut, es war auch in drei Stunden drauf.« Zum Selbstportrait ›Nervöser Nachmittag‹ erläutert er: »Ursprünglich war es ein Fußballfeld, ... und das hat im Keller gestanden. Und so wie der kleine Moritz auf der Wiese liegt und die Wolken anguckt, und da sieht er je nach Stimmung ein Flugzeug oder eine nackte Frau drin, sah ich plötzlich etwas, und das habe ich draufgemalt, ich habe nichts mehr verändert, es funktionierte alles.« Heisig im Gespräch mit der Autorin, a.a.O.

5 Ebd.

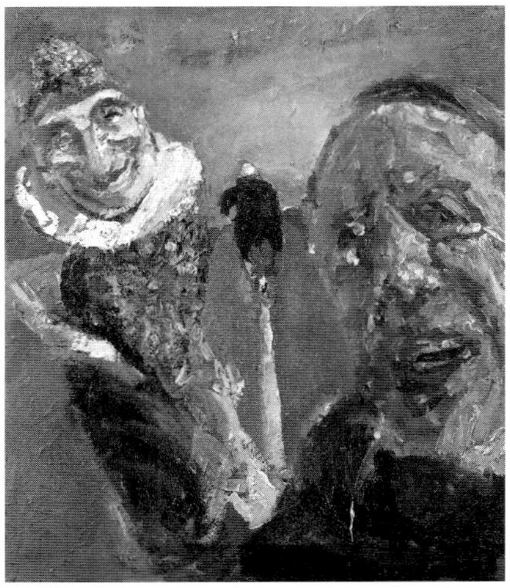

Unterwegs mit der großen Puppe, 1993

aufnahme zu Gegenständen hat sich aus einer Venedigszene ein Selbstbildnis materialisiert, das mit der ursprünglichen Bildidee nicht mehr in Zusammenhang steht: »In dem Moment des augenblicklichen Erfassens der Sache ist es eine Möglichkeit, wo die Fantasie anspringt, ausgelöst durch viele Dinge im Umfeld, aber auch durch das Bild, das schon vorbereitet war.«[6]

Eine leise Reminiszenz an Venedig findet sich in dem Harlekin, eine von der Commedia dell' arte beeinflußte Figur, die schräg in die linke Bildhälfte gesetzt ist. Die rechte Hälfte ist der Physiognomie des Malers vorbehalten. Die fahrig auf die Gesichtsfläche gesetzten Pinselschläge in Verbindung mit dem geöffneten Mund und dem harten Anschnitt am rechten Bildrand geben der Erscheinung Dynamik, die sich im Bild nochmals in der kleinen Rückenfigur im Hintergrund findet. Nur noch wenige Schritte trennen sie von der Horizontlinie, die kein Ziel erkennen läßt, denn über ihr ist nur unendliche Himmelsweite zu sehen. Ihr geht es wie ihrem Schöpfer, der sich selbst als »ständig unterwegs«, als einen, der »rastlos immerfort«[7] sammelt, beschreibt. Aus der Flut von Bildern, die sich aufgrund der zeitgenössisch breiten Medienlandschaft ergibt, selektiert Heisig einzelne wenige Motive, die er in seinem Gedächtnis speichert. Angesichts eines bestimmten Bildausschnittes, beispielsweise aus einer Illustrierten, kann es ihm widerfahren, daß ein Kontakt zu einer ihm innewohnenden Idee ausgelöst wird. Solche Bilder lassen ihn dann nicht mehr los, weil er sofort erkennt, daß sie mit ihm, mit seinem »Sosein« in Zusammenhang stehen.

Ebenso wie in der kleinen Rückenfigur hat Heisig im Harlekin, dem melancholischen Spieler, Teile seines eigenen Wesens gefunden. Bezüglich der »großen Puppe« betont er: »Das ist meine Sehnsuchtsvorstellung vom Leben, mit der ich ständig unterwegs bin.«[8]

Im Jahr 1982, in Gestalt des kleinen Knochenmannes, begegnet uns in Heisigs Selbstbildnissen, in denen das eigene Konterfei unter Hinzunahme einer oder weniger Requisiten zum selbständigen Bildgegenstand erhoben wird, die Puppe. Sie bietet ihm eine Verfremdungsmöglichkeit des Lebens. In seinem Œuvre ist immer wieder die Puppe zu finden, sei es als Marionette, Kinderspielpuppe, Atelierpuppe, als Kasperpuppe in verschiedenen Ausführungen, Harlekin, Handpuppen mit fabelwesenartigen Fratzengesichtern, als Skelett, Narr mit Schellenkappe oder Clown, der durch seine Maskerade zu einem puppenartigen Wesen wird. Sie alle spielen ihre Rollen in Heisigs Bildwelten. Der Kasper aus dem ›Selbstbildnis mit Puppe I‹ von 1991 reckt seinen Kopf bereits in dem Gemälde ›Das Atelier‹ von 1978/79 über die Tuba des musizierenden Schelms. In dieses Bild, das im Kontext mit den beiden Zauberlehrlingsbildern in Frankfurt/Oder und Hannover betrachtet werden muß, setzt Heisig sein Konterfei ins Zentrum des Bildgeschehens einer figurenreichen Komposition. Inhaltlich thematisieren alle diese Großformate den Umgang mit persönlicher Geschichte, mit existierenden Ängsten der Gegenwart und zeigen die Möglichkeit zur Konfliktlösung auf, um Zukünftiges anzugehen.

Die Puppen, aus dem Kontext seiner großen »Welttheaterbilder« herausgenommen, gelangen in Heisigs Gemälden zunehmend zu alleiniger Bildwürdigkeit. Dies zeich-

6 Ebd.

7 Ebd.

8 Ebd.

net sich in den achtziger Jahren bereits in Gemälden wie ›Umarmung der Puppen‹ (1976/84) und ›Der Rattenfänger‹ (1988) ab. Von ihnen geht Verführung und Bedrohung aus.

In Puppen kehrt nur Leben ein, wenn der Puppenspieler sie nach seinem Willen handeln läßt. Anders in Heisigs Gemälden: Hier führen sie oft ein verselbständigtes Eigenleben, das sich jeglicher menschlicher Kontrolle entzieht. Bilder wie ›Puppengespräche‹ oder ›Nachts, wenn die Puppen kommen‹ von 1993 stehen als Beispiele dafür.

In letztgenanntem Gemälde ist Kasper die zentrale, das Bildgeschehen dominierende Gestalt. Er ist in einer auffordernden Bewegung begriffen, die anderen Puppen ermunternd, sich seinem nächtlichen Treiben anzuschließen. Ein Kopf im Bildvordergrund, mit aufgerissenem Mund und weit geöffneten Augen, drückt Entsetzen angesichts der sich verlebendigenden Puppen aus.

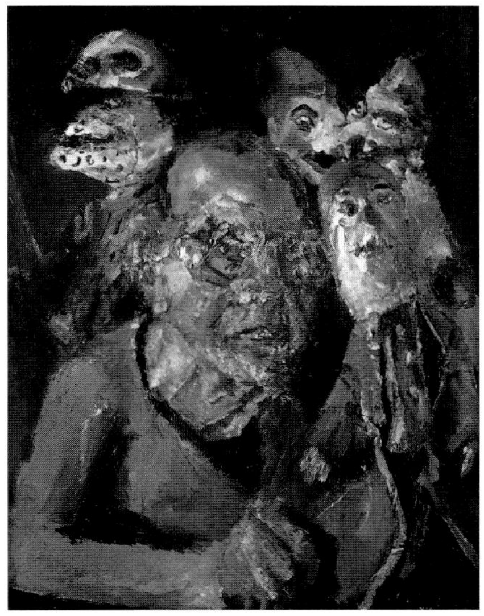

Nachts kommen die Puppen, 1997

In dem Gemälde ›Das Narrenschiff‹ von 1993 fahren die Puppen gemeinsam mit dem Tod in einer Barke über das Wasser. Sie transportieren eine Figur. Nur Rumpf und Kopf sind zu sehen. Auf dem Rumpf liegt eine Schellenkappe. Der Mund der Figur ist – wie zu einem Entsetzensschrei – weit geöffnet. Es ist wieder der Kasper, dessen Schlagvorgabe die anderen Puppen dominiert. Diese Szene erinnert an ein letztes Geleit der Puppen für den Schelm, der tubablasend in Heisigs Bildern immer eine ambivalente Rolle spielt: »Er ist mit seinem Musikinstrument sowohl die Inkarnation närrischen Treibens als auch im tradierten Sinne derjenige, der die Gleichgültigen aufschrecken, wachrütteln will.«[9] Zu dieser Rollenbesetzung des Künstlers in der Gesellschaft bekennt sich auch Heisig.

Zunächst führt er in seinem grafischen Werk in einer Reihe von Blättern das Motiv des Alter ego[10] ein. Neben sein Bildnis setzt er einen Kopf, der einerseits physiognomische Nähe (das bekannte Äußere) zum Bildnis zeigt, andererseits von diesem abweicht. Er wirkt jünger und ist bartlos. Er zeigt das andere Ich (das unbekannte Innere). Die Rolle des Alter ego übernimmt in vielen Facetten der Kasper. Die Nähe der Puppe zu Heisigs Haupt weist darauf hin.

Mit Kasper hat sich Heisig besonders beschäftigt. »Kasper als ein mit Mutterwitz und derbem Humor begabter Außenseiter verhilft in einem Spiel mit primitiven Fabeln und naiver Typik dem Guten zum Sieg und stellt die gestörte Gesellschaftsordnung wieder her.«[11] Er ist Heisigs Partner geworden: »Das ist so wie mit dem schönen englischen Stück ›Mein Freund Harvey‹, das ist der Hase, der dauernd mit ihm herumläuft, mit dem er sich unterhält, der sein Partner ist. Das ist mein Harvey sozusagen.«[12]

Die Hinwendung Heisigs zur Puppe in der Malerei läßt sich damit begründen, daß die Puppe in ihrer Bedeutung vielschichtiger und im Ausdruck stärker ist als die Darstellung des Alter ego im Doppelbildnis.

Auch in dem 1994 entstandenen ›Selbst mit Puppe‹ findet sich die Nähe von Haupt und Puppe. Das Licht fällt auf den Kasper, dessen Blick starr geradeaus gerichtet ist.

9 Bernfried Lichtnau: ›Der Beitrag Bernhard Heisigs zur Weiterentwicklung der Historienmalerei in der bildenden Kunst der DDR‹. Dissertation B an der Universität Greifswald 1988, S. 157.

10 Siehe Abb. in: Dietulf Sander: ›Bernhard Heisig – Das druckgraphische Werk‹. Dissertation an der Universität Leipzig 1992, Anhangbd. 10, Nr. 527/1 und 527/2, Nr. 539, Nr. 550.

11 Meyers Enzyklopädisches Lexikon in 25 Bänden, Bd. 13, 9., völlig neu überarb. Aufl., Mannheim 1989, Bd. 13, S. 514.

12 Bernhard Heisig im Gespräch mit der Autorin, a.a.O.

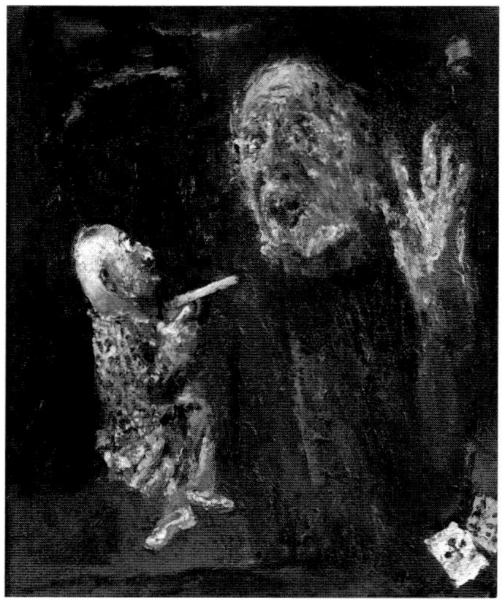

Die Puppe Hugo, 1995

Die Augen des Künstlers liegen im Schatten, mit passivem Ausdruck verfolgt er das Treiben Kaspers. Vor allem in sein Äußeres legt Heisig den malerischen Duktus des Flüchtigen. Die Konturen lösen sich sehr stark auf. Einzelne Bereiche des Gesichts sind nicht mehr eindeutig voneinander zu trennen. Mit malerischen Mitteln formuliert Heisig Endlichkeit.
Im Selbstbildnis von 1995 ›Die Puppe Hugo‹ gerät die mit seinem Selbst konfrontierte Puppe außer Kontrolle. Die direkte Wendung gegen ihren Autor wird nun anschaulich. Die Puppe Hugo zielt mit einer Pistole auf ihren Schöpfer.
Im selben Jahr entsteht ›Selbst‹. Hier verbannt Heisig alles aus dem Bildraum: Handpuppenspiele, Hintergrundturbulenzen. Zu sehen ist ein Brustanschnitt mit Andeutungen von Jackett, Hemdkragen und Schlips. Eine hohe Stirn und eine Brille. Alle diese Hinweise können auf gesellschaftliche Bindungen verweisen, auf Auftritte in der Außenwelt, auf Unterwegssein und auf Heimkehr, Reflexion des Erlebten, Distanzsuche. Welche Bilderwelt lebt hinter diesem Blick? Vielleicht ist es ein Augenblick des Innehaltens und der Kontemplation?

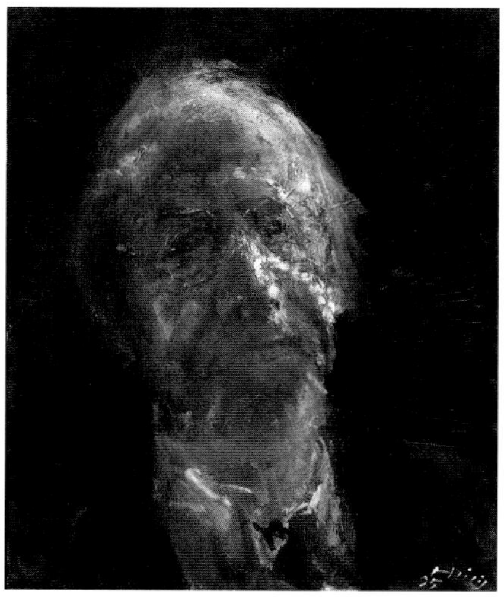

Selbst, 1995

Gleichwohl: für Heisigs Produktion deutet sich eine Pause nicht an. Mit »links« schafft er im Jahr 1997 – aufgrund eines Unfalls ruht vorübergehend der Einsatz seiner Rechten – weitere sieben Gemälde, darunter das Portrait ›Selbst mit der linken Hand‹. Hinzu kommen die Selbstbildnisse ›Nachts kommen die Puppen‹ aus demselben Jahr sowie ›Selbst und Puppen‹ von 1996.

Heisig schont sich nicht in seinen Eigenbetrachtungen. Rücksichtslos führt er in ›Schutzversuch‹ die eigene Bedrängnis vor. Wir kehren zu diesem Bild zurück, dem jetzt aktuellsten, und finden nun einen Bezug zu dem Gemälde ›Erinnerung an meine Mutter‹ von 1985/95. Dort verwendet er das Schirmmotiv. Am rechten Bildrand sehen wir das Portrait der Mutter. Ein aufgespannter schwarzer Schirm verdeckt zum großen Teil die Hintergrunddarstellung der im Zweiten Weltkrieg zerstörten Heimatstadt Breslau.
Das Motiv des Schirms steht hier als Metapher für die Erlösung von den Qualen der Erinnerung, für den Schutzversuch vor diesen Qualen, vielleicht für den Versuch der Verdrängung. Vielleicht dürfen wir auch annehmen, daß ›Schutzversuch‹ den räumlichen Gegenblick zu ›Erinnerung an meine Mutter‹ bildet und über das Motiv des Schirmes einen Kontext verdeutlichen soll. Erkennbar wird hier das tragische Wissen, daß die Möglichkeit des Schutzes nicht gegeben ist. Das ist die Empfindung der Betrachterin, das ist die Furcht, von der dieses Bild spricht. Der löchrige Stoff, das fragile Gestell bieten keinen Schutz.
»Das alles ist ein hoffnungsloser Flax,« sagt Heisig, »uns schützt gar nichts. Wir brauchen aber die Schutzvorstellung.«[13]

13 Bernhard Heisig im Gespräch mit der Autorin am 20. Mai 1998.

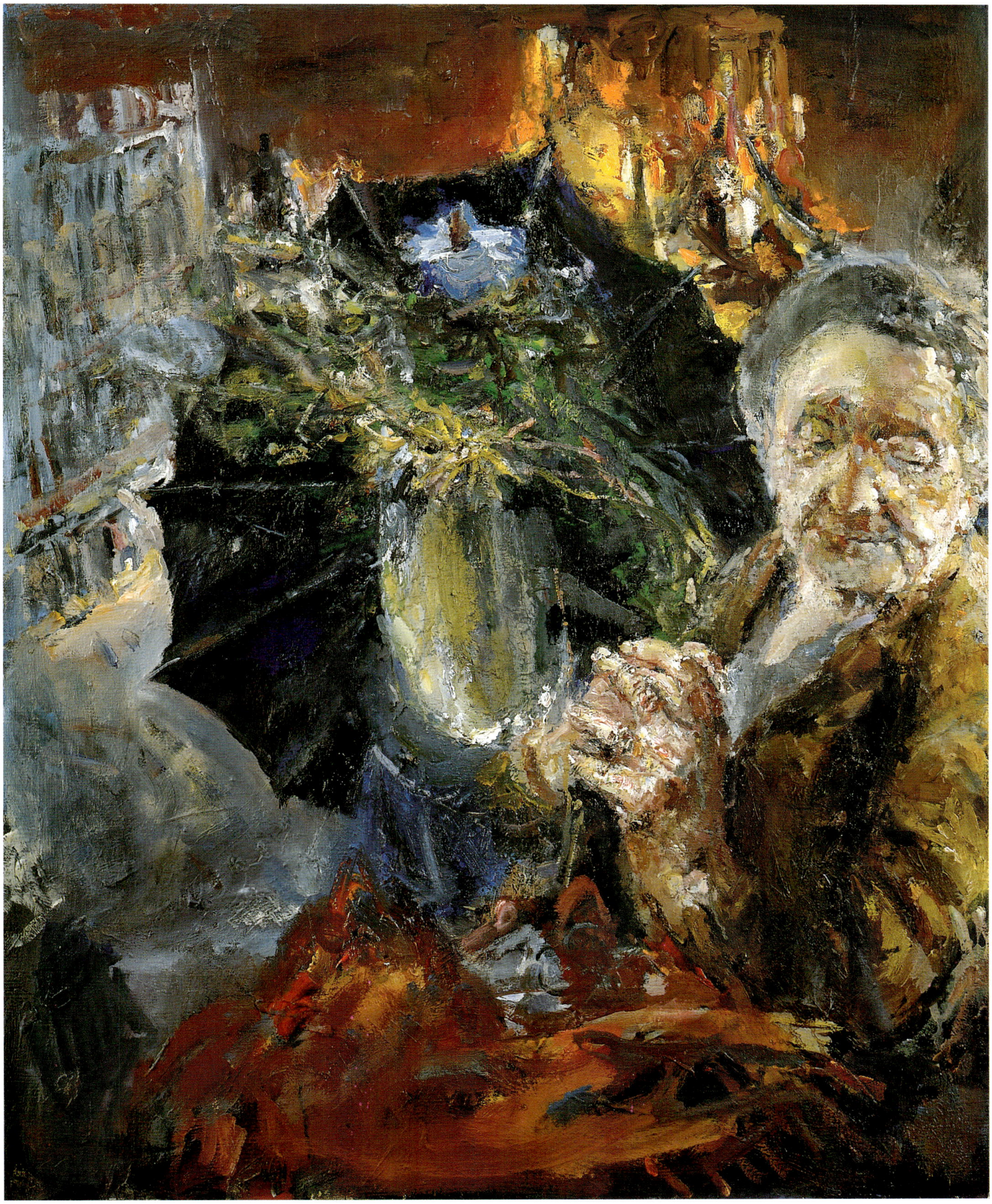

**Erinnerungen an meine Mutter** · 1985/95 · Öl auf Leinwand · 100 x 90 cm

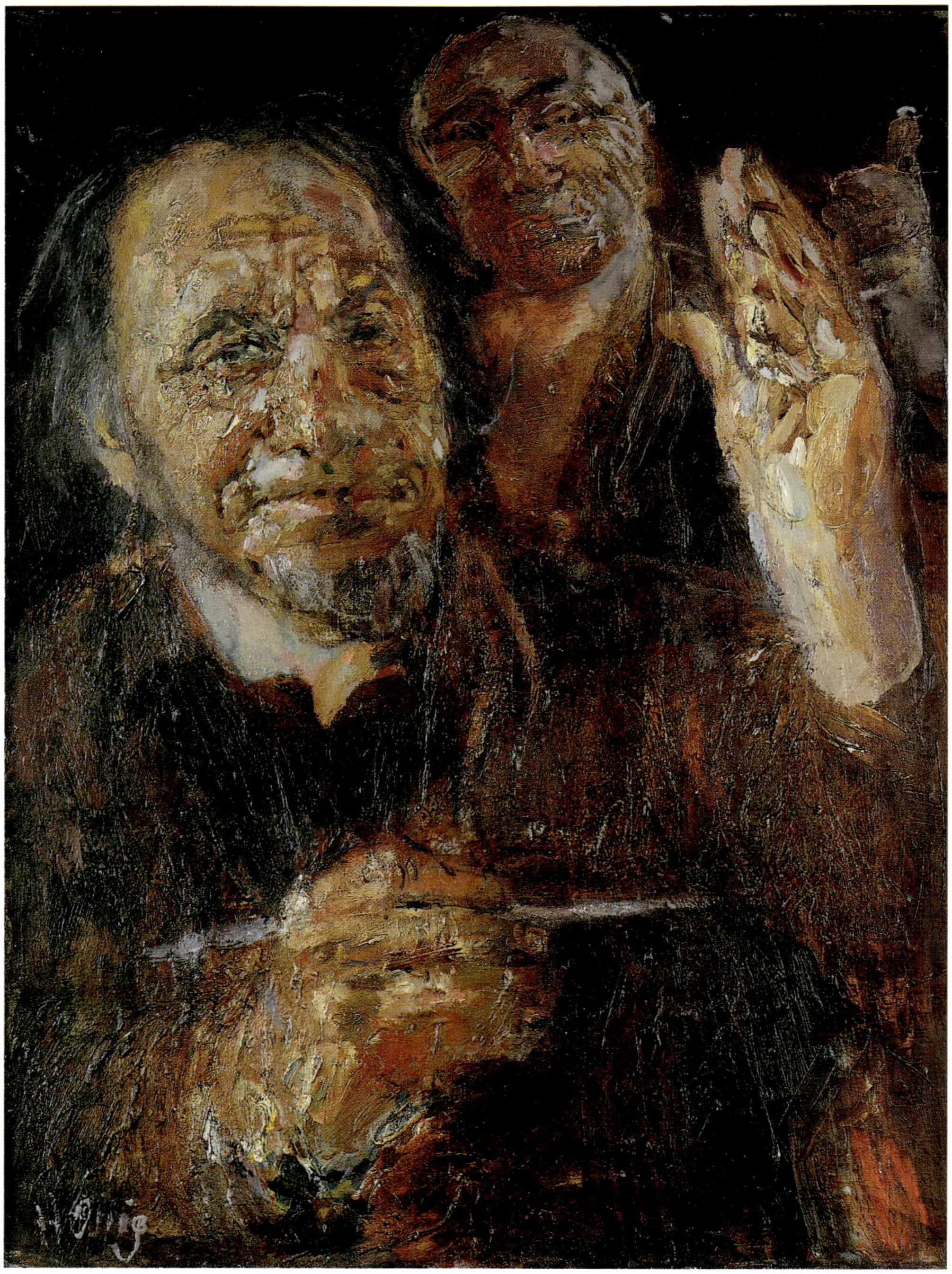



**Selbstbildnis mit erhobener Hand** · 1973 · Öl auf Leinwand · 80 x 60 cm

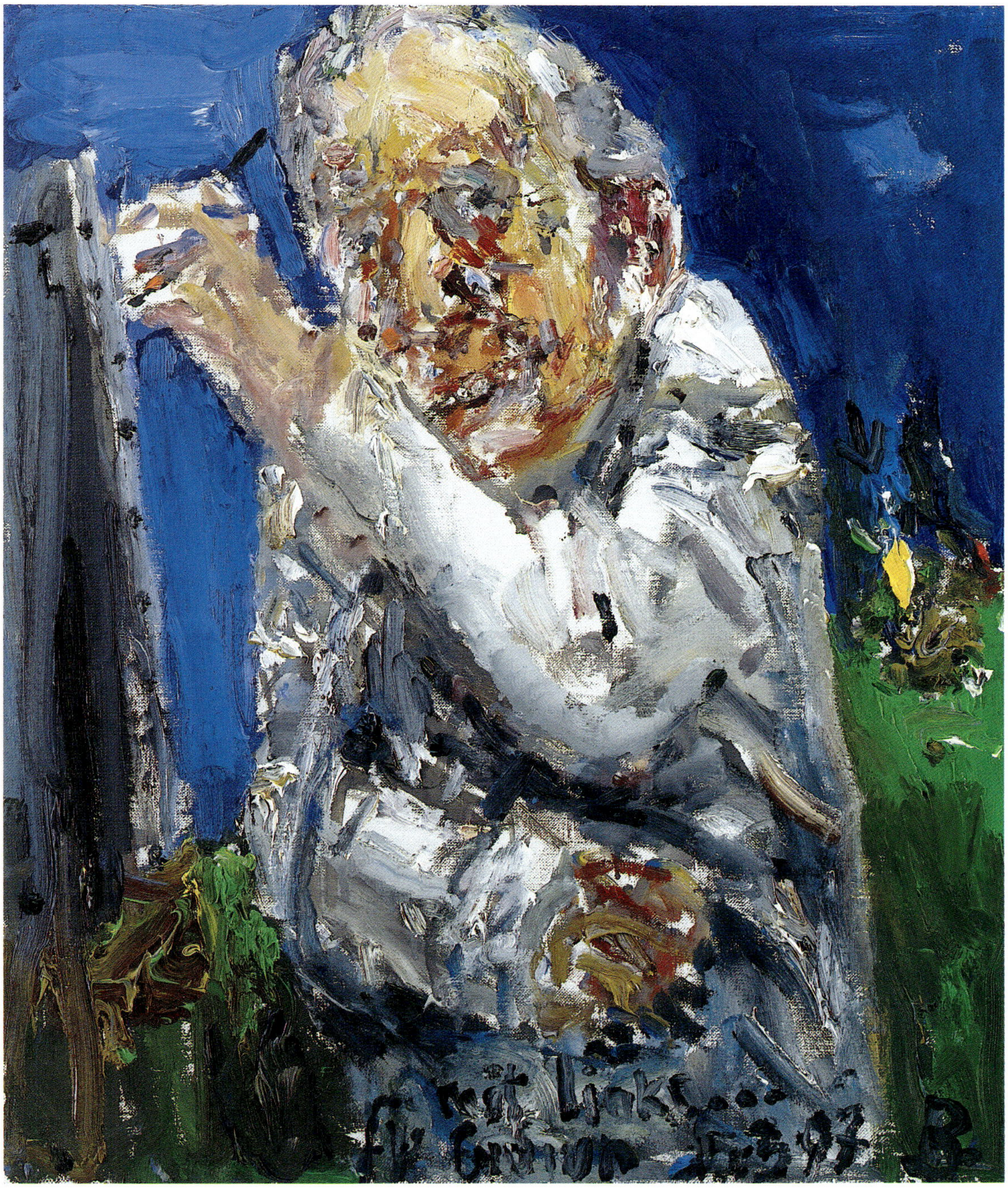


**Mit links… für Gudrun, 15.3.97** · 1997 · Öl auf Leinwand · 60 x 50 cm

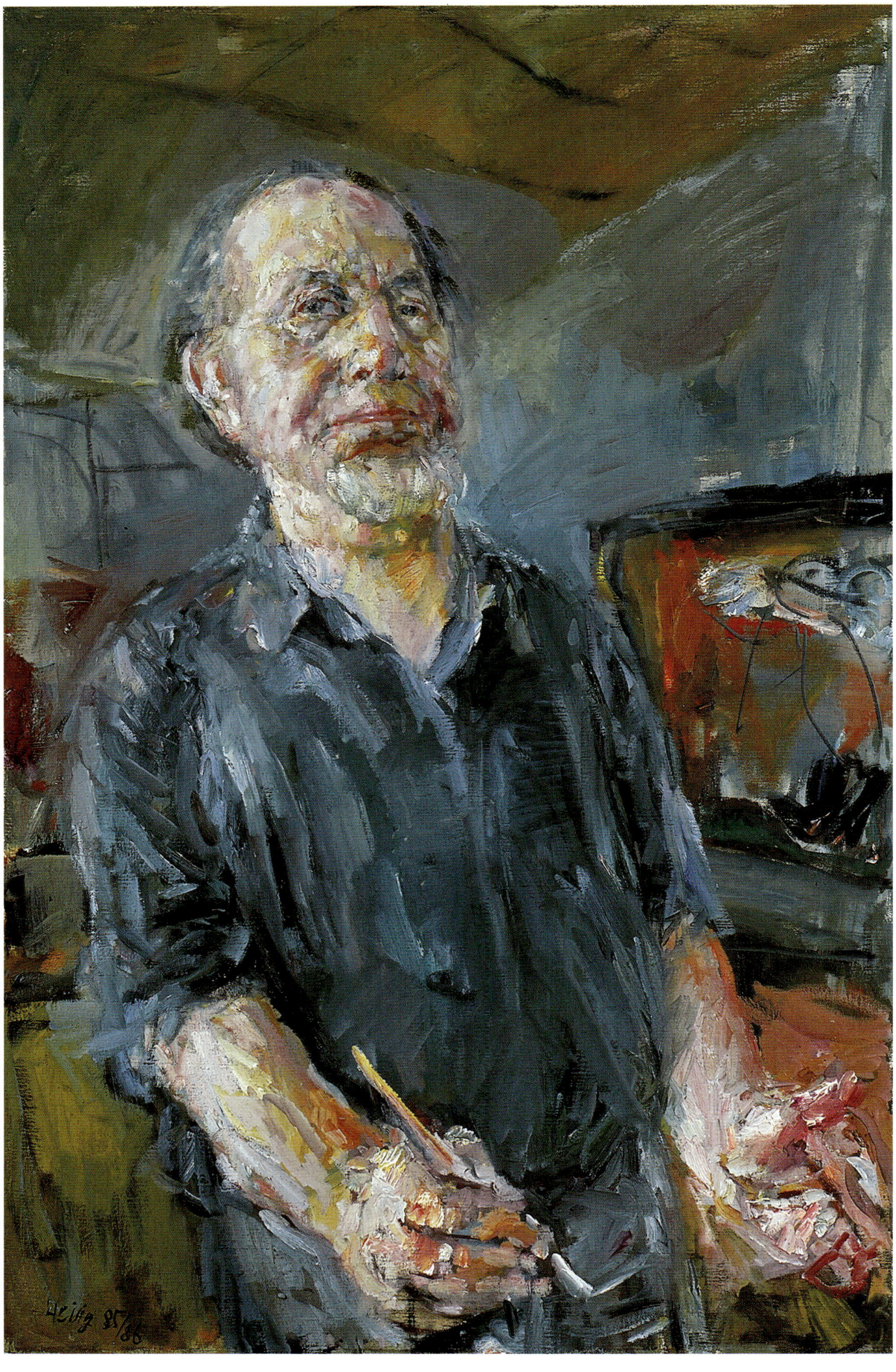

**Selbstbildnis** · 1985/86 · Öl auf Leinwand · 130 x 85 cm

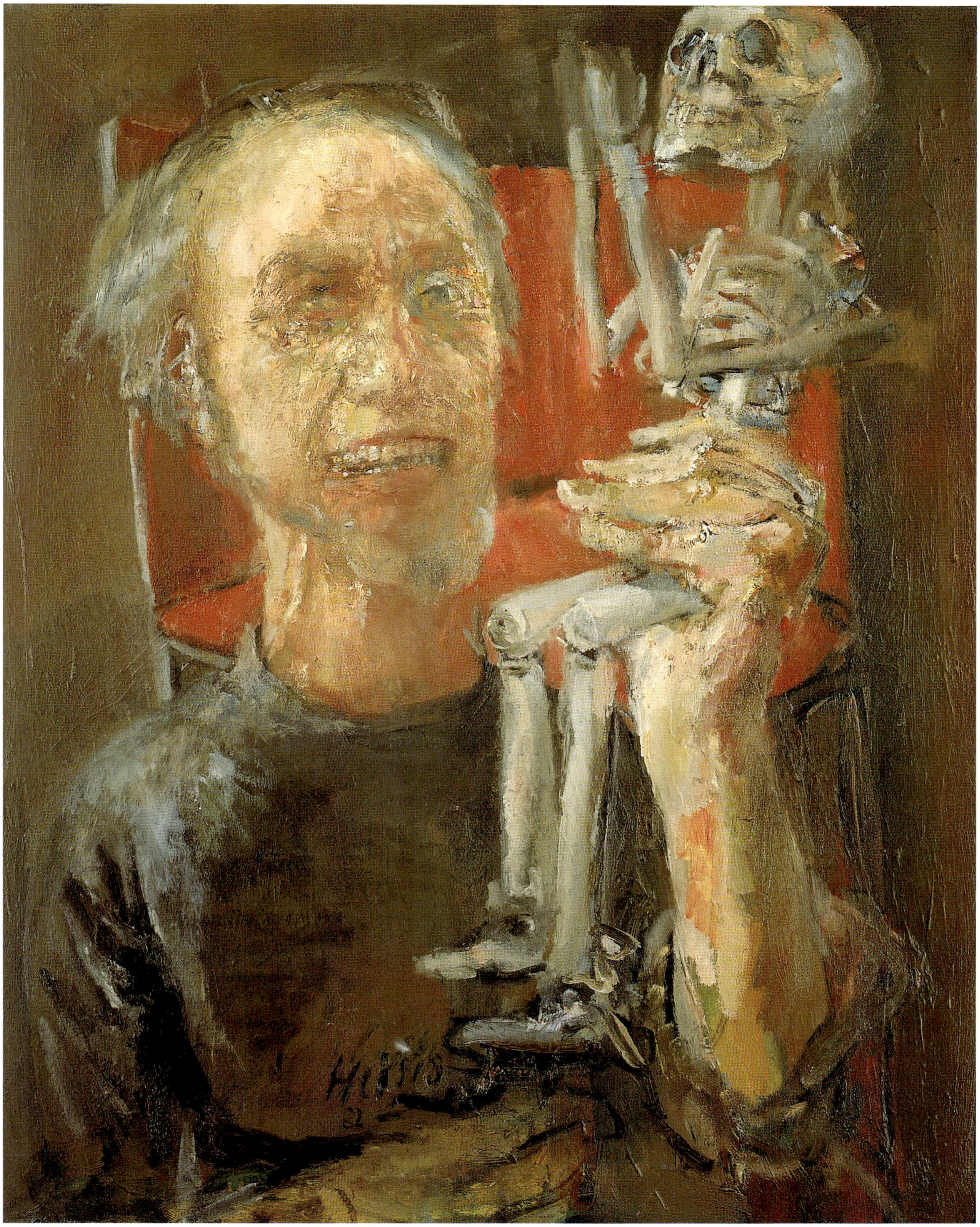

**Selbst als Puppenspieler** · 1982 · Öl auf Leinwand · 100 x 81 cm

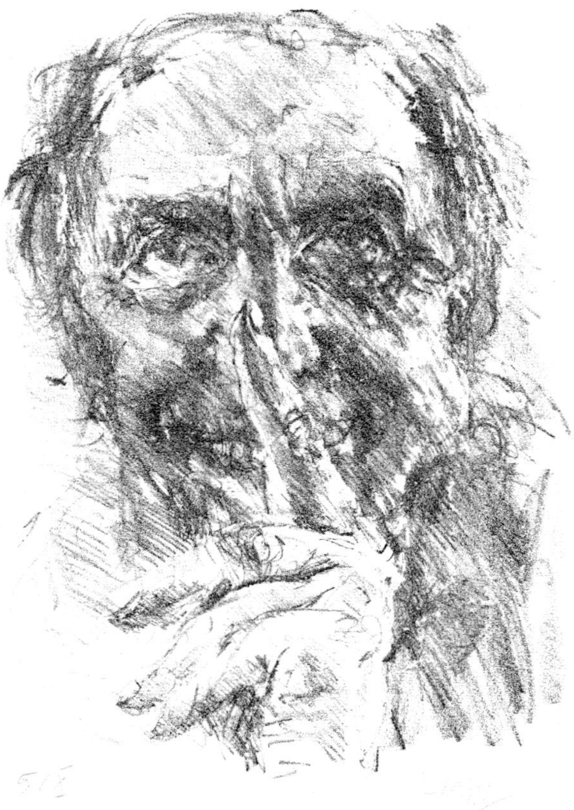

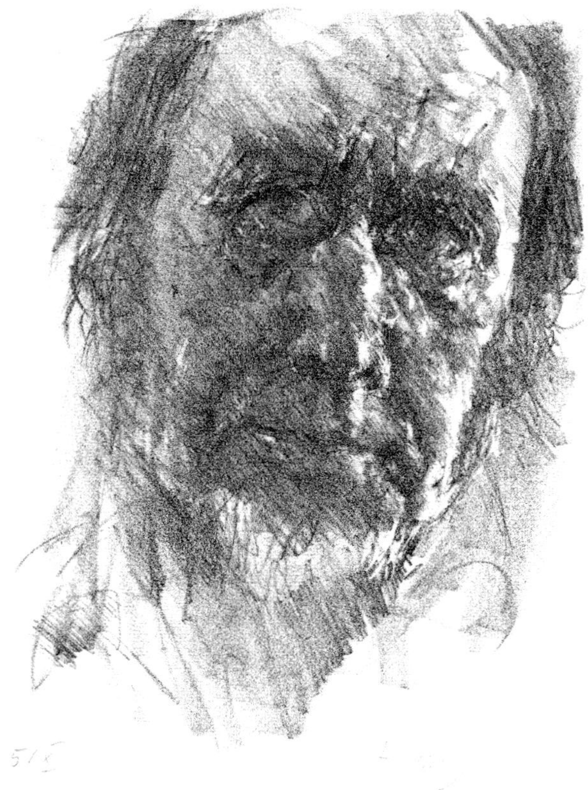



**Selbst** · 1981/82 · Lithographie (Kreide) · 31 x 24 cm

**Selbst** · 1988 · Lithographie (Kreide) · 30,5 x 25,5 cm

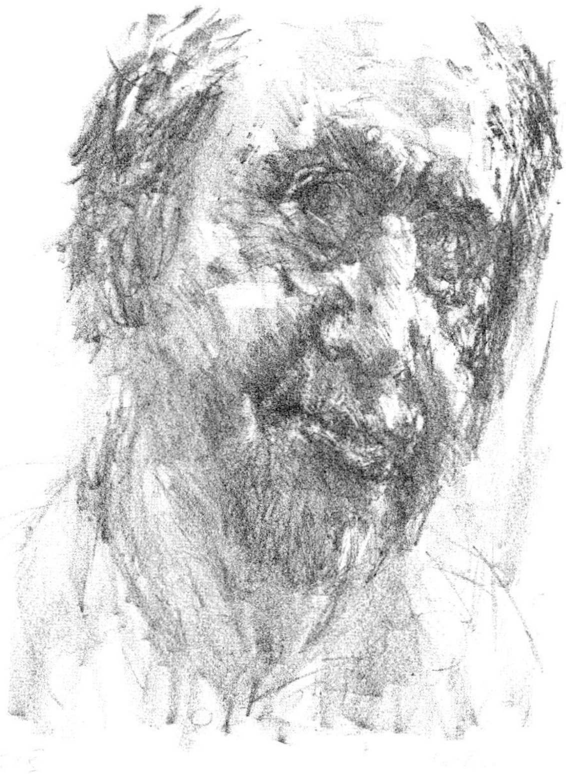

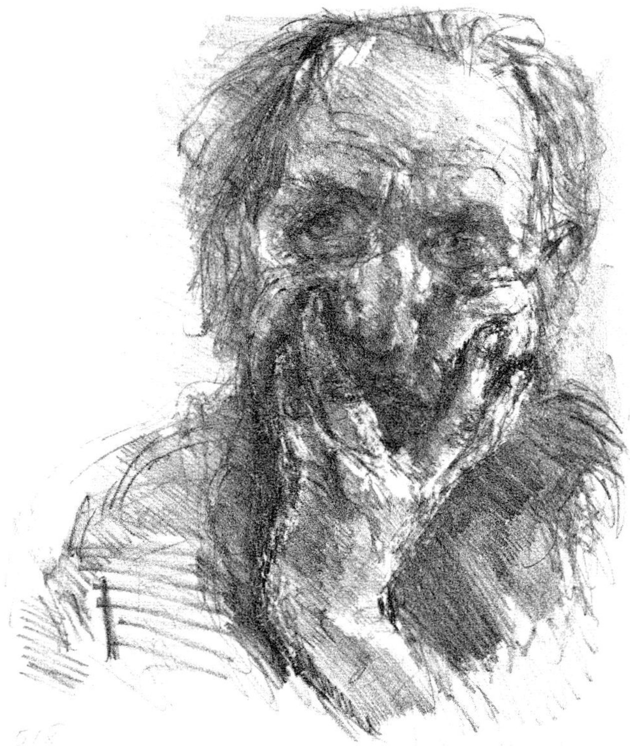

**Selbst** · 1981/82 · Lithographie (Kreide) · 30 x 22 cm **Selbst** · 1981/82 · Lithographie (Kreide) · 29,5 x 22,5 cm

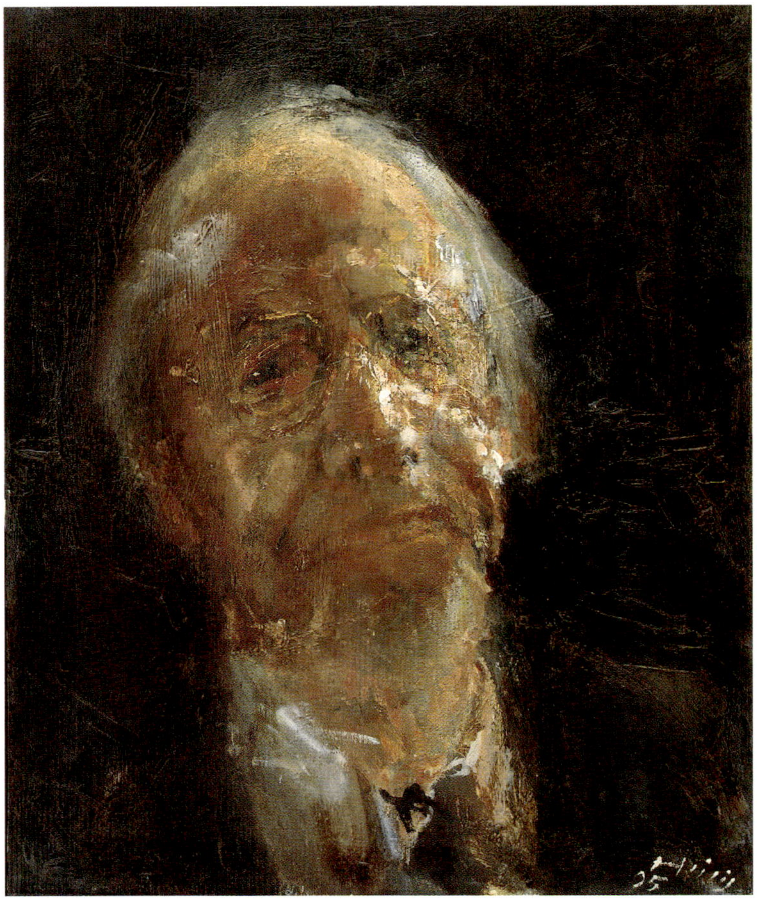



**Selbst** · 1995 · Öl auf Leinwand · 60 x 50 cm

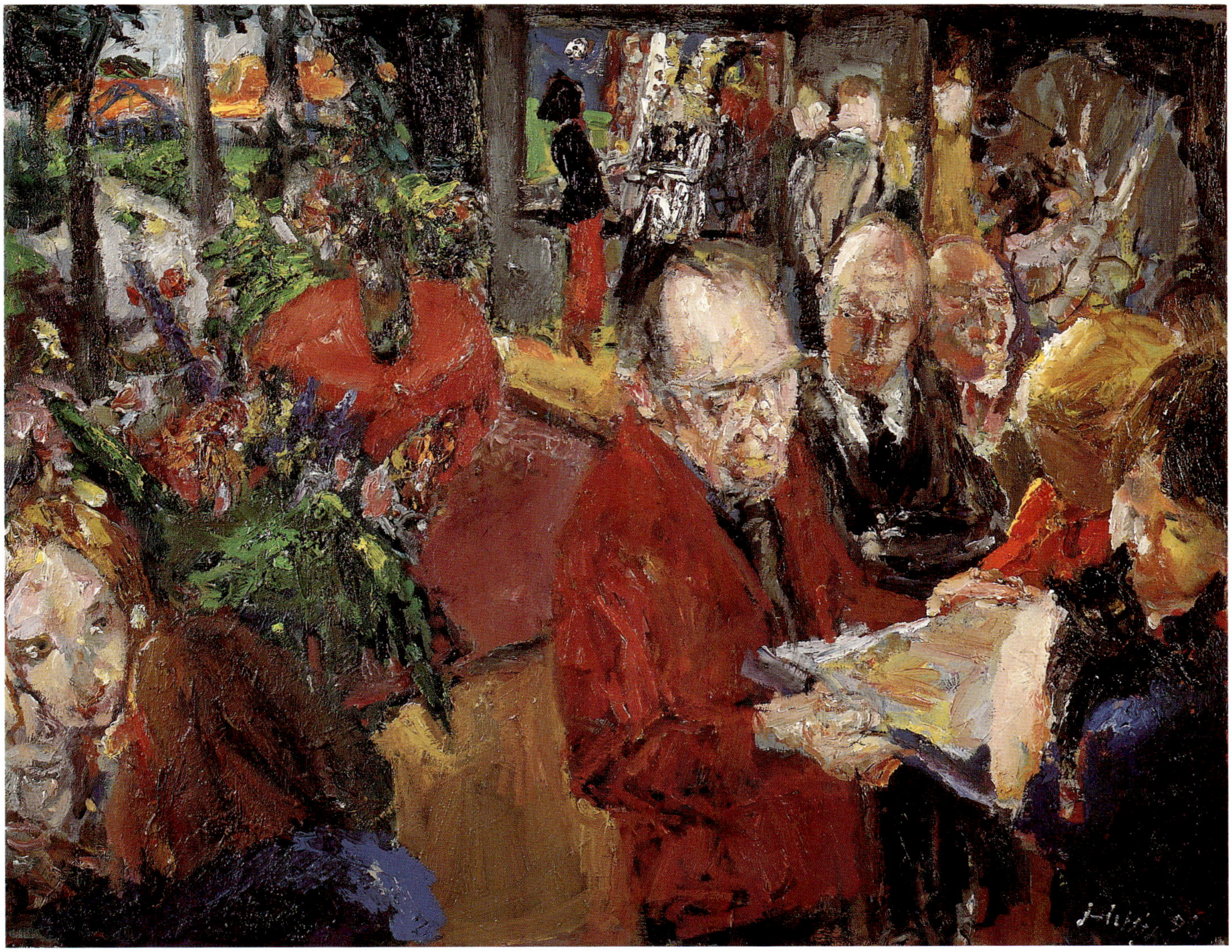

**Mein 70. Geburtstag** · 1998 · Öl auf Leinwand · 90 x 110 cm

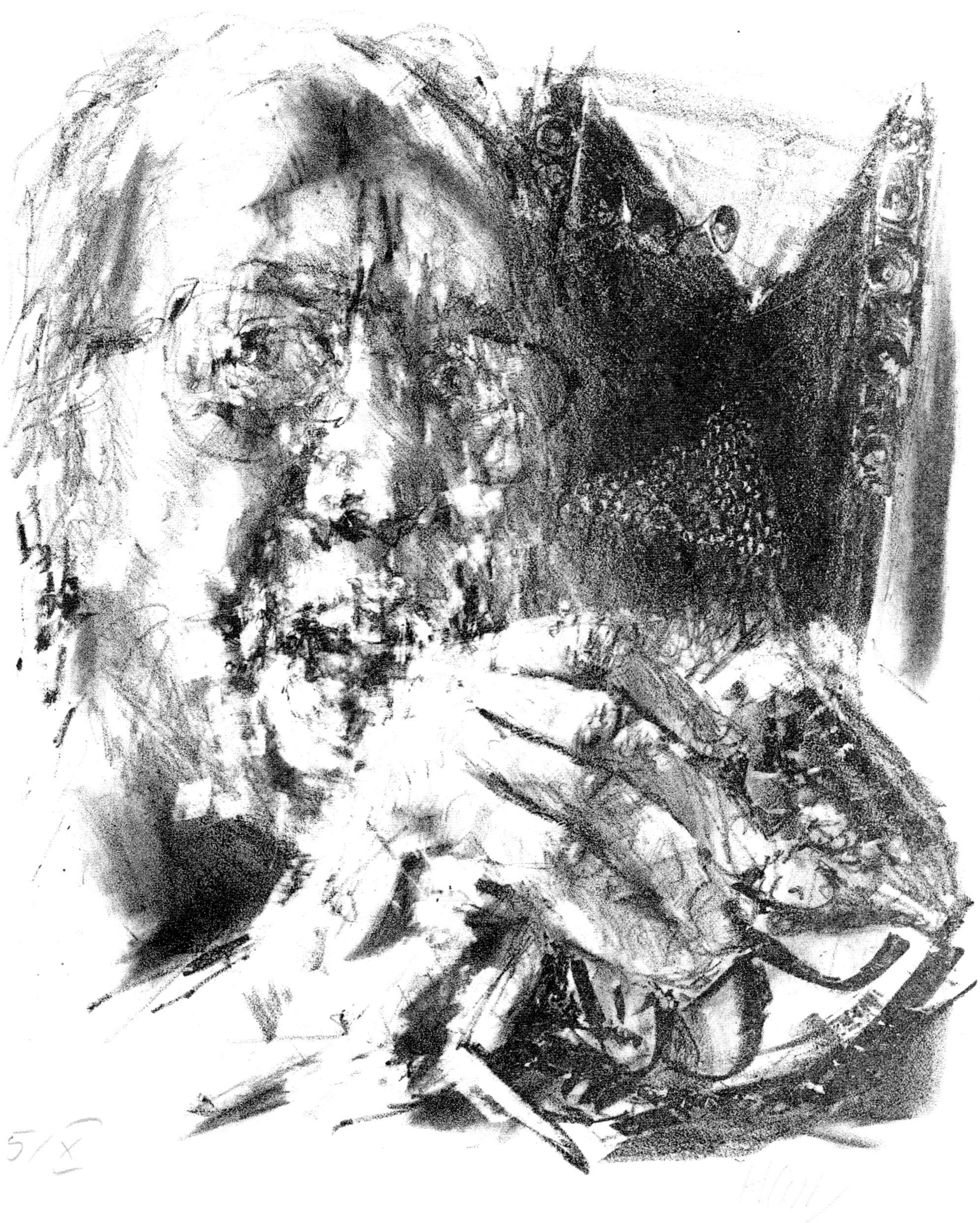

**Selbst mit Grafik** · 1988 · Lithographie (Kreide, Tusche) · 30 x 24,5 cm

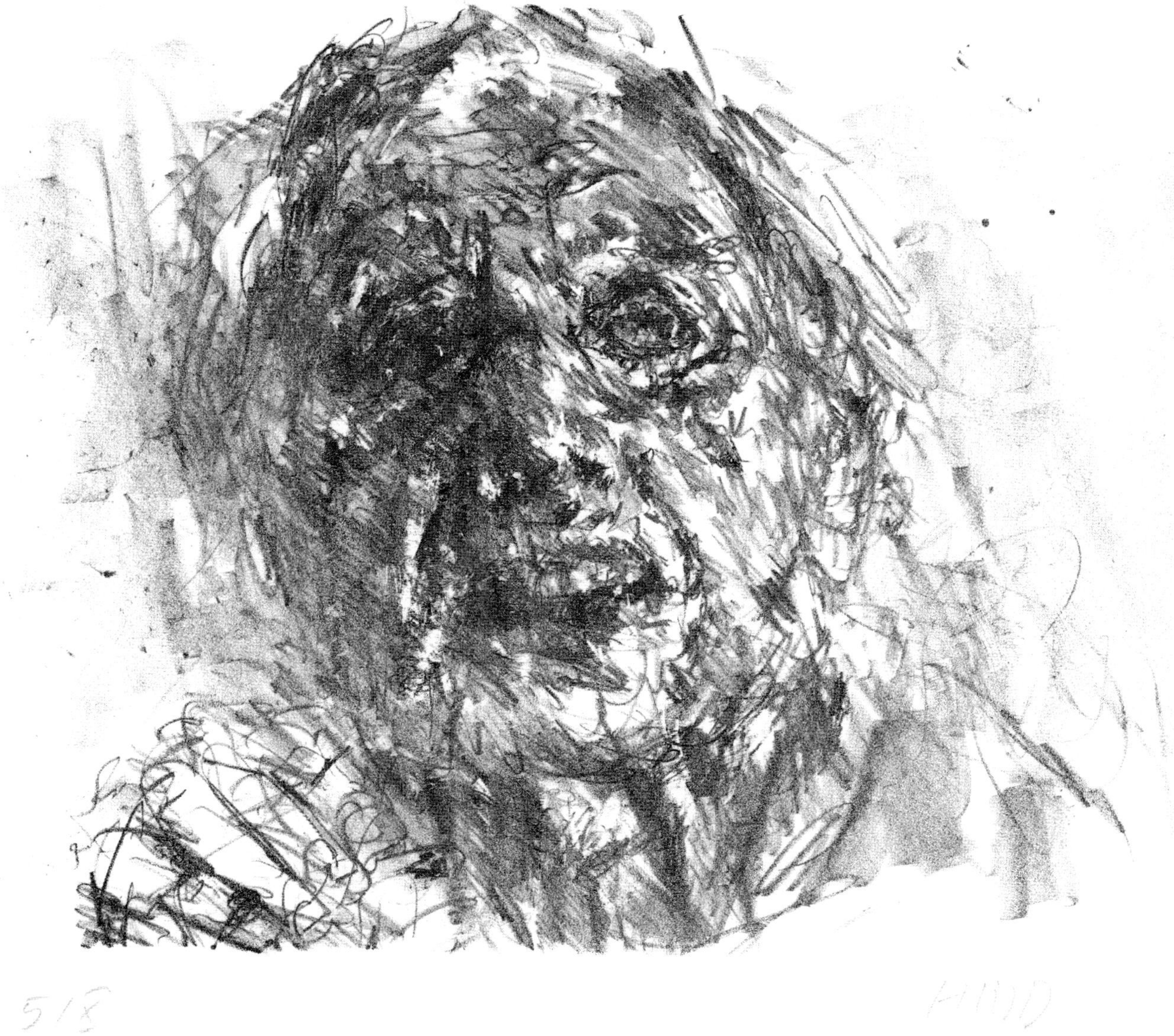


**o.T. (Selbst)** · 1988 · Lithographie (Kreide) · 21 x 26,7 cm

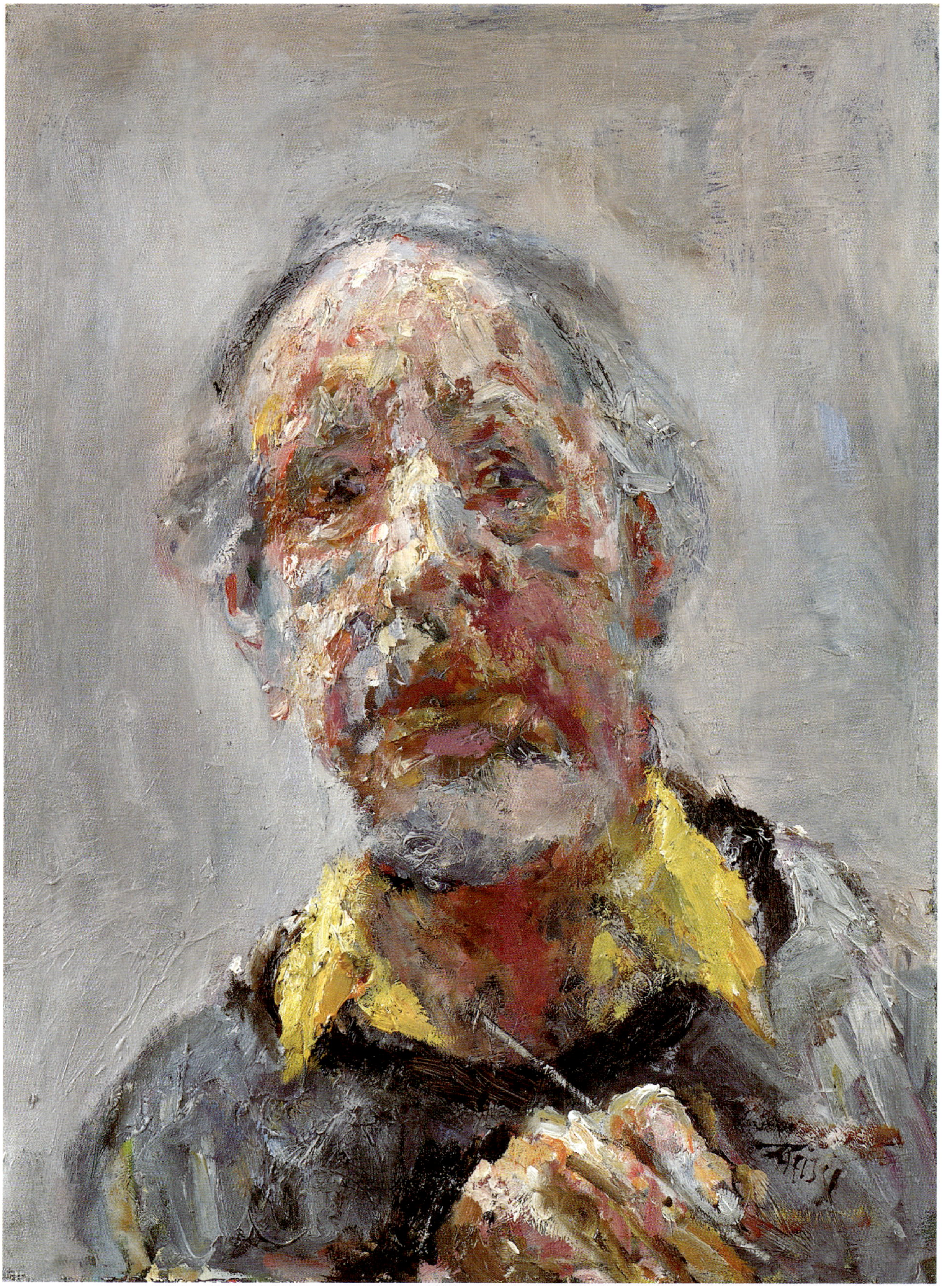

**Selbst mit gelbem Kragen** · 1991 · Öl auf Leinwand · 70 x 50 cm

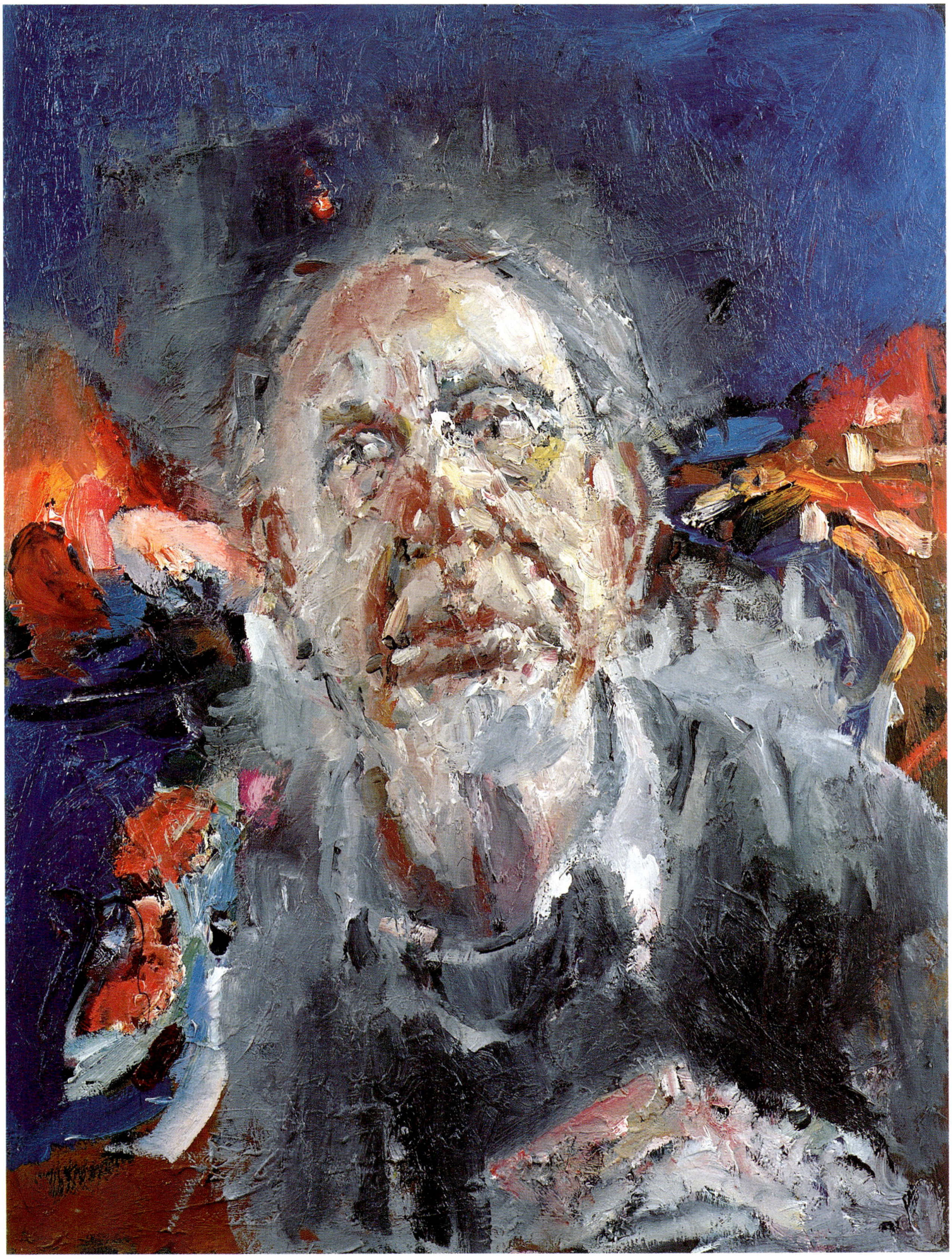

**Selbst** · 1993 · Öl auf Leinwand · 80 x 60 cm

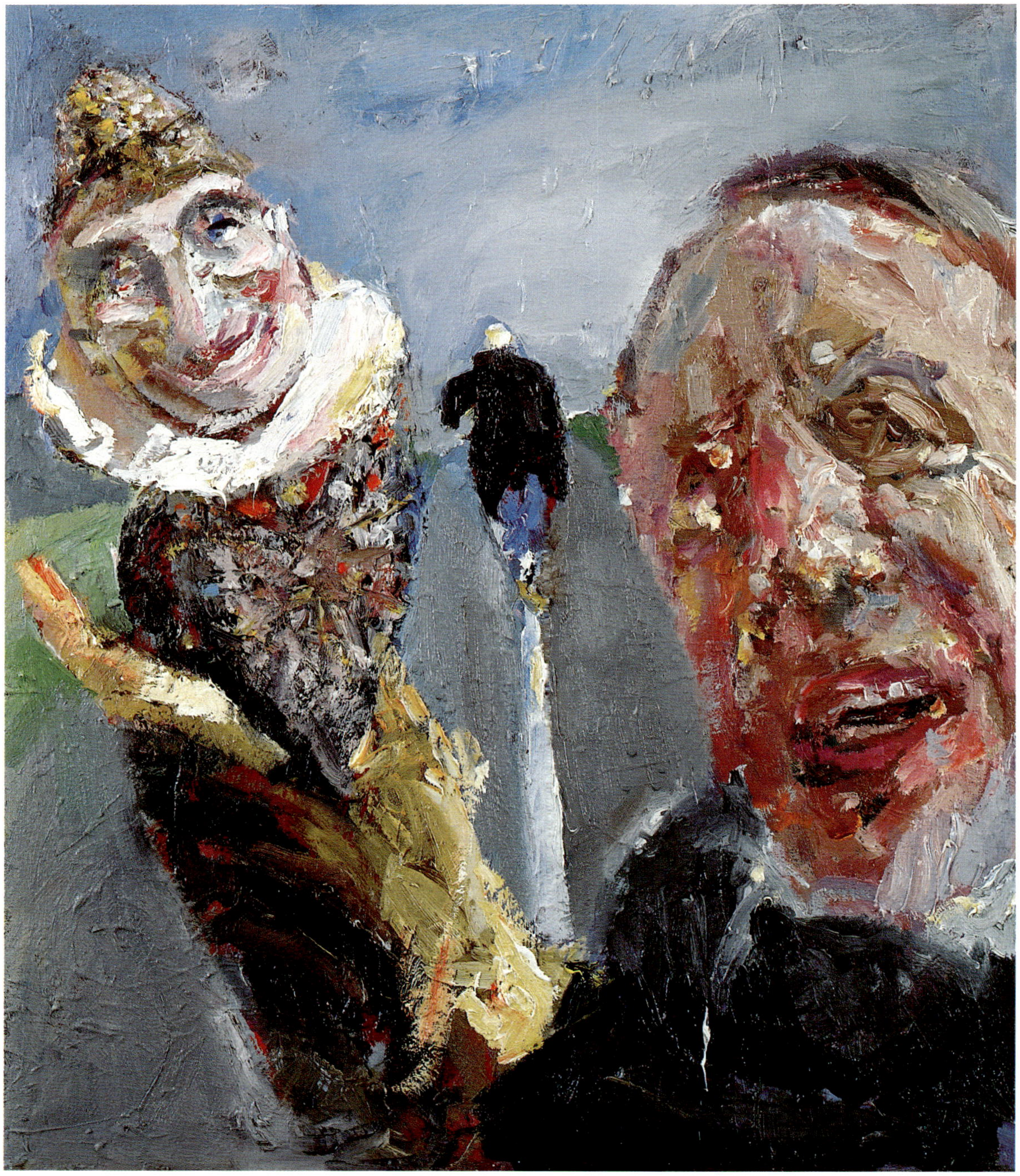



**Unterwegs mit der großen Puppe** · 1993 · Öl auf Leinwand · 70 x 60 cm

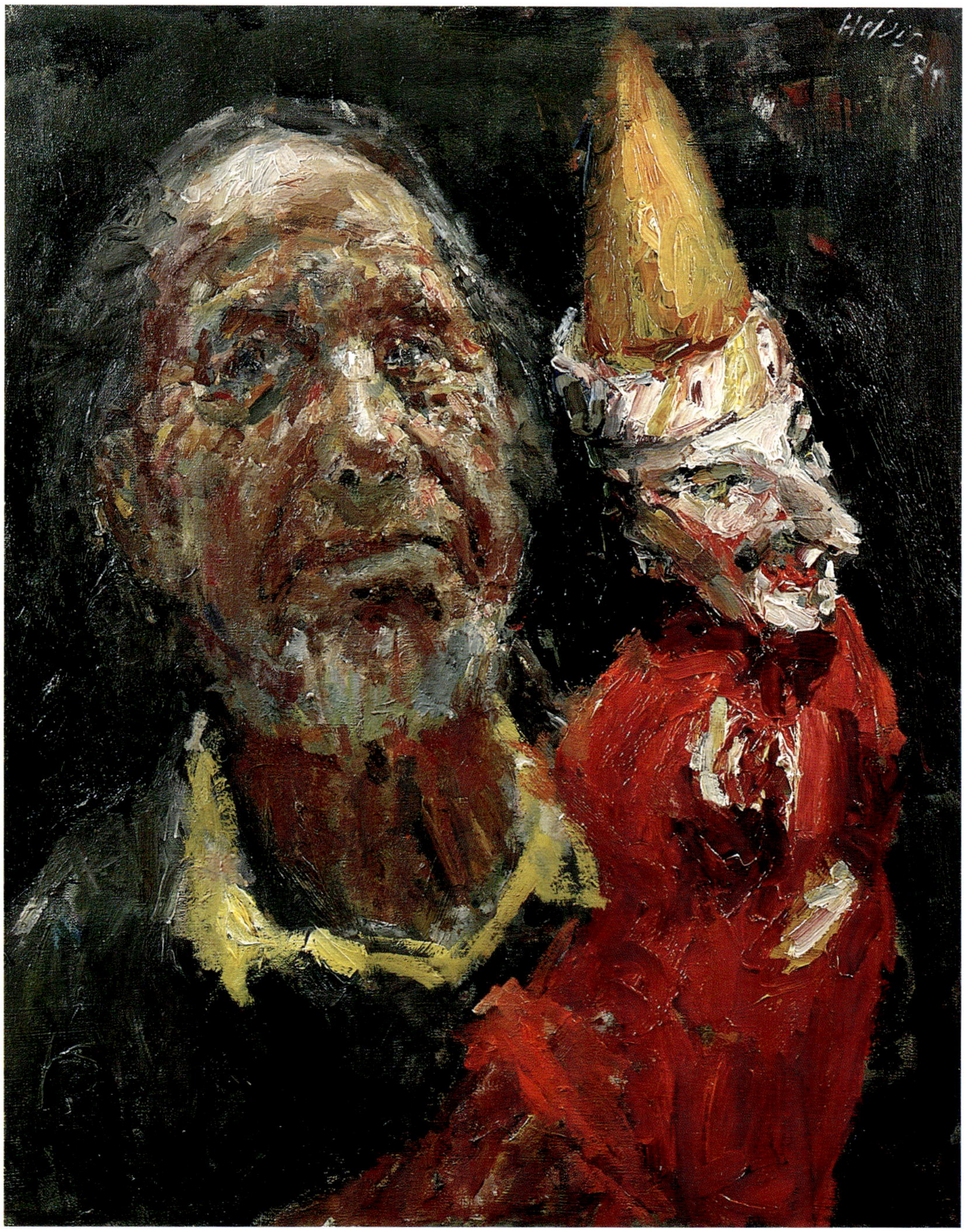

**Selbst mit Puppe** · 1994 · Öl auf Leinwand · 60 x 50 cm

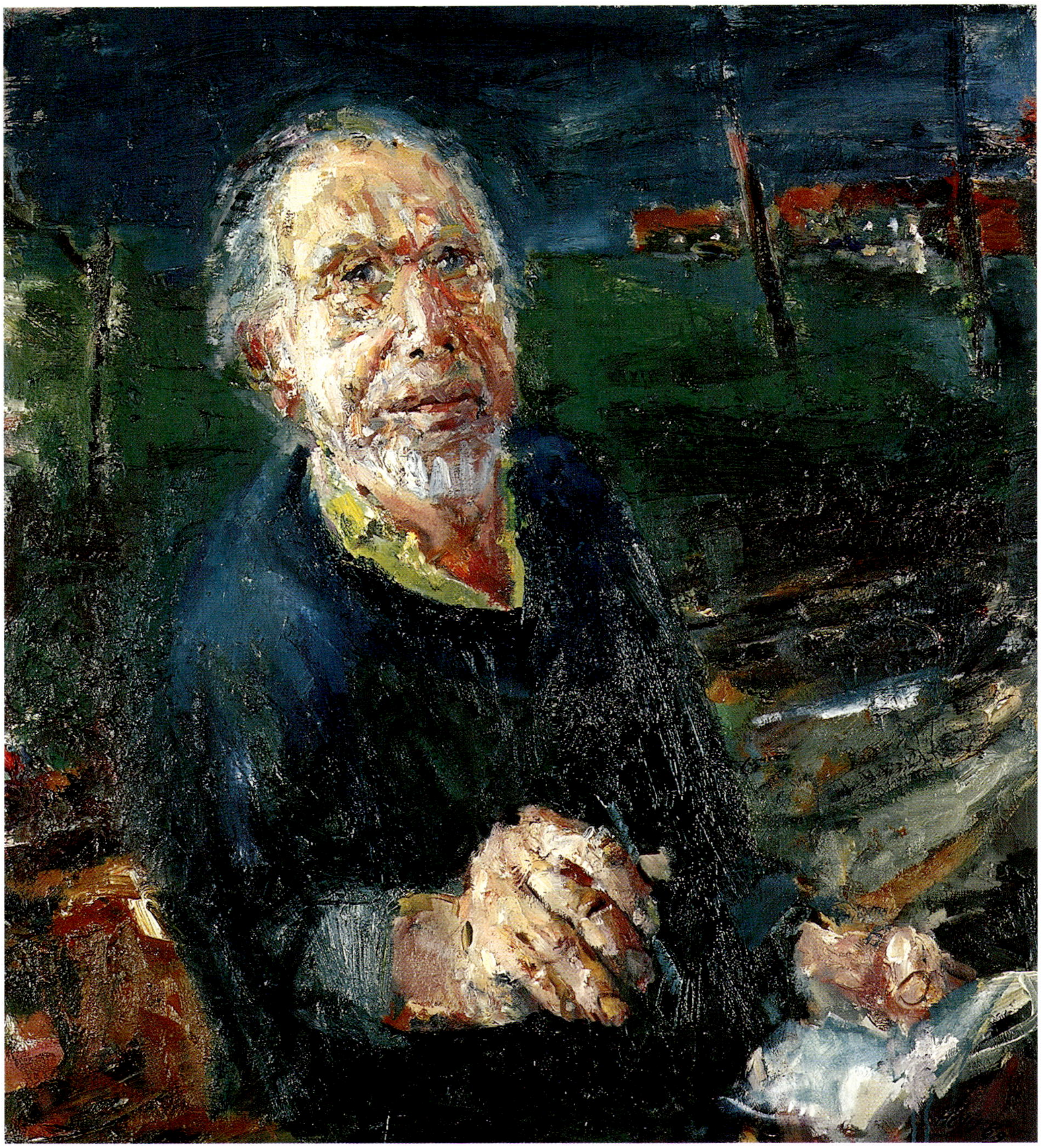



**Ich auf abendlicher Dorfstraße** · 1989 · Öl auf Leinwand · 100 x 90 cm

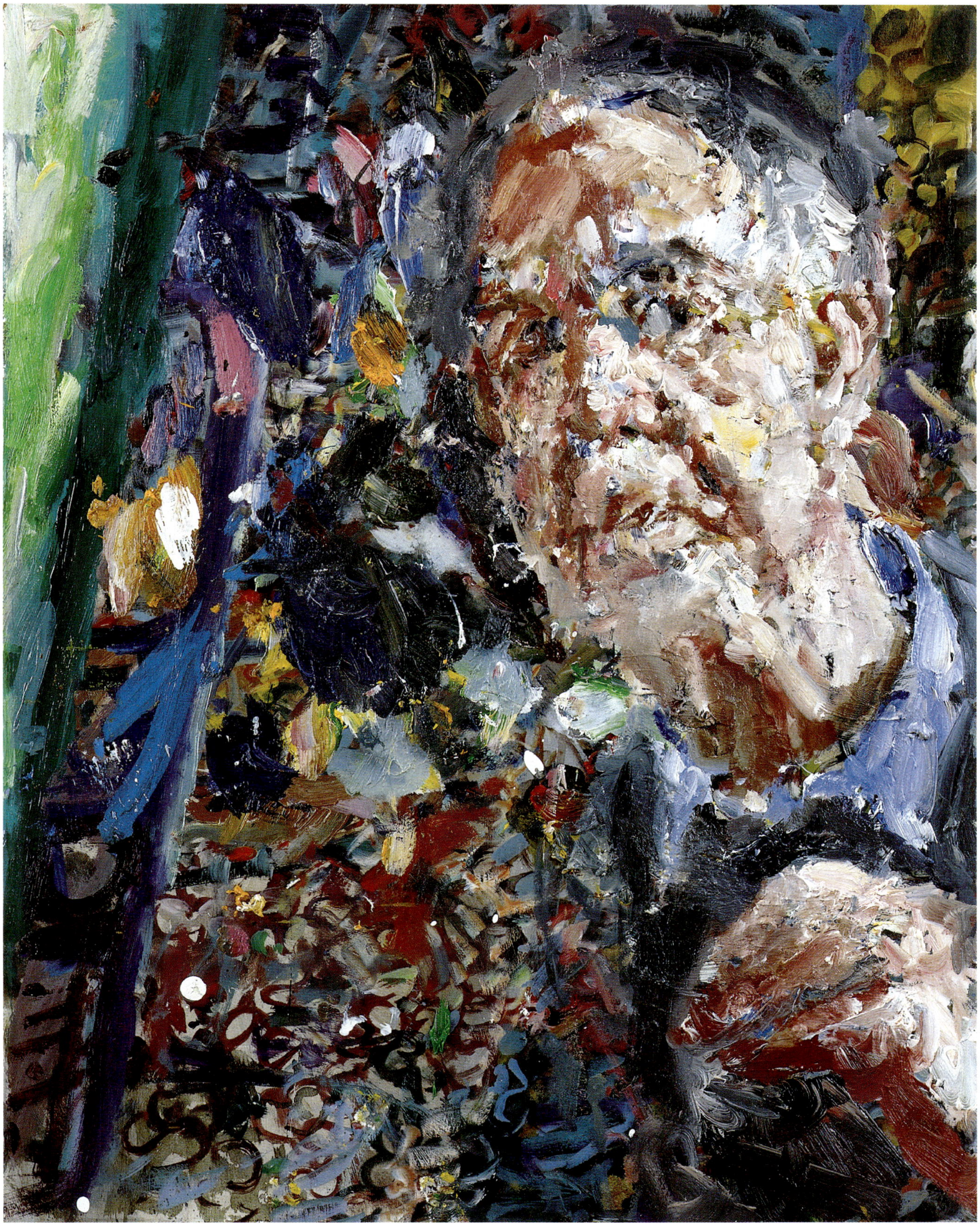

**Nervöser Nachmittag** · 1993 · Öl auf Malpappe · 78 x 60 cm

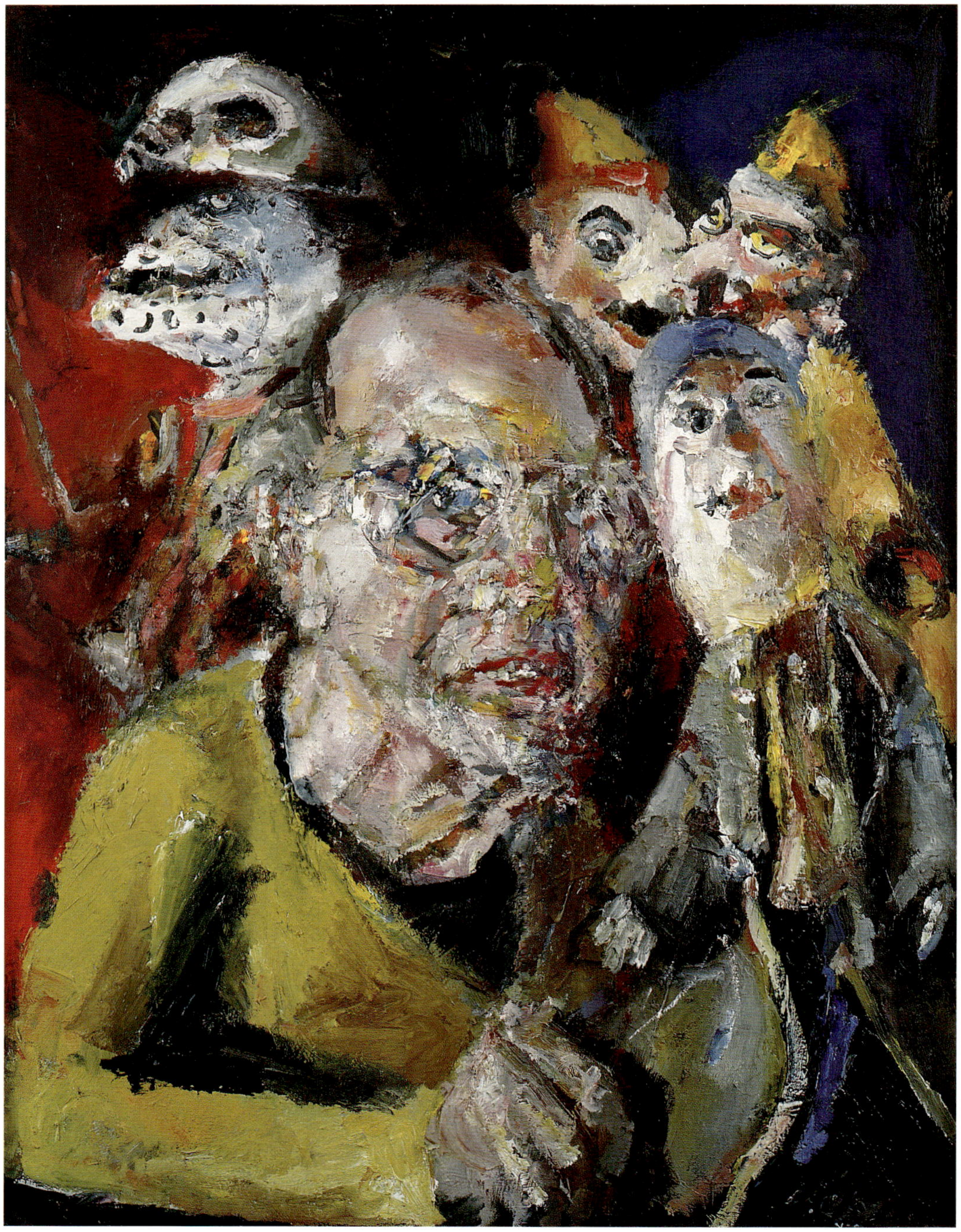



**Nachts kommen die Puppen** · 1997 · Öl auf Leinwand · 90 x 70 cm

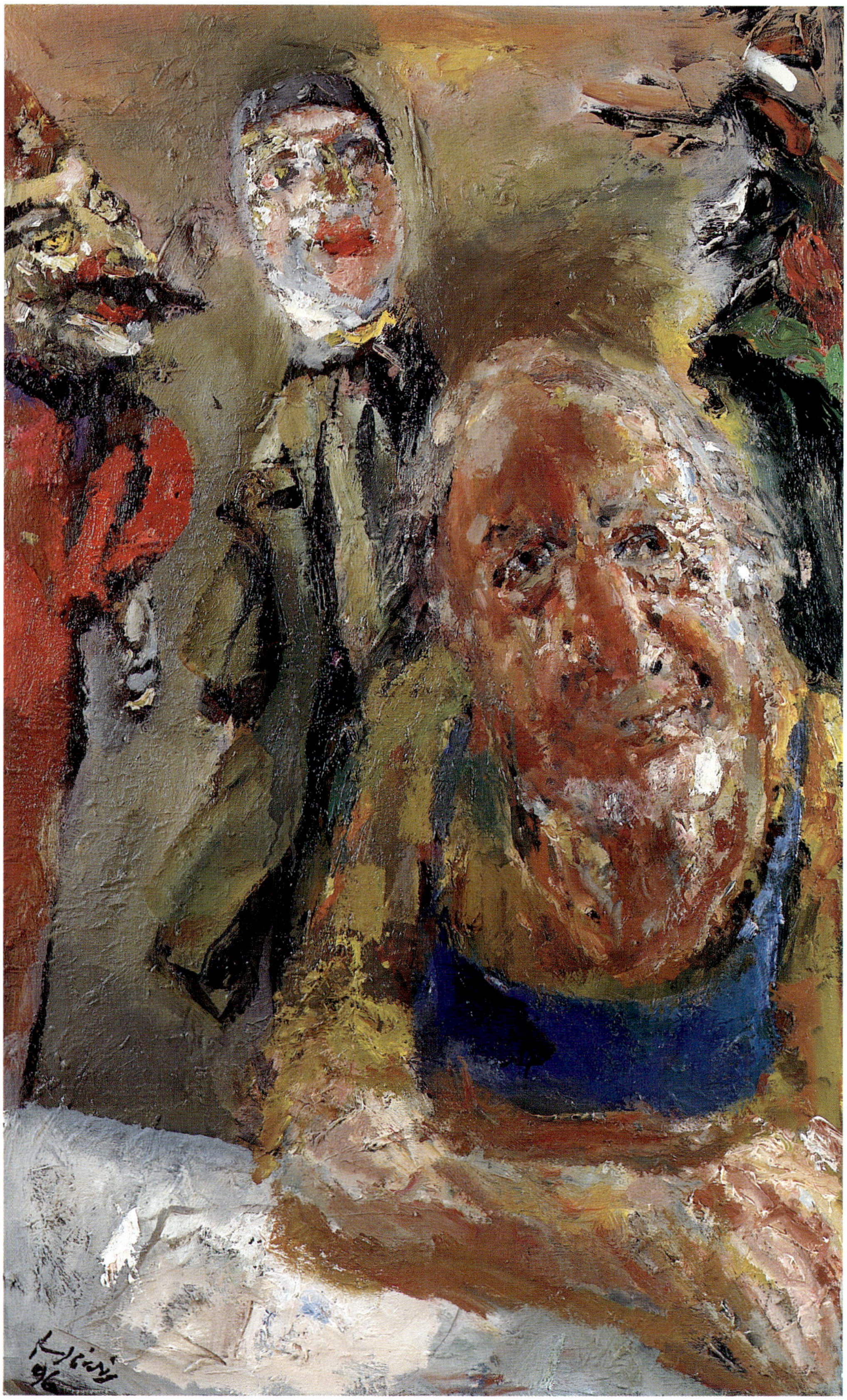

**Selbst und Puppen** · 1996 · Öl auf Leinwand · 110 x 65 cm

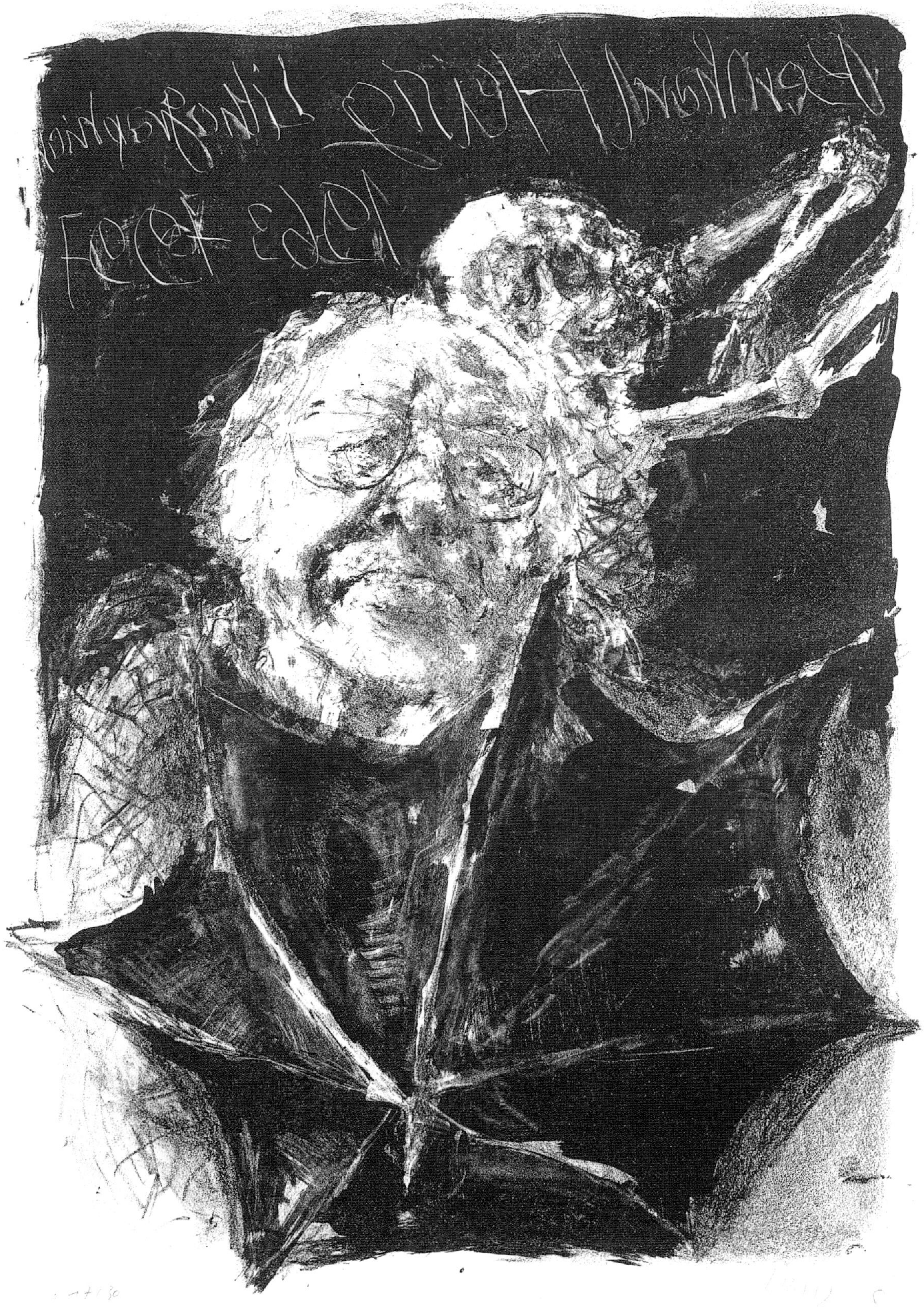



**Schutzversuch** · 1997 · Lithographie (Kreide, Tusche) · 67,5 x 47 cm

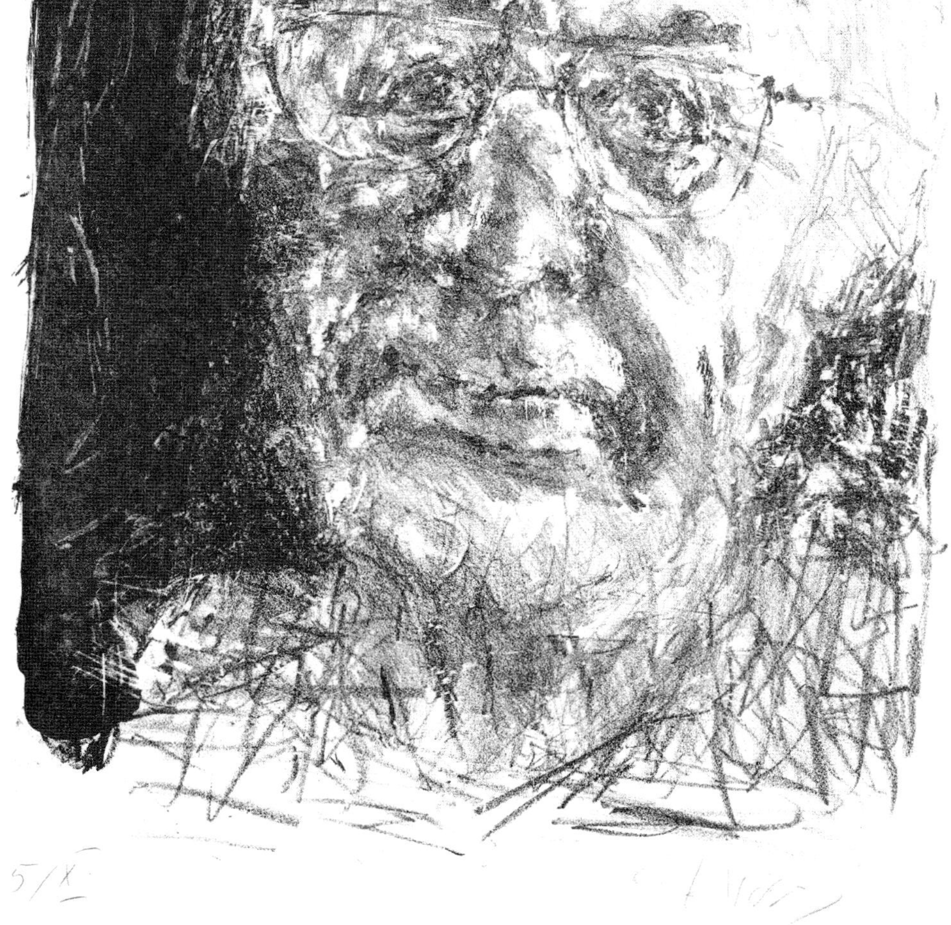

**Selbst** · 1997 · Lithographie (Kreide, Tusche) · 31 x 22,5 cm

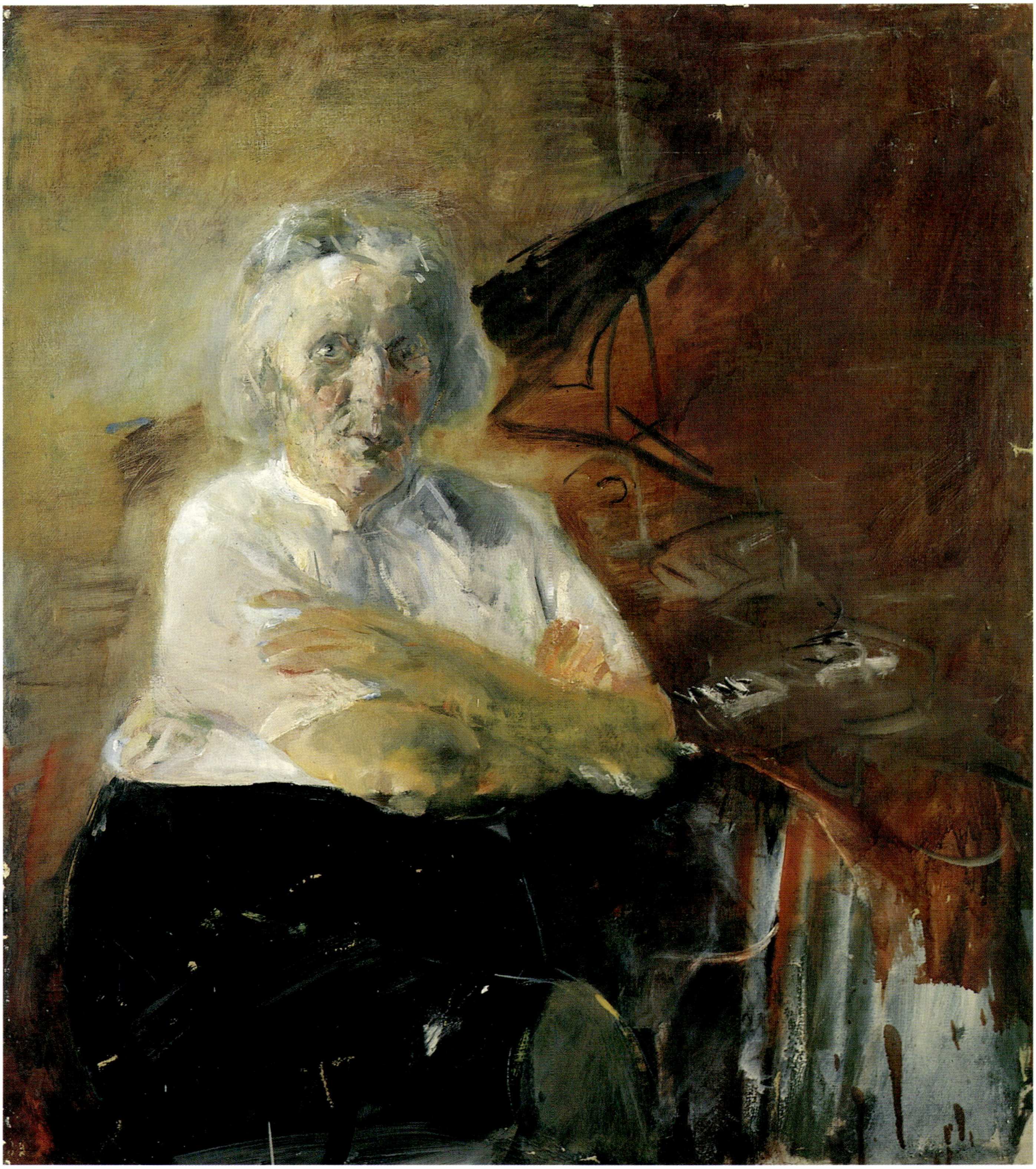



**Bildnis Gertrud Skacel** · 1958 · Öl auf Hartfaser · 80 x 71 cm

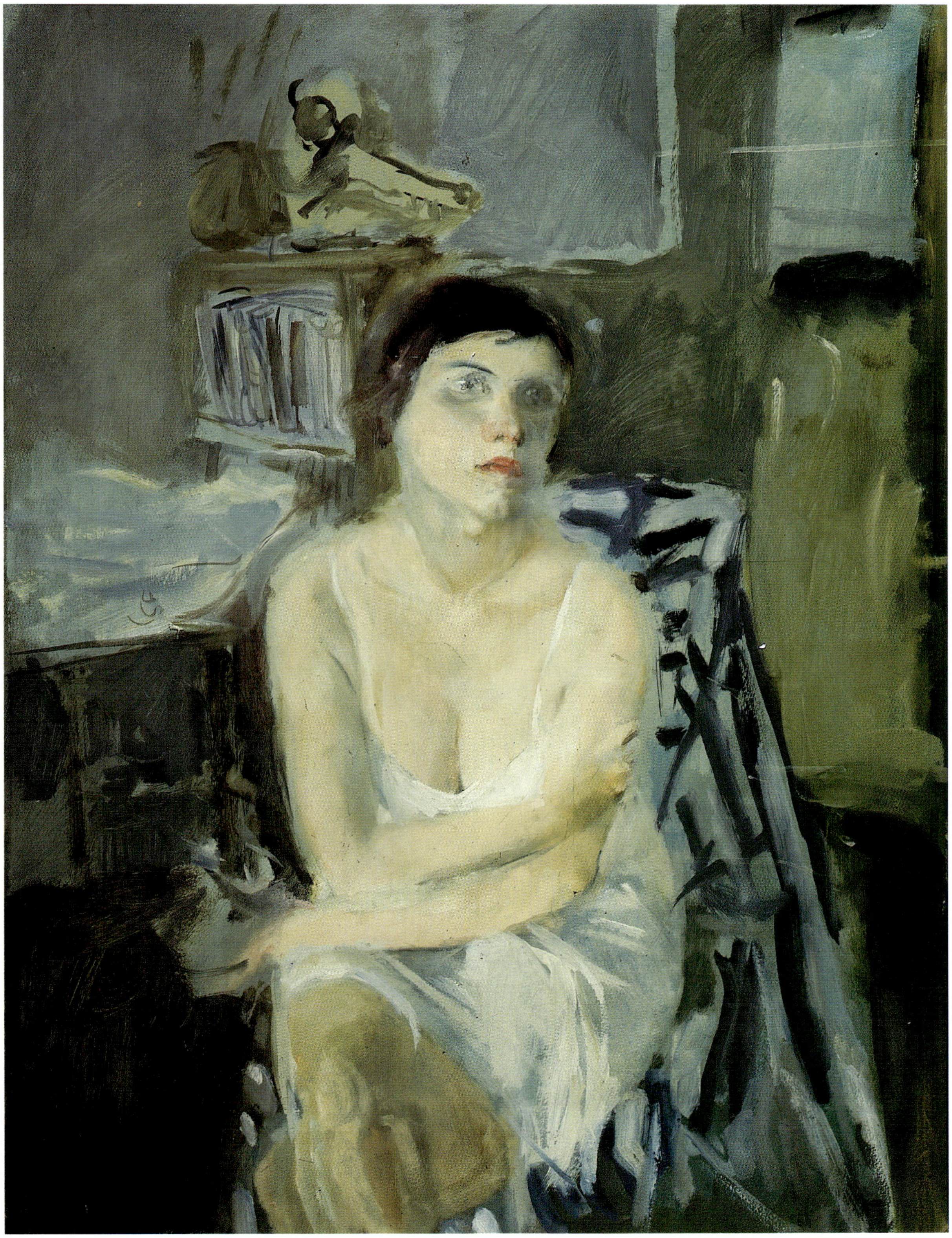

**Modellszene Jutta** · 1958 · Öl auf Karton · 79 x 59,5 cm

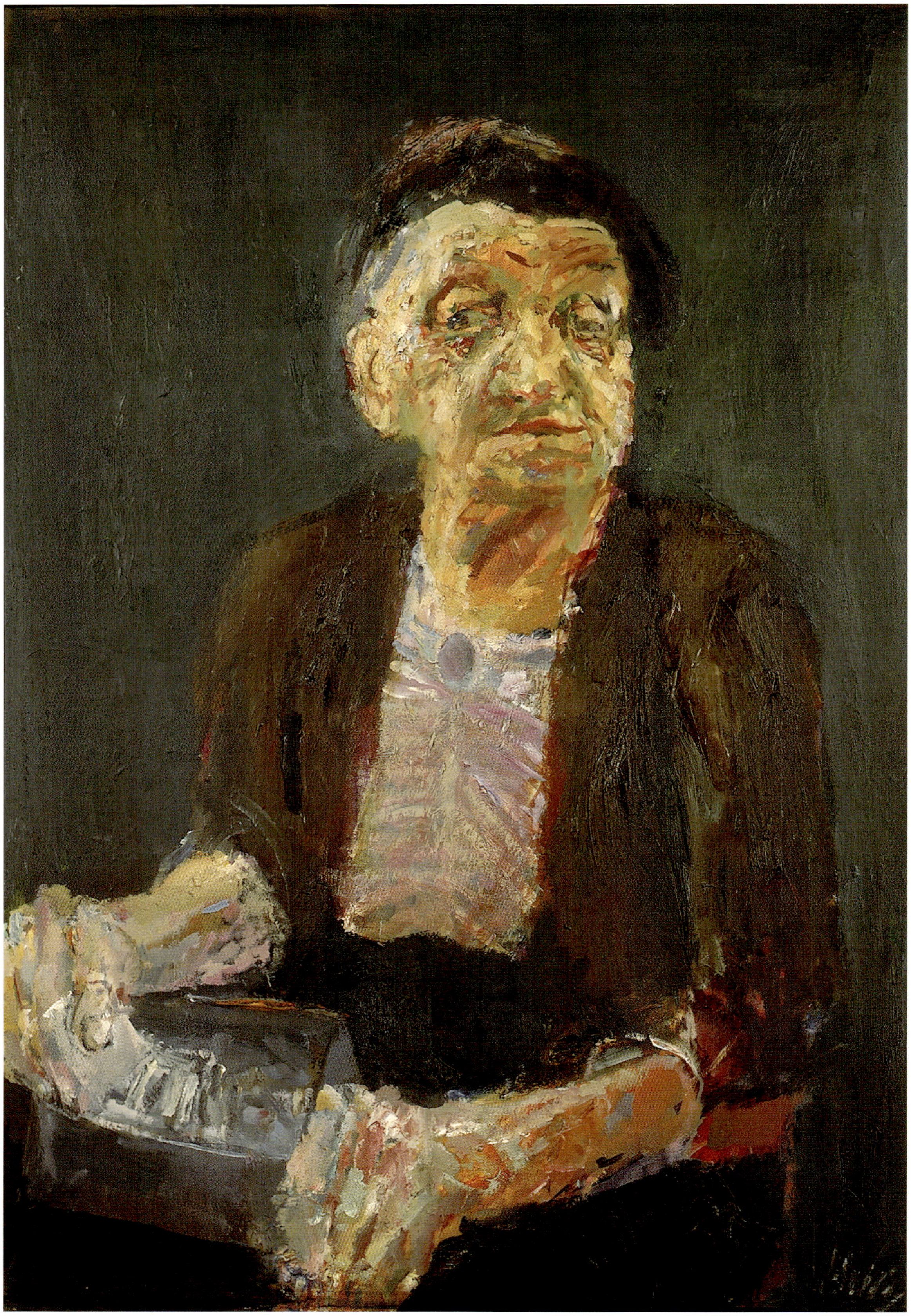

 **Letztes Bildnis meiner Mutter** · 1978 · Öl auf Hartfaser · 118 x 83 cm

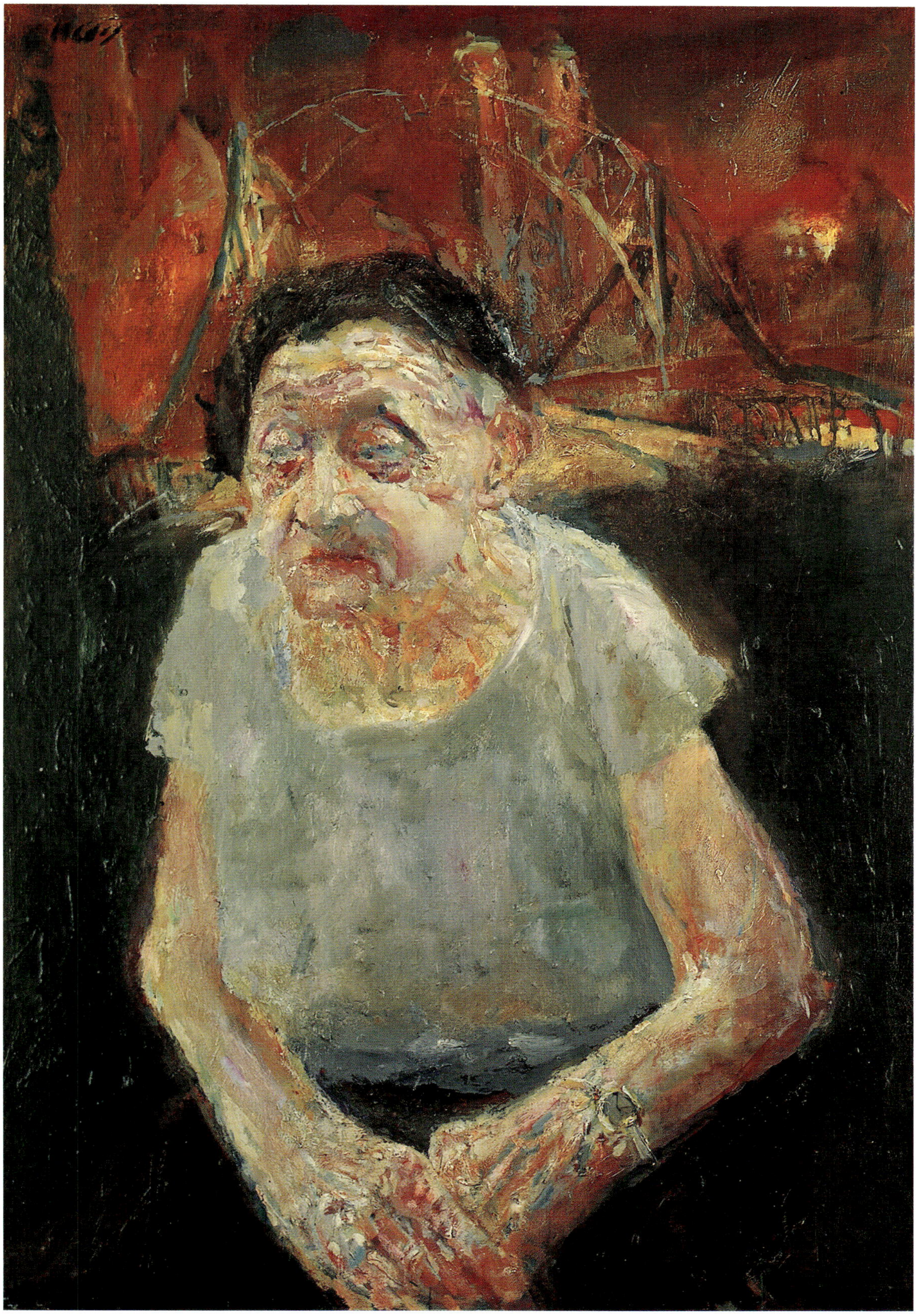

**Meine Mutter vor brennender Stadt** · 1976 · Öl auf Hartfaser · 120 x 83 cm

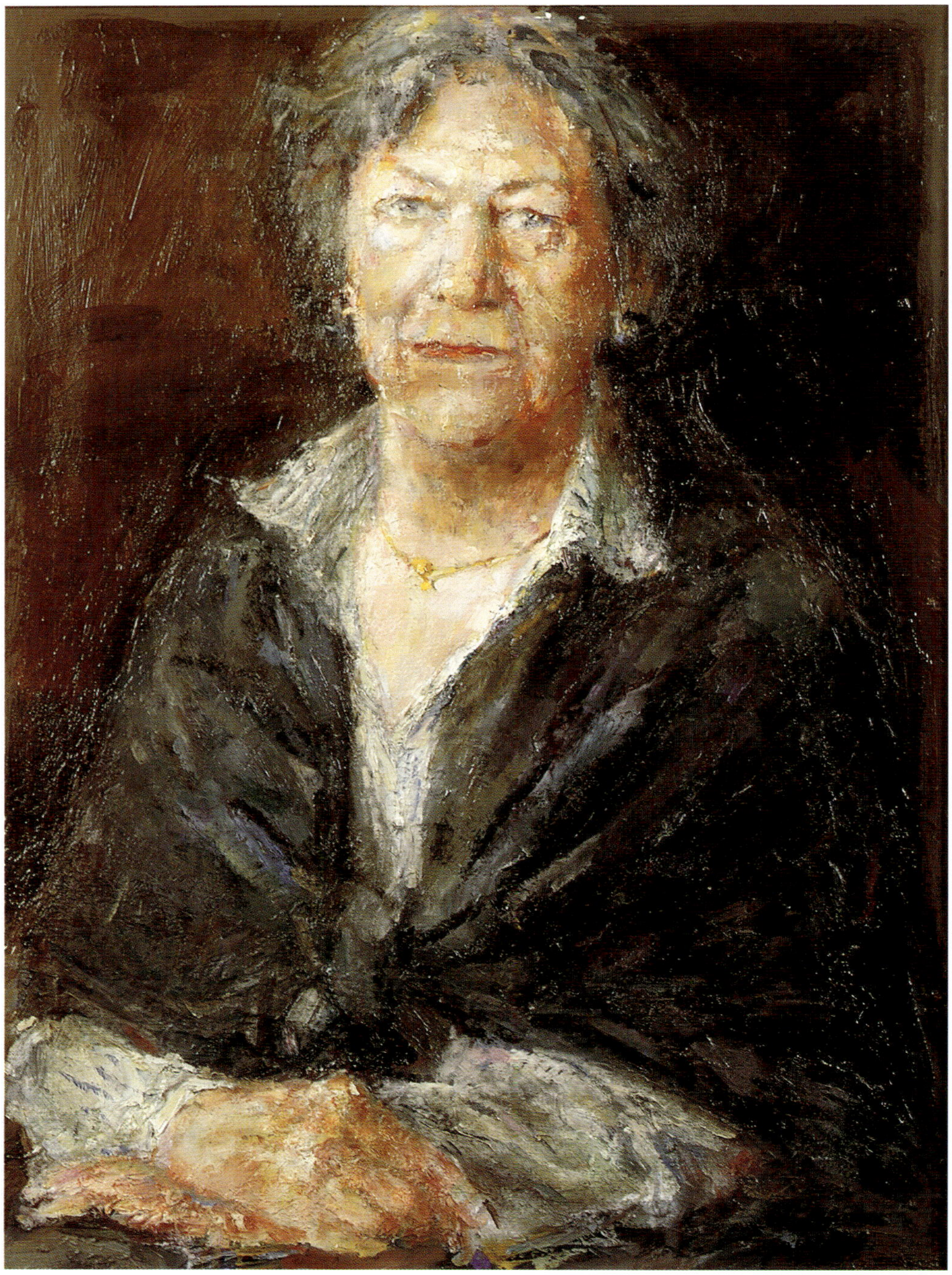

**Bildnis Vera Schreck** · 1990 · Öl auf Leinwand · 80 x 60 cm

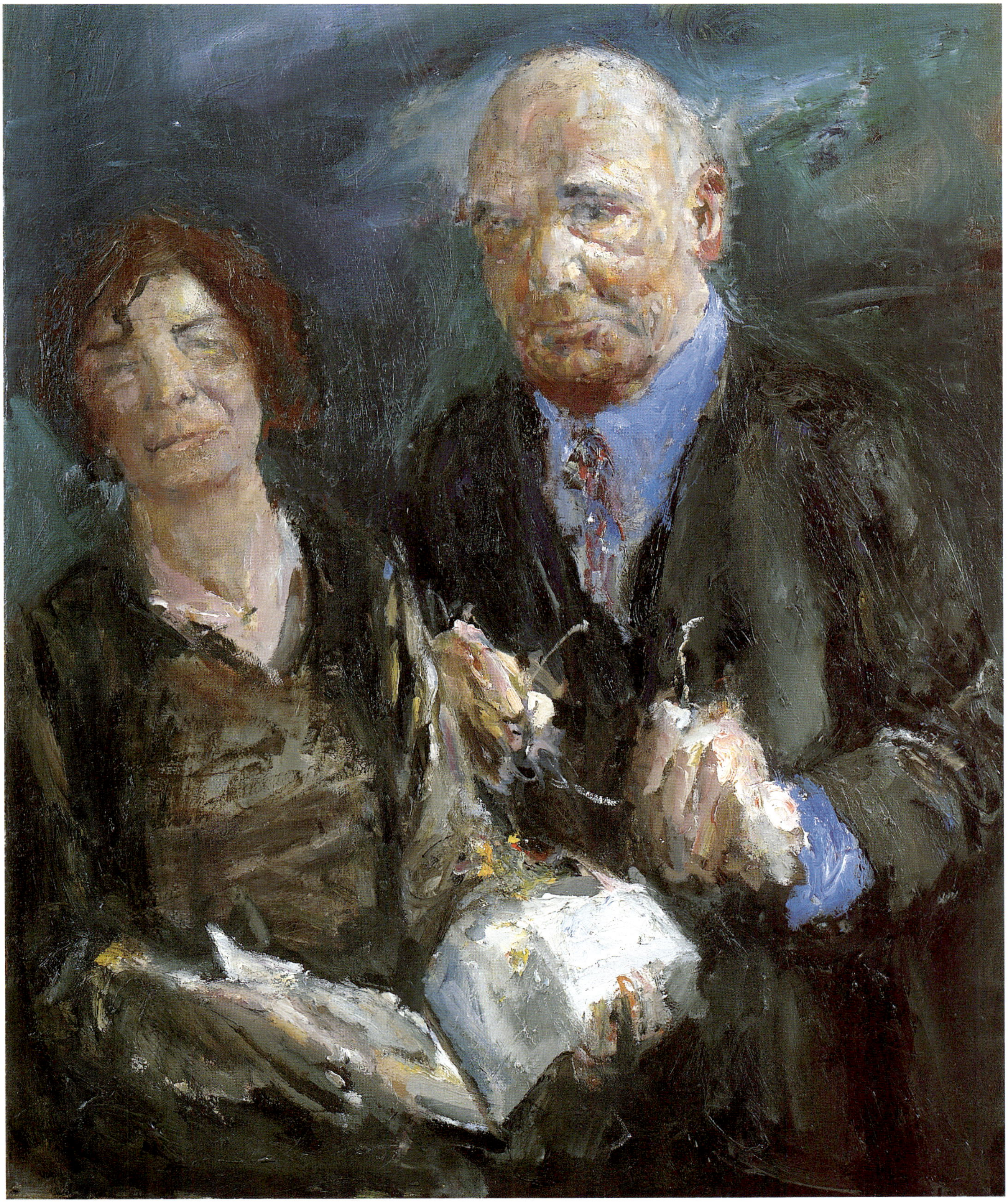

**Sammlerehepaar** · 1984 · Öl auf Leinwand · 125 x 100 cm

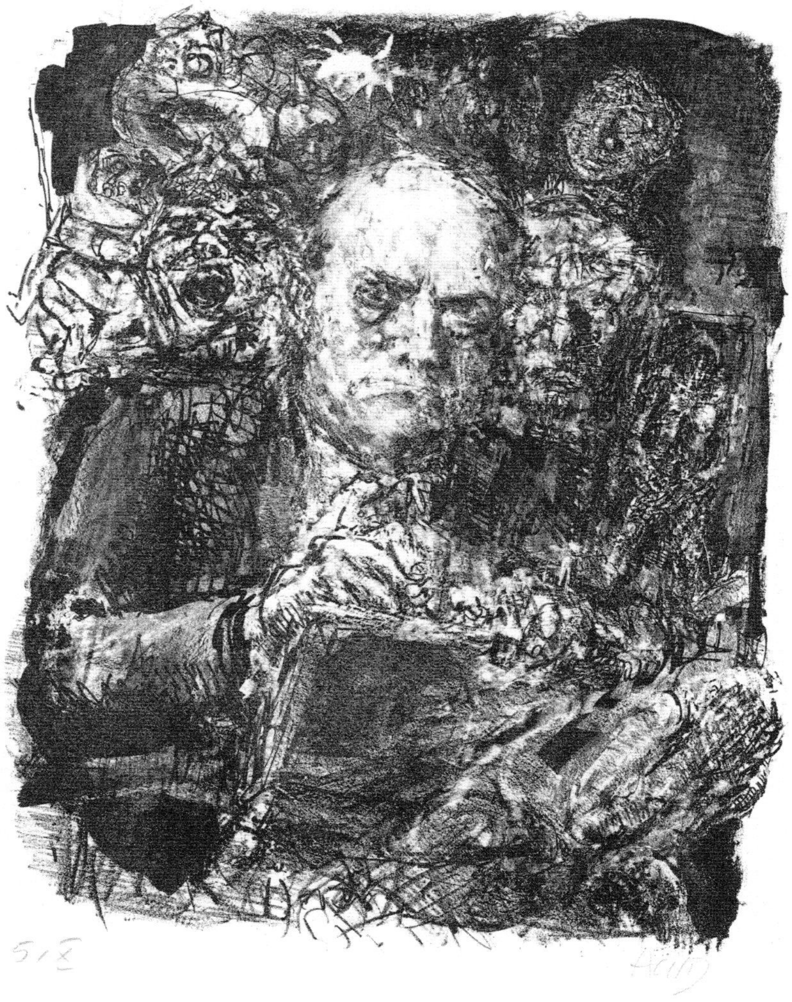

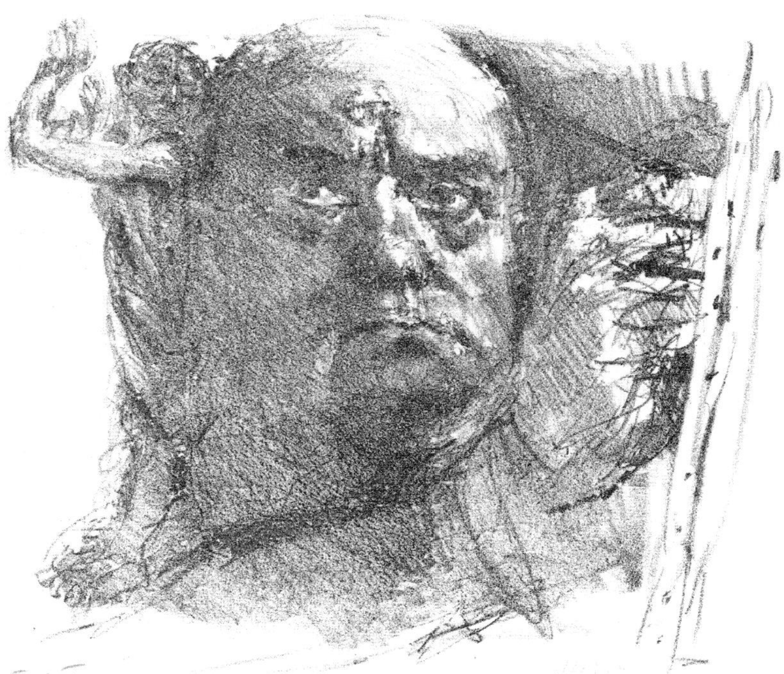

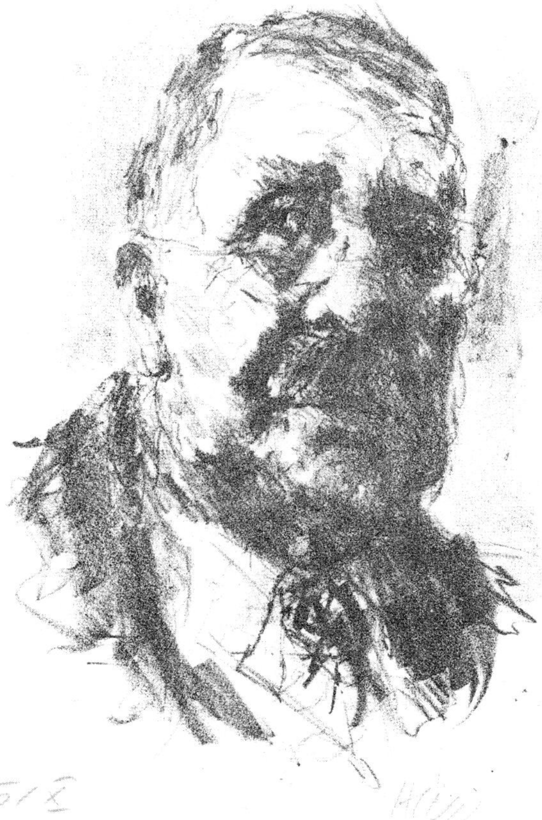

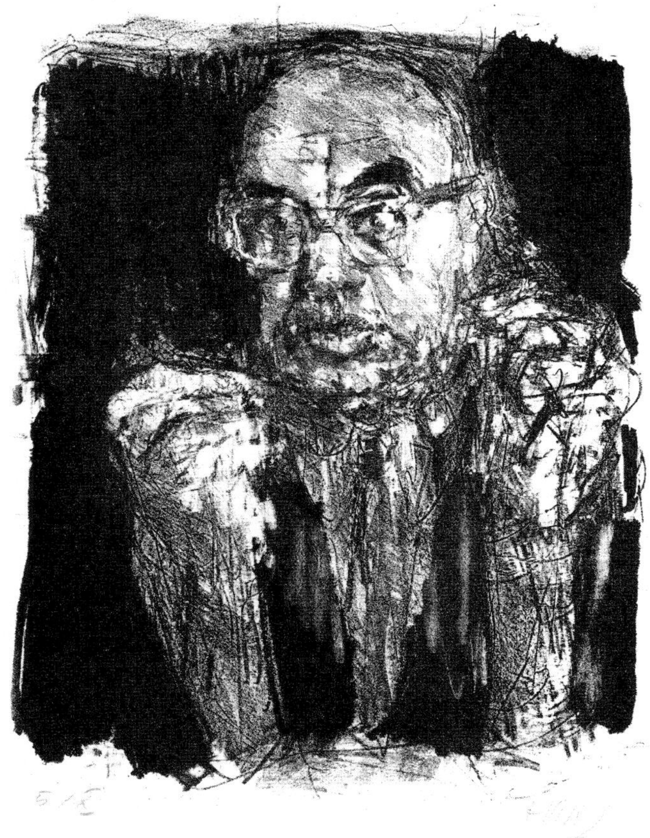

◁ **Max Beckmann** · 1983 · Lithographie (Kreide, Tusche) · 31,5 x 25,5 cm **Max Beckmann** · 1983 · Lithographie (Kreide) · 22,7 x 26,5 cm

**Heinrich Mann** · 1991/92 · Lithographie (Kreide) · 21,5 x 14 cm **Johannes R. Becher** · 1978/79 · Lithographie (Kreide, Tusche) · 29 x 22,5 cm

Helmut Schmidt

# ÜBER BERNHARD HEISIG

Als ich vor mehr als einem Jahrzehnt aufgefordert wurde, einen Maler zu benennen, der von mir ein offizielles Portrait für das Kanzleramt unter Helmut Kohl anfertigen sollte, brauchte ich nicht allzu lange zu überlegen. Zwar kannte ich Bernhard Heisig zu diesem Zeitpunkt nicht persönlich, hatte aber Reproduktionen seiner Bilder gesehen. Hinzu kam, daß ich es überaus wünschenswert fand, einen DDR-Maler im Bonner Kanzleramt vertreten zu sehen.

Meine Entscheidung war natürlich davon beeinflußt, daß in mir schon sehr früh in der Schule ein großes Interesse an Musik, Literatur und Kunst geweckt worden war. Dabei entstanden natürlich auch besondere Vorlieben. So beeindruckten mich von Jugend auf die französischen Impressionisten. Genauso gefielen mir die damaligen deutschen zeitgenössischen Maler: Paula Modersohn-Becker, Schmidt-Rottluff, Nolde und fast alle anderen der deutschen Expressionisten. Im Laufe meines Lebens haben sich diese Präferenzen nur noch verstärkt. Daher traf die Malweise Bernhard Heisigs ausgesprochen meine Vorstellungen. Deshalb entschied ich mich für ihn.

Die Richtigkeit dieses Entschlusses bestätigte sich dann bei den ersten Zusammentreffen in Hamburg 1985 und in Heisigs Heimat 1986. Der Maler zeigte meiner Frau und mir in seinem geräumigen Atelier fertige und auch nicht ganz fertige Bilder, und abermals waren wir von seiner Arbeit beeindruckt. Das Ergebnis ist allgemein bekannt. Bernhard Heisig malte mehrere gelungene Portraits von mir, von denen zwei öffentlich zu besichtigen sind, das eine im Kanzleramt und das andere in Henri Nannens Kunsthalle in Emden. Privat besitze ich noch eine Ölskizze, die Heisig mir geschenkt hat.

Nicht verschweigen will ich, daß mir noch besser als die Porträts ein kleines Bild gefällt, das Heisig meiner Frau anläßlich eines Besuches in unserem Sommerhaus am Brahmsee geschenkt hat. Es handelt sich um die Darstellung eines einsamen Mannes, der zum Schutz vor Wind und Regen mit einem Schirm einen ungepflasterten Weg entlanggeht, in dessen Fahrspuren sich Pfützen gebildet haben. Gemalt hat Heisig das Ganze in wunderbar impressionistischer Manier.

Wenn ich rückblickend an die damalige Entscheidung denke, so bin ich nicht nur froh über die gelungenen Portraits, sondern fast noch mehr darüber, daß meine Frau und ich in Bernhard Heisig und in seiner Frau Gudrun Brüne zwei Menschen kennengelernt haben, deren Bekanntschaft uns einen wirklichen Gewinn bedeutet. Gleichzeitig bin ich sicher, daß in Zukunft immer mehr Menschen Heisigs Kunst schätzen werden, wenn sie sein für den Reichstag zur Verfügung gestelltes Bild anschauen und dadurch ihre Neugier auf sein vielfältiges Gesamtwerk geweckt wird. Das unsägliche Geschwätz, dem Bernhard Heisig sich heute teilweise noch ausgesetzt sieht, mit welchem versucht wird, diesen großartigen Künstler durch vermeintlich moralisch-politische Einwände herabzuwürdigen, diese aus allzu menschlichem Neid stammenden Stimmen werden vergehen. Aber Heisigs Kunst wird bestehen.

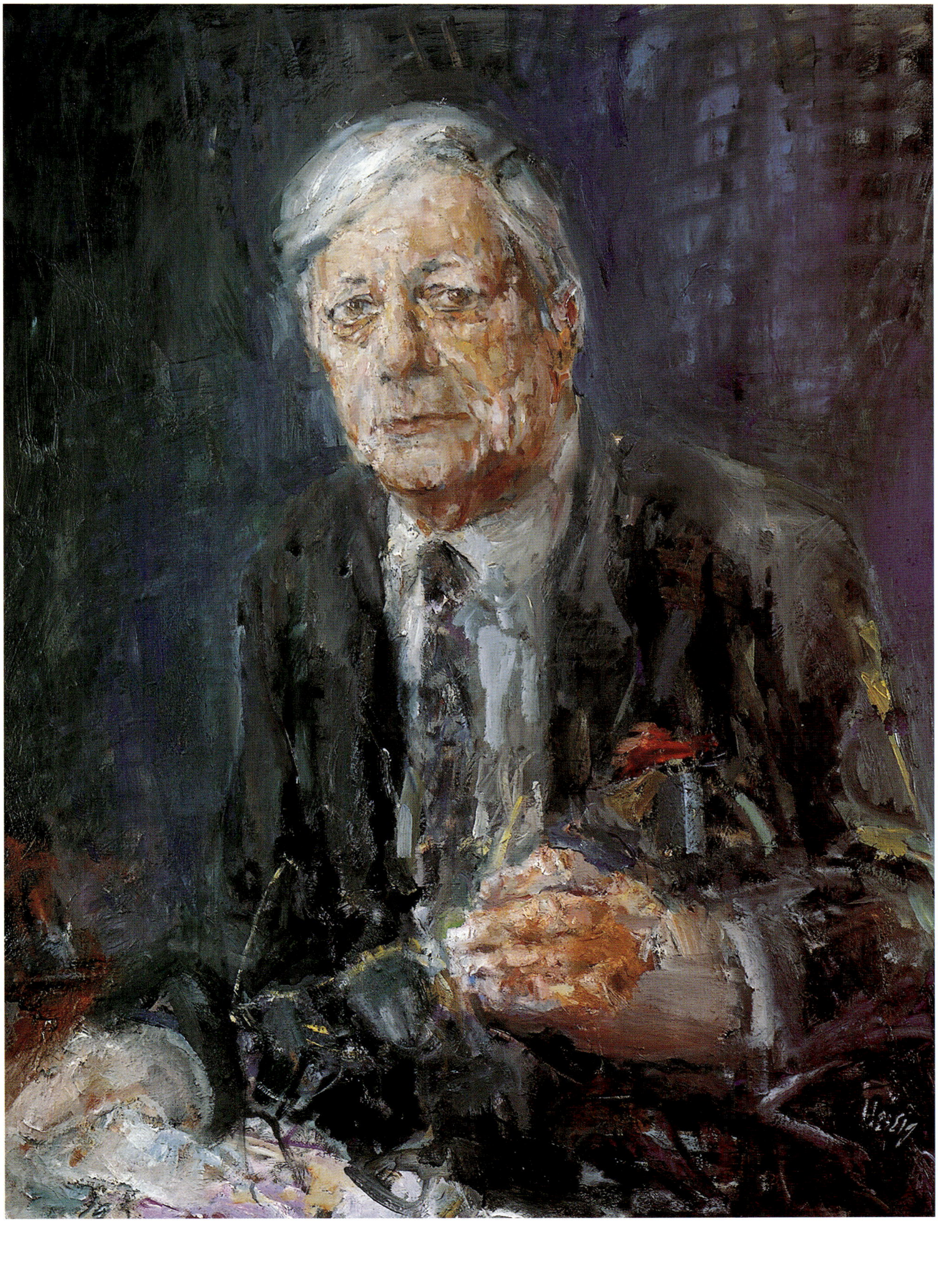

**Bildnis Helmut Schmidt** · 1988 · Öl auf Leinwand · 120 x 100 cm

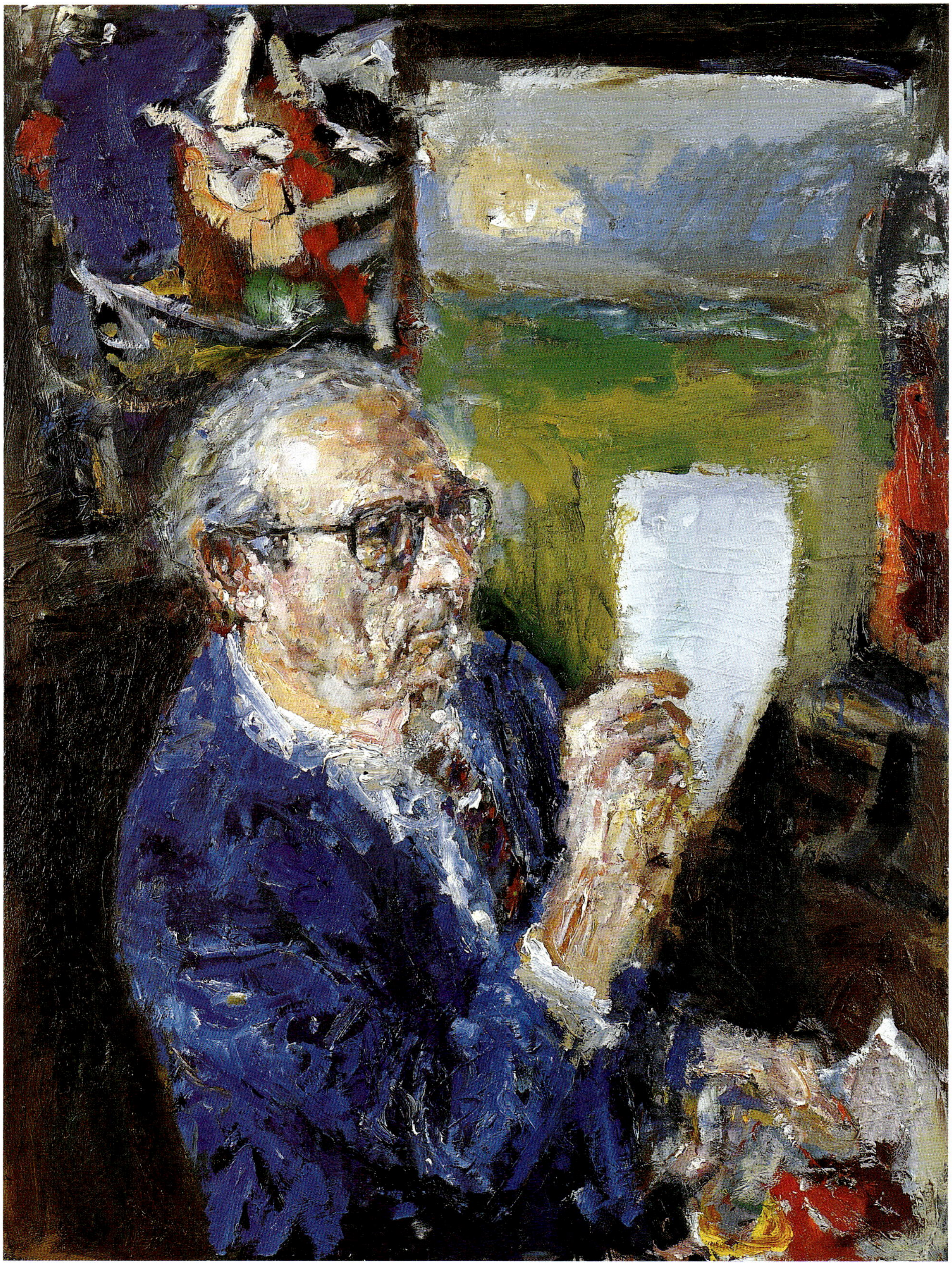



**Atelierbesuch (Eberhard Roters)** · 1993 · Öl auf Malplatte · 119 x 80 cm

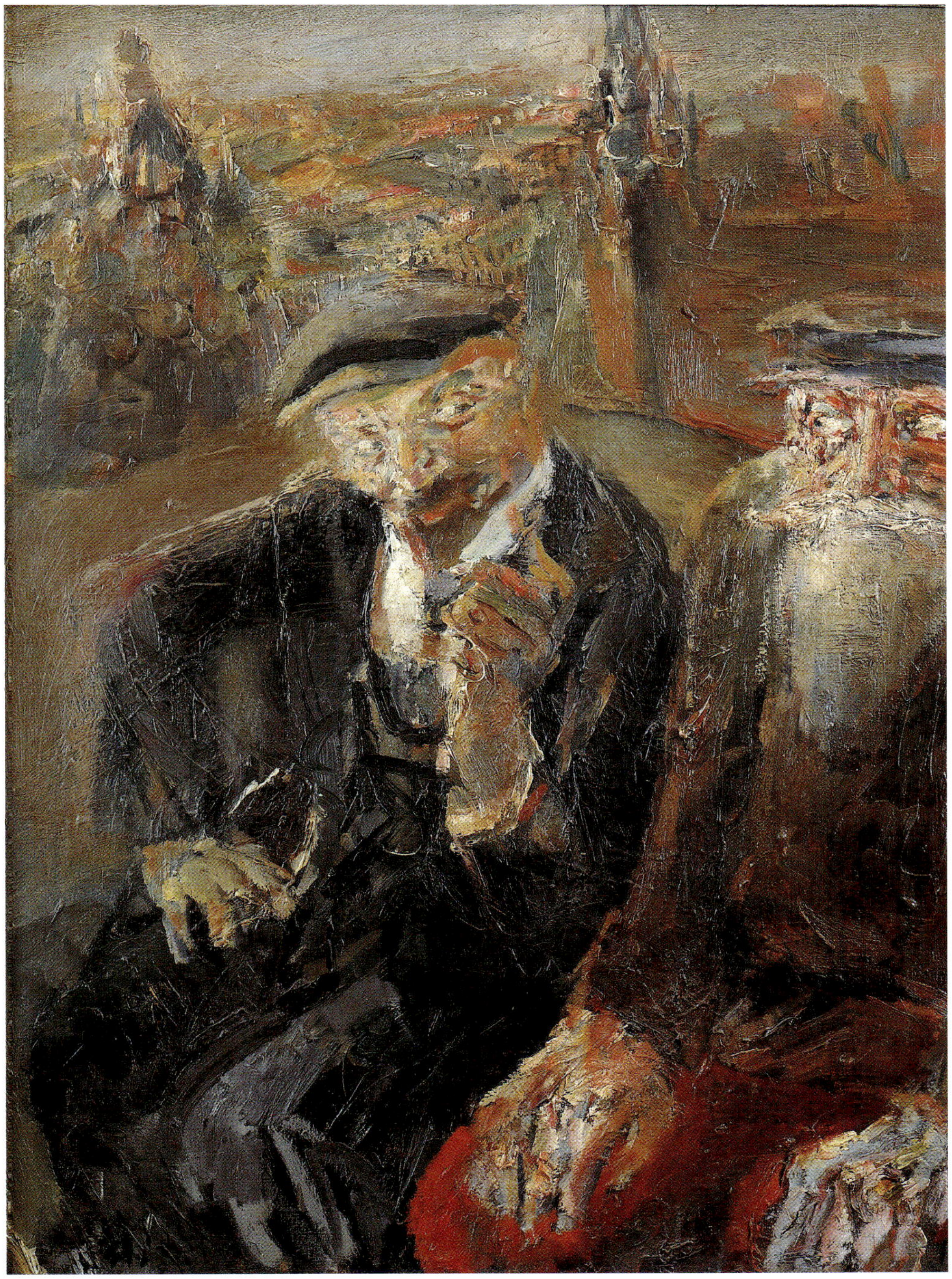

**Lenin und der ungläubige Timofej II** · 1968/79 · Öl auf Hartfaser · 80,5 x 60,5 cm

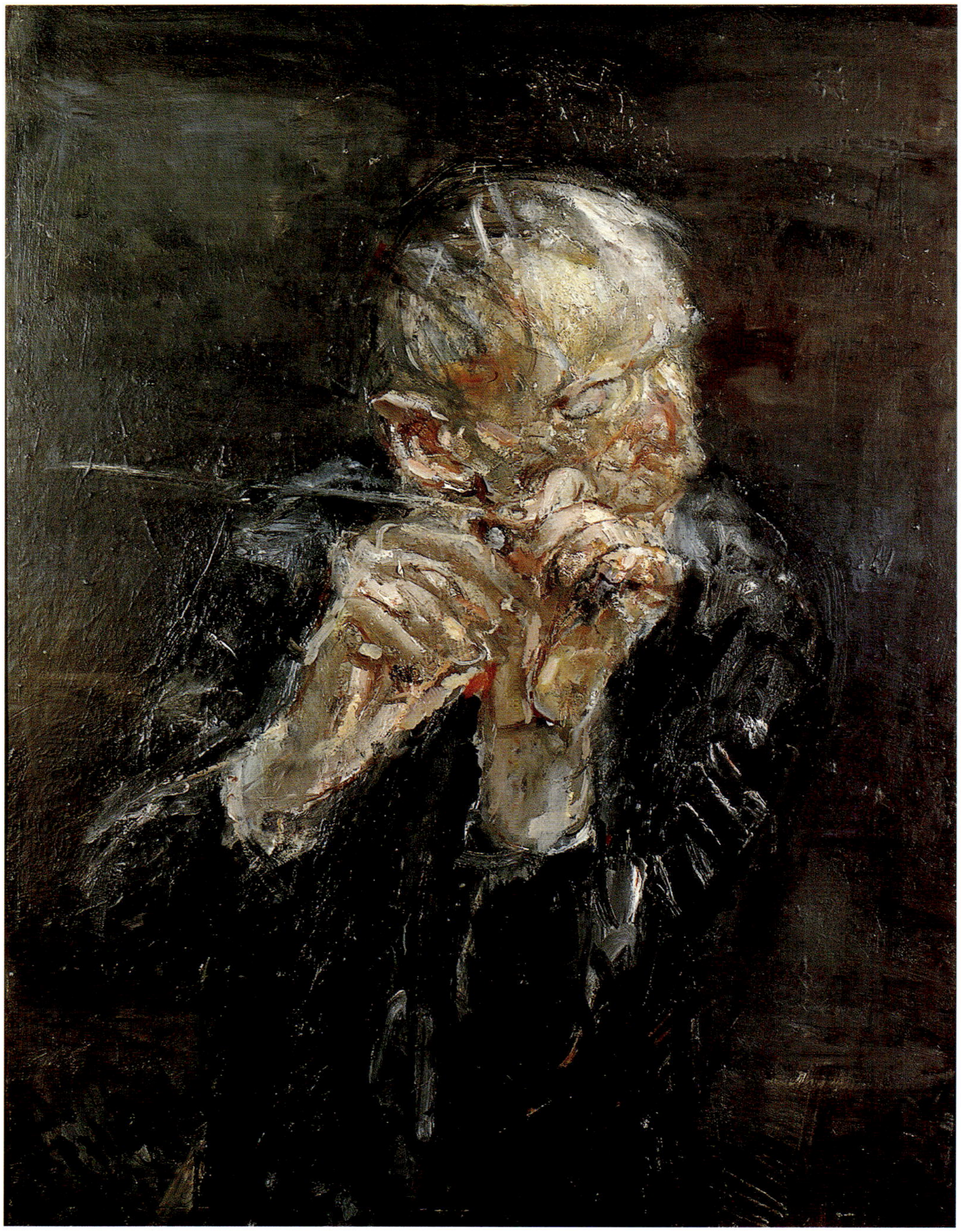

**Vaclav Neumann** · 1973 · Öl auf Hartfaser · 90 x 67,5 cm

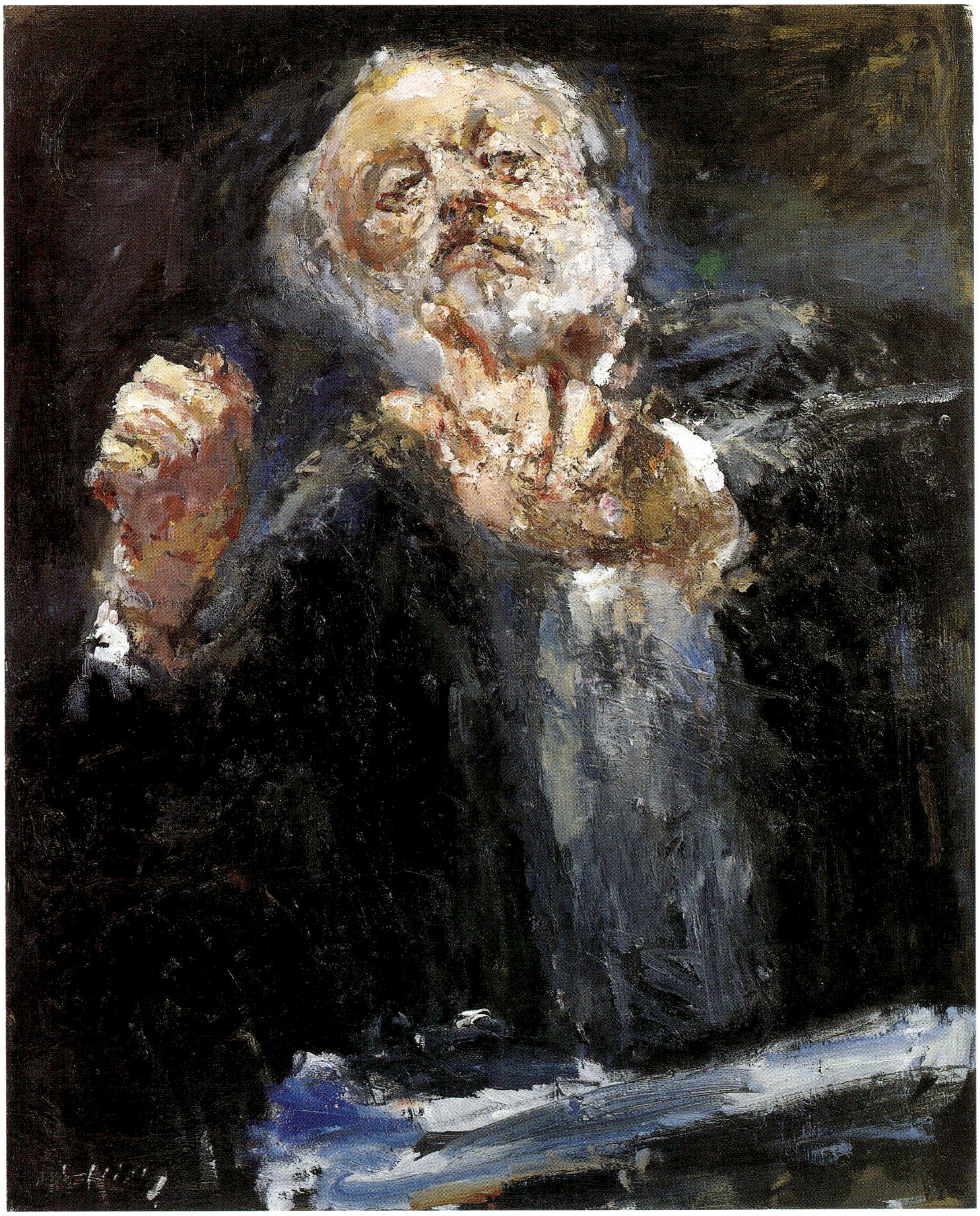

**Kurt Masur** (zweite Fassung) · 1997 · Öl auf Leinwand · 100 x 80 cm

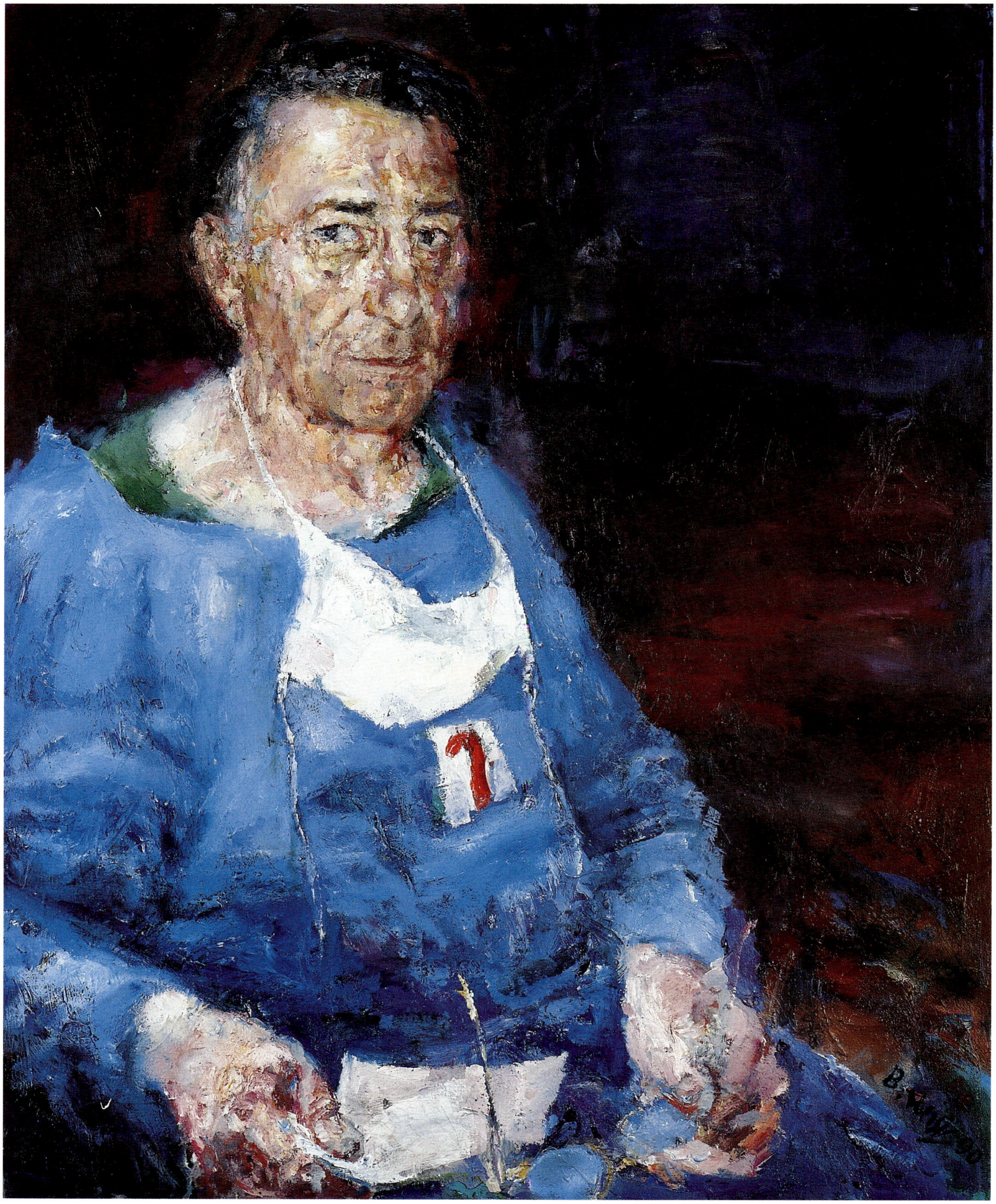



**Chefarzt Prof. Dr. Mättig** · 1990/91 · Öl auf Leinwand · 120 x 100 cm

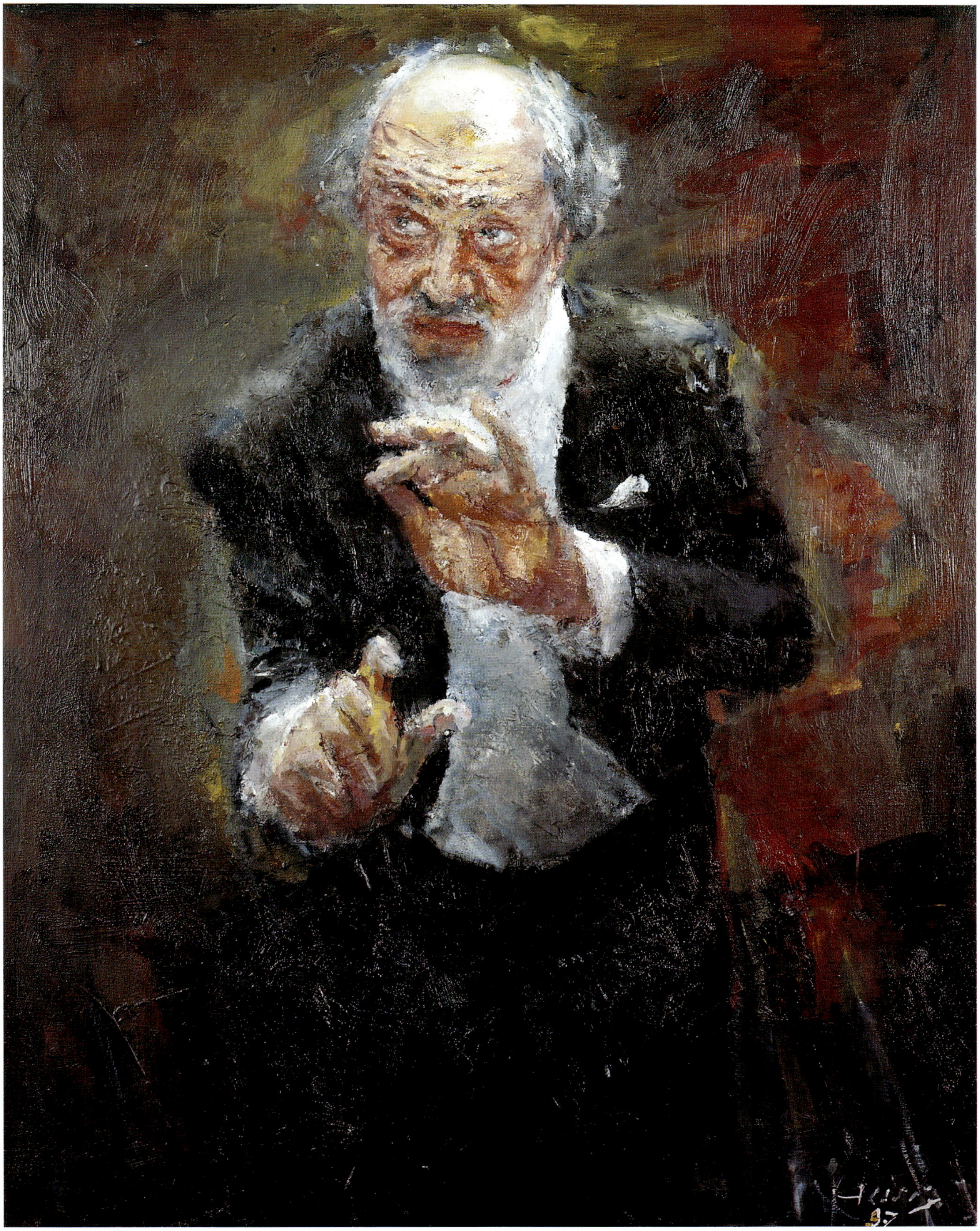

**Bildnis Kurt Masur** (erste Fassung) · 1997 · Öl auf Leinwand · 125,5 x 100 cm

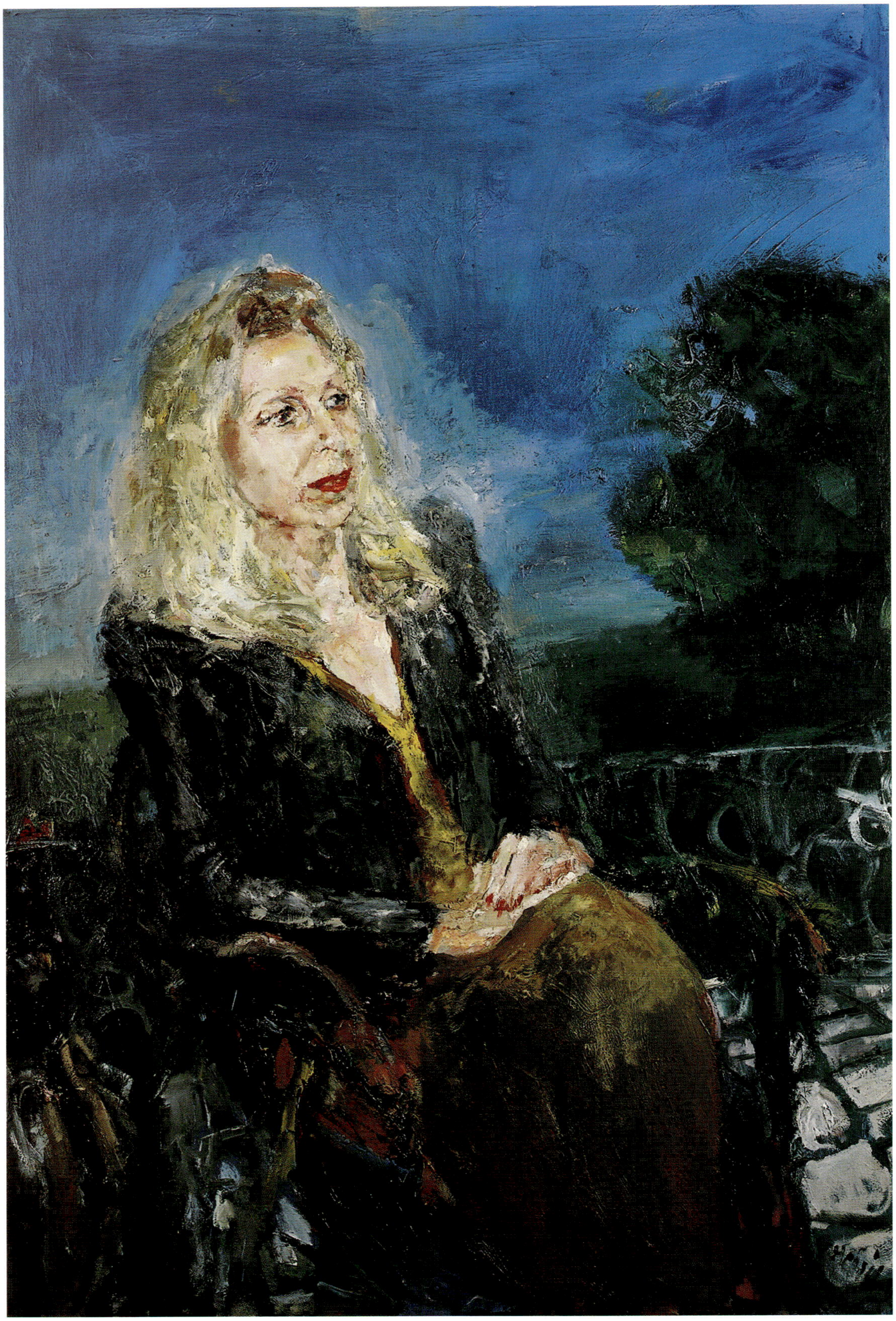

**Frau Köster** · 1998 · Öl auf Leinwand · 150 x 90 cm

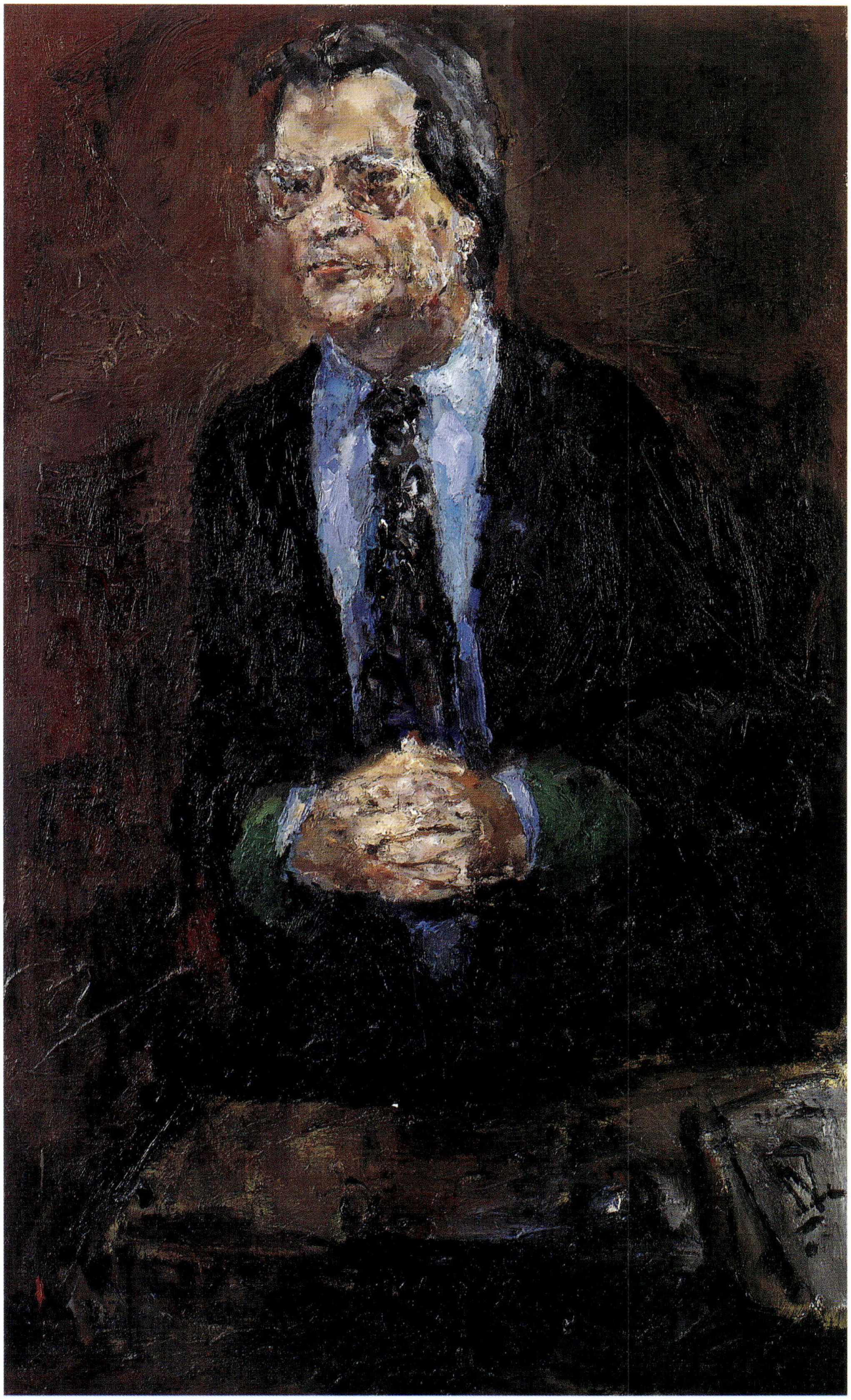

**Der Anwalt Dr. Köster** · 1998 · Öl auf Leinwand · 150 x 90 cm

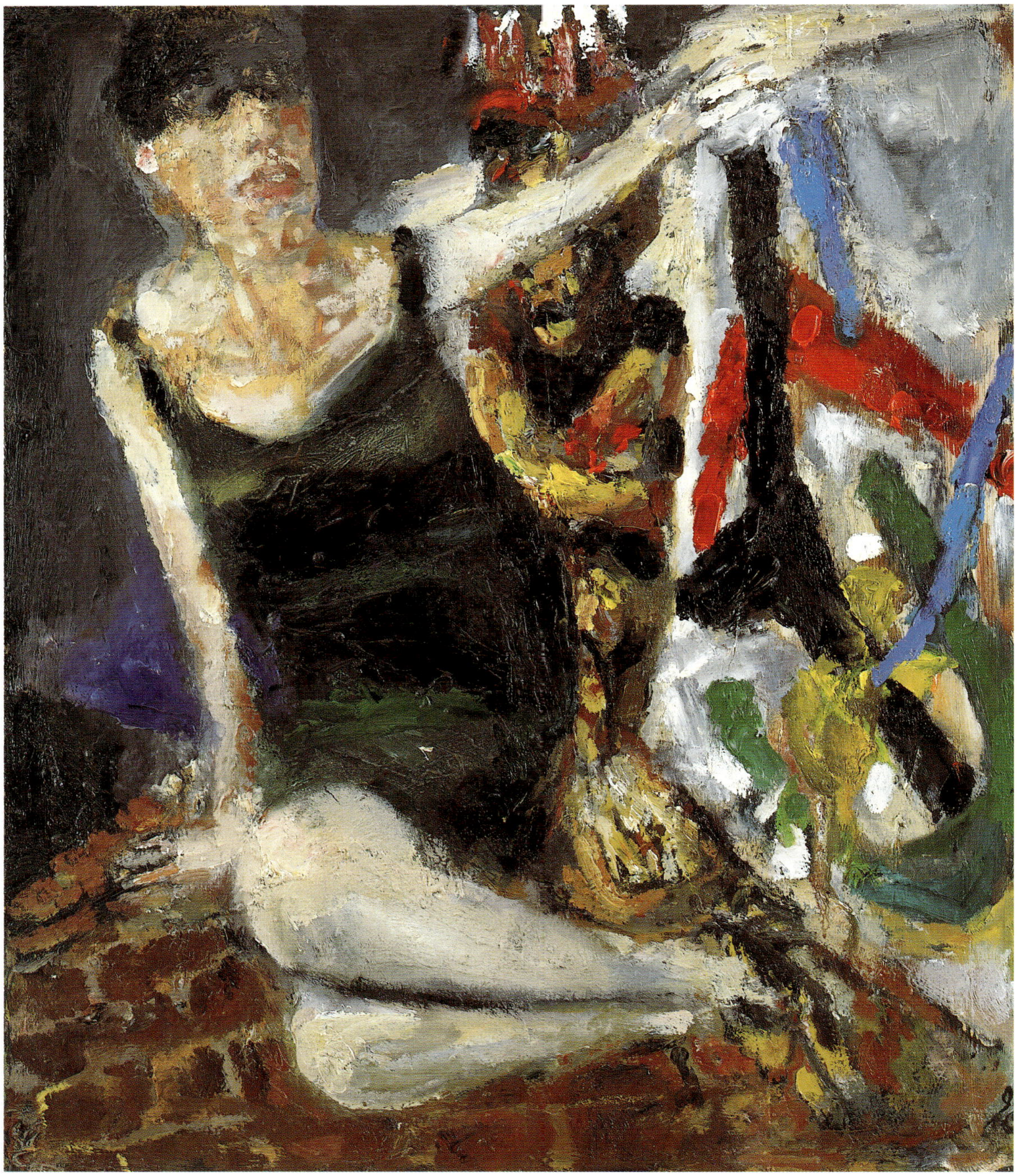



**Die Frau des Kunsthändlers** · 1998 · Öl auf Leinwand · 70 x 60 cm

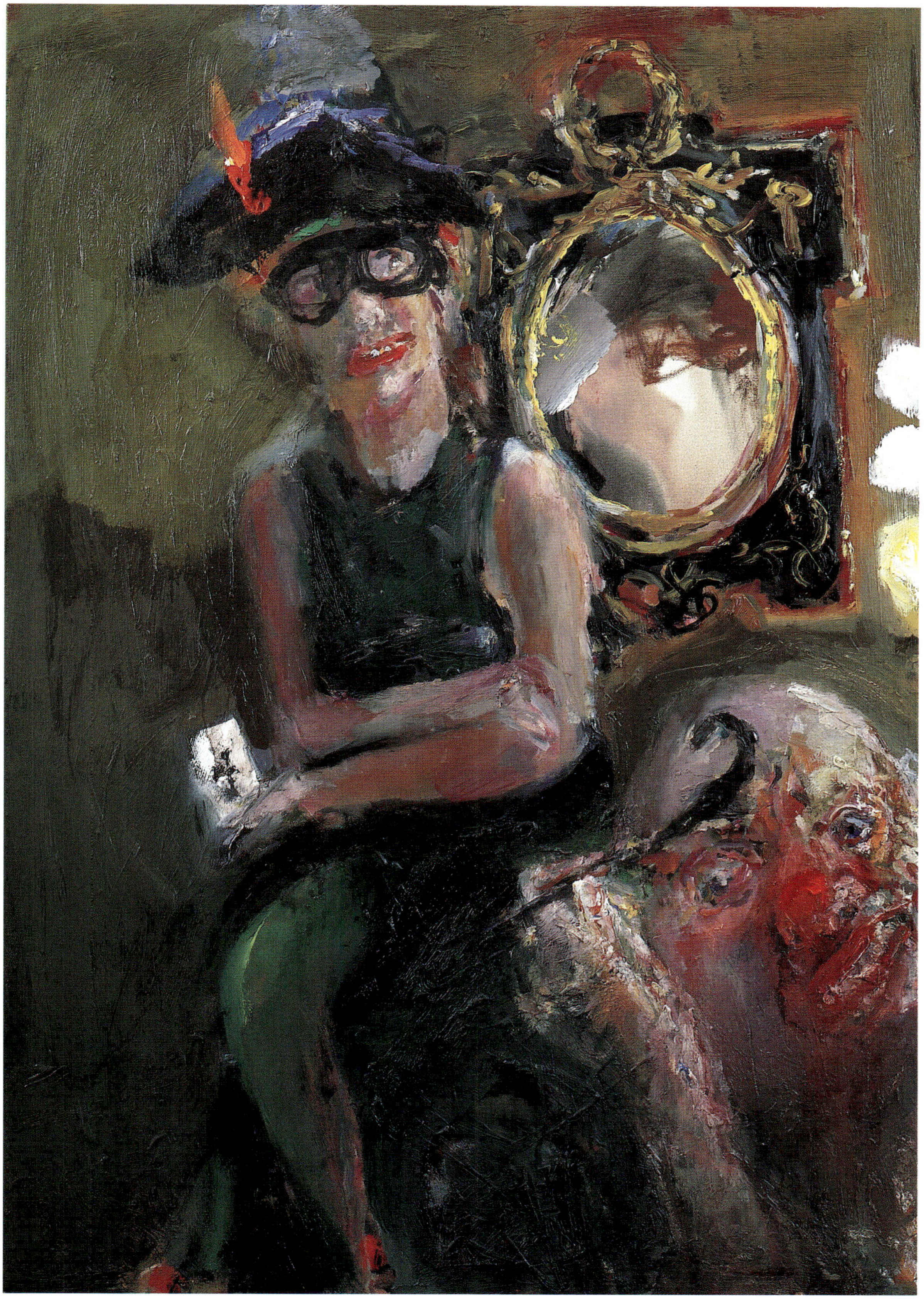

**Der Spiegel** · 1995 · Öl auf Leinwand · 100 x 70 cm

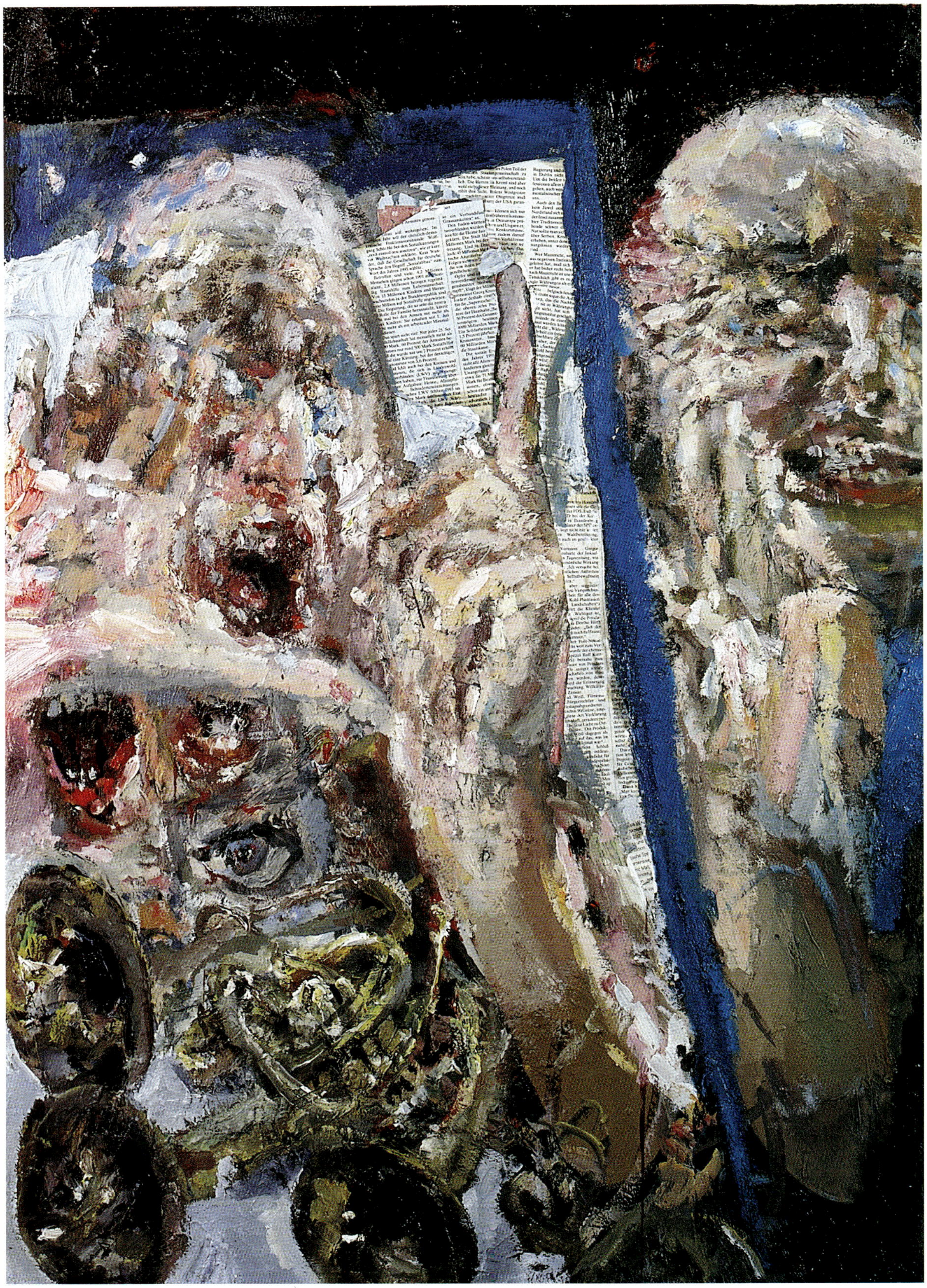

**Der große Streit um kleine Trompeten** · 1993 · Öl auf Hartfaser · 100 x 70 cm

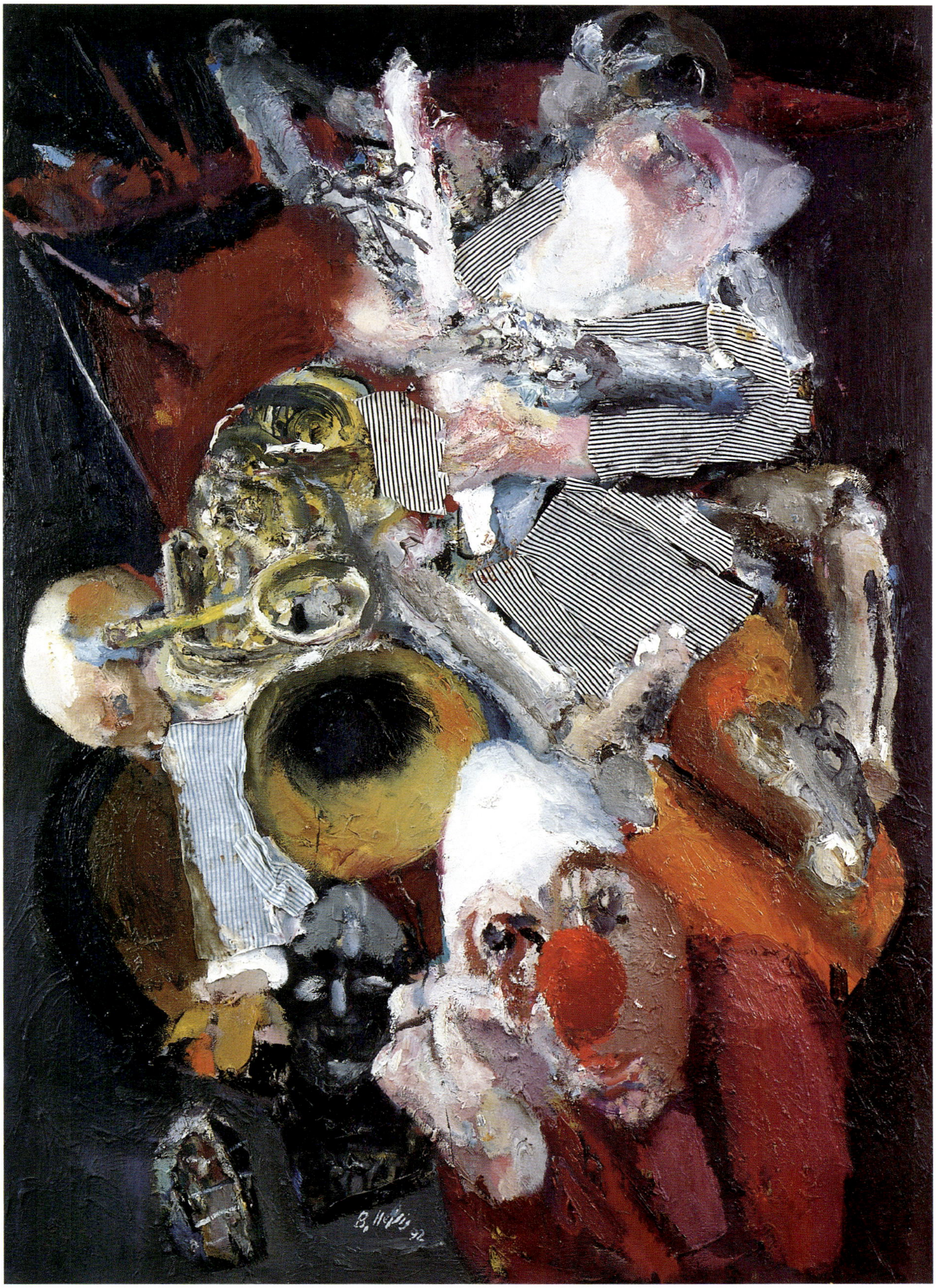

**Tod des Weißclowns** · 1991 · Öl auf Leinwand · 138 x 100 cm

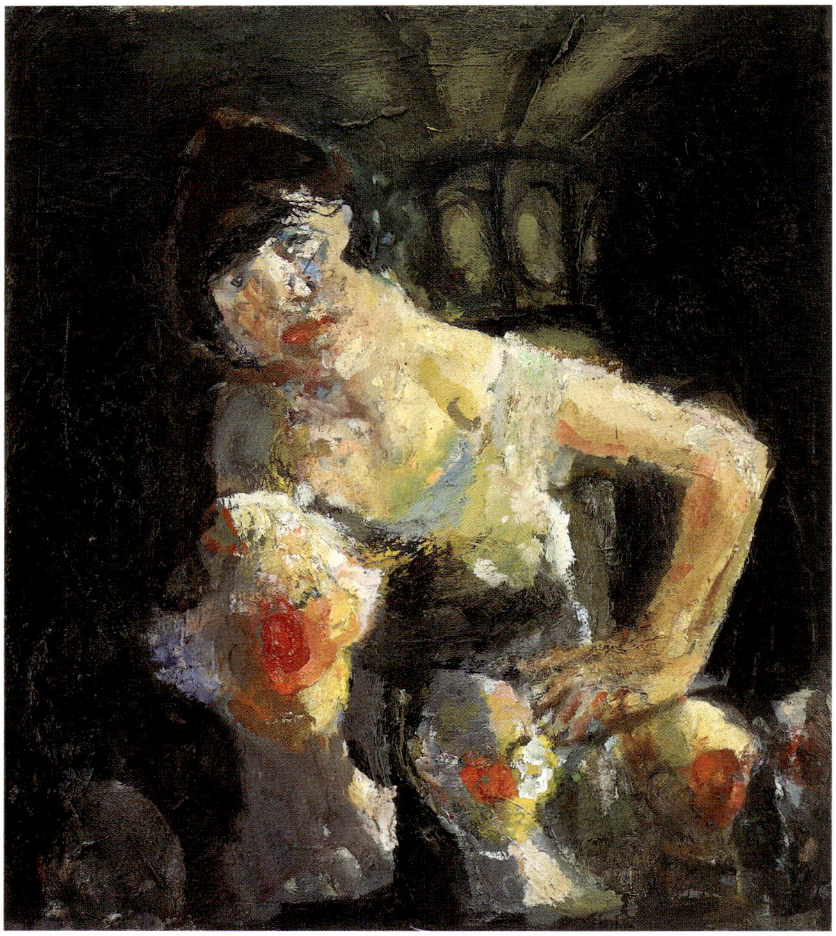

**Für Charlie Rivel** · 1992 · Öl auf Leinwand · 80 x 70 cm

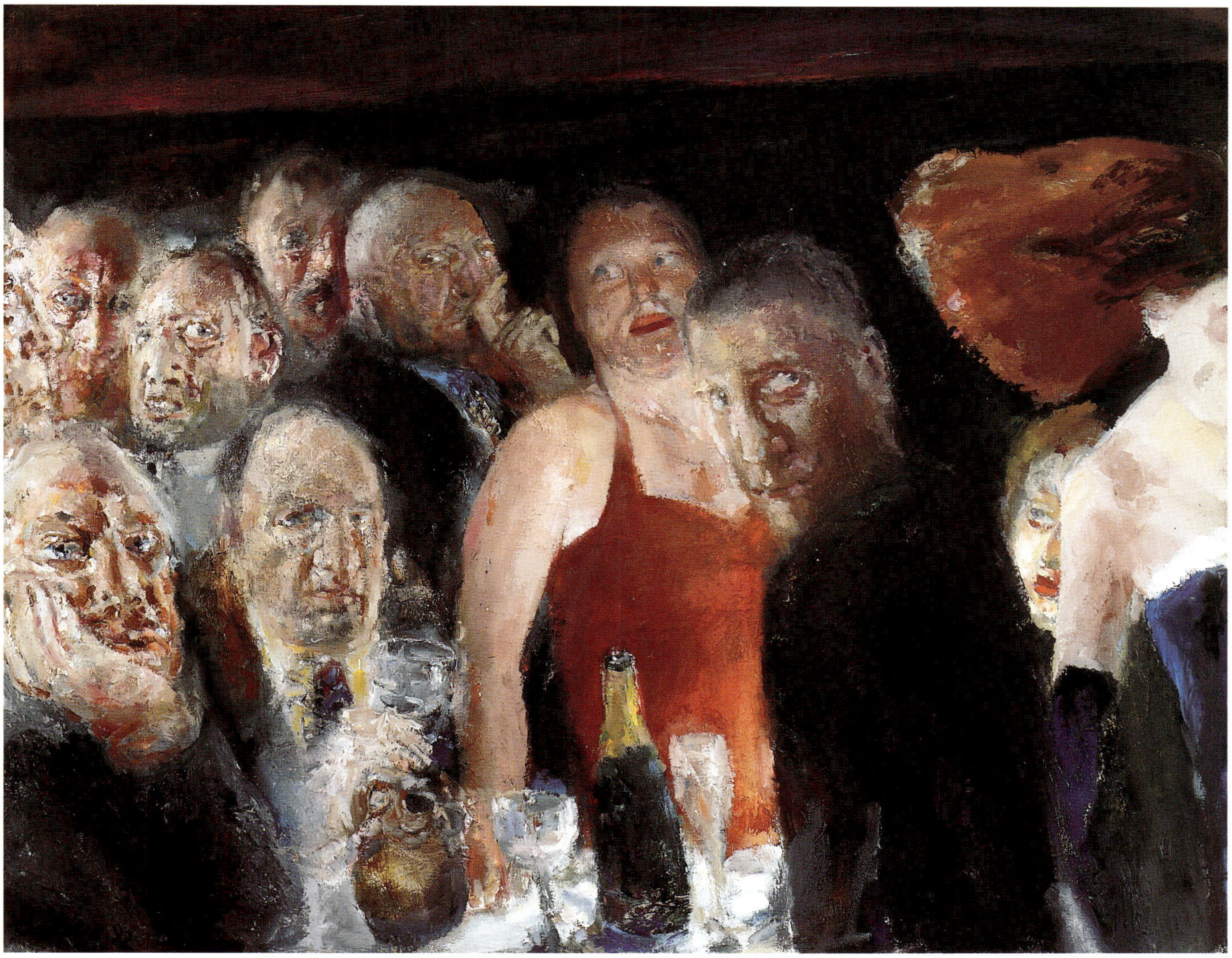

**Nächtliche Feier** · 1992 · Öl auf Leinwand · 112 x 138,5 cm

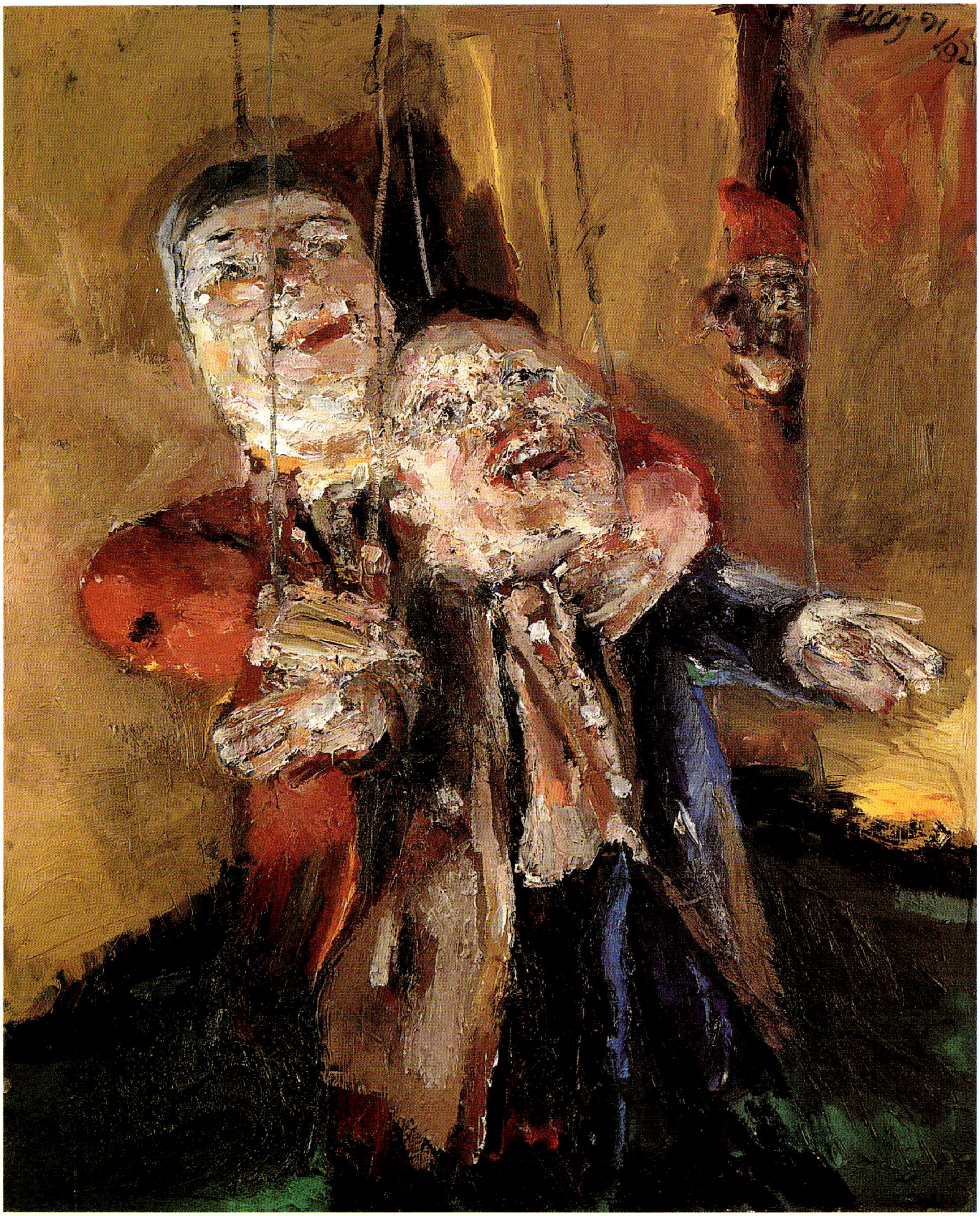



**Umarmung der Puppen** · 1992 · Öl auf Leinwand · 100 x 80 cm

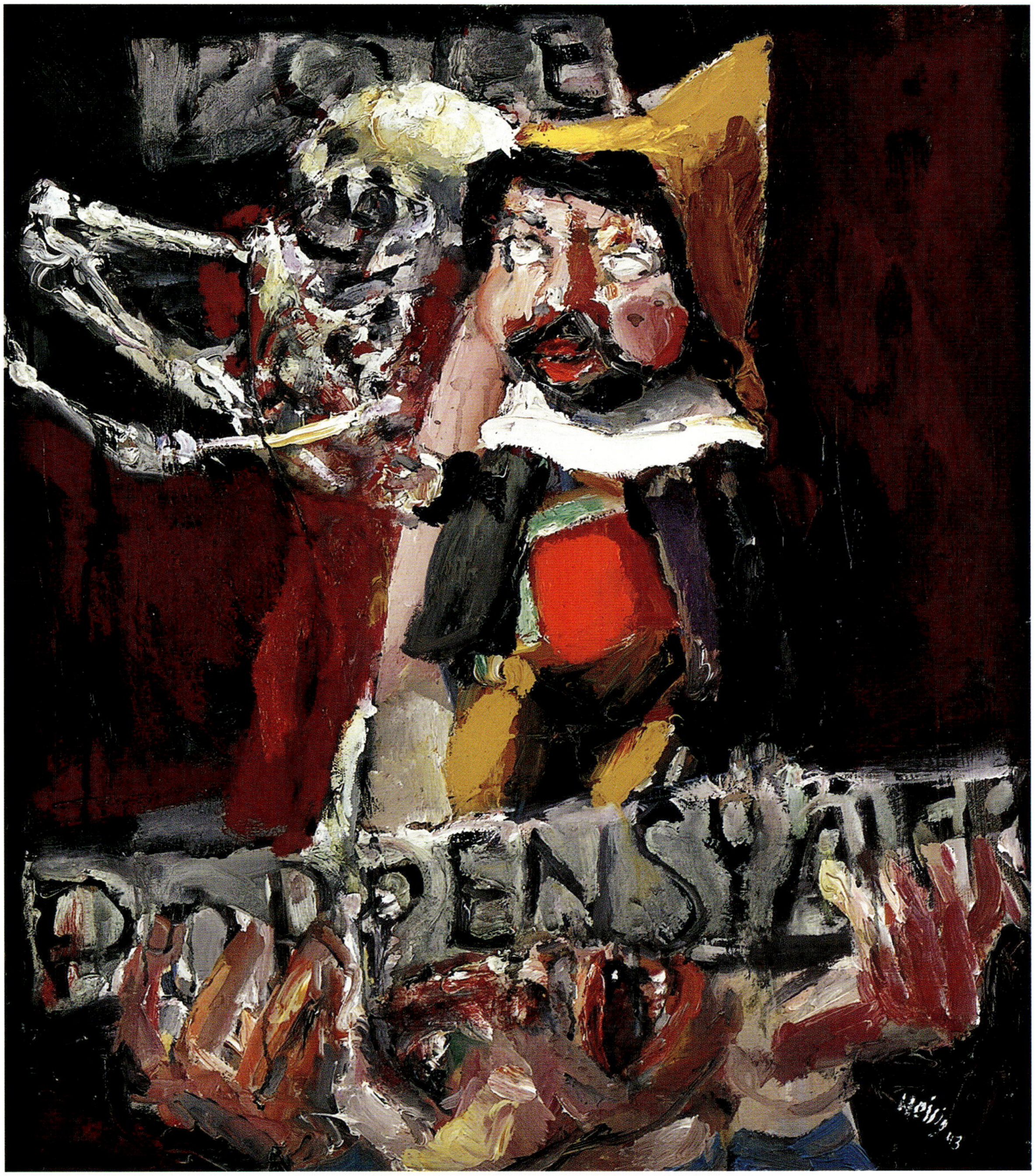


**Pole Poppenspäler** · 1993 · Öl auf Leinwand · 70 x 60 cm

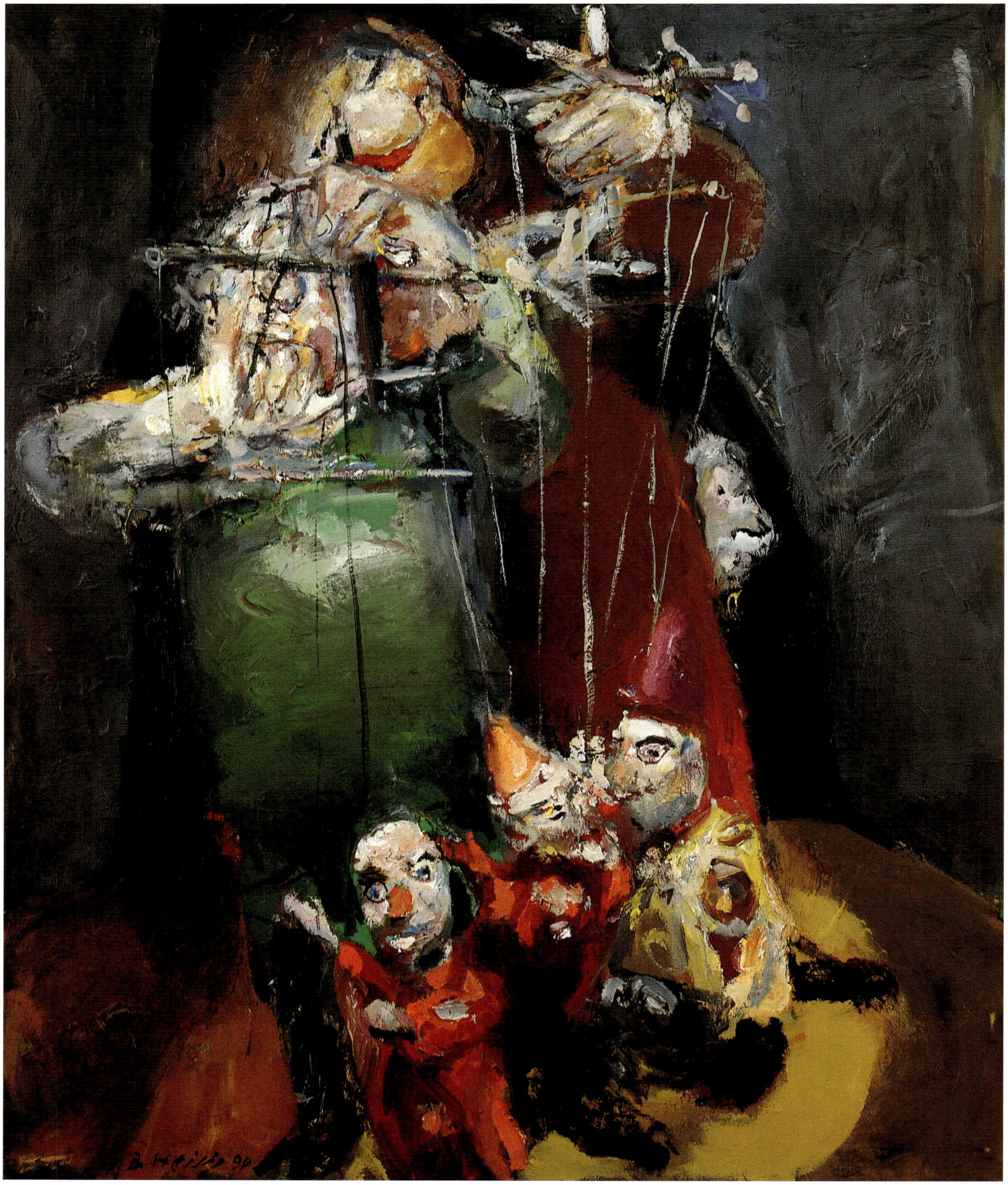



**Bruder Puppenspieler** · 1994 · Öl auf Leinwand · 120 x 100 cm

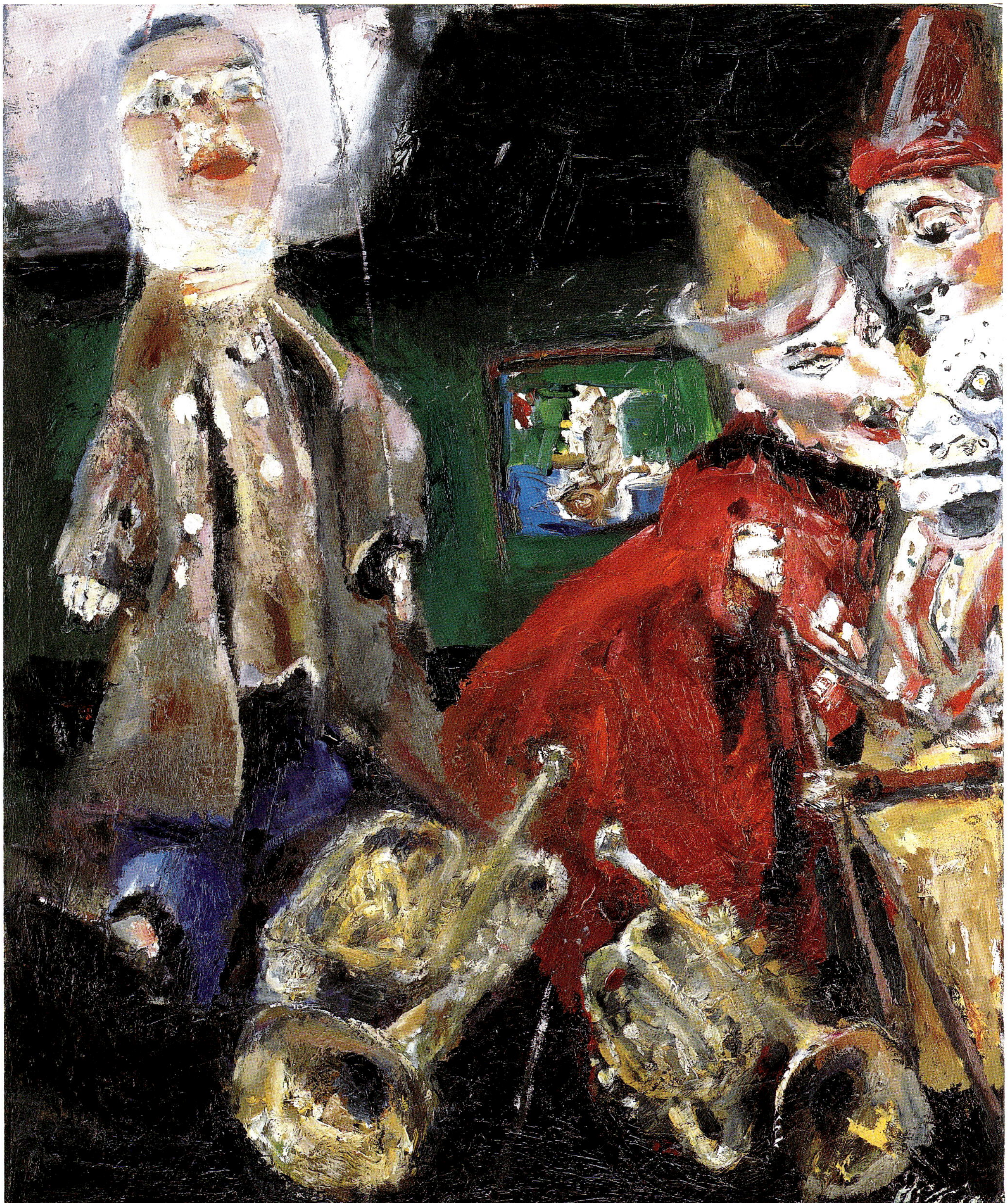

**Puppengespräche** · 1993 · Öl auf Leinwand · 100 x 80 cm

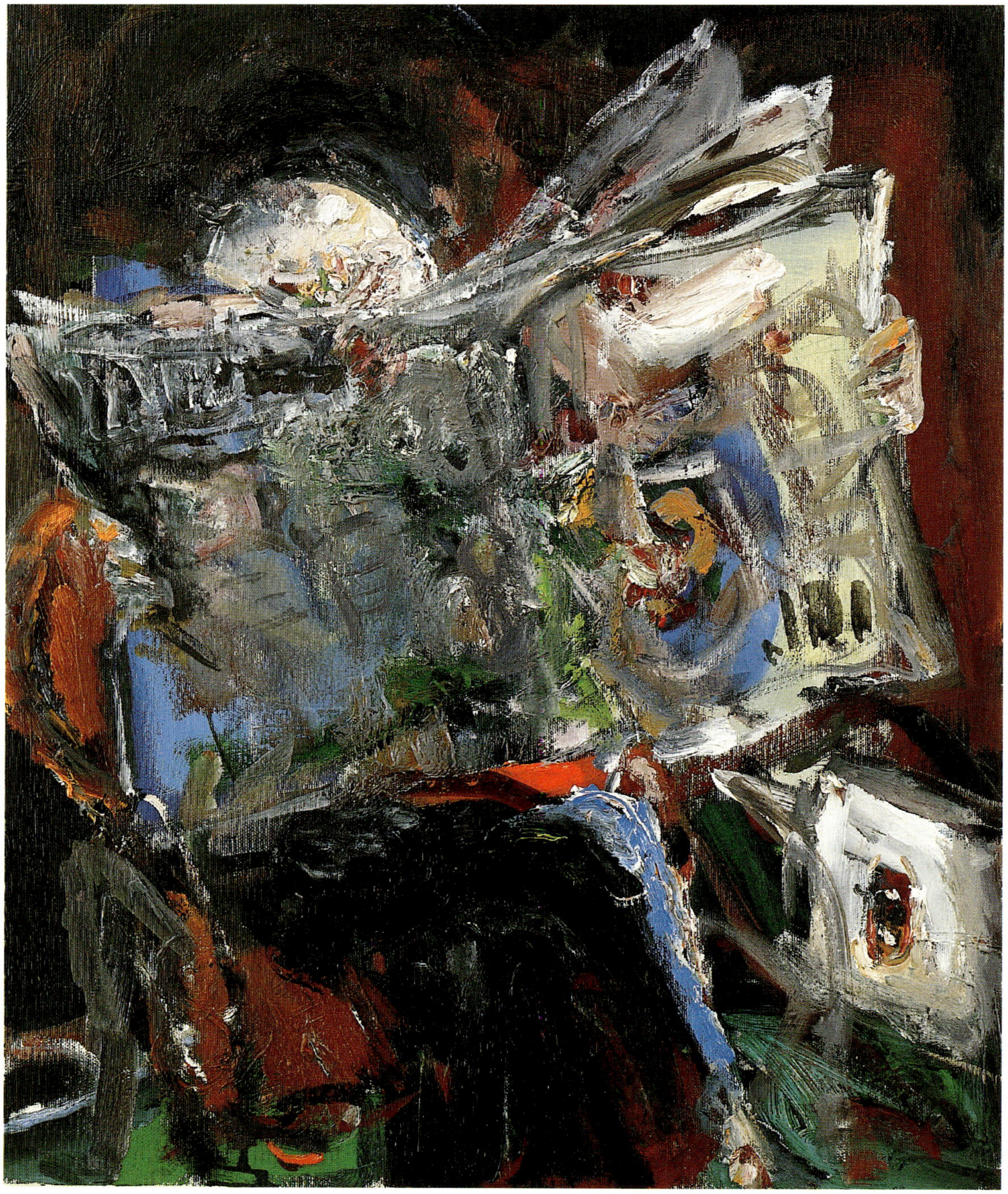

**Zeitungsleser** · 1995 · Öl auf Leinwand · 60 x 50 cm

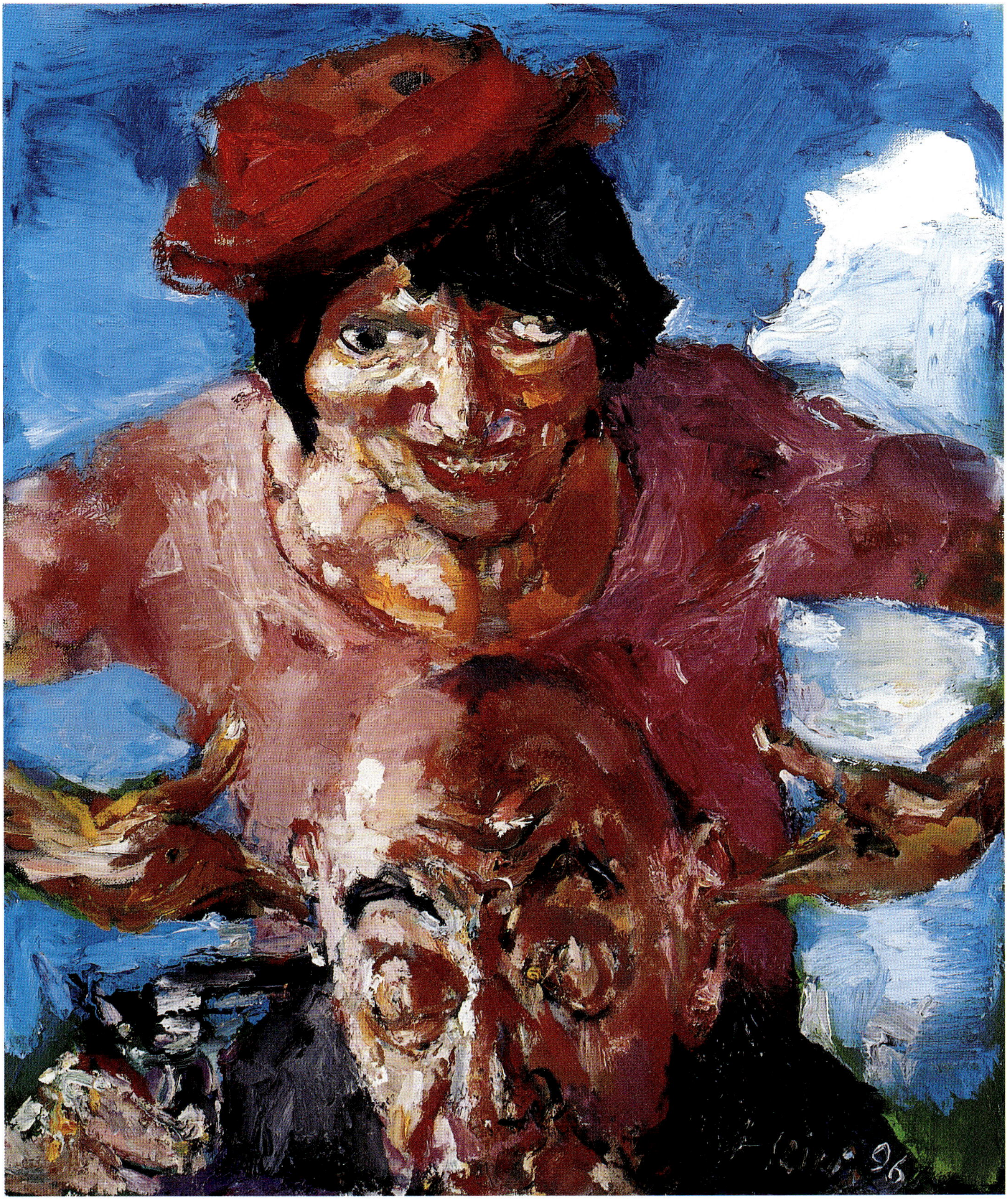

**Selbstmörder – Liebling der Frauen (für O.K.)** · 1996 · Öl auf Leinwand · 60 x 50 cm

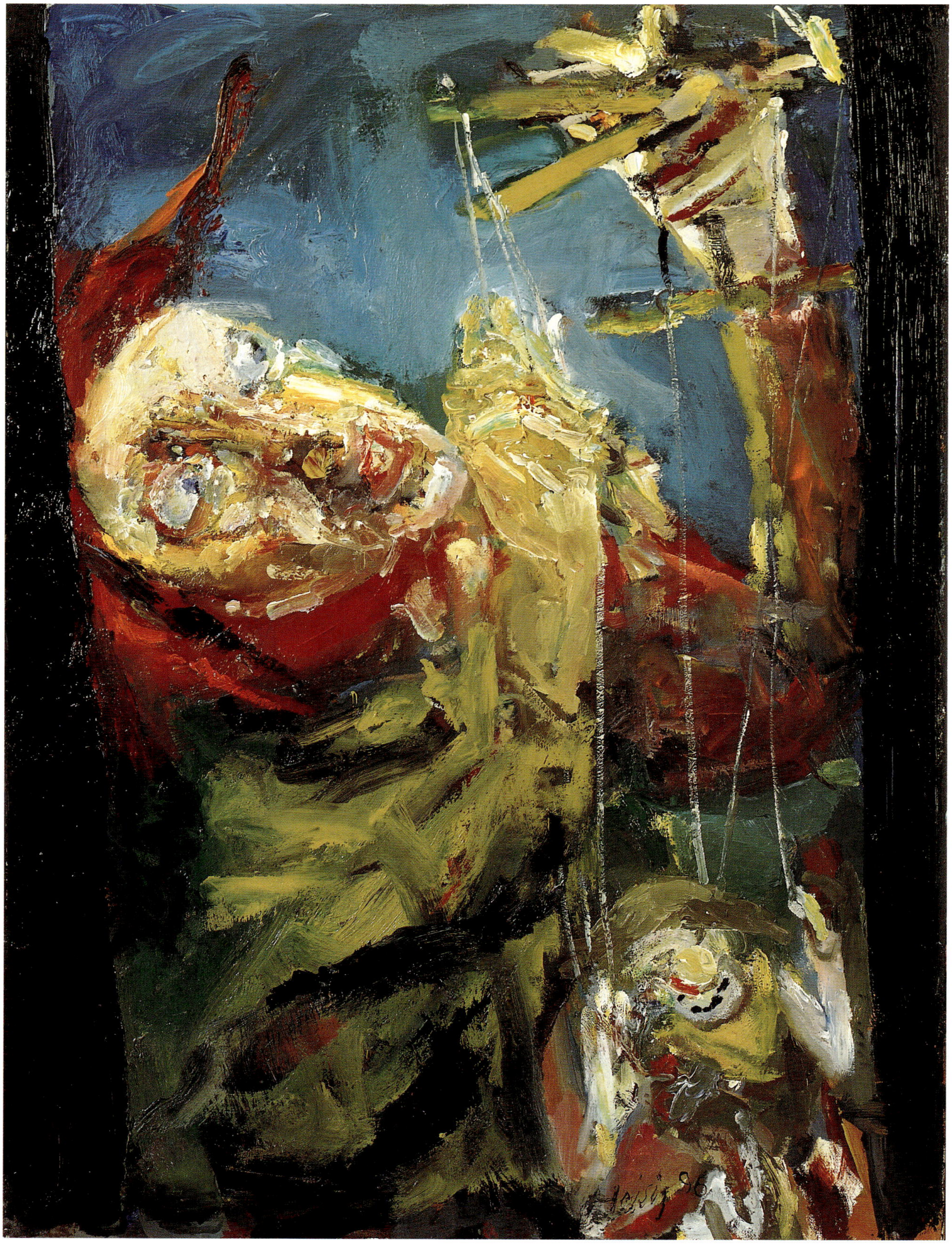

**Alter Puppenspieler** · 1996 · Öl auf Leinwand · 80 x 60 cm

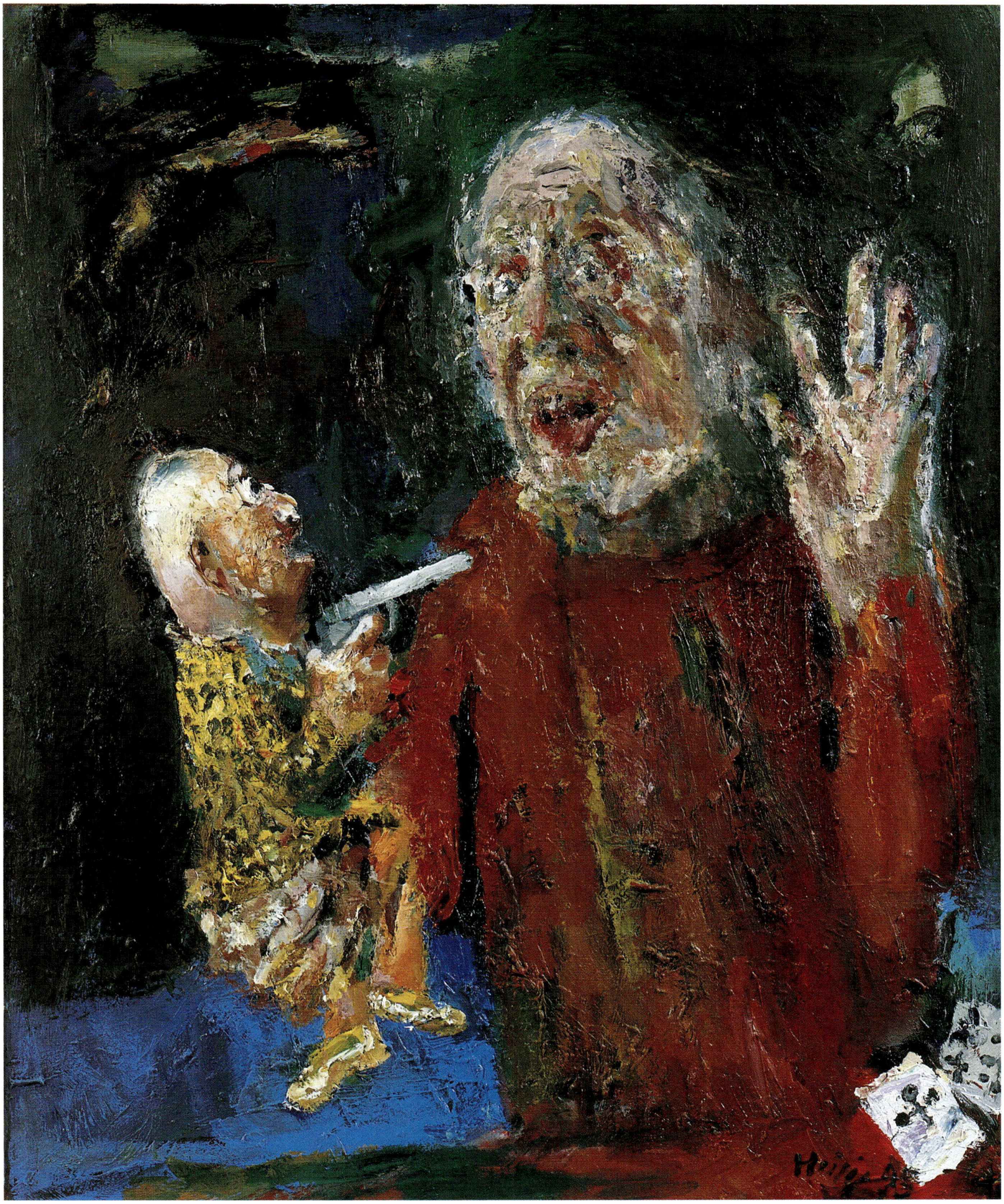

**Die Puppe Hugo** · 1995 · Öl auf Leinwand · 110 x 90 cm

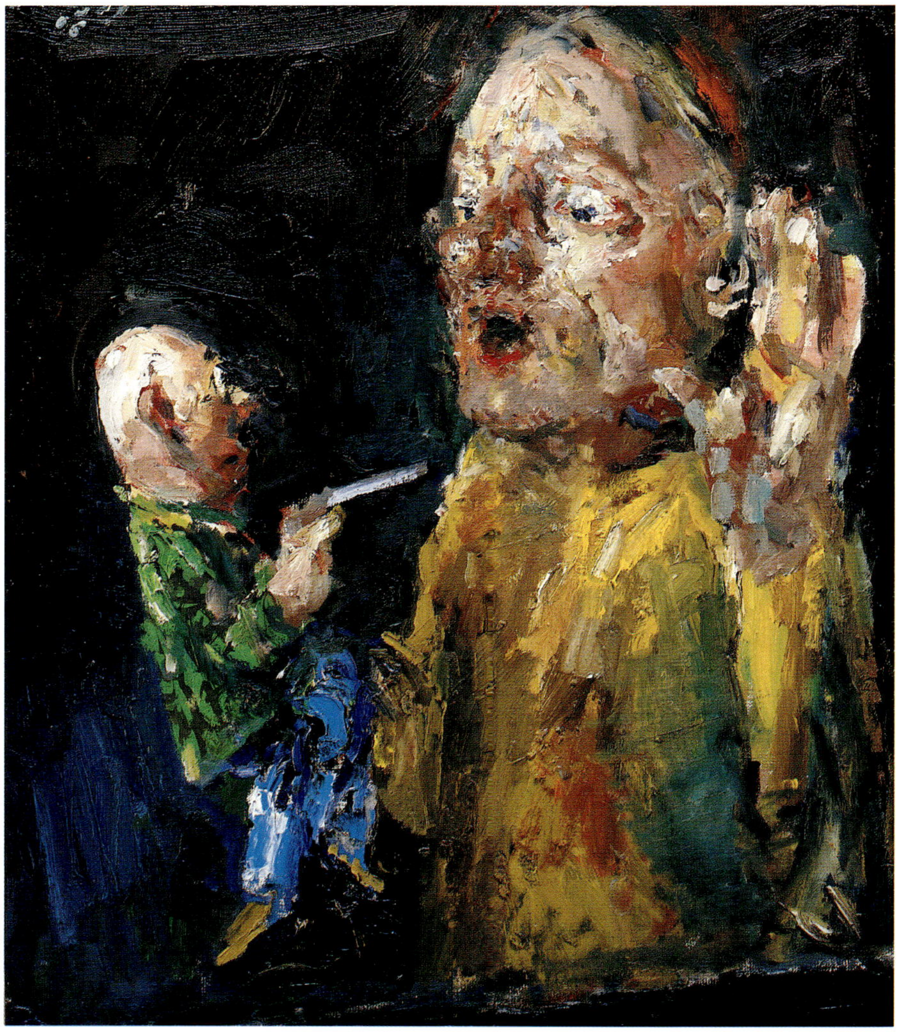

**Die böse Puppe Hugo** · 1996 · Öl auf Leinwand · 60 x 50 cm

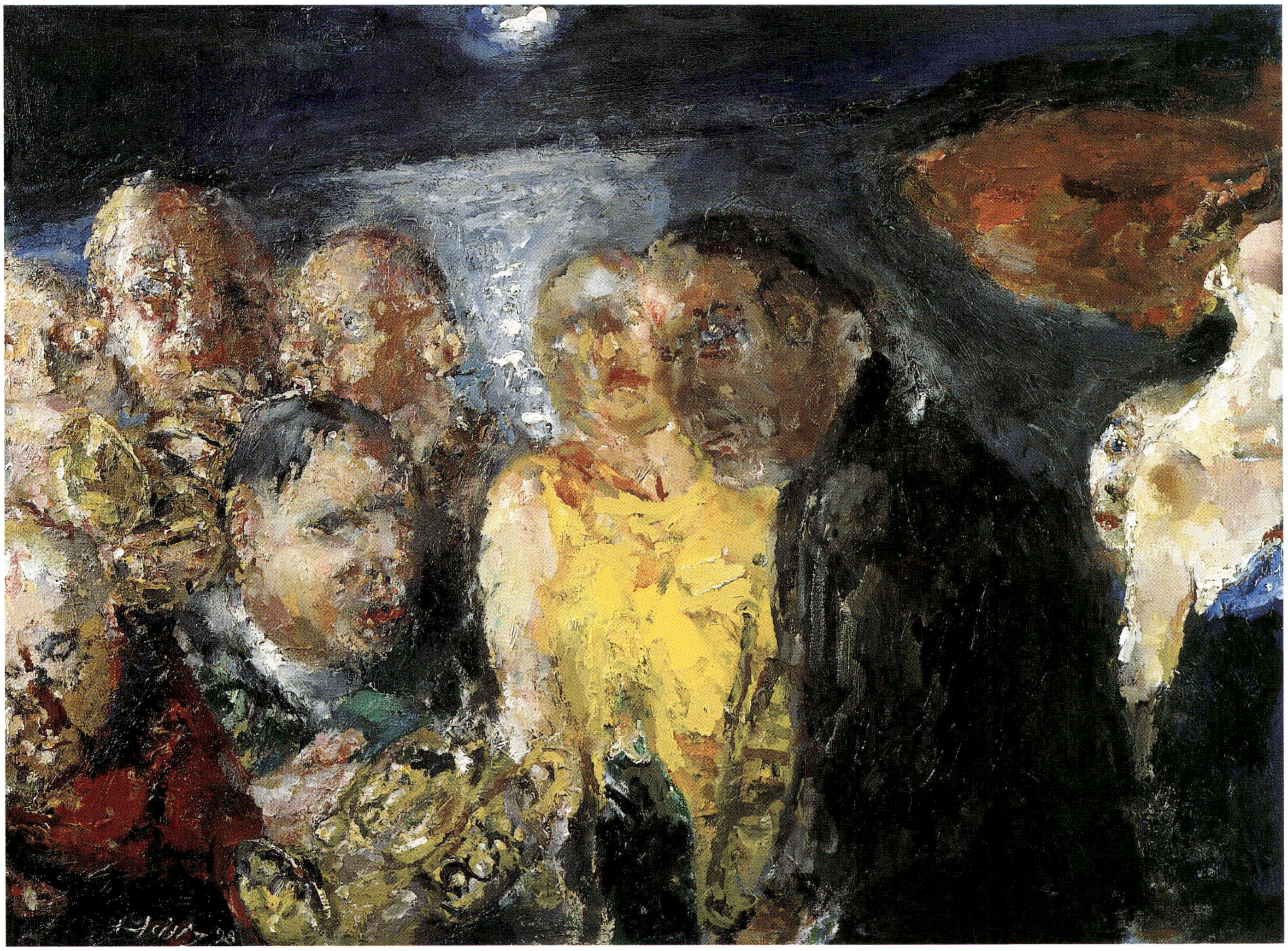

**Nächtliches Trompetenkonzert am See** · 1998 · Öl auf Leinwand · 90 x 120 cm

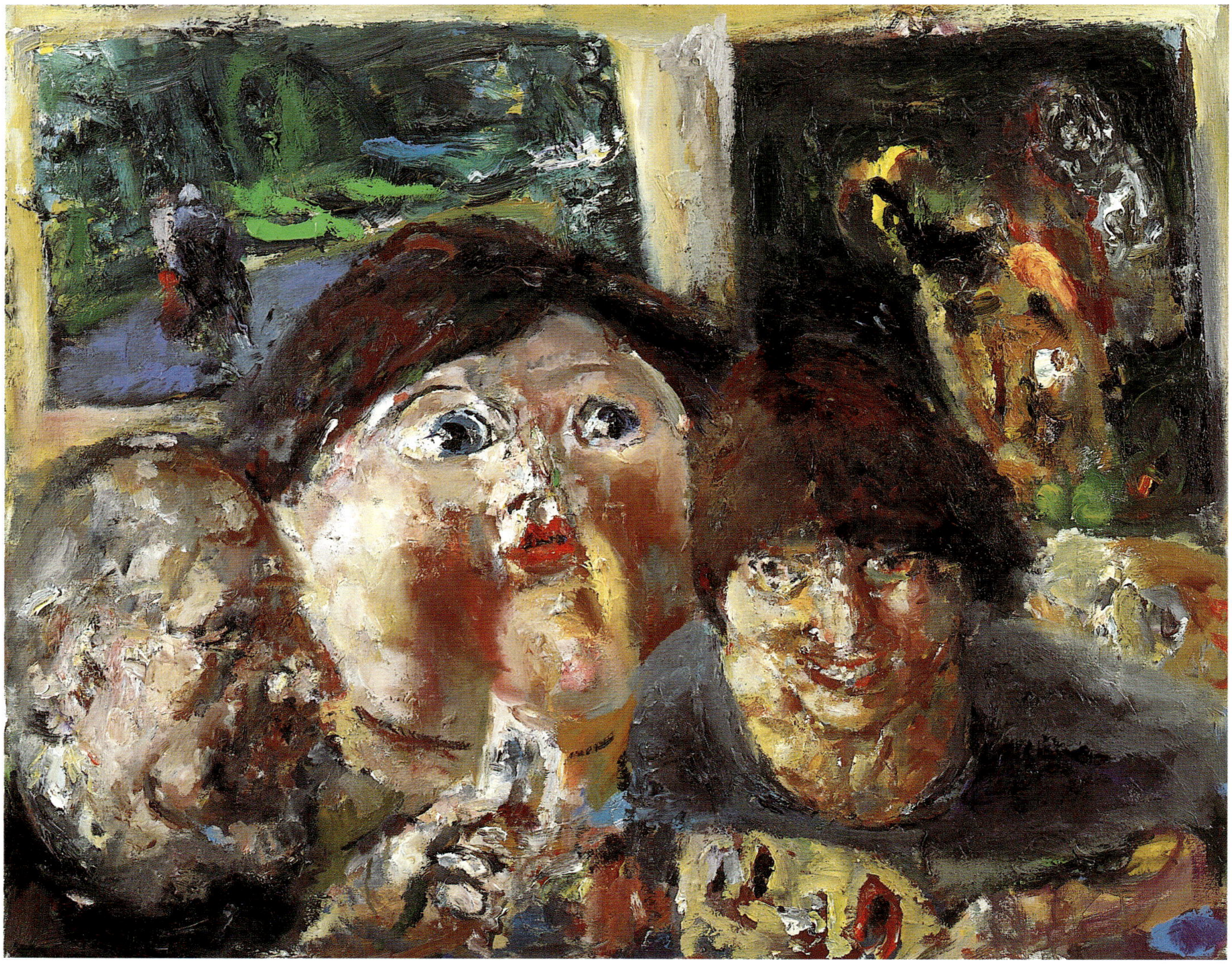



**Als ich versuchte Puppen zu malen** · 1998 · Öl auf Leinwand · 80 x 100 cm

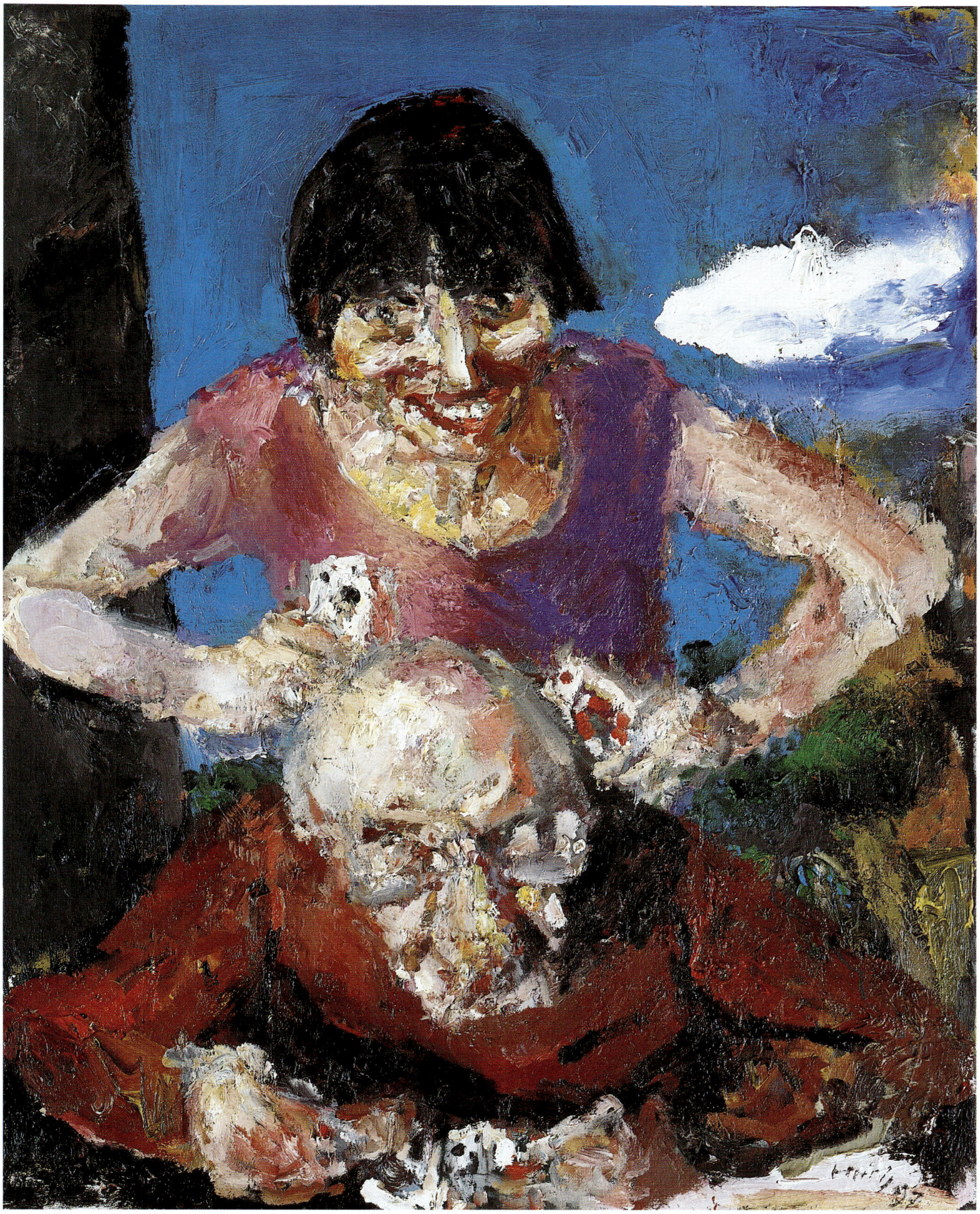

**Sommermorgen und Wahrsagen** · 1997 · Öl auf Leinwand · 100 x 80 cm

# ZeitGeschichte

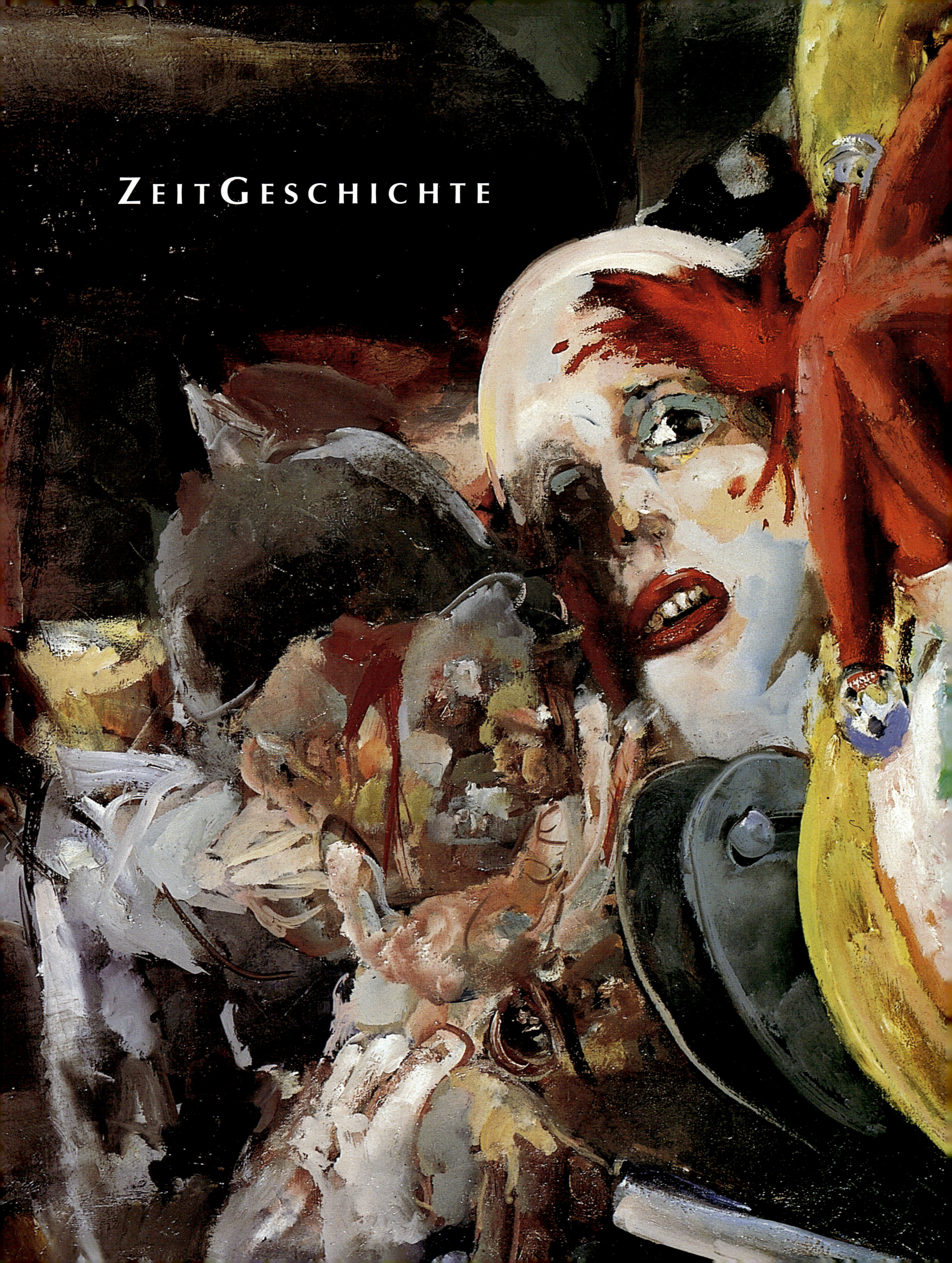

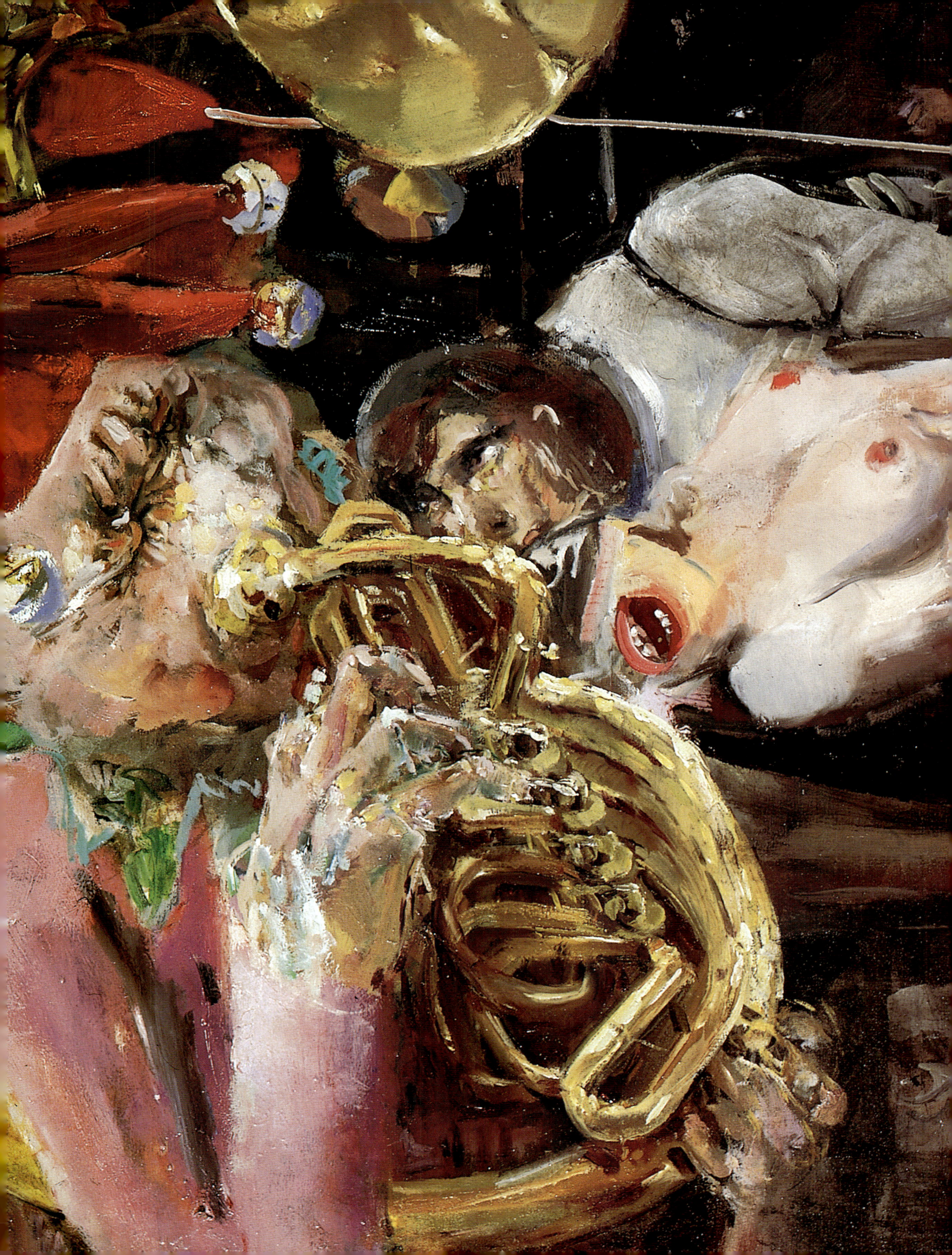

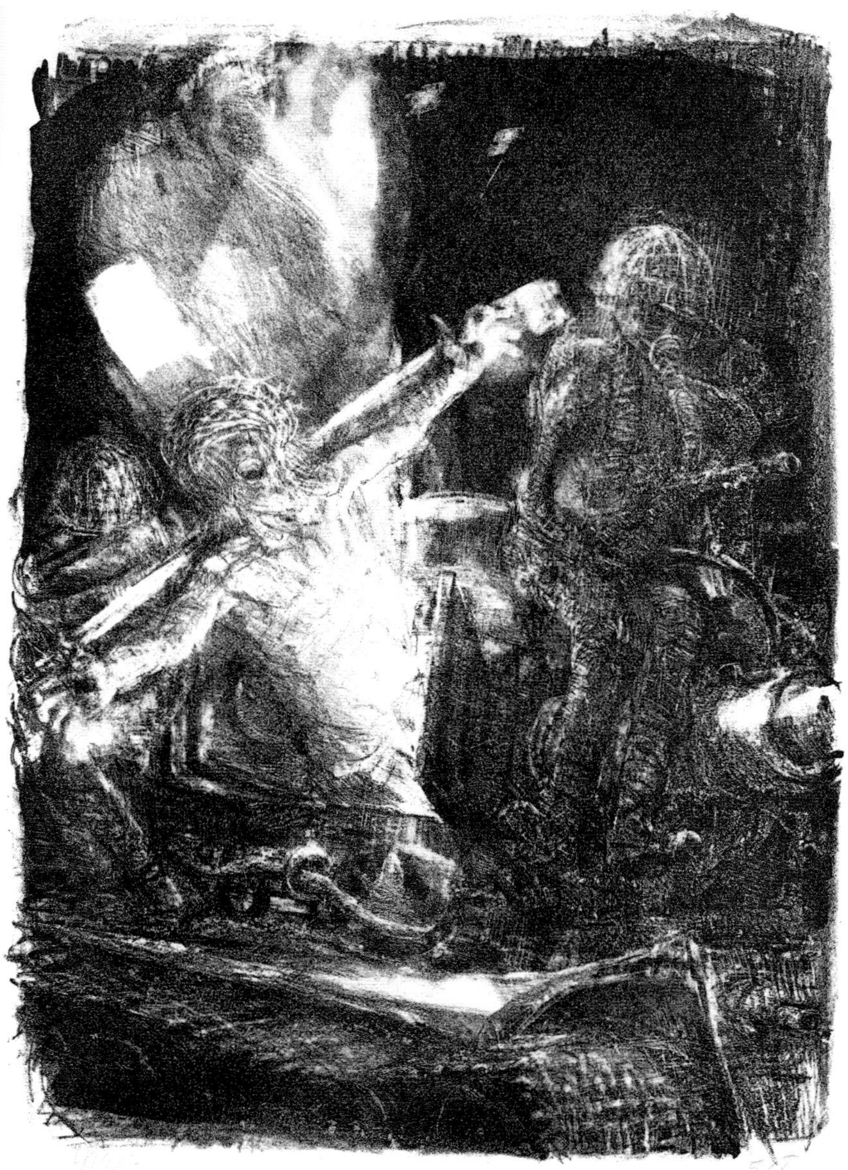

**Christus fährt mit** · 1974/75 · Lithographie (Tusche, Kreide) · 52 x 37 cm

◁ **Beharrlichkeit des Vergessens** · 1977 · Öl auf Leinwand · 151 x 242 cm (Ausschnitt)

Eduard Beaucamp

# DAS WELTGERICHT IM SELBSTVERSUCH

## Über die Malerei von Bernhard Heisig

Zu den rätselhaften Entscheidungen der modernen Ästhetik gehört ihre Abwendung von der Zeitgeschichte. Diese Entfernung hatte einmal mit den futurologischen Zielvorstellungen der frühen Avantgarde-Kunst zu tun, die sich die Überwindung der Geschichte und Zurückweisung der Wirklichkeit, ja die Behauptung und Etablierung einer Wirklichkeit eigenen ästhetischen Rechts zum Ziel gesetzt hatte. Die Folge ist, daß sich zum Ende des Jahrhunderts der Moderne eine weite Kluft aufgetan hat zwischen der Ästhetik und der realen, gesellschaftlichen Entwicklung. Man hat es beinahe mit zweierlei Geschichten zu tun. Nur hin und wieder gibt es Querverbindungen und untergründige Einflüsse. Die Ursachen für die Dauerkrise, die heutige Motivations- und Orientierungsschwäche der einst avantgardistisch verfaßten Künste sind vor allem hier zu finden: Sie haben Sinn und Ziel ihrer eigenen Entwicklung, ihren eindeutigen, fortschrittlich-linearen Geschichtsbegriff verloren und überdies die zeitgeschichtliche Teilnahme und Kompetenz eingebüßt.
Durch Deutschland, das nun acht Jahre vereinigt ist, verläuft noch immer eine Demarkationslinie zwischen zwei Kunstkonfessionen und Kunstsprachen: auf der einen, der westlichen Seite die endlosen Zweifel und Hemmungen, ob und wie man noch malen und darstellen kann, soll und darf, auf der anderen, der östlichen, eine geradezu überquellende Bilderfülle, Erzählfreude und Auseinandersetzungslust. Die gegenseitige Fremdheit spitzte sich im Frühjahr 1998 noch einmal zu, als es zum Streit um die »Bundesbilder«, um die Ausstattung des Berliner Bundestags im umgebauten Reichstag kam. Nach langem Zögern rang sich ein Kunstbeirat dazu durch, nach den Westdeutschen, nach einem Amerikaner, einem Engländer, einem Franzosen und Russen auch zwei Ostdeutsche zuzulassen. Man hätte sich um diese Konzession am liebsten mit der Ausrede herumgedrückt, daß doch zahlreiche westdeutsche Künstler ostdeutscher Herkunft seien. Neben Carlfriedrich Claus, der einem utopischen Sozialismus anhängt und in seinem esoterischen Kunstidiom ins vertraute Bild der Avantgarde-Kunst paßt, sollte Bernhard Heisig ein Werk zum Bundestag beisteuern. Darauf brach eine Kampagne gegen einen der Hauptrepräsentanten der »Leipziger Schule«, dem bedeutendsten Phänomen der DDR-Kunstgeschichte aus. Heisig wurde überraschenderweise auch abgelehnt, weil er Zeitzeuge und Teilnehmer des Zweiten Weltkriegs war und als Halbwüchsiger im letzten Kriegsjahr in der 12. SS-Panzerdivision Hitler-Jugend an der Westfront kämpfen mußte. Heisig hat aus dieser Erfahrung, dem zentralen Generationsproblem einer verführten und mörderisch mißbrauchten Jugend, sein Lebensthema gemacht. Die doppelte Geschichtsbrechung in seiner Biographie, die Heisig nie verdrängt hat, die vielmehr zum Nerv, ja zur Triebfeder seines Werks wurde und seine Entwicklung und Thematik

prägte, irritiert ein Kunstpublikum, dem von der ästhetischen Orthodoxie eingeredet wurde, daß Kunst ein Phänomen eigener Natur und Seinsweise sein müsse, daß sie nicht in die konkrete Geschichte verwickelt sein und sie nicht verarbeiten dürfe. Der Abwehrversuch war kurios: Ausgerechnet in den Bundestag sollte die in Heisigs Werk leidenschaftlich diskutierte Geschichte nicht hineingehören. Ist das Parlament etwa ein Tugend- und Reinheitstempel, frei von den »Makeln« der Vergangenheit? Der Bundestag sollte doch eher Ort der Auseinandersetzung, der kontroversen Ideen und Debatten sein – insbesondere auch über die lange getrennte, gemeinsame Geschichte. Zum Glück stand der Kunstbeirat zu seiner Entscheidung. Mit Heisig, dem Maler der nationalen Pathologie, wird geschichtsmächtige Kunst in den Bundestag einziehen.

Seit die Leipziger Malerei gegen Ende der sechziger Jahre bekannt wurde, faszinierte an ihr das, was die neuere westliche Kunst kaum bietet: die Auseinandersetzung mit der Geschichte. Jüngst wurde lautstark ein Defizit der Nachkriegsliteratur beklagt: Sie habe sich nicht den Schrecken des letzten Krieges gestellt und die Traumata, die er hinterließ, nicht verarbeitet. Solcher Mangel wäre noch mehr der Kunstgeschichte der Nachkriegszeit anzulasten. Denn die deutsche Westkunst suchte nach 1945 ihr Heil, ihren Anschluß und ihre Internationalität bevorzugt in den avantgardistischen Weltsprachen, in Abwendungen vom Desaster und Transzendierungen der Geschichte. Die Leipziger Maler waren dagegen auf die historischen Geschicke geradezu existentiell fixiert. Heisig schrieb einmal: »Ohne seine Vergangenheit kann kein Volk leben, gibt es keine Nation und natürlich keine bildende Kunst, keine Architektur, keine Städte. Ein Volk ist ohne seine Geschichte kunstunfähig.« In diesem Sinne wurde Heisig zu einem der großen Maler »wider das Vergessen«. Er fühle sich, so sagte er bei anderer Gelegenheit, »mehr verpflichtet [...], die Rolle eines Gedächtnisses zu übernehmen anstatt [...] Utopien zu entwerfen«.

Im Osten entstanden nach 1945 viele Memento-Bilder. Doch bald mißriet der verordnete Antifaschismus zur unehrlichen, parteilichen und opportunistischen Pflichtübung. Bernhard Heisig teilt die »Abstandstheorie« seines Ahnen Otto Dix, der mehr als zehn Jahre gebraucht hatte, um die Schrecken des Ersten Weltkriegs zu bewältigen. Erst langsam, so Heisig, »wuchs ein Schuldbewußtsein in mir hoch«. Auch im Westen brauchte es mehr als ein Jahrzehnt, bis sich bei Protagonisten wie Beuys oder Vostell die gequälte und zerrüttete Erinnerung in Bildern, Installationen und Aktionen Bahn brechen konnte. Heisig mußte lange um die Bildsprache ringen, um das Jahrhundertdesaster angemessen darstellen zu können. Der vollkommen eigene, unabhängige Weg, den er wie seine Leipziger Kollegen Tübke und Mattheuer fand, zählt zu den bedeutenden, bis heute zu wenig gewürdigten Kapiteln der jüngsten deutschen Kunstgeschichte. Doch bevor seine Generation das, was die Nationalsozialisten verboten hatten, erkunden konnte, forcierte die DDR, so Heisig, »eine neue Sperre, Sperrvorstellung, die Formalismusschießerei, eben dies Beckmessertum, welches mit dem Begriff des sozialistischen Realismus getrieben wurde«. Heisig mußte, wie damals viele Künstler in der DDR, zunächst zurück zu Menzel gehen und fand dann über Dix, Kokoschka und Beckmann zum Ausdruck dessen, was ihn umtrieb und quälte. Die Selbst- und Weltbeherrschung durch die Malerei, die immer wieder neu errungen werden mußten, wuchs im Werkverlauf. Heisig entwickelte auf diesen Wegen und Umwegen eine einzigartige, neue Bildsyntax, eine komplizierte, motivische Polyphonie und vernetzte Symbolsprache. Er erreichte dabei auf seine Weise noch einmal jene »malerische Musik«, die sich schon der junge Beckmann zum Ziel gesetzt hatte.

Heisig hat die Schwierigkeiten des Anfangs, die Not der Orientierungslosigkeit geschildert. Da waren das Realismus-Gebot, der eigene Drang und Wille zur Figur und, auf der Gegenseite, die Verachtung für solche angeblich anachronistischen Kunstübungen im Lager der Moderne. Heisig hat einmal vom »Chaos der Kunsturteile und Prognosen« gesprochen, aus dem man sich »auf eine Plattform zu retten« versuchte; Beckmann sei damals als »hilfreiche Erleichterung« erschienen. Heisig teilt jene »furchtbare vitale Sinnlichkeit«, die Beckmann für sich in Anspruch nahm. Beckmann schrieb auch einmal, er habe die Weisheit der Welt, und das heißt die Erkenntnis, »mit den Augen suchen müssen«; nichts sei »lächerlicher und belangloser als eine zerebral gemalte Weltanschauung ohne den Furor der Sinne«. Auch dies ist ein Bekenntnis, das sich Heisig gern zu eigen machte. Woran konnte Heisig konkret anknüpfen? In welcher Tradition bewegt sich das Werk? Der Maler lernte von der Metaphorik und vom verschlüsselten Mysterienstil Beckmanns, öffnete aber dessen szenische Geschlossenheit und Hermetik. Auch die politisch-moralischen Allegorien und Zeitgeschichtsbilder aus der Exilzeit Kokoschkas waren eine Orientierung bei der Entwicklung eines Bildtyps, der aus Assoziationen und freien Motivkonstellationen komplexe, Räume und Zeiten umfassende Sinnbilder schafft. Zeitgenössische Parallelen tun sich auf zu den Collage-Panoramen Rauschenbergs. Doch als ungenau empfindet der Maler die Collagen- und Montagentechnik der Dadaisten. Denn in der Montage, so Heisig, werde behauptet, zwangsweise und willkürlich zitiert, aber nicht analysiert und nachgewiesen. Heisig bewundert und beneidet übrigens die spätmittelalterliche Malerei, die in der Reihung eine Darstellung des Zeitgleichen und räumlich Getrennten sowie die Integration verschiedener Bedeutungsebenen bewerkstelligte. Näher scheint Heisig der Assoziations- und Erinnerungstechnik der Surrealisten. Man denke zum Beispiel an die Traum-Kaleidoskope des ihm sonst so fernen und fremden Dalí, den er in seinen aufgewühlten Kompositionen einmal sogar als Kunstnarren zitiert. Denn Dalí, der schon aus Filmerfahrungen schöpfte, schafft durch Zitate, Überblendungen und Mehrdeutigkeiten tief gestaffelte Bewußtseinsräume, in denen sich Fiktion und Realität, Erfahrung und Gedächtnis, Taghelles und Unbewußtes, Traummotivik und klare Rationalität durchdringen. Dalí kam aufgrund der eigenen Obsessionen, Ängste und Begierden in den dreißiger Jahren den großen und gefährlichen Neurosen der Epoche auf die Spur, ergründete und deutete sie.

Heisigs gespanntes Welterleben war vom Krieg angestoßen, dunkel und tragisch eingefärbt. Man darf die antagonistische Disposition bei dem geborenen Schlesier vielleicht auch aus einem barocken Hintergrund herleiten. Heisigs Bilder eröffnen Konfliktfelder der Geschichte, sie entfesseln und bändigen ein wildbewegtes Welttheater, das der Künstler als Weltgericht erlebt. Doch das Weltbild Heisigs ist nicht auf einen biographisch erlebten Krieg verengt. Im dichten Bildgeflecht der Motive ist der Krieg in Erinnerungen und Zitaten nur ein Leitmotiv, Metapher für die weltgeschichtliche Gewalt.

Bei ihm sind die Botschaften, Appelle, Deklamationen, Dramen und Bedrängnisse der Bilder vor allem auch ein Problem der Kunst, der Macht oder Ohnmacht malerischer Umsetzung. Am Anfang standen, zum Teil unter dem Diktat des Sozialistischen Realismus, lineare Bilderzählungen, einfache Szenen. Das Kriegsthema brach sich zunächst in den obligatorischen Aufträgen der DDR, allen voran im Bildstoff des Kapp-Putsches und der Pariser Commune, Bahn. Er habe dabei, so Heisig später, nie primär an den historischen Stoff gedacht. Auch der Gedanke an den Volksaufstand vom 17. Juni 1953 mag hineinspielen. Der unvermeidbare Streit mit den DDR-Auftraggebern zwang Heisig zum Nachdenken und zum Erfinden anderer als der parteilich vorgeschriebenen Formulierungen. Für die geforderte Agitations- und Propaganda-Kunst der DDR war dieser Maler nie verläßlich und eindeutig brauchbar. Feste Antworten, Lösungen, Wegweise, utopische Versprechungen, Erlösungsverheißungen waren von ihm nicht zu erwarten. Es kam zum offenen Konflikt mit der Obrigkeit, als Heisig beim Commune-Thema, das er dutzendfach in Szene setzte und das er auch heute noch gern benutzt, nicht mehr den Klassenkampf und den Sieg des Proletariats darstellte, sondern den Bürgerkrieg, den Ausbruch nackter Gewalt, den mörderischen Krieg aller gegen alle und die unauflösbare Verstrickung von Tätern und Opfern. Auf dem langen Weg dieses Künstlers gab es Konzessionen und Kompromisse, doch er kehrte immer wieder in immer zugespitzteren, bisweilen hysterischen Formen zu seinen komplizierten, verwirrenden, vielschichtigen Bilderdramen zurück.

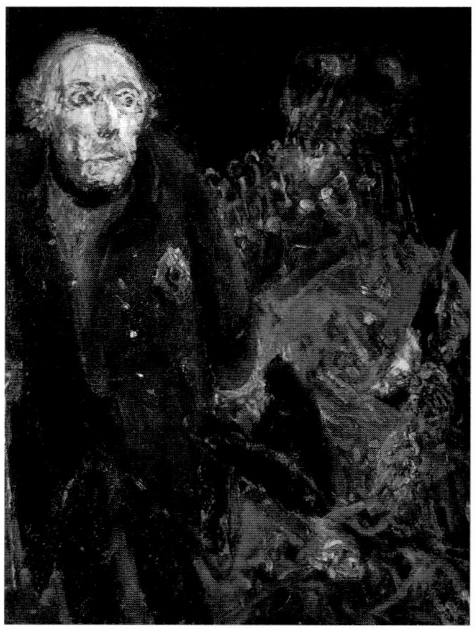
Der Feldherrenhügel, 1988

Heisig entwickelte eine Katastrophen-Ikonographie. Er spürt die Gewalt, den latenten Krieg in Geschichte und Gegenwart auf. In Zitaten bezieht er die Kriege Friedrichs des Großen, die Völkerschlacht, den Krieg von 1870/71, den Ersten Weltkrieg (in Zitaten aus Dix' Schützengraben-Bild) ein. Vor allem umkreist er Hitlers Krieg, in dessen Untaten er sich, unverschuldet, verstrickt fühlt. Das Thema verdichtet sich in Leitbildern wie ›Ardennenschlacht‹ und ›Festung Breslau‹, wo er als junger Mann in die Kämpfe hineingezogen war. Heisig findet ähnliche Triebkräfte der Gewalt im Terror des Alltags und dehnt die Thematik auf ›Filmfestivals‹, ›Fernsehprogramme‹, auf Kampfsportbilder, auf ein imaginäres ›Preußisches Museum‹, auf den Karneval, auf Schlachthofmotive und Tiermassaker aus. Er greift zu den uralten Symbolen und Themen, den Mythen und Parabeln aus dem abendländischen Fundus, um die unkorrigierbaren Torheiten und Laster der Menschen, ihre »Unvernunft« und Hybris, ihre Gewaltbereitschaft und Zerstörungslust, ihre Heuchelei und Feigheit, die Vergeßlichkeit und Verdrängung, die Fortschrittsbesessenheit, Verführbarkeit, das sklavische Massenverhalten und den Herdentrieb, den Größenwahn und die Triebexzesse, kurz das ganze Spektrum gesellschaftlichen Fehlverhaltens und Masken-

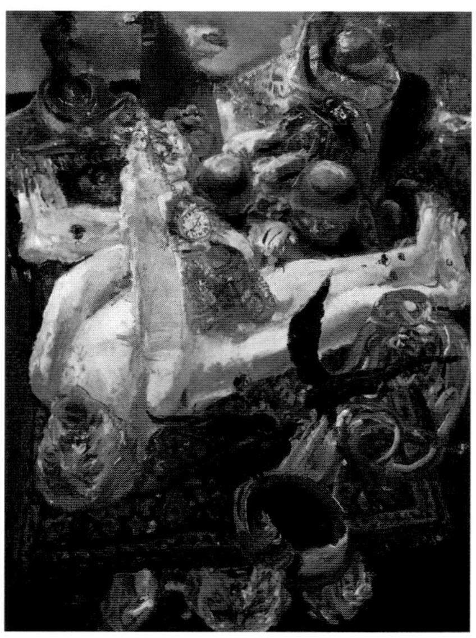
Die Ardennenschlacht, 1987

spiels zu illustrieren. Er reaktiviert zur Veranschaulichung uralte Bildideen: den ›Turm zu Babel‹ in der Breughelschen Bildprägung, die Arche Noah, den Ikarus-Sturz, die Passion Christi, das Narrenschiff, die Totentänze. ›Heroenwechsel‹ und ›Mißbrauchte Götter‹ sind Tableaus zur Demonstration des jüngsten zeitgeschichtlichen Szenenwechsels, von Täuschung und Enttäuschung. Heisigs Personal umfaßt mythische, historische, literarische und zeitgenössische Figuren, darunter Astronauten, Fußballer, Sexidole, Kriegsveteranen, Musiker (besonders Trompeter), die Seeräuberjenny, Traumtänzer, Narren und Lichtbringer und immer wieder den Maler selbst und seine Mutter. Eine Zentralfigur ist der Flugpionier Lilienthal, der sich 1896 im Havelland das Rückgrat brach: Er steht, in Verbindung mit der Ikarus-Metaphorik, die im Osten immer mit der Gagarin- und Sputnik-Motivik kritisch assoziiert wurde, für Kühnheit, Verblendung, Sturz und die Fatalität des Fortschritts. Christus erscheint einmal als mißbrauchte Galionsfigur, aufgebunden auf einen Panzer (›Christus fährt mit‹) und das andere Mal als Prometheus, der die Passion verweigert und sich die Dornenkrone vom Kopf reißt (›Christus verweigert den Gehorsam‹). In den achtziger Jahren verdichtet sich die Opferthematik, nach Kenntnis der Bilder von Felix Nußbaum, in jüdischen Sujets wie dem ›Gejagten‹, dem ›Gehetzten alten Mann‹ und den ›Zwei deutschen Malern Nußbaum und Liebermann‹.

Mit der Aufzählung des Motivarsenals ist wenig getan. Faszinierend, wie Heisig die Leitmotive zu einprägsamen malerischen Bildformen komprimiert. Dem Künstler gelingt noch einmal die Schöpfung einer plastischen, leuchtenden Ikonographie. Wichtig ist die Frage nach der Art der Umsetzung und danach, wie die Thematik durch verschlungene und verschachtelte Kompositionen reflektiert und gedeutet wird und sich verändert. Schon früh bildete Heisig mit seinem Welttheater keine gesellschaftlichen und geschichtlichen Konflikte mehr ab, sondern initiierte sie in eigener

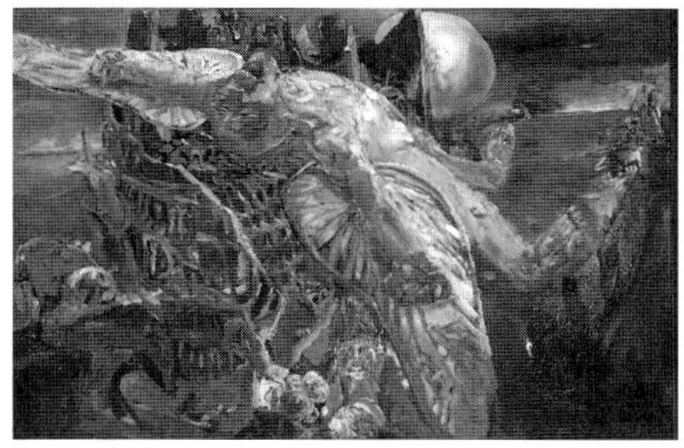

Der Tod des Ikarus, 1979

Christus verweigert den Gehorsam II, 1987

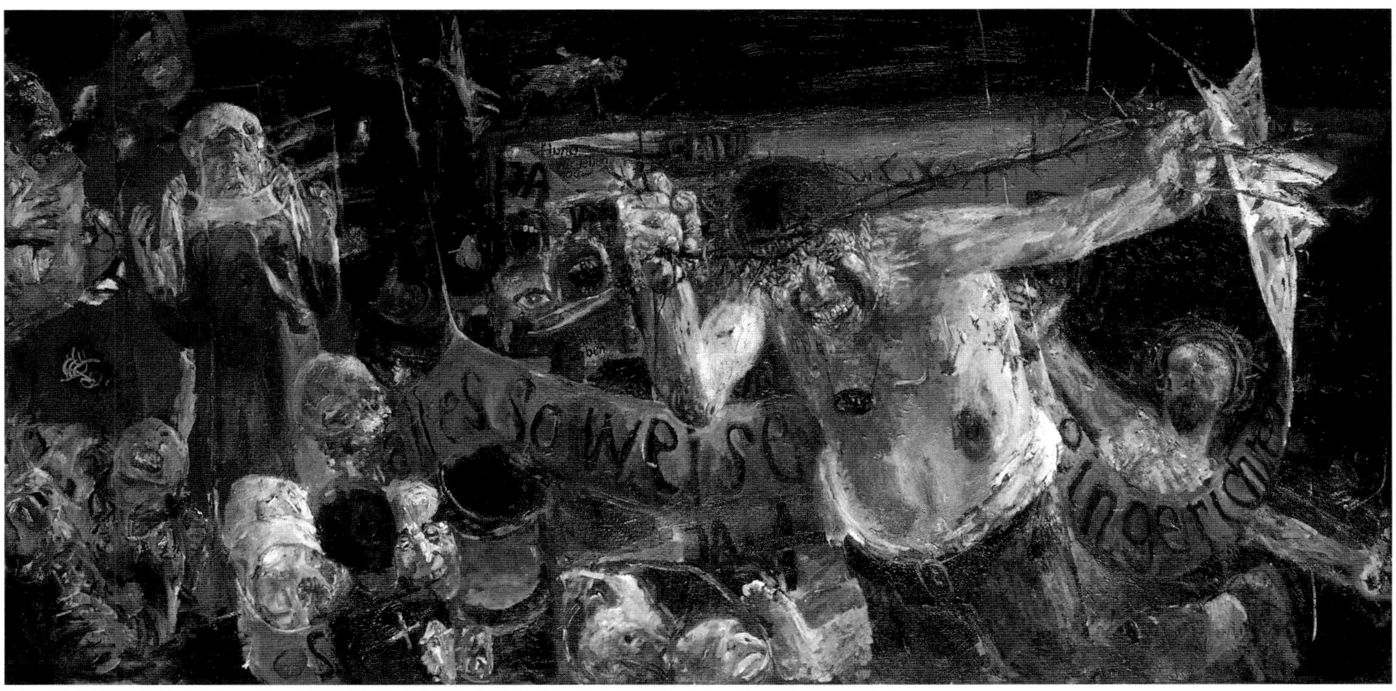

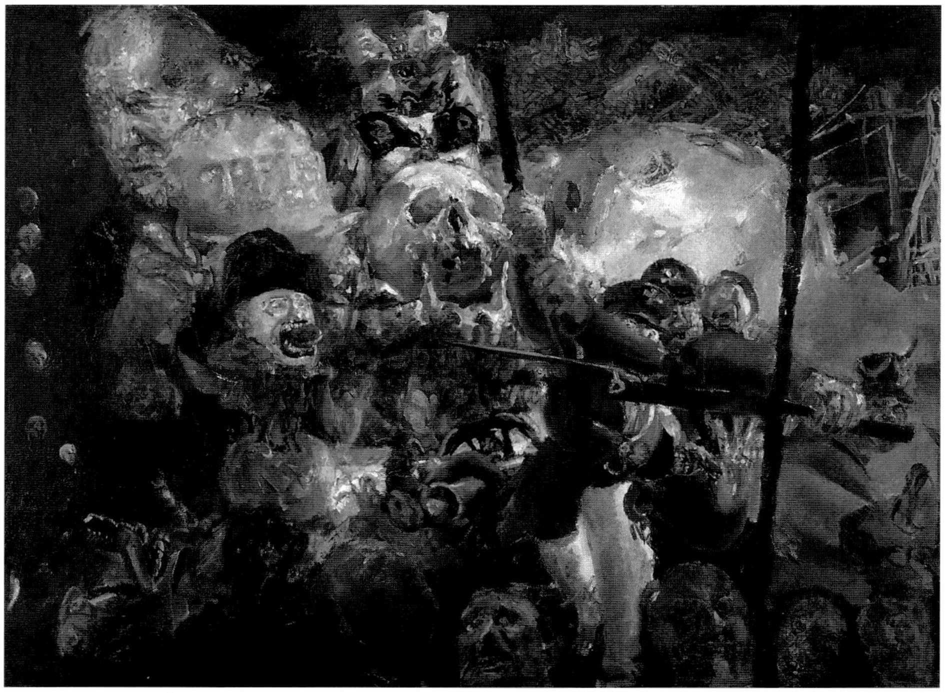

Als ich die Völkerschlacht malen wollte, 1984

Regie. Frühe Agitationen verwandeln sich in Mahnungen, in Warnungen und aufrüttelnde Bildpredigten. Dieser Maler stellt Fragen, reißt Widersprüche auf, zerstört Gewißheiten und stöbert Erinnerungen auf. Es sind, nicht anders als bei Goya, die Dämonen des eigenen Inneren, die ihn heimsuchen und die er bändigen muß. Hier stößt man bei ihm auf einen Zentralnerv und Wendepunkt der Leipziger Malerei. Um die Mitte der sechziger Jahre entwickelten Werner Tübke mit seinen ›Lebenserinnerungen des Dr. jur. Schulze‹ und Heisig mit seinen Commune-Bildern ihre komplizierten, weiträumigen, neuen Bildsprachen, um Bewußtseinsanalysen, innere Monologe und Erinnerungsbilder realisieren zu können. Die Maler suchten darin nach Ausdruck für die tragisch erlebte Geschichte, die sie traumatisierte. Das Menzelsche Genauigkeits- und Aufrichtigkeitspathos hatte nicht weiterhelfen können.

Heisig baut den »inneren Monolog« systematisch aus und universalisiert ihn. Die Subjektivierung ist entscheidend. Die Weltgeschichte, das Welttheater, das Weltgericht wird ins Bewußtsein zurückgeholt, sie sind in einzelnen Ereignissen im Unterbewußtsein verankert. Die leuchtenden Bilderbögen sind so weit gespannt, daß sie auch seine Autobiographie als exemplarisches Schicksal ins Spiel bringen. Die Welt wird nach dem Erleben des Malers in Szene gesetzt, durchdrungen und gedeutet. Heisig ist ein Maler-Regisseur. Er tritt ein ins Spannungsfeld der Bilder, agiert in ihm, reißt mit seinen expressiven Motiven Konflikte auf, setzt sie mit äußerster Intensität in Szene und sucht sie auszutragen. Inneres und äußeres Geschehen vermengen sich untrennbar. Die Bilder werden zum Kampfplatz auch einer Malerei, die Leidenschaften entfesselt und zu bändigen sucht. Das Atelier des Malers wird von den Dämonen der Vergangenheit heimgesucht und besetzt gehalten. Der Künstler ist in Selbstbildnissen präsent, mischt sich bezeugend, beschwörend, kommentierend, mahnend und warnend ein. Heisig nimmt als Maler unmittelbar teil – die Hand, die den Pinsel führt, taucht auf der Leinwand auf – und bezieht damit den Malakt ins Bildgeschehen ein.

Das Geschehen taucht vielfach aus dem Unterbewußtsein, aus dem Rückblick auf. Heisig malt keine Impressionen und Erlebnisse, sondern tiefenpsychologische Bohrungen, eine psychomotorische Deutung und Verarbeitung der Ereignisse. Er malt auch tastende, mißlingende, zerbrechende, überwältigende, nicht zu bändigende oder sich nur mühsam verdichtende Erinnerungen. 1984 malt er zum Beispiel nicht etwa das Historienbild der Leipziger Völkerschlacht, sondern nennt den Versuch ›Als ich die Völkerschlacht malen wollte‹. Er schafft also nicht Historienbilder oder Kriegsreportagen, sondern zeigt Brennpunkte, die sich ins Gedächtnis eingegraben haben, die in ihm weiterarbeiten und -wühlen und bewältigt werden wollen. Er zeigt auch den heutigen Veteranen, der nackt auf seinem Bett oder Teppich mit einem Kriegsorden oder Kinderpanzer spielt und sich nostalgisch an Kriegserlebnissen und Gewaltfantasien berauscht.

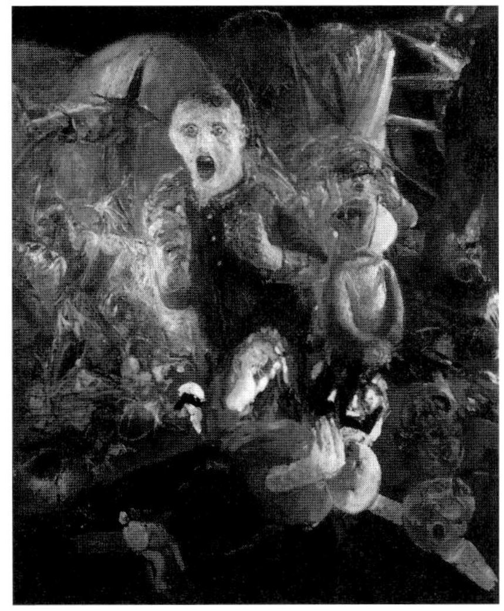

Der Kriegsfreiwillige
(Begegnung mit Bildern II), 1982/86

Heisig ist ein auktorialer Maler. Er schafft und modelliert Bildkonstellationen durch Ballung von Figuren, durch die Raffung, Staffelung und Verschränkung von Zeitfacetten und Raumsegmenten und die Konfrontierung und Vernetzung szenischer Fetzen. Die Bildbühne verwandelt sich in ein Spiegelkabinett mit wechselnden Durchblicken und Synthesen. Heisig konfiguriert zum Beispiel Ikarus, Galilei, Lilienthal, Richthofen und Gagarin; er verbindet Kampfsportler mit MG-Schützen, Filmstreifen und Fernsehmüll mit dem babylonischen Hybris-Turm. Er spielt Figuren gegeneinander aus oder zieht sie zusammen. Als sein Sohn eines Tages in der Volksarmee-Uniform in seinem Atelier steht, erkennt und durchschaut der Maler mit Schrecken die Wiederkehr des Gleichen, das alte Gewaltmuster: Hinter dem Uniformierten tauchen die deutschen Soldaten der beiden Weltkriege, ja sogar die Rekruten Friedrichs des Großen auf (›Begegnung mit Bildern‹). Heisigs Trieb- und Konflikttheater verdichtet sich durch Bündelungen, durch das Zusammenbacken oder »Zusammenschrauben« der Leitthemen. Aus der Gewaltsamkeit der Synthesen ergibt sich die Dramatik. Manchmal, besonders in der jüngsten Produktion, kommt Heisig in die Nähe einer spontanen, scheinbar unkontrollierten, sich kaum noch konkret artikulierenden »informellen Abstraktion«, ja eines Action Painting. Die Geschichtsbilder verwandeln sich in explosive malerische Energiefelder, die bisweilen sogar der Kommentierung durch Schriftbänder bedürfen.

In diesen hellsichtigen Erkenntnissen, Durchblicken, Transparenzen und Beschwörungen kulminiert Heisigs Meisterschaft. Formale und koloristische Kühnheit und Virtuosität, inhaltliche Tiefgründigkeit, Leuchtkraft und Erkenntnismacht decken sich. Seine apokalyptische Verzweiflung, sein katastrophischer Furor und seine Ruhelosigkeit entstammen der bitteren Einsicht, daß die Ermahnungen zur Vernunft und die Belehrungen sinnlos sind, daß die Gewalt in immer neuen Konstellationen wiederkehrt und sich entlädt, daß die Geschichte nie zur Ruhe kommt, daß keine Heilslehre oder Utopie hilft, daß der Mensch auf vermessene Weise die Welt und die Natur, nicht aber sich selbst beherrschen gelernt hat. So wälzt sich der Lavastrom seiner Malerei in immer neuen Kombinationen und Variationen der gleichen Motive voran. Der Maler ist ein Sisyphos, der mit seinen Themen nie zu einem Ende kommt, nie eine stabile Lösung der Konflikte, geschweige denn eine Erlösung in seinen Bildern findet.

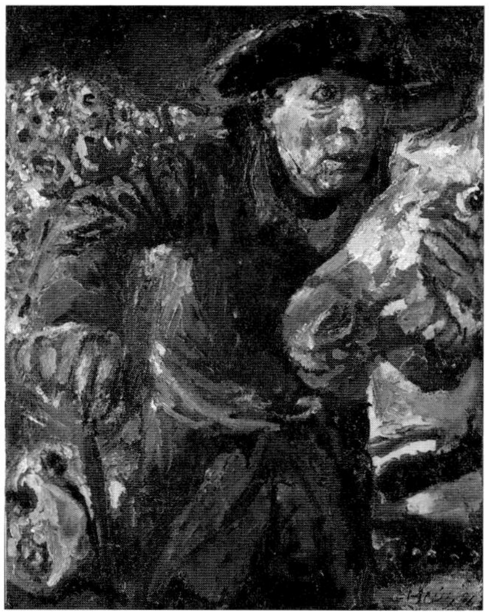

Der Choral von Leuthen, 1996

Heisigs beste Bilder machen Geschichte als inneres Geschehen transparent, sie legen die Beweggründe frei. Der Künstler ist ein großer Diagnostiker: Er spürt Krisen und kollektive Neurosen auf, er analysiert die »Mechanismen« des Gedächtnisses und des Vergessens (so seine Bildtitel). Manchmal tasten sich seine Gewissenserforschungen und Selbstversuche zu psychoanalytischen Studien vor. Er entdeckt Schizophrenien, wenn er etwa den Friedrich-Komplex durch Auffächerung widersprüchlicher Stationen seines Lebens – die Beschwörung des Vaters, das Katte-Trauma, das Tabakskollegium, Kriegsszenen – einkreist. Seit den achtziger Jahren schlägt sich Heisig, in der Nachfolge Corinths, mit dem preußischen König, in dessen markante Physiognomie er sich förmlich festgebissen hat, in stets gebrochenen Bildformen, eher Fragebildern als Bekenntnissen, herum. Friedrich fesselt und befremdet ihn. Auch hier prägte anfangs Menzel die Sicht. Doch Heisig zieht die Unordnung an, das Chaos von Friedrichs Charakter und Umfeld, der tiefe, unversöhnliche Zwiespalt zwischen Sensibilität und Brutalität.

Neuere Bilder treiben die Krise und Spaltung auf pathologische Spitzen: Bilder mit dem Titel ›Pflichttäter‹ wühlen noch einmal auch die eigene ›Kriegsschuld‹ auf und zeigen die Verspannung zwischen gutem Gewissen und schlimmer Tat; Bilder mit dem Titel ›Hans und Hänschen‹ verfolgen die Aufspaltung eines wahnwitzigen Kriegsträumers in das Kind und den Mann. Im Werk zeichnet sich eine ähnliche Doppelrolle des Künstlers ab. Es gibt zwei verschiedene, zusammenwirkende, aber auch widerstreitende Ansichten. Auf der einen Seite erscheint der Maler, der seinen Erinnerungen freien Lauf läßt, der die marternden Gesichte zu fixieren und zu bändigen sucht, als Medium. Zum anderen ist er der aktive Regisseur, der auf immer neuen Versuchsbühnen die Pantomimen und Dämonen gegeneinander aufbietet und sie in Zwangsverbindungen und Konflikten gegeneinander treibt. In seinen verknäulten Bildern ist Heisig ›Täter und Opfer‹, Betroffener und Anstifter, der entsetzte Diagnostiker und Moralist und zugleich der faszinierte Dompteur der entfesselten Leidenschaften. Heisig ist unlösbar in die Widersprüche und Ambivalenzen seines Weltbilds verstrickt. Das alte Goya-Dilemma zwischen lustvoller Verwicklung und erschreckter Distanz kehrt bei ihm wieder. Den Überblick zu behalten und nicht in den Konfusionen unterzugehen, ist vor allem auch eine künstlerische Herausforderung. Das Hauptproblem ist die Beherrschung dieser Doppelrolle. Heisig selbst hat die Schwierigkeit mehrfach angesprochen, wenn auch vor allem als malerisches Problem: »Die Figuren beeinflussen sich gegenseitig, antworten sich in Gestik, in der Farbe. Und die Rollenverteilung ist wichtig, das Orchestrieren des Ganzen, die Raumdisposition intakt zu halten, sie durchzuhalten von der Nasenspitze bis zum Ohr und in die Tiefe des gesamten Bildraums. Ein Riesenproblem, ein Riesen-

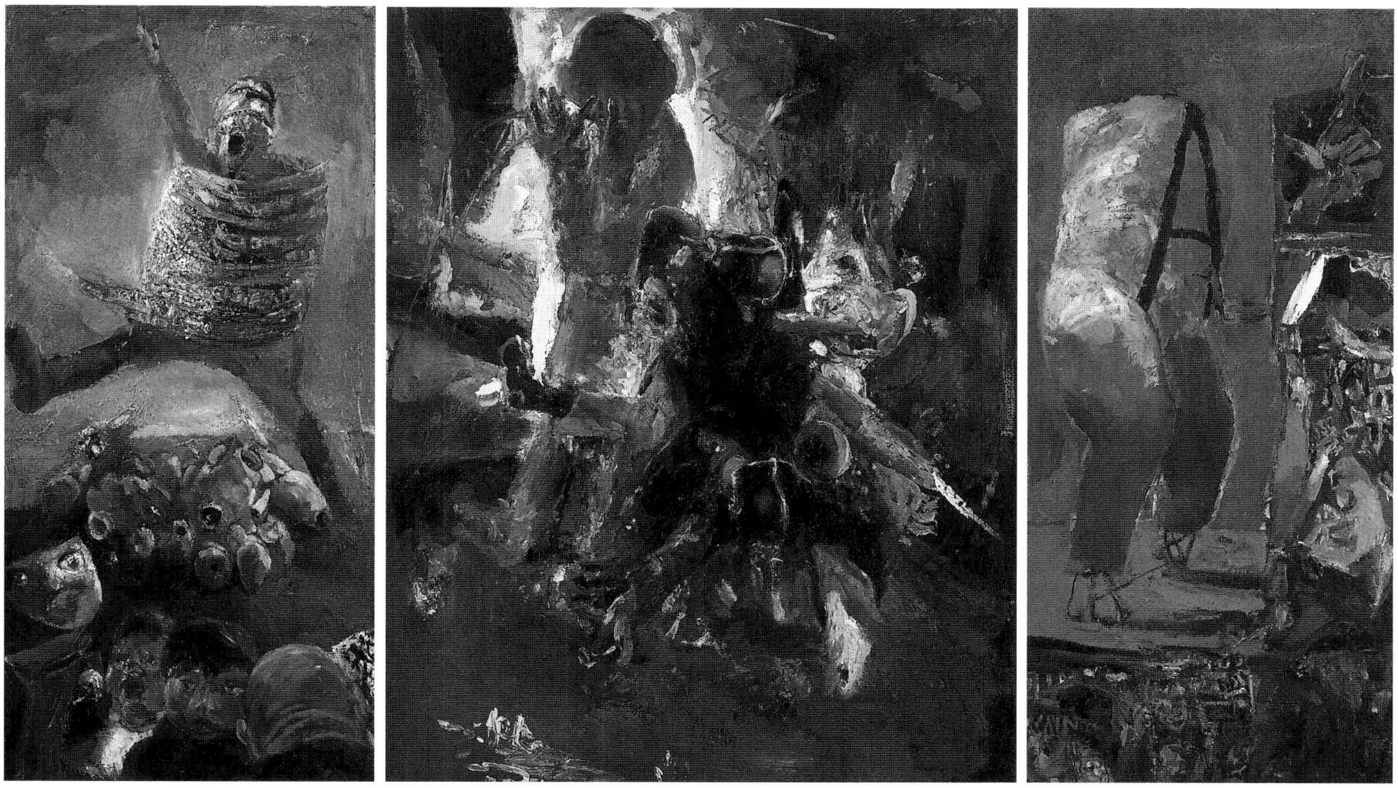

Hänschen klein, Triptychon, (erste Fassung), 1995

problem. Nicht einfach montieren …« Beckmann sprach eine ähnliche Aufgabe an, wenn er sich zum Leitziel machte, immer wieder neu »aus dem Chaos zur äußersten Klarheit aufzusteigen«.

Auf ungewöhnliche Weise ist Heisigs Betrachter gefordert. Der Maler bietet ihm zwar an, sich aus der Distanz den Bilderkatarakten und seinen Farbgewittern auszusetzen. Er offeriert ihm sogar ausdrücklich »einen Freiraum […], in dem er sich selbst einrichten kann«. In Wirklichkeit geht von den Bildern ein Sog aus. Läßt sich der Betrachter auf sie ein, wird er in die Motivstrudel gezogen und fühlt sich Wechselbädern zwischen Lust und Qual, zwischen dem Genuß einer hochgesteigerten Malerei und der Überstrapazierung beim Versuch einer Entschlüsselung der Motivgeflechte ausgesetzt. Er muß sich in die Bilderdramen hineinversetzen, sie nachvollziehen, die malerischen Stenogramme entschlüsseln und sich selbst darauf seinen Reim und Sinn machen. Er sieht sich letztlich sogar vor persönliche Fragen und Entscheidungen gestellt. Es geht dem Betrachter nicht anders als dem Maler: Er kommt in diesen Bildern nicht zur Ruhe; Antworten, Lösungen und Stabilisierungen erfährt er in Heisigs tumultuarischen Labyrinthen nicht.

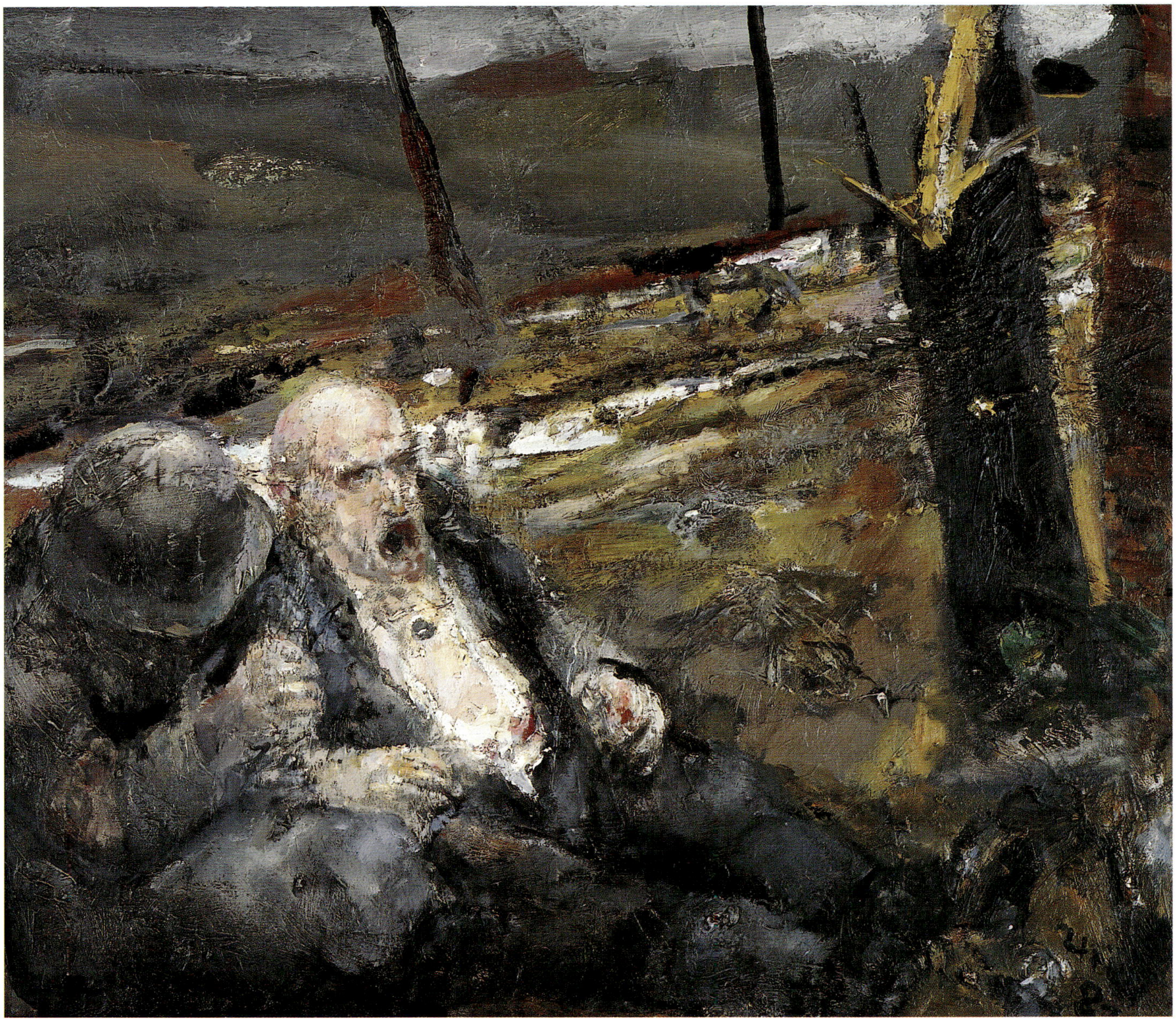

**Zu Ludwig Renn, Krieg** · 1986 · Öl auf Leinwand · 70 x 80 cm

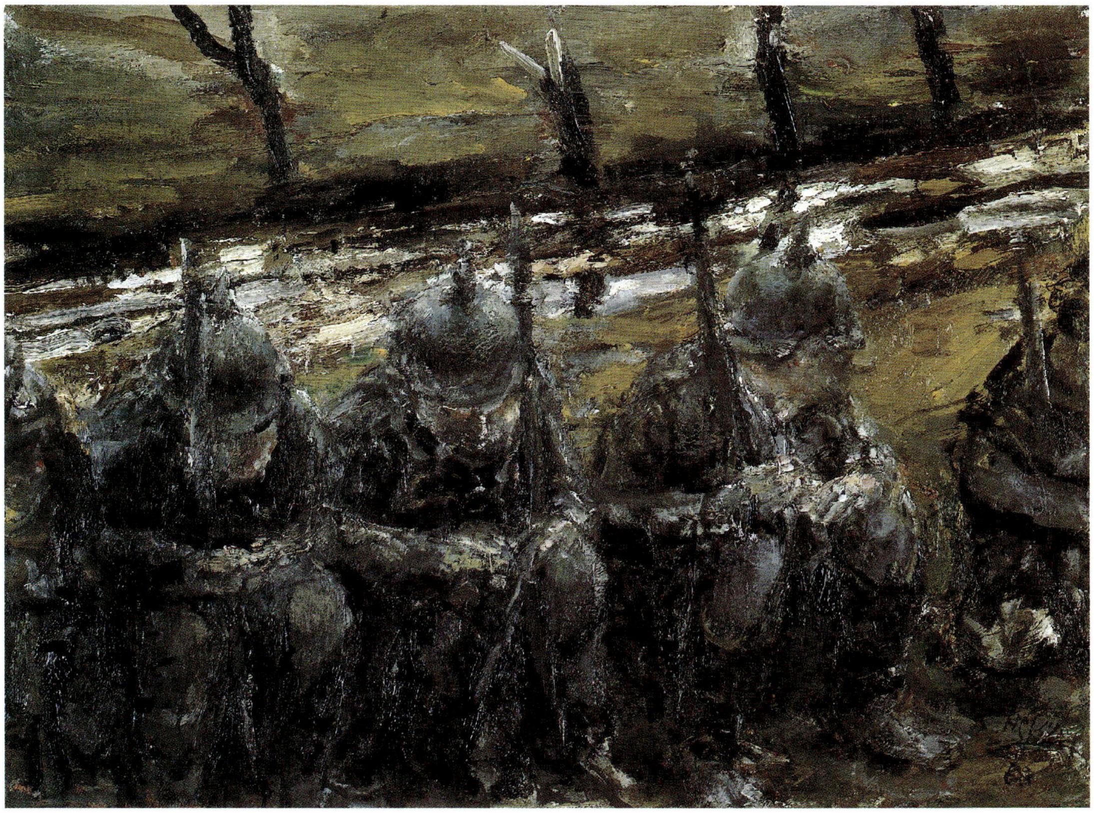

**Zu Ludwig Renn, Krieg**
1986
Öl auf Leinwand
70 x 90 cm

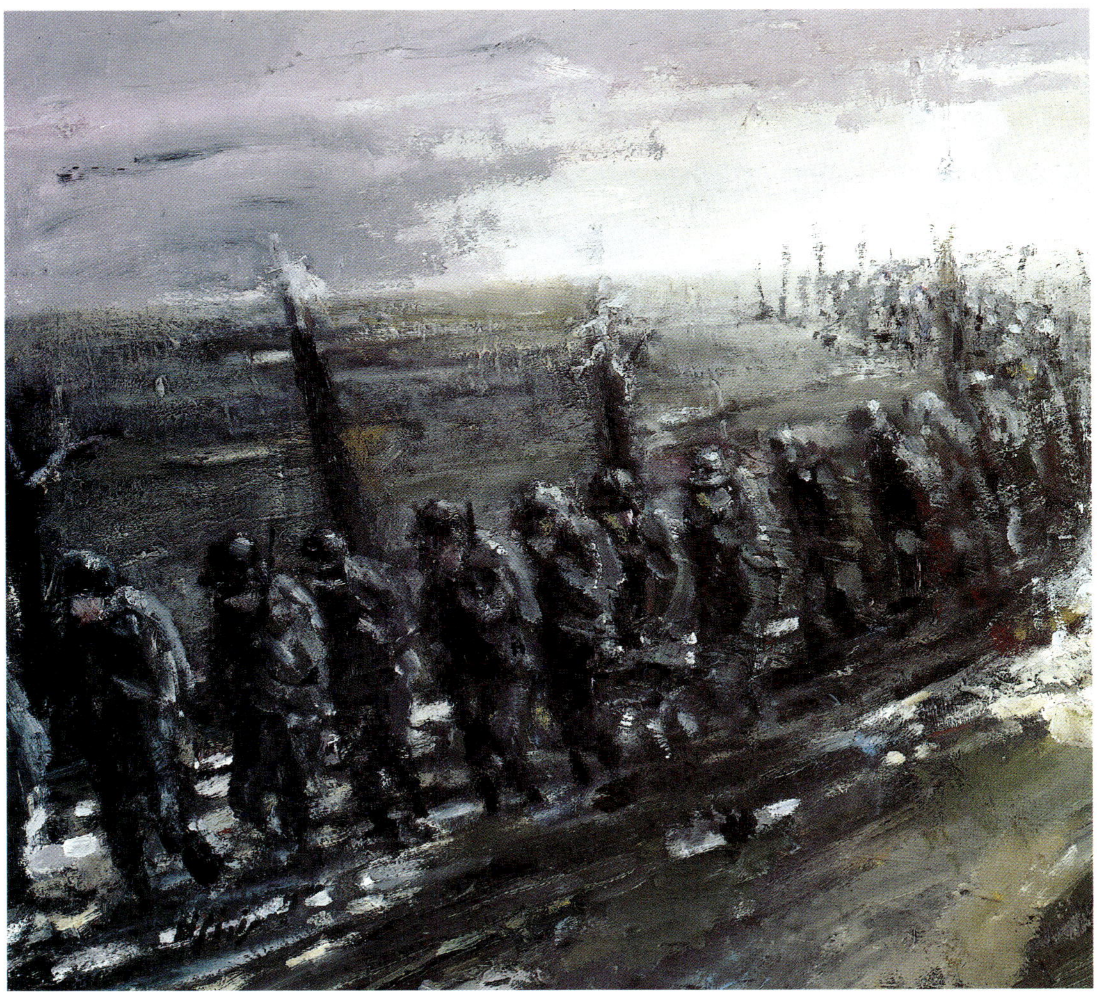

**Zu Ludwig Renn, Krieg**
1986
Öl auf Leinwand
80 x 90 cm

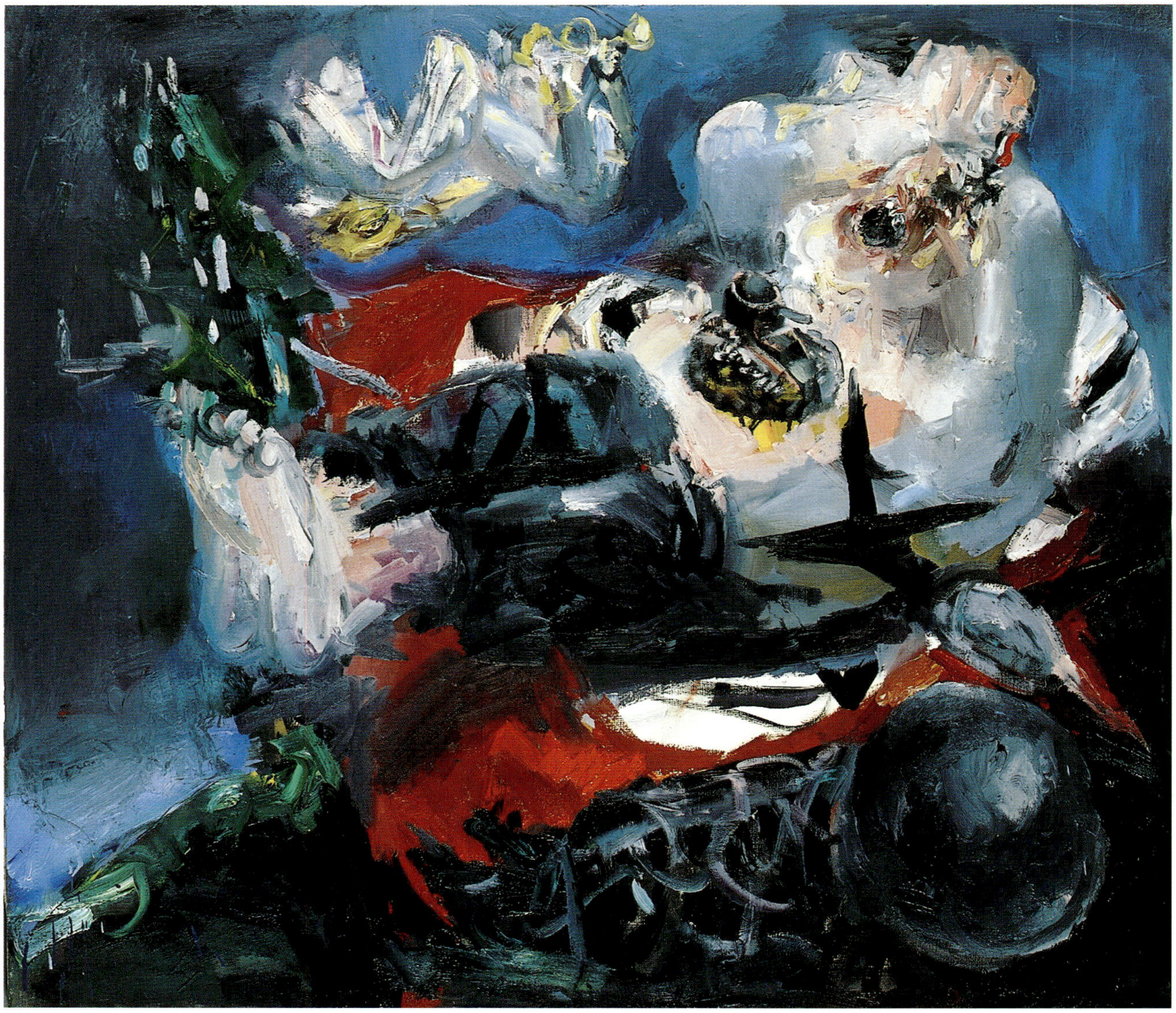



**Der Weihnachtstraum des unbelehrbaren Soldaten** · 1976/89 · Öl auf Leinwand · 70 x 80 cm

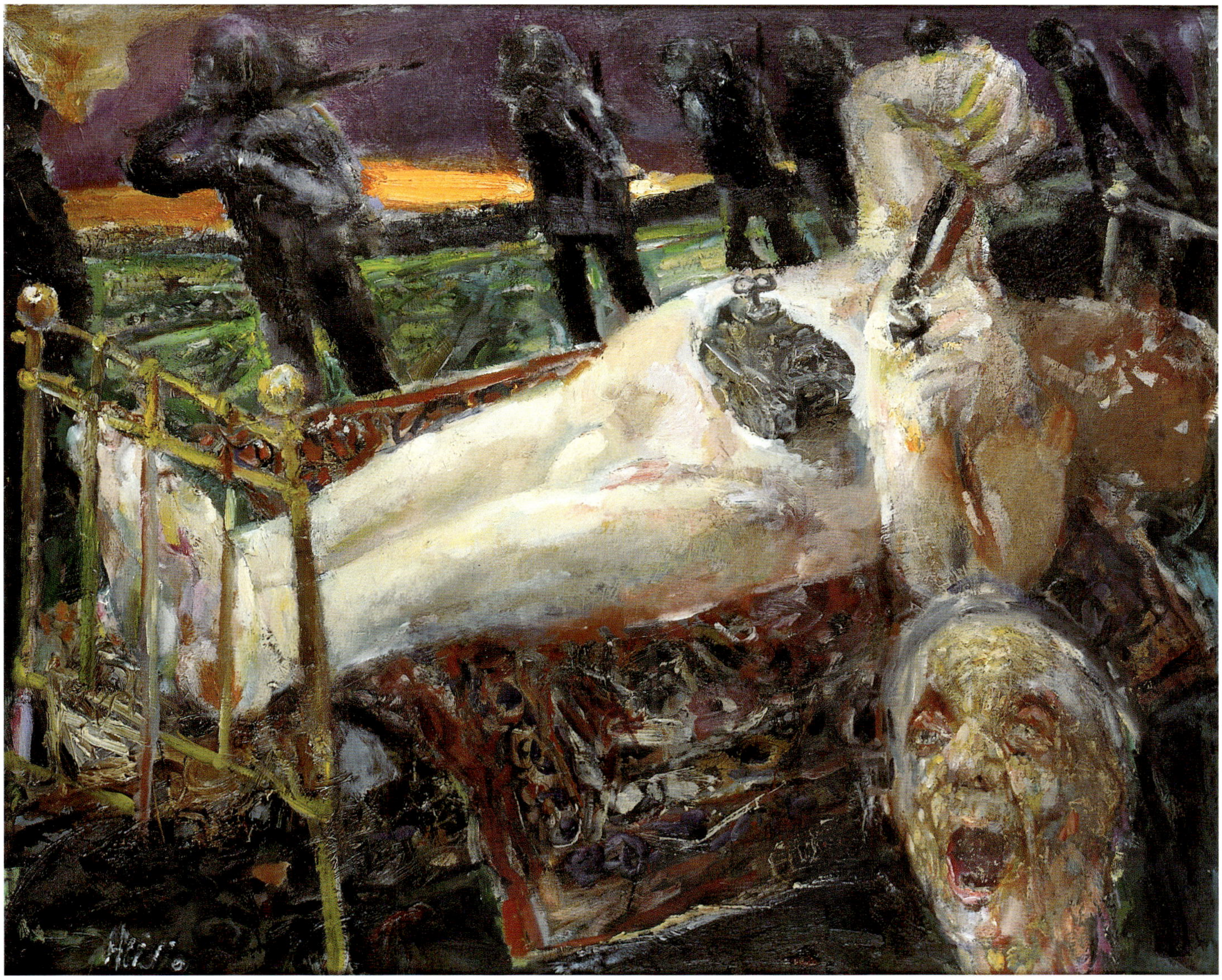

**Begegnung mit Gestern** · 1980 · Öl auf Leinwand · 88 x 108 cm

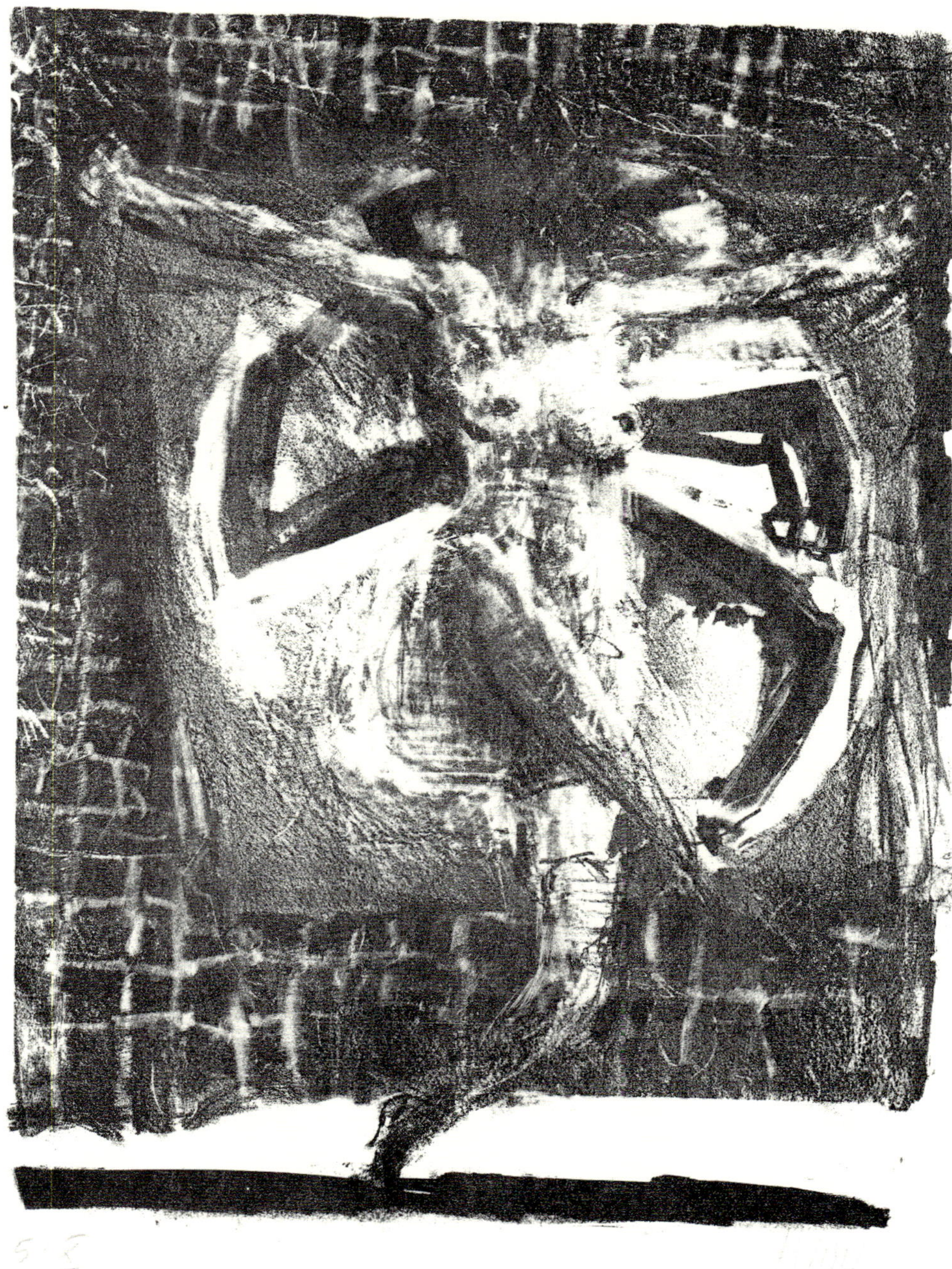



**Striptease** · 1974/75 · Lithographie (Tusche, Kreide) · 39,5 x 30,5 cm

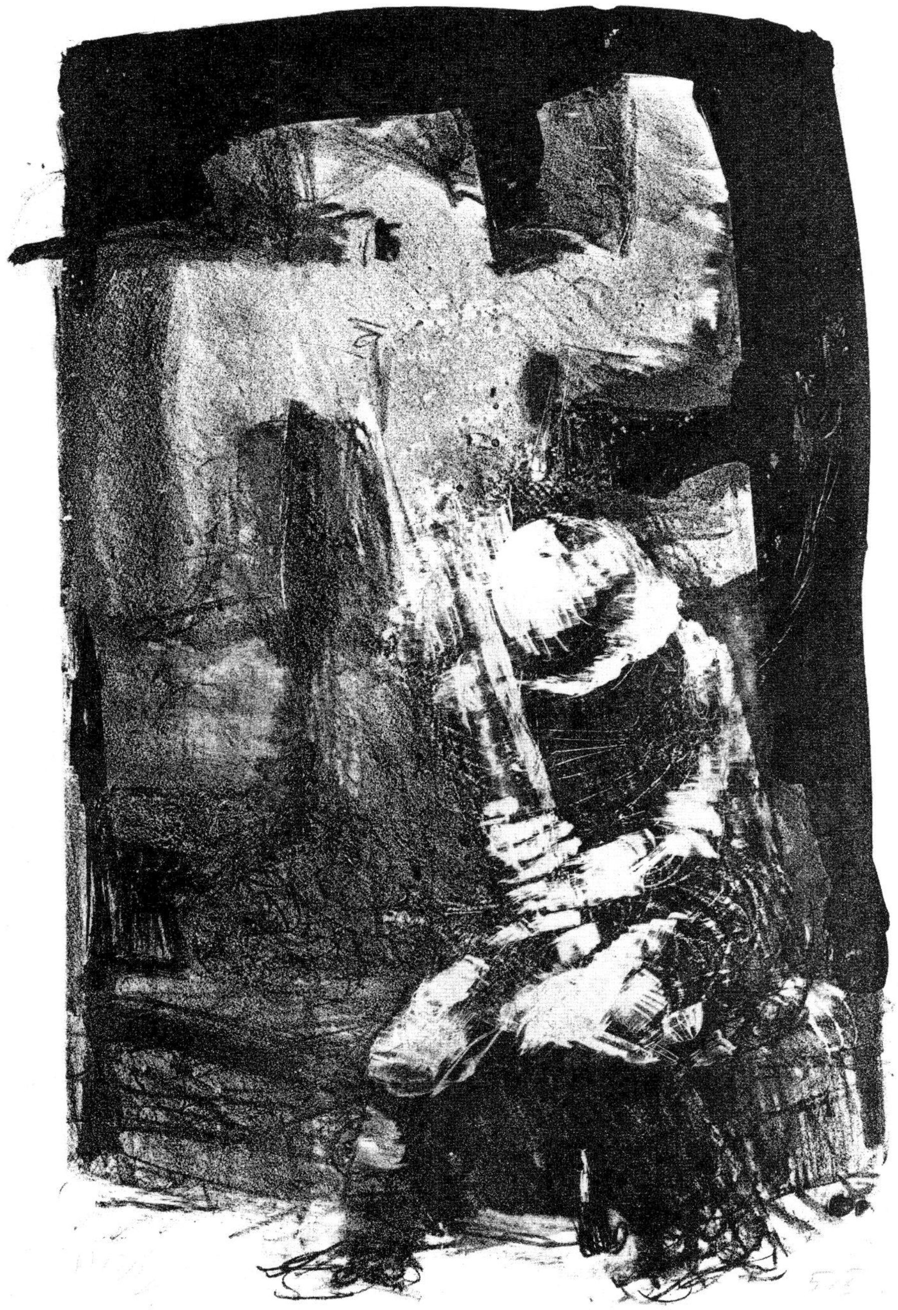

**Unterm Hakenkreuz** · 1974/75 · Lithographie (Tusche, Kreide) · 51,5 x 35 cm

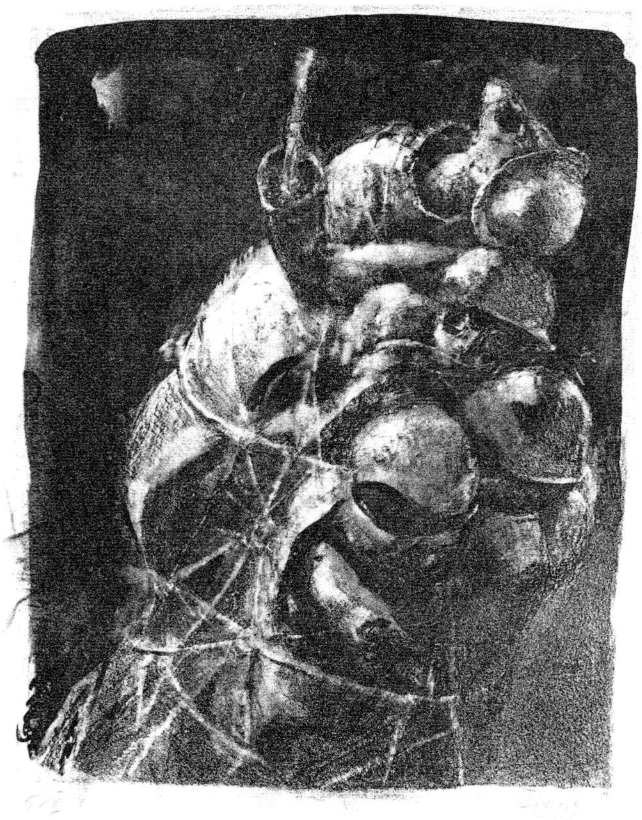

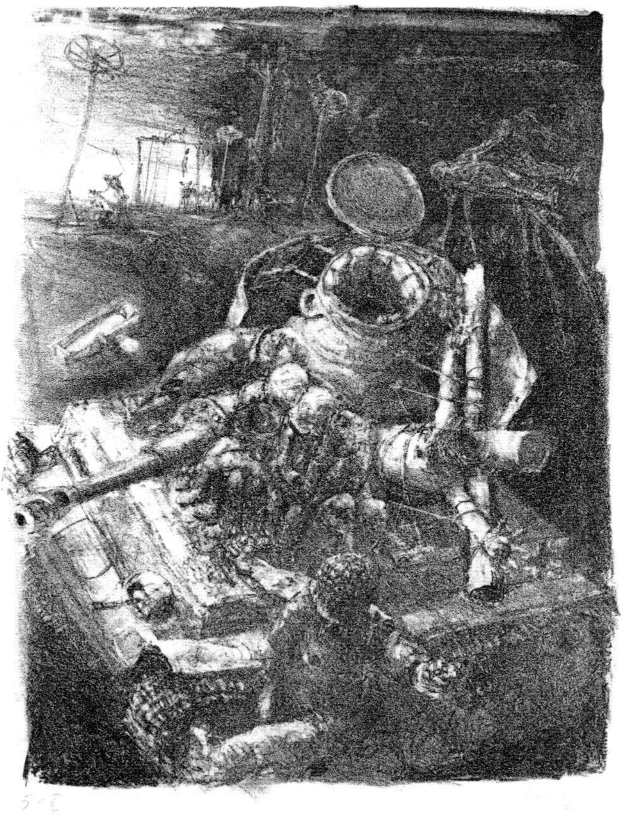



**Heldengedenken** · 1988 · Lithographie (Tusche, Kreide) · 41 x 31 cm

**Christus mit uns** · 1988 · Lithographie (Tusche, Kreide) · 44,5 x 34,5 cm

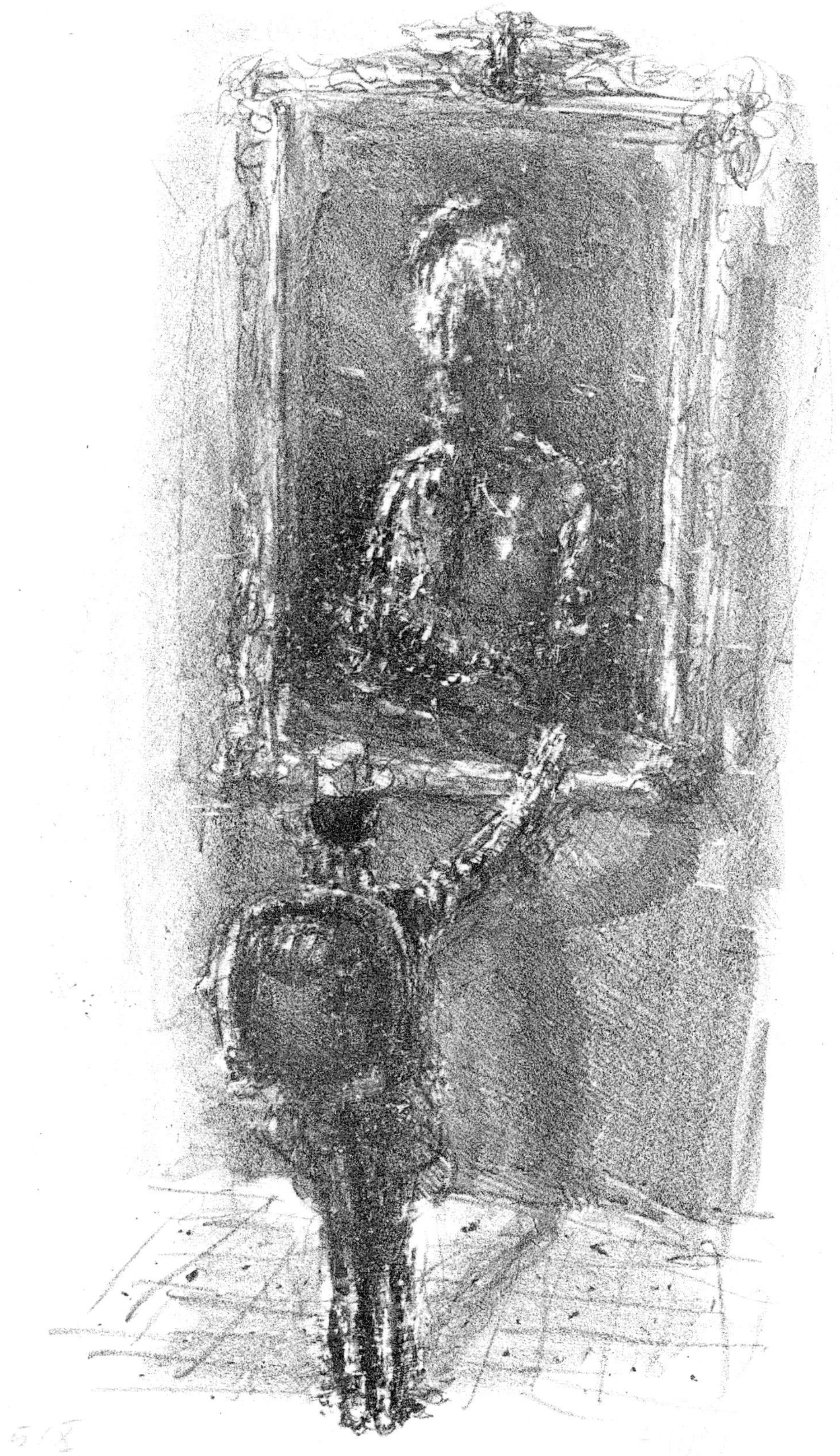

**Nationaler Altar** · 1988 · Lithographie (Tusche, Kreide) · 45 x 25 cm

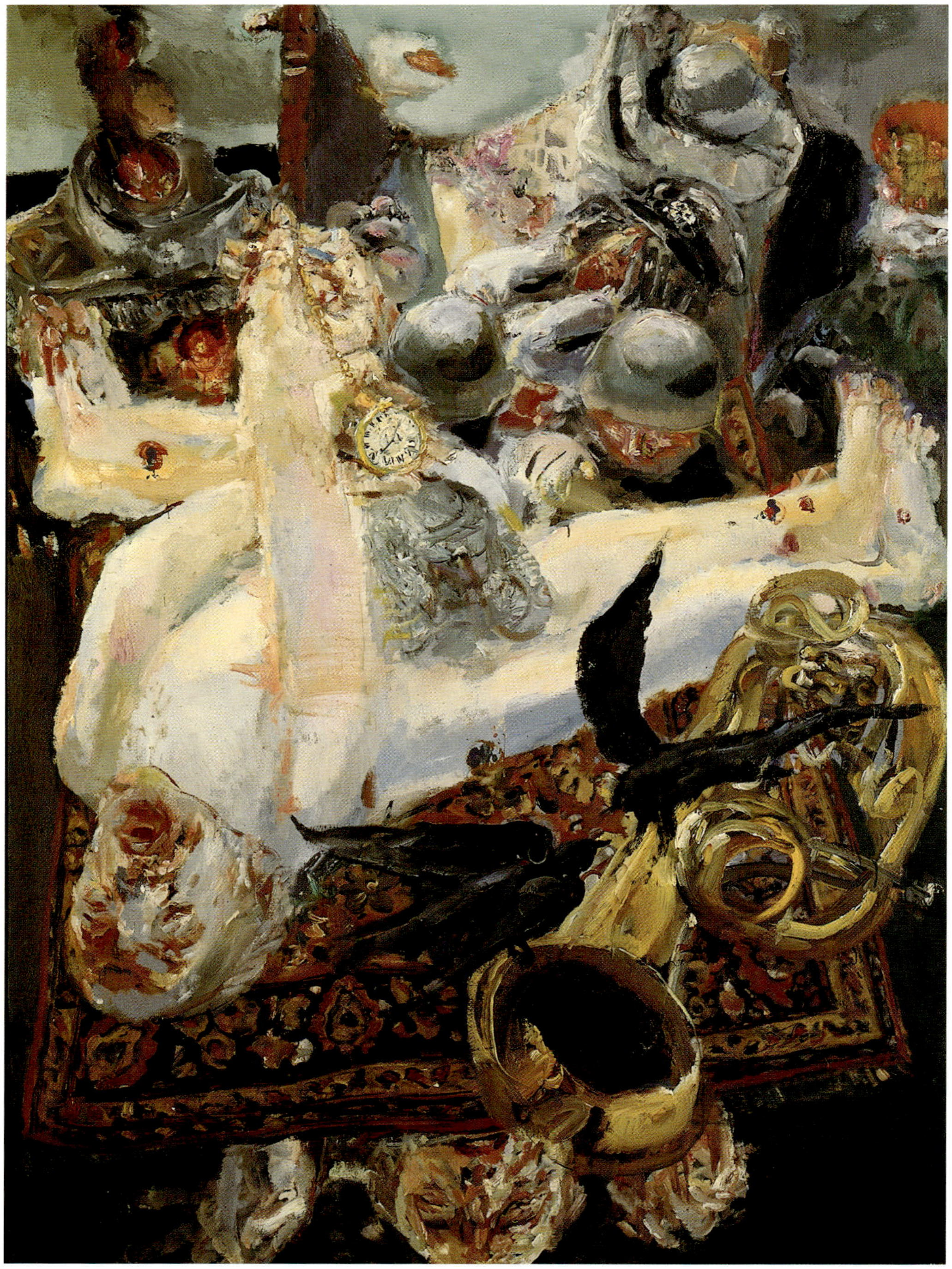



**Die Ardennenschlacht** · 1987 · Öl auf Leinwand · 200 x 150 cm

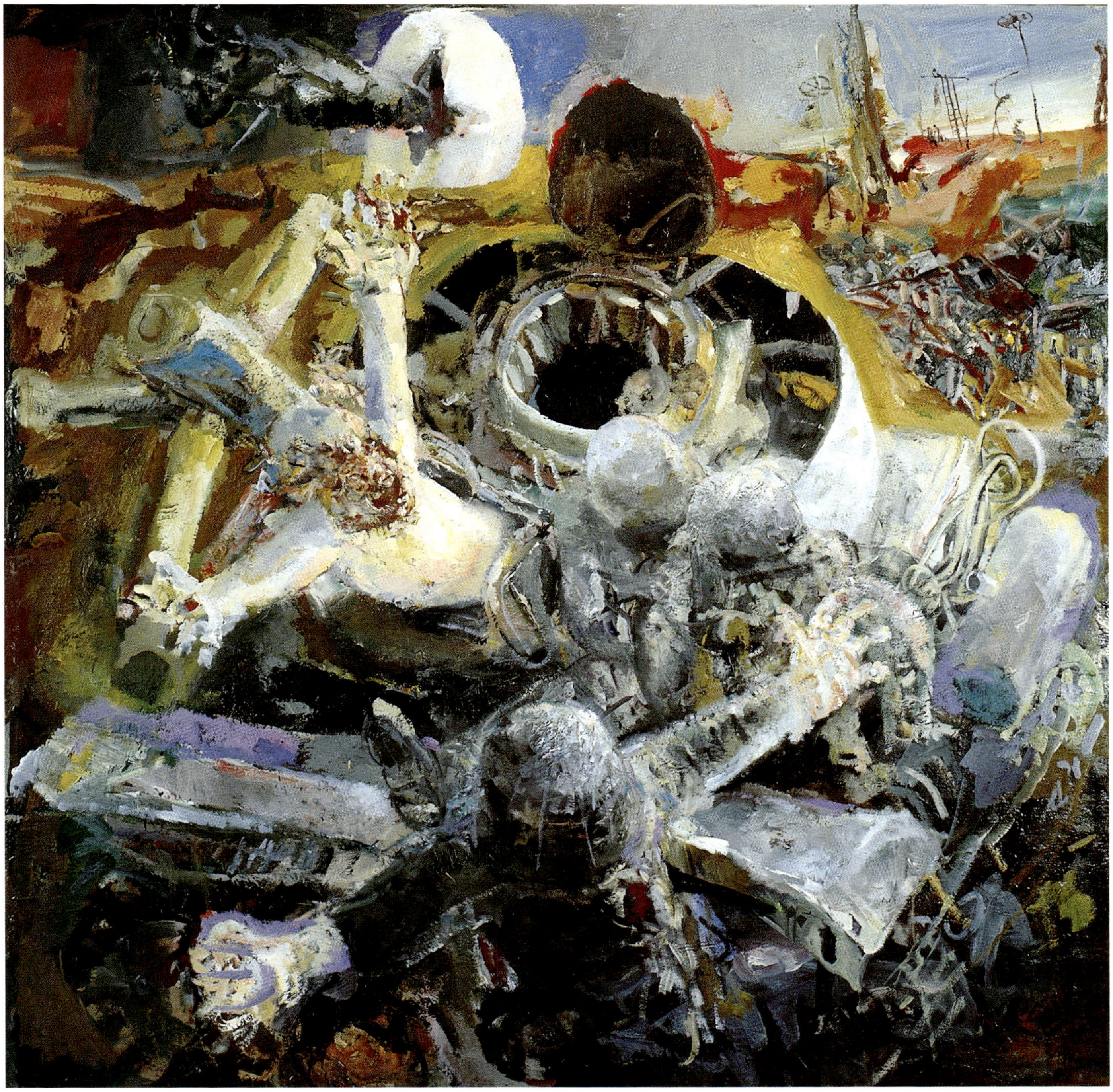

**Christus fährt mit uns** · 1985/87 · Öl auf Leinwand · 150 x 150 cm

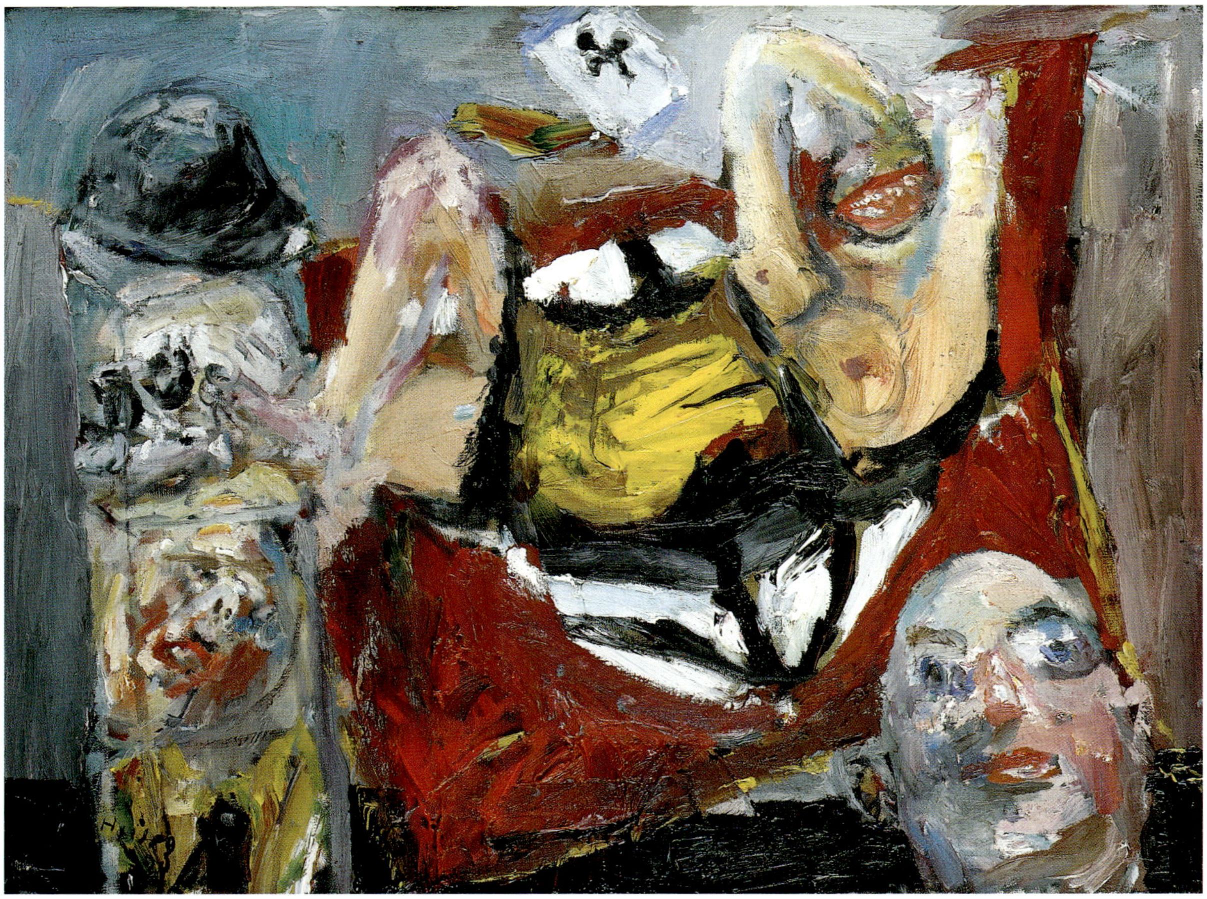



**Nazialtar** · 1994 · Öl auf Leinwand · 60 x 80 cm

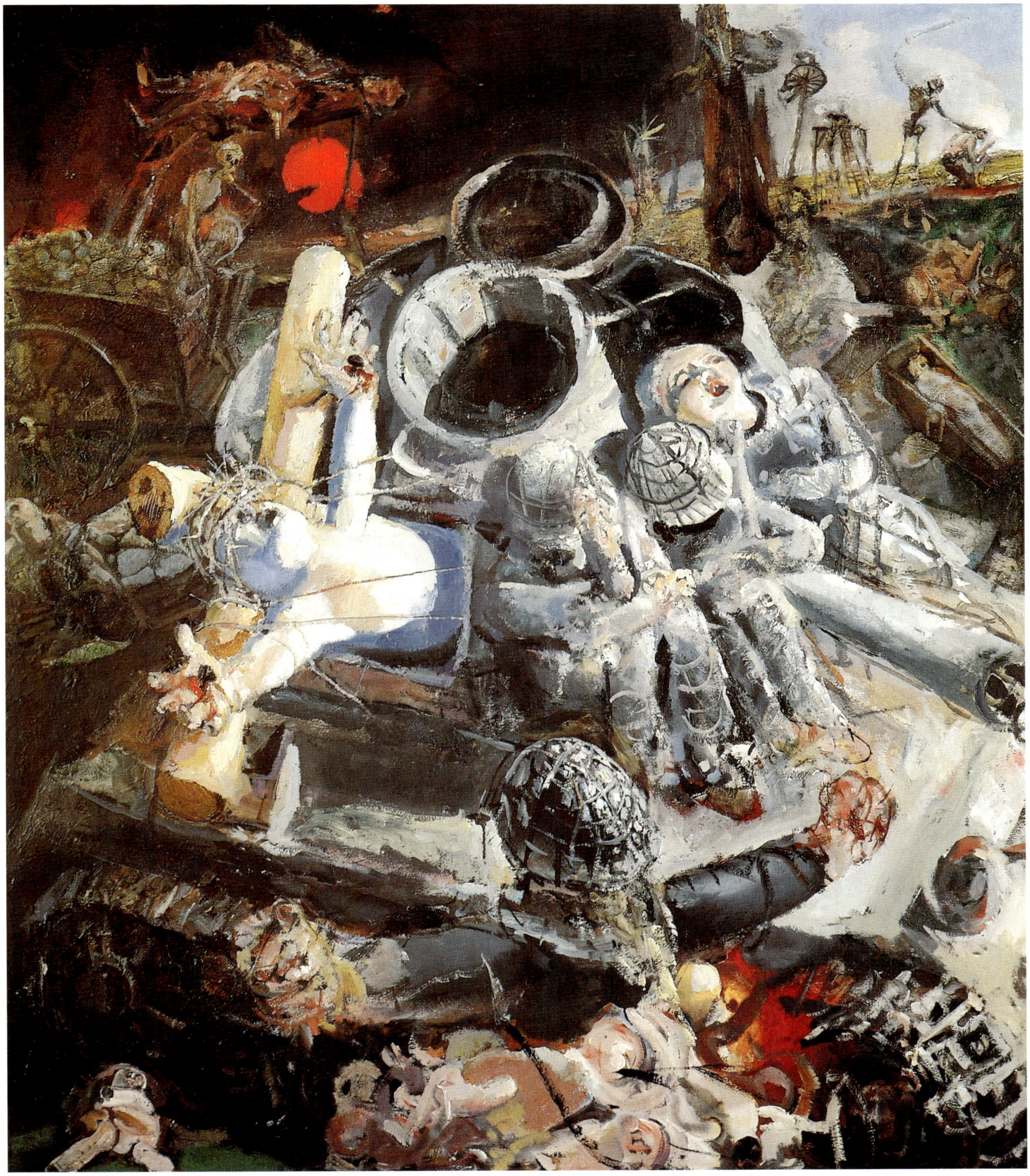

**Der Ölberg** · 1987 · Öl auf Leinwand · 140 x 120 cm

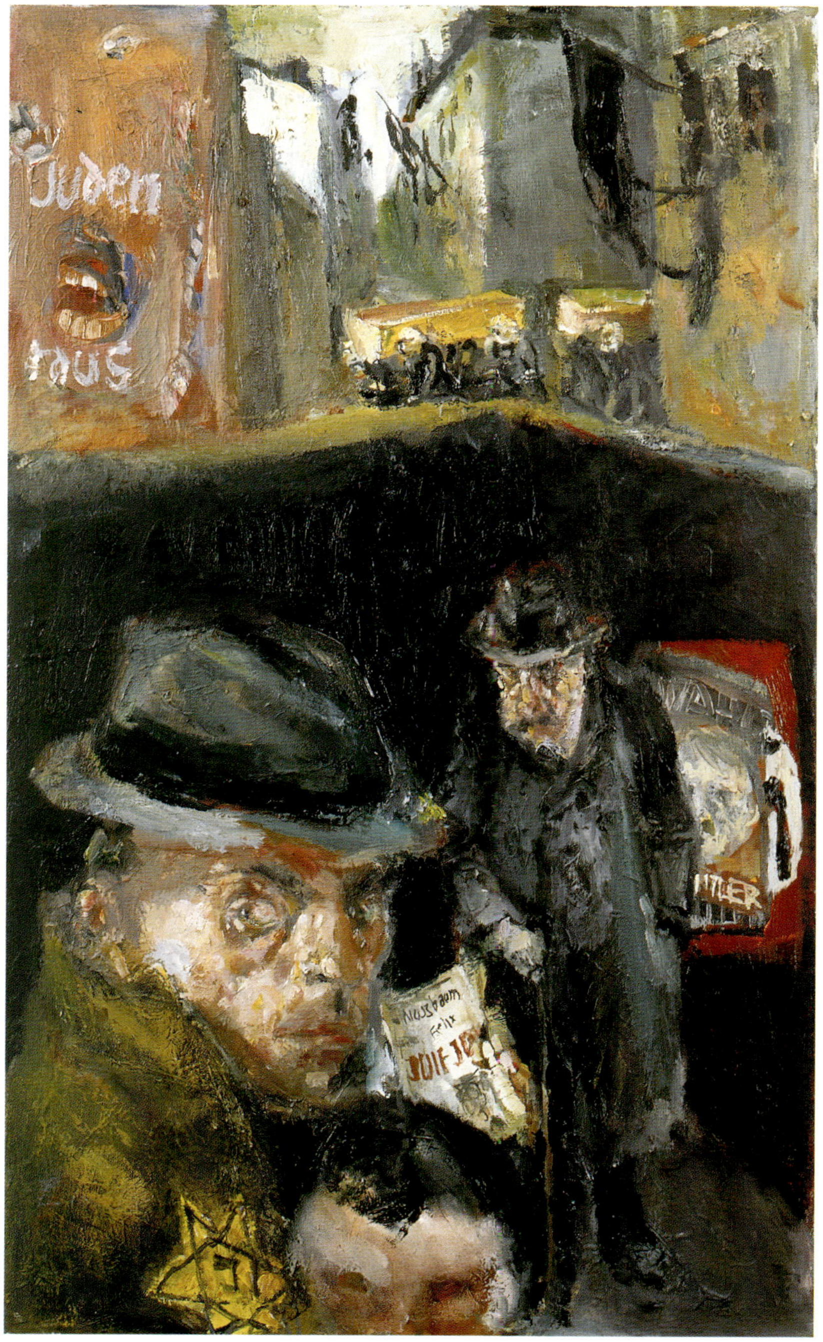


**Zwei jüdische Maler (für Felix Nußbaum und Max Liebermann)** · 1992 · Öl auf Leinwand · 110 x 66 cm

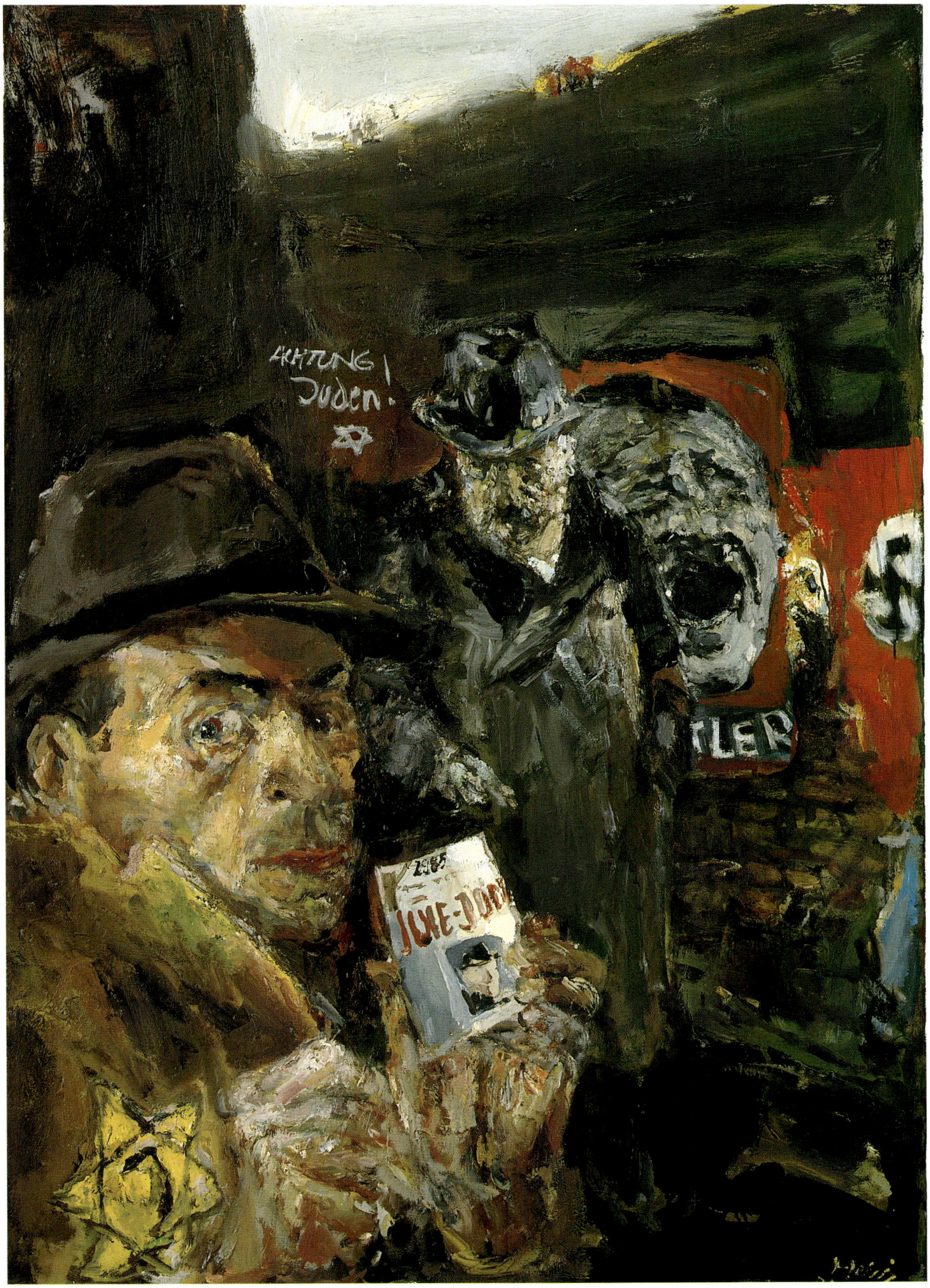


**Zwei deutsche Maler, Felix Nußbaum, Max Liebermann** · 1996 · Öl auf Leinwand · 120 x 85 cm

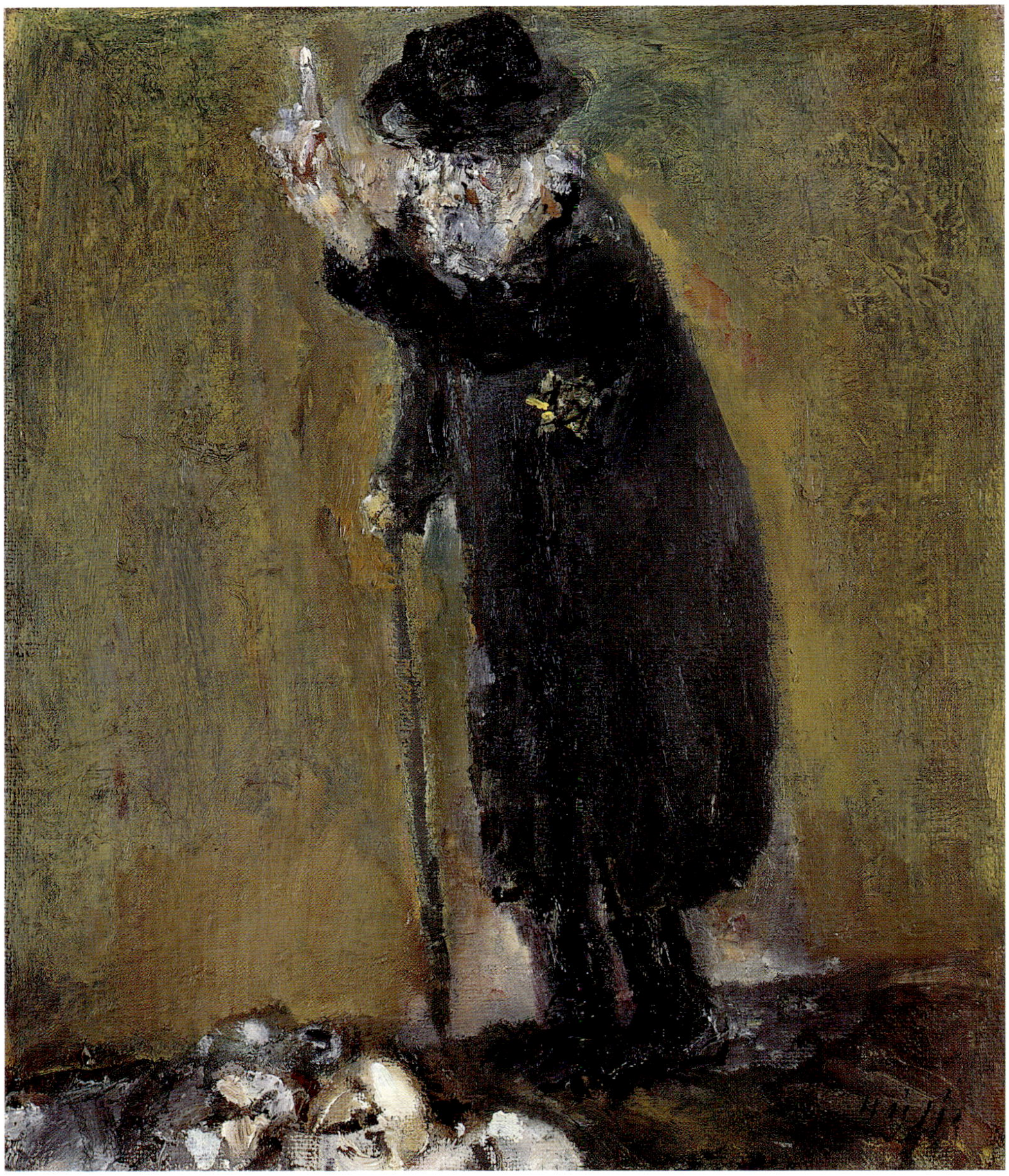



**Aber Gott sieht zu, Herr Offizier** (erste Fassung) · 1934 · Öl auf Leinwand · 49 x 41 cm

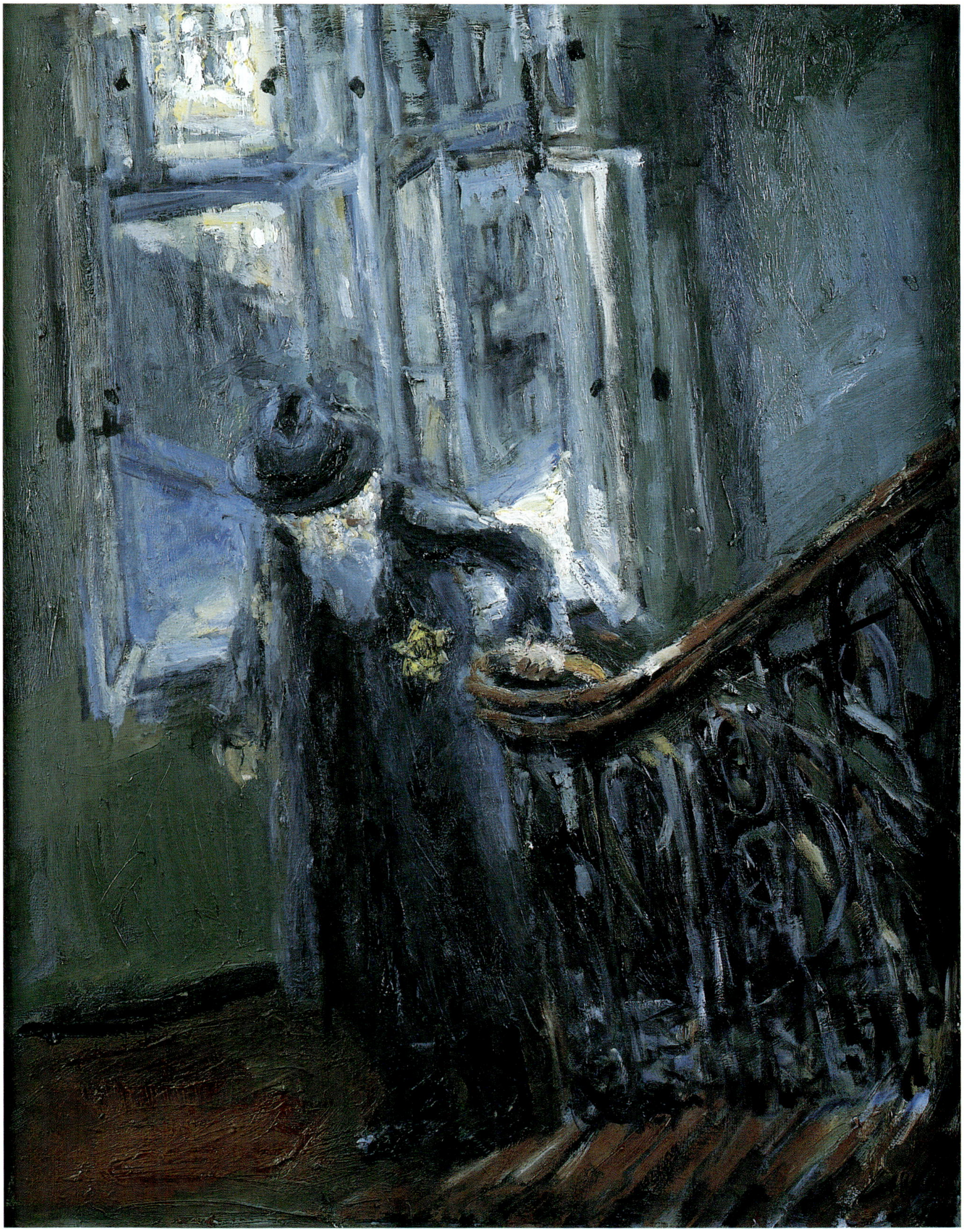

**Der Gejagte** (dritte Fassung) · 1988/90 · Öl auf Leinwand · 90 x 70 cm

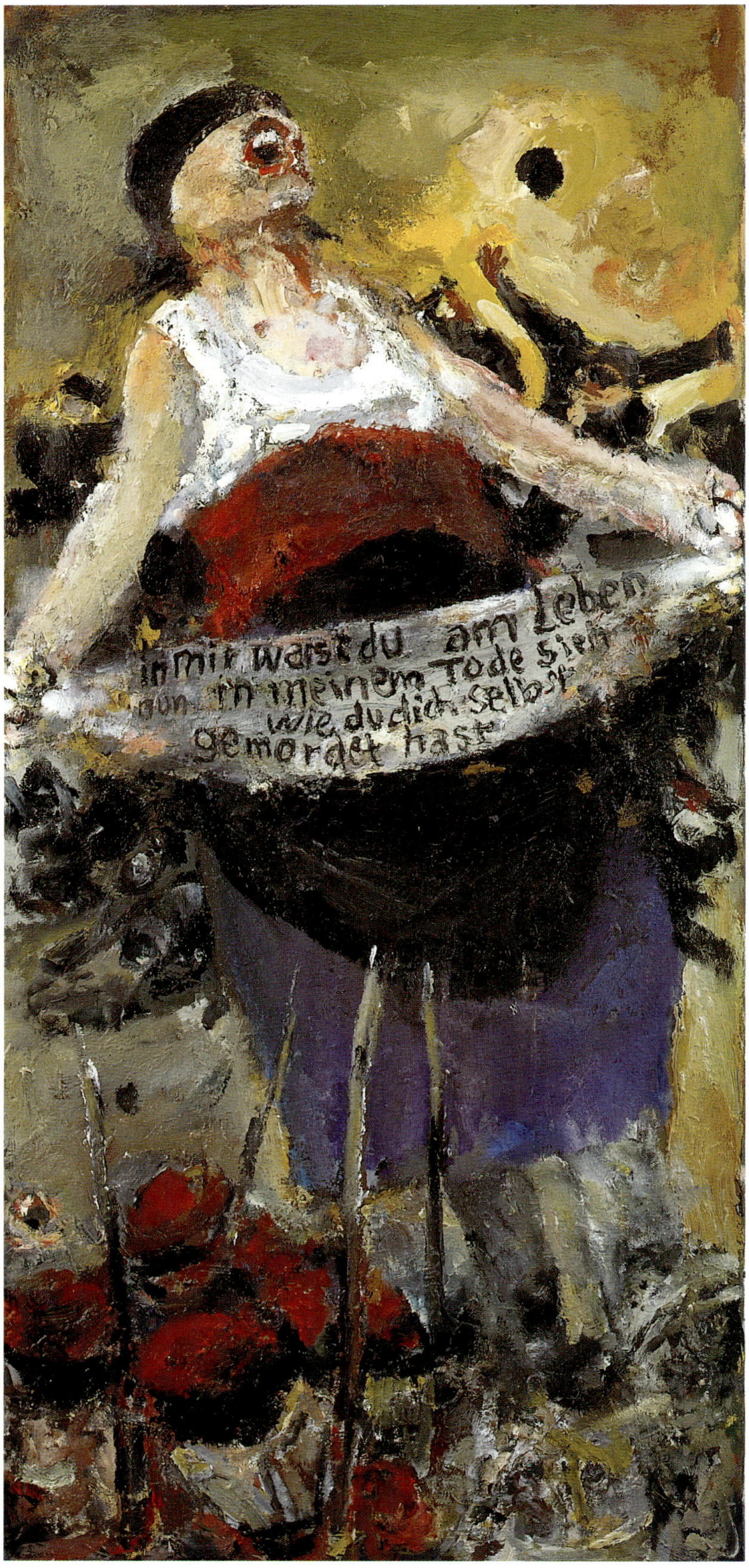
in mir warst du am Leben
in meinem Tode sieh
wie du dich selbst
gemordet hast

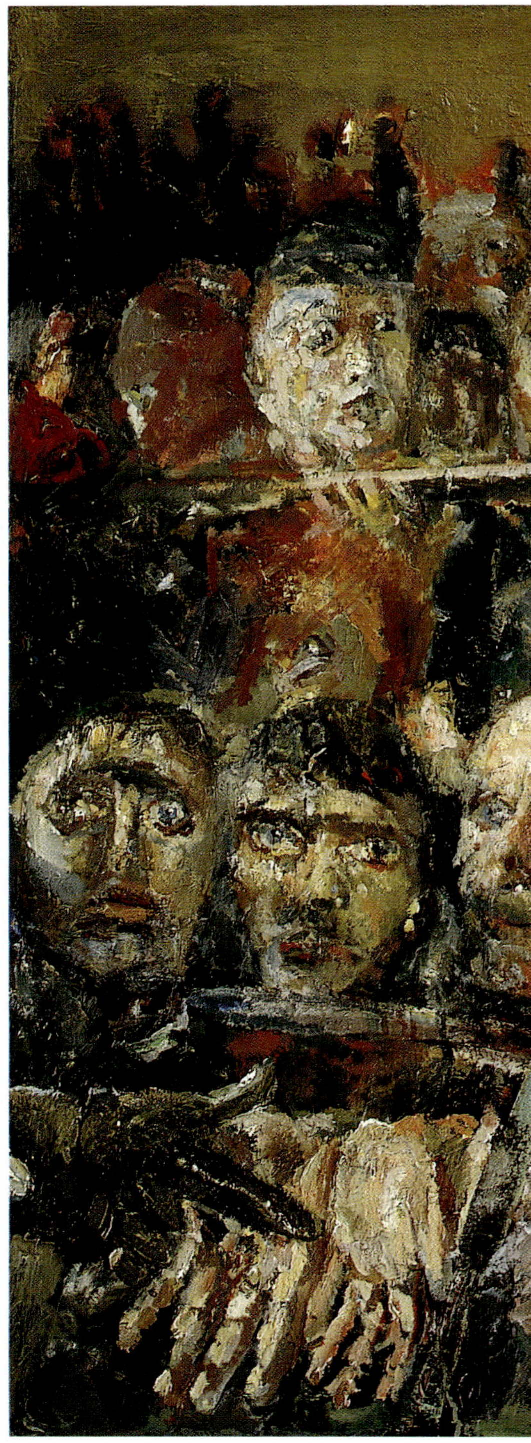

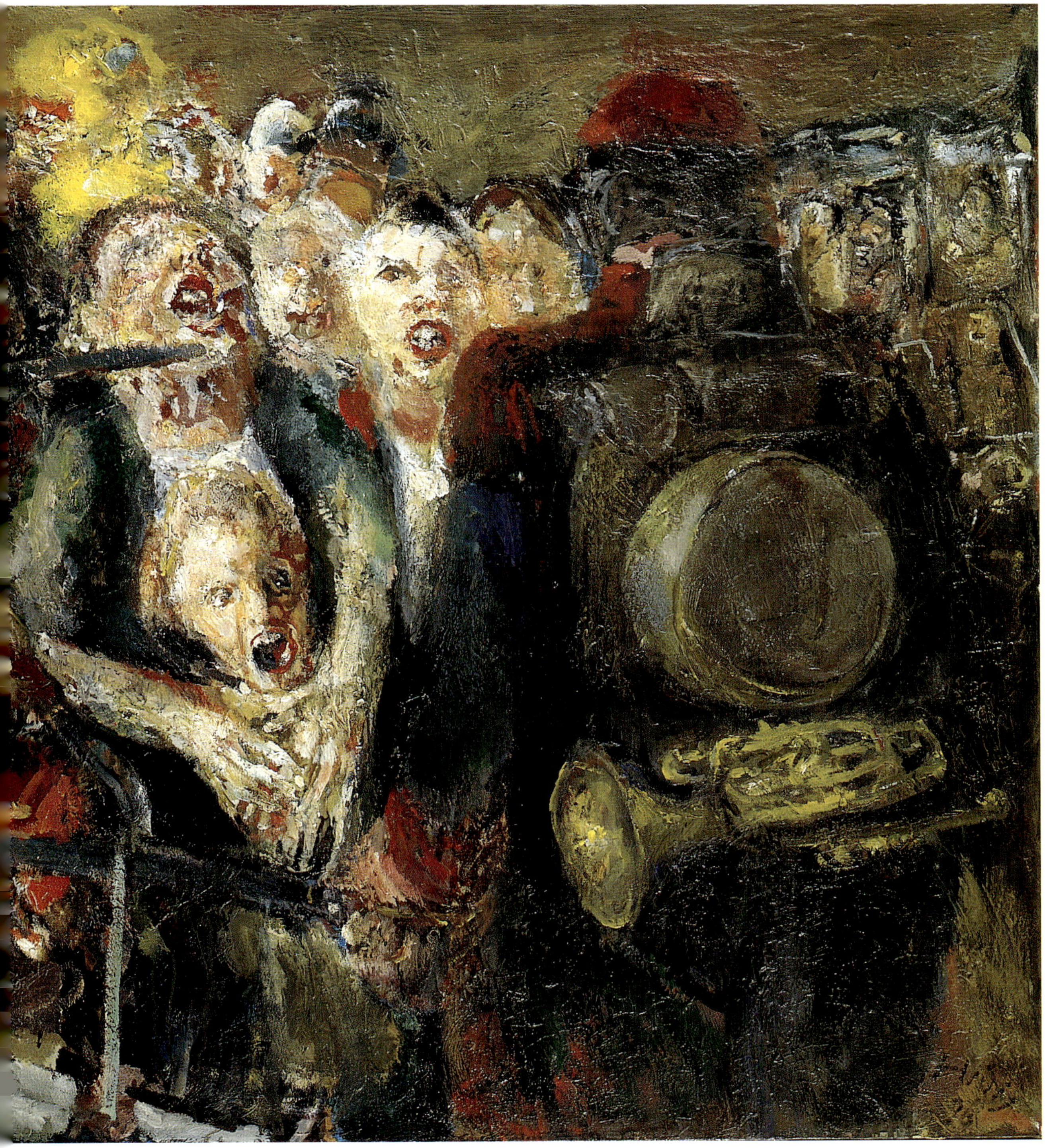

**Die unendliche Geschichte** · Diptychon · 1996/98 · Öl auf Leinwand · 120 x 160, 140 x 70 cm

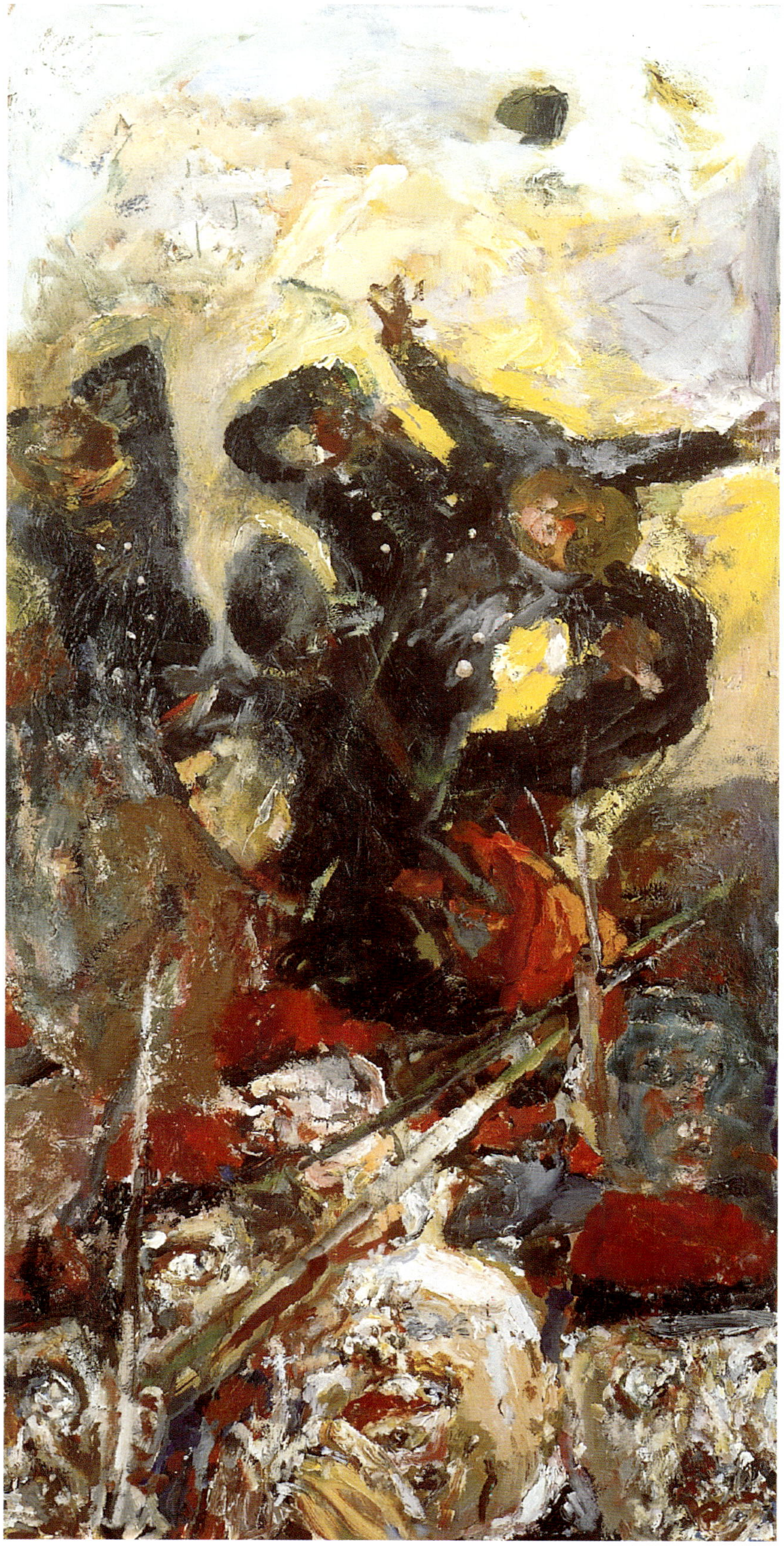

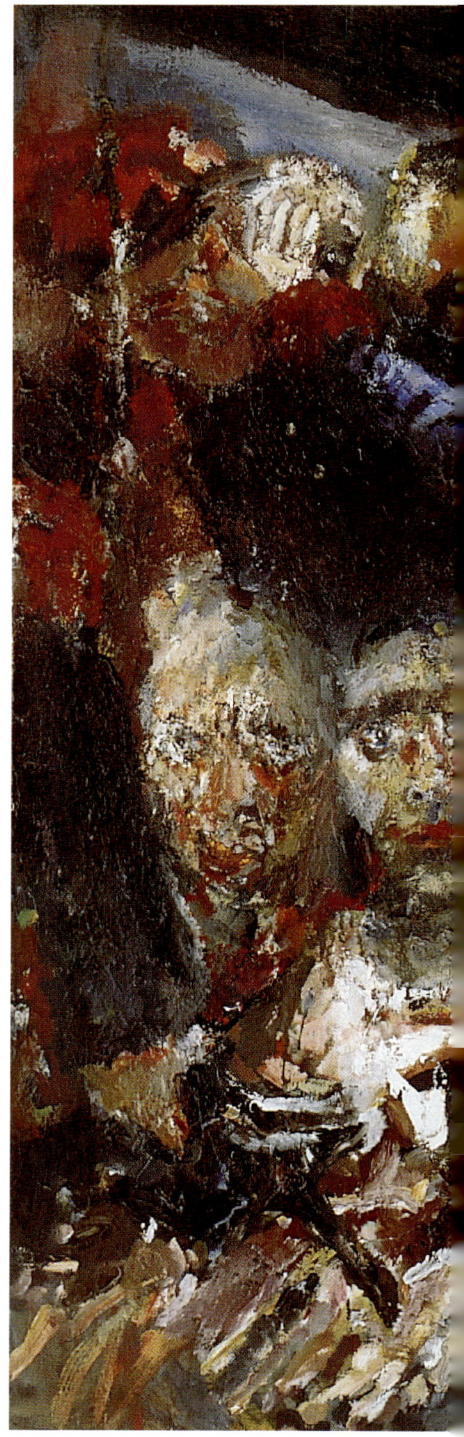

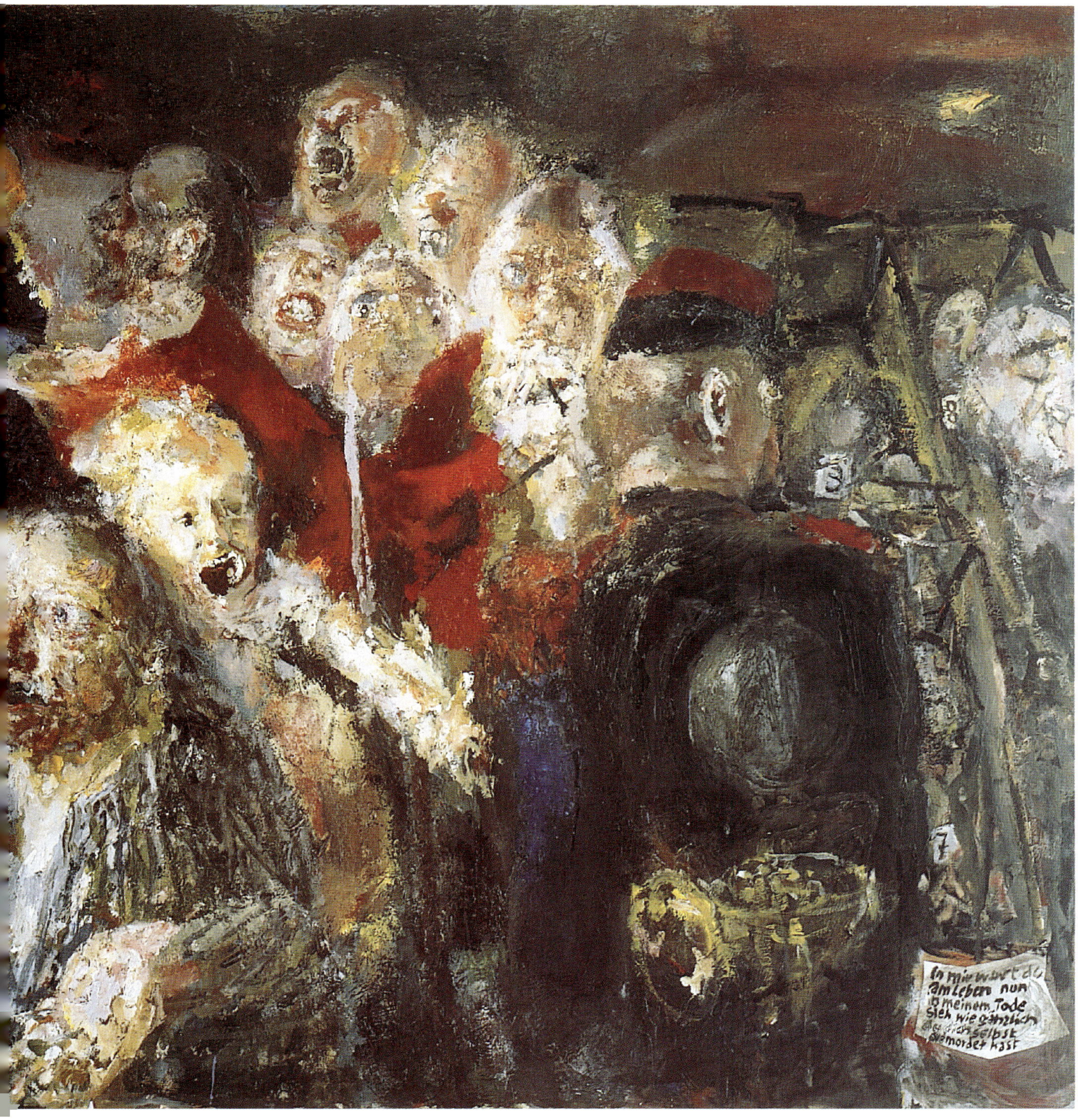


**In mir warst du am Leben (Zur Pariser Commune)** · Diptychon · 1997/98 · Öl auf Leinwand · 140 x 70, 120 x 160 cm

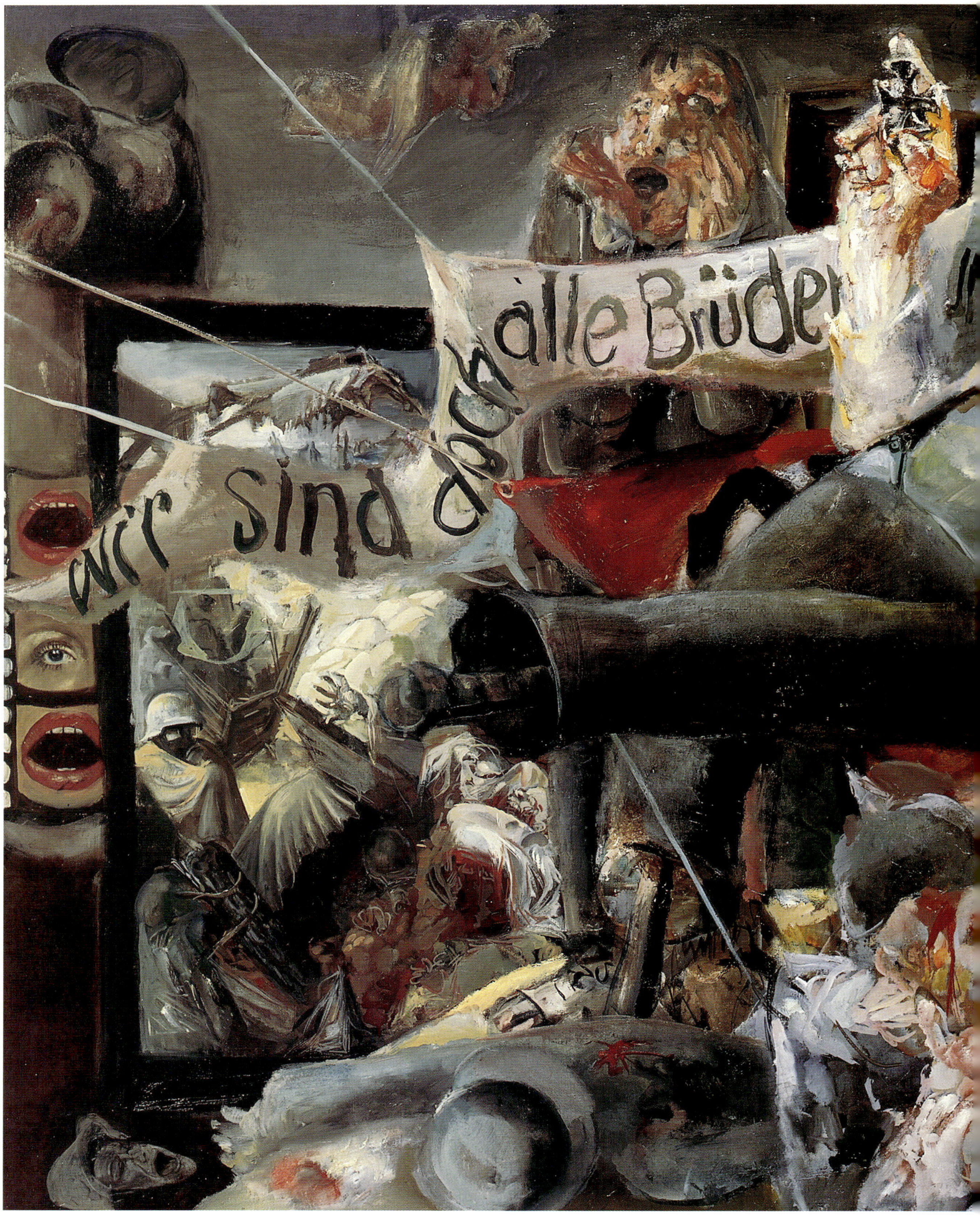
wir sind doch alle Brüder

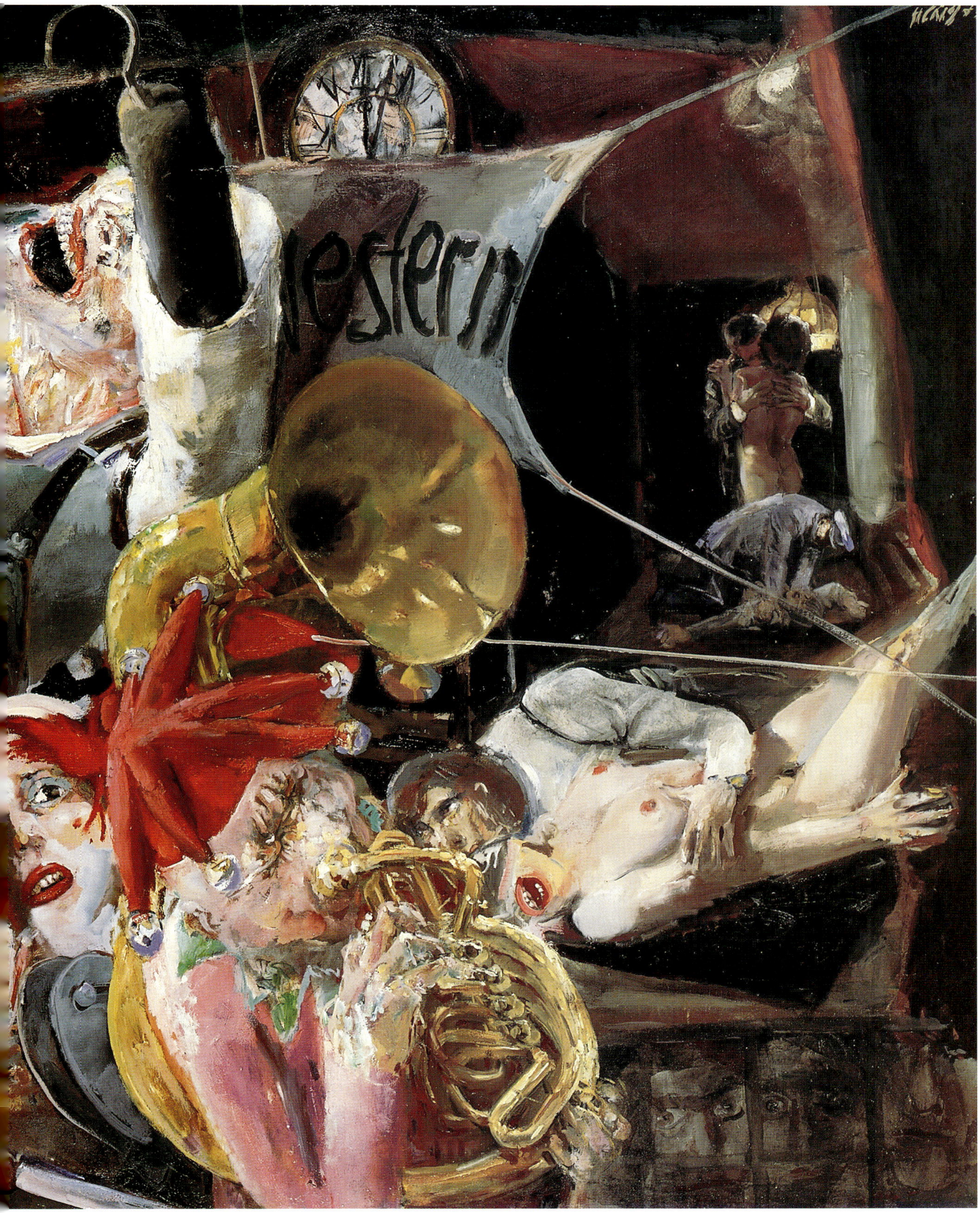

**Beharrlichkeit des Vergessens** · 1977 · Öl auf Leinwand · 151 x 242 cm

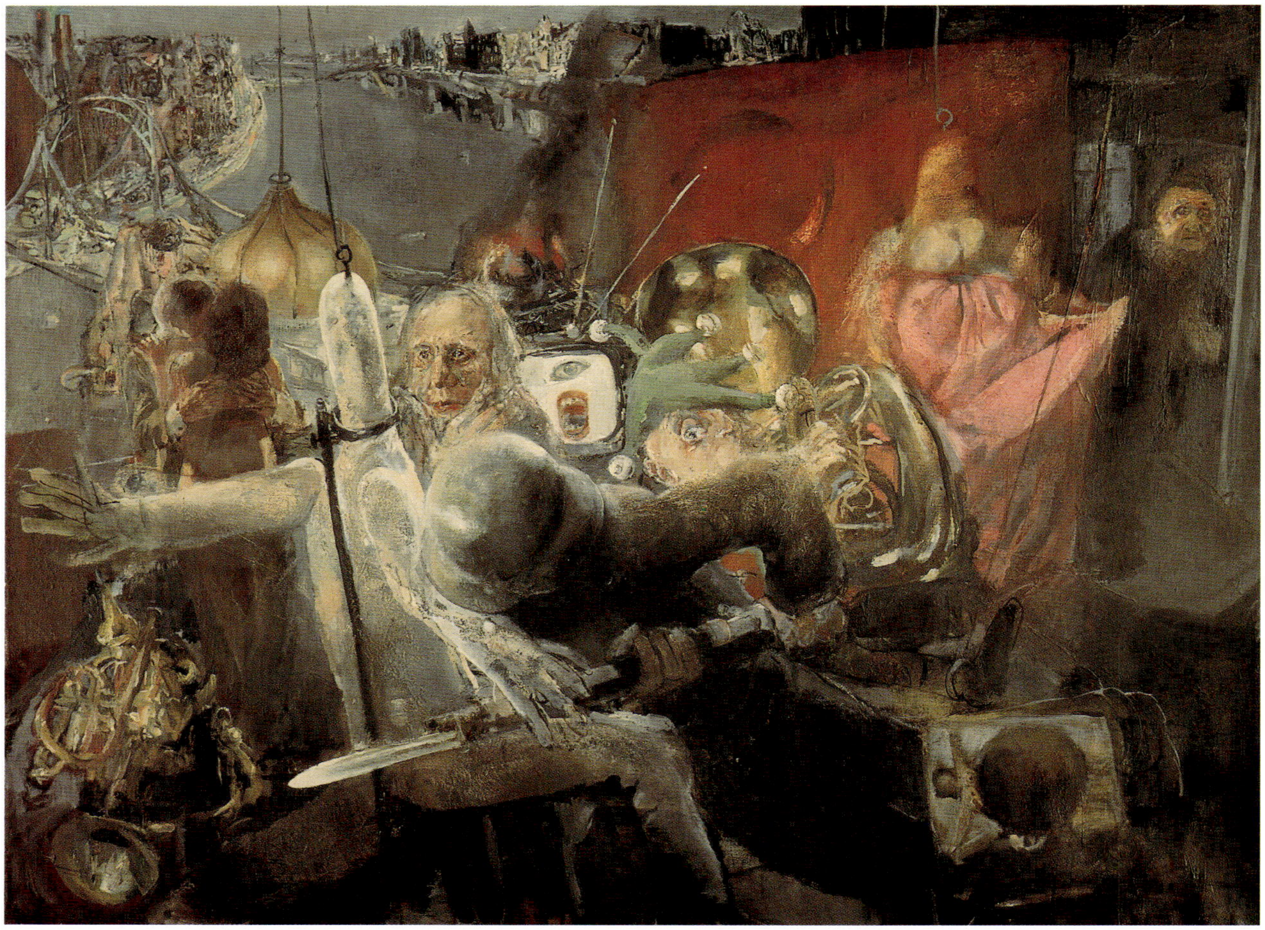



**Der Zauberlehrling I** · 1978/81 · Öl auf Leinwand · 142 x 200 cm

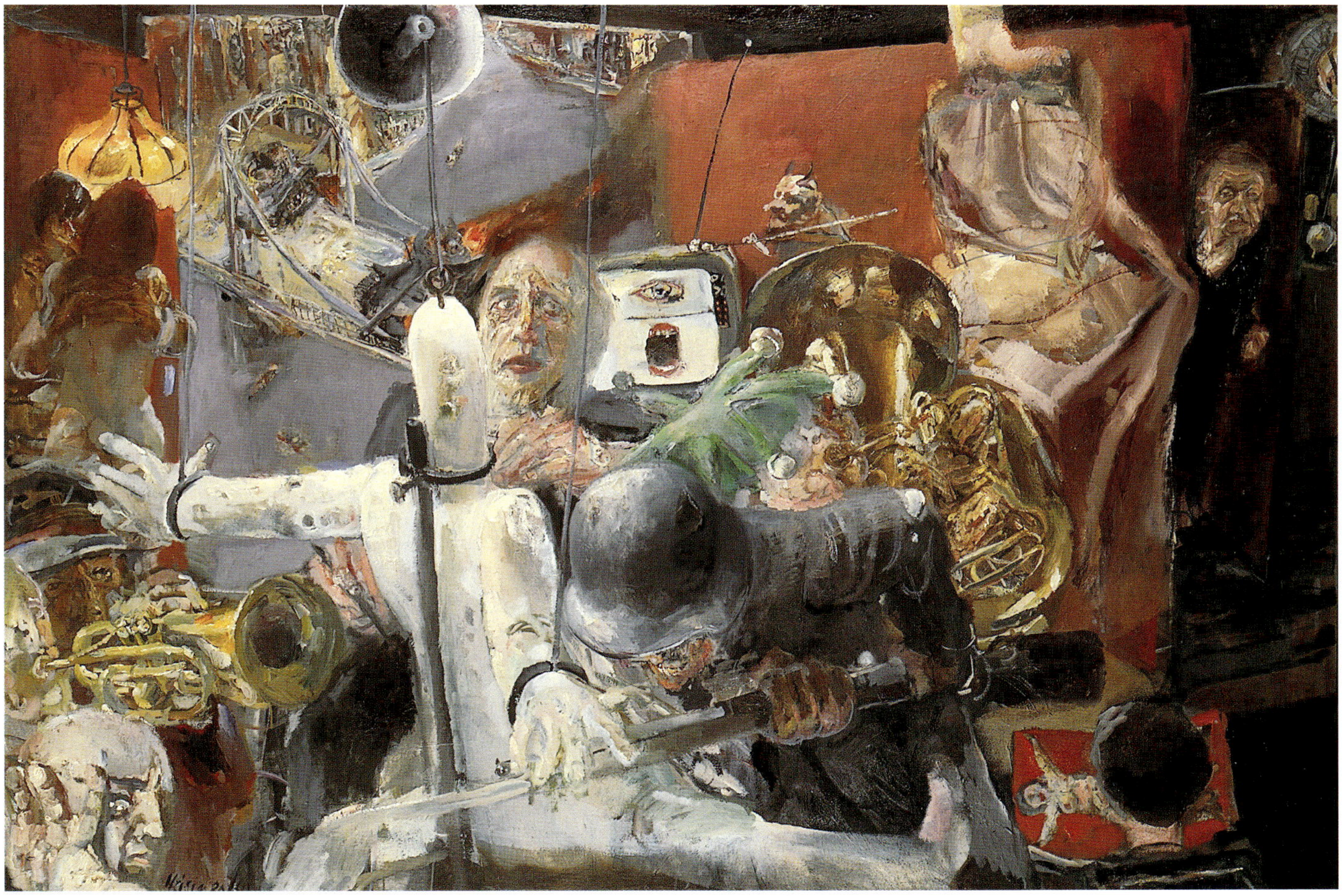

**Der Zauberlehrling II** · 1981 · Öl auf Leinwand · 142 x 202 cm

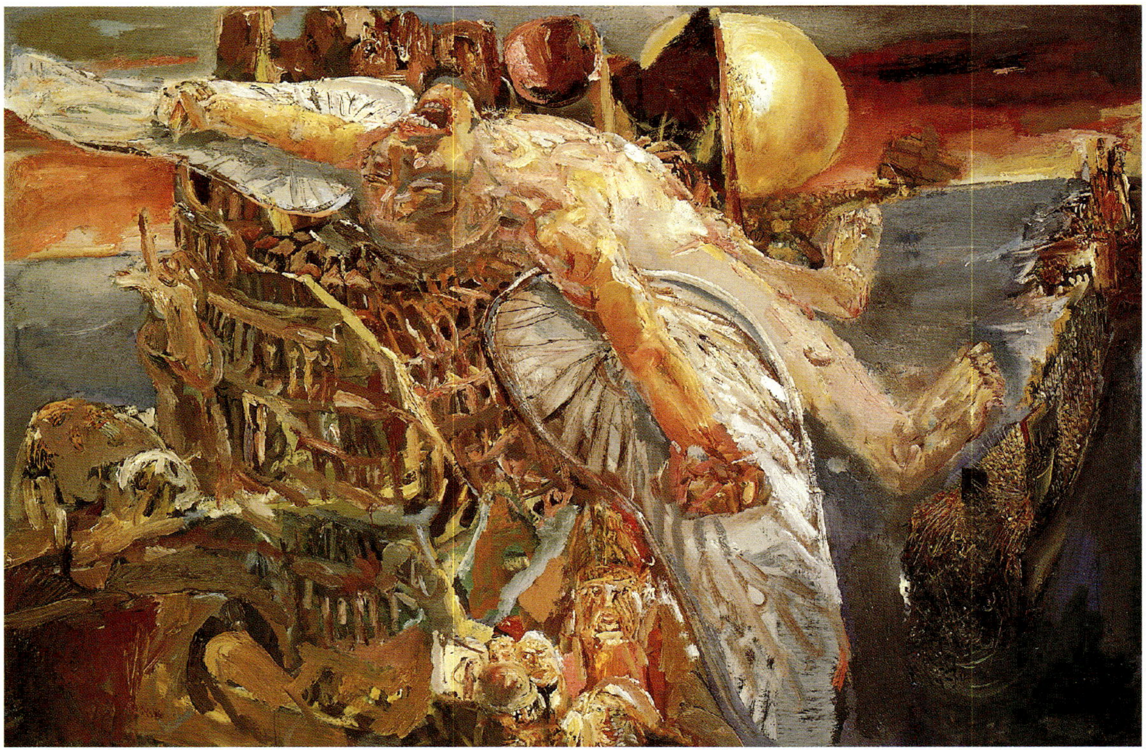

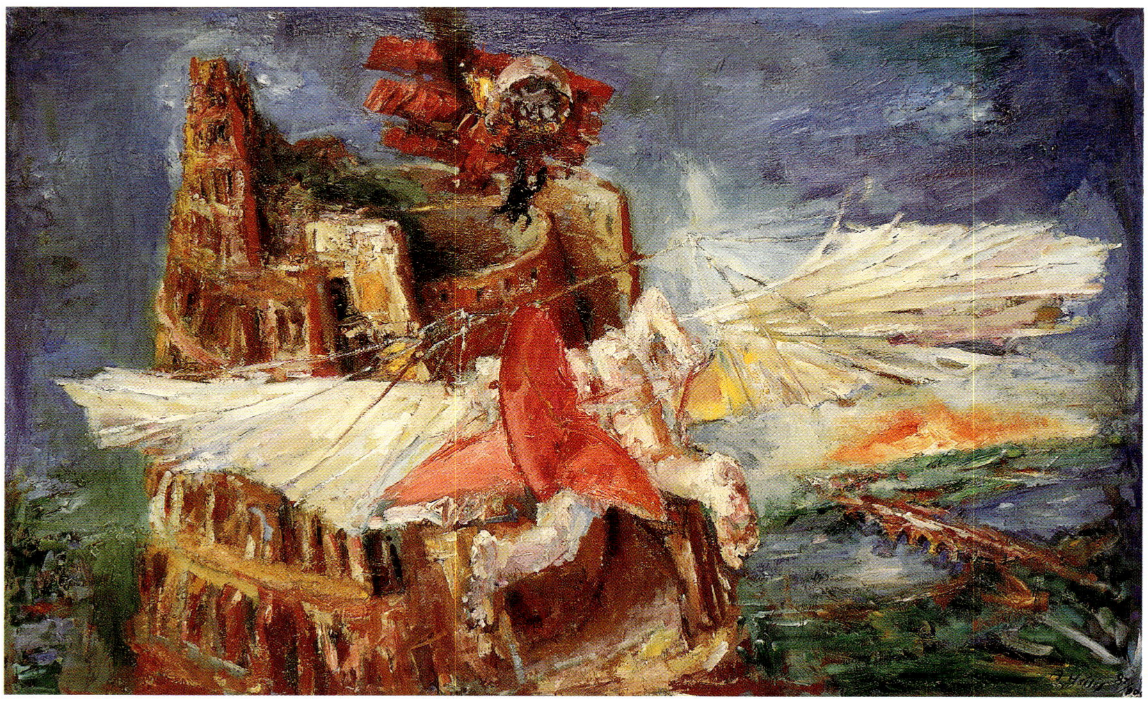

**Der Tod des Ikarus** · 1979 · Öl auf Leinwand · 77 x 125 cm

**Ikarus und der Babelturm** · 1990 · Öl auf Leinwand · 78 x 125 cm

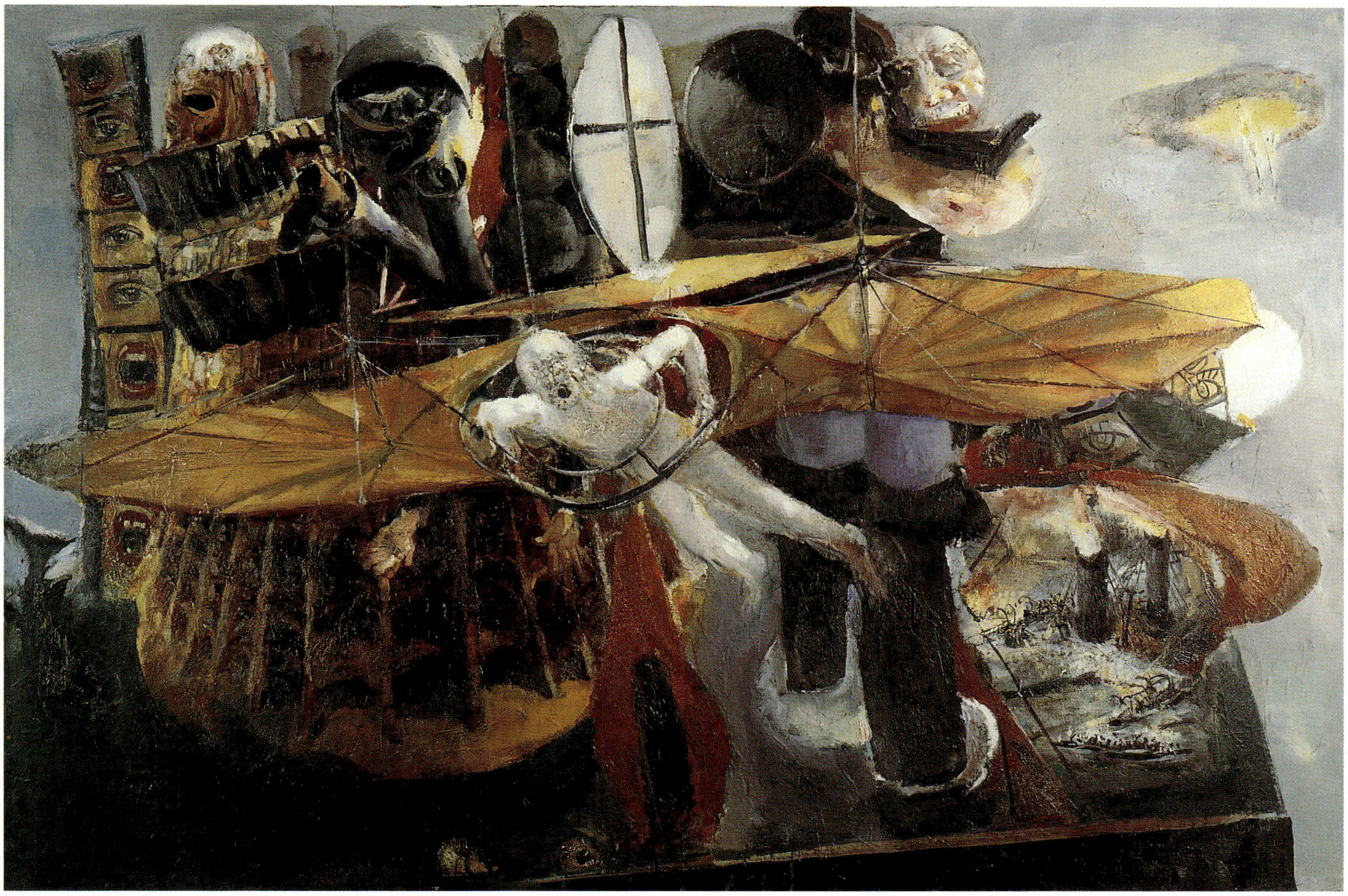

**Der kleine Katastrophenfilm** · 1977/78 und 1985 · Öl auf Leinwand · 127 x 190 cm

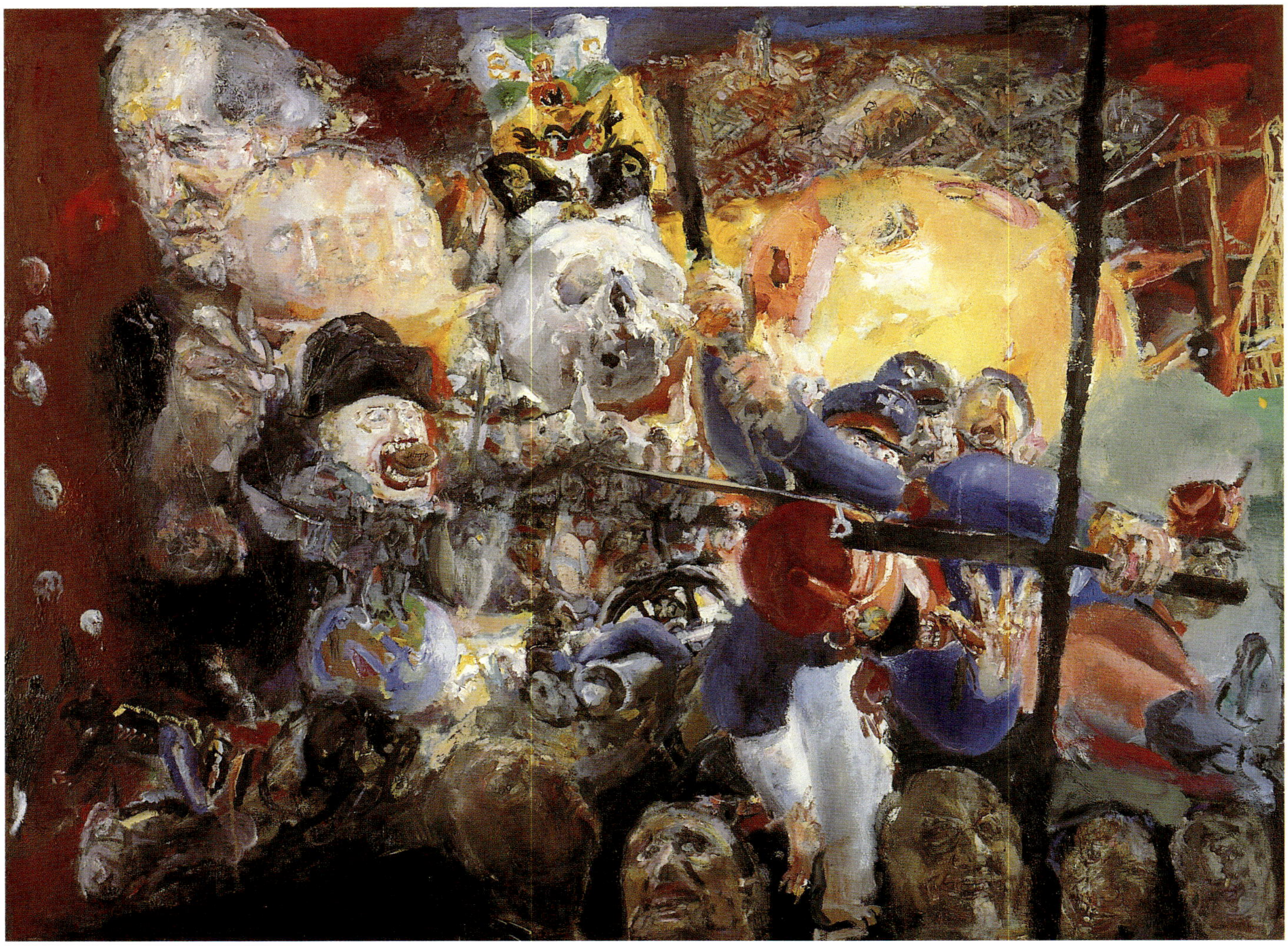



**Als ich die Völkerschlacht malen wollte** · 1984 · Öl auf Leinwand · 152 x 203 cm

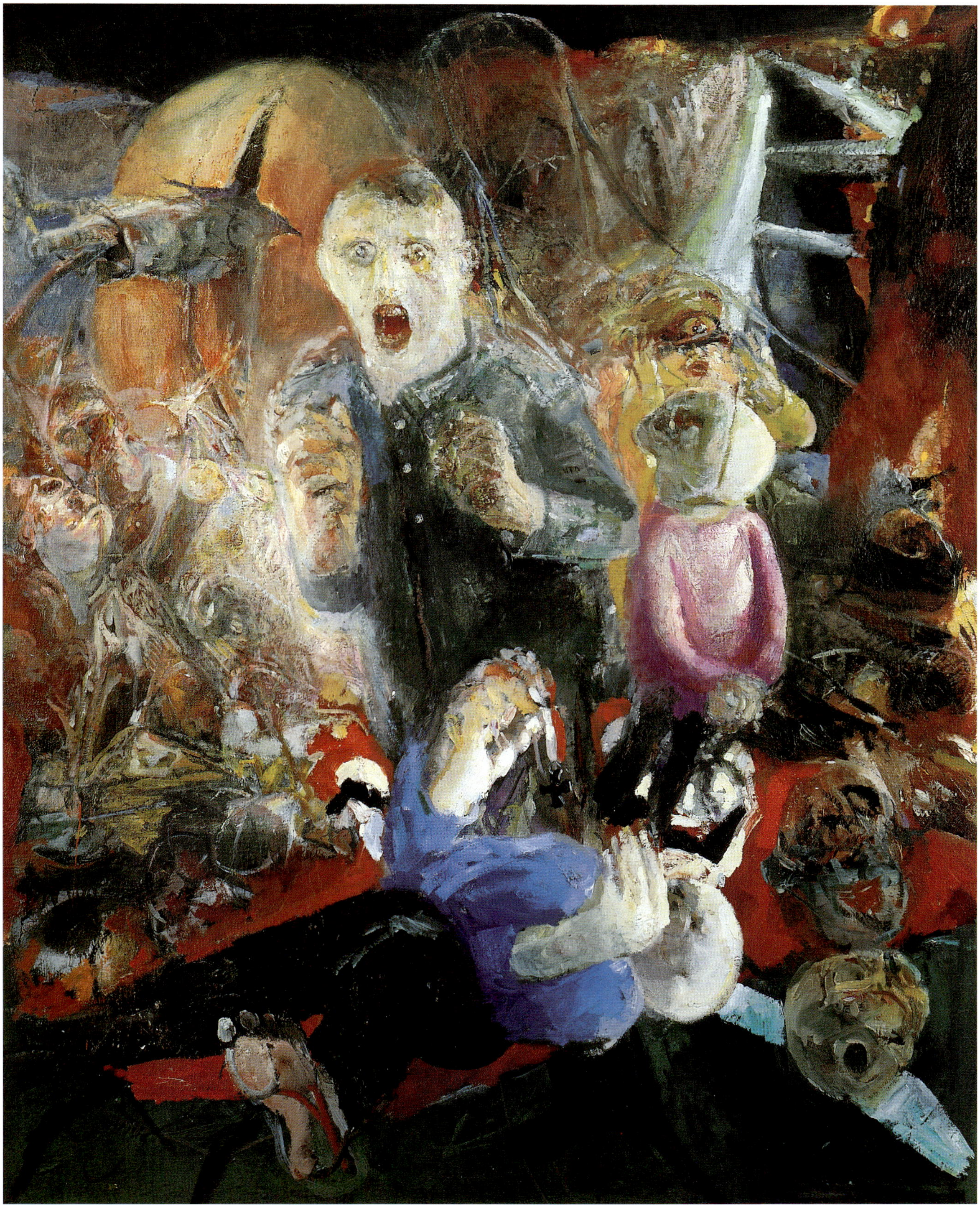

**Der Kriegsfreiwillige (Begegnung mit Bildern II)** · 1982/86 · Öl auf Leinwand · 150 x 120 cm

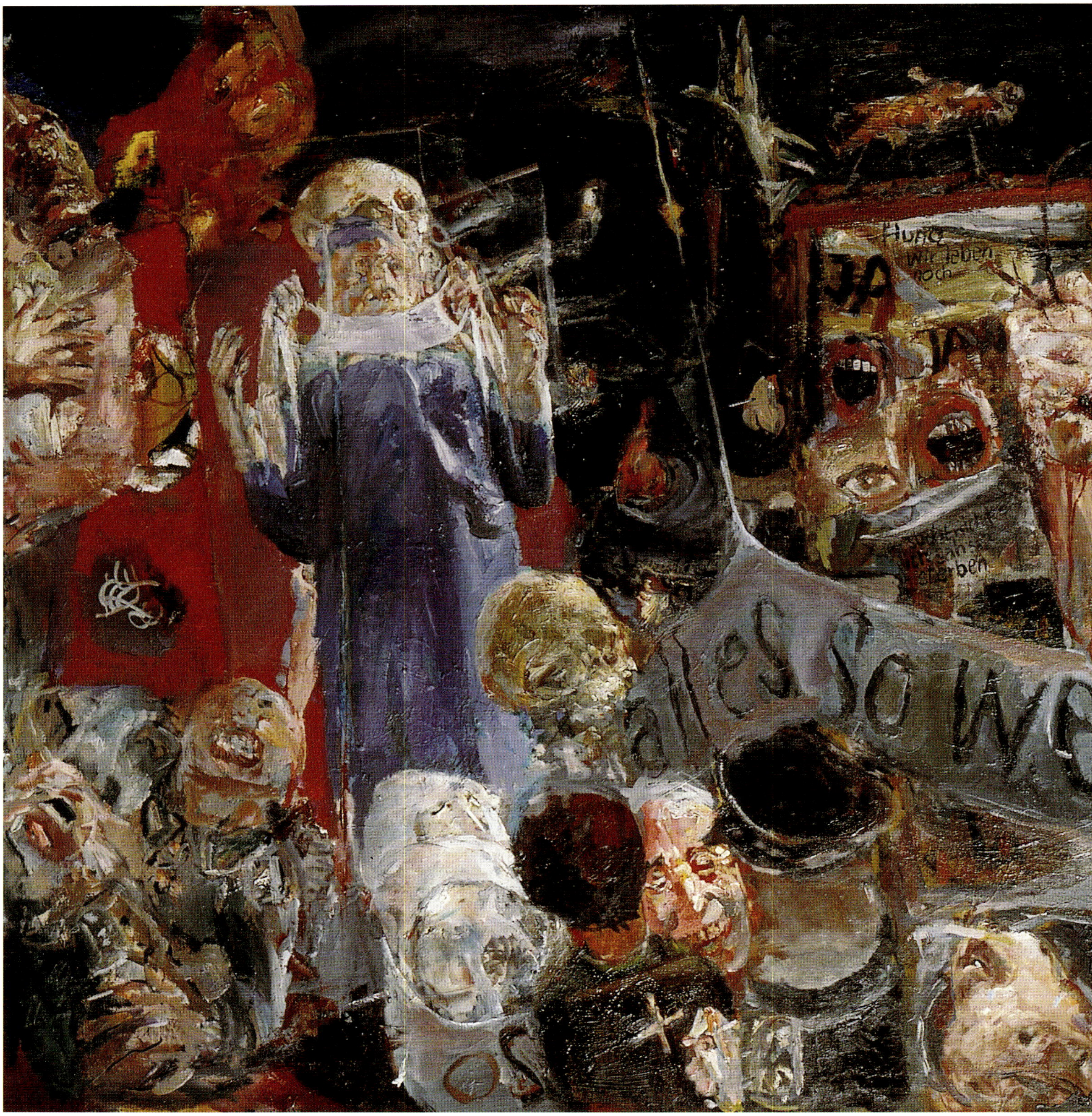
JA
wir leben
noch
JA
alles so we

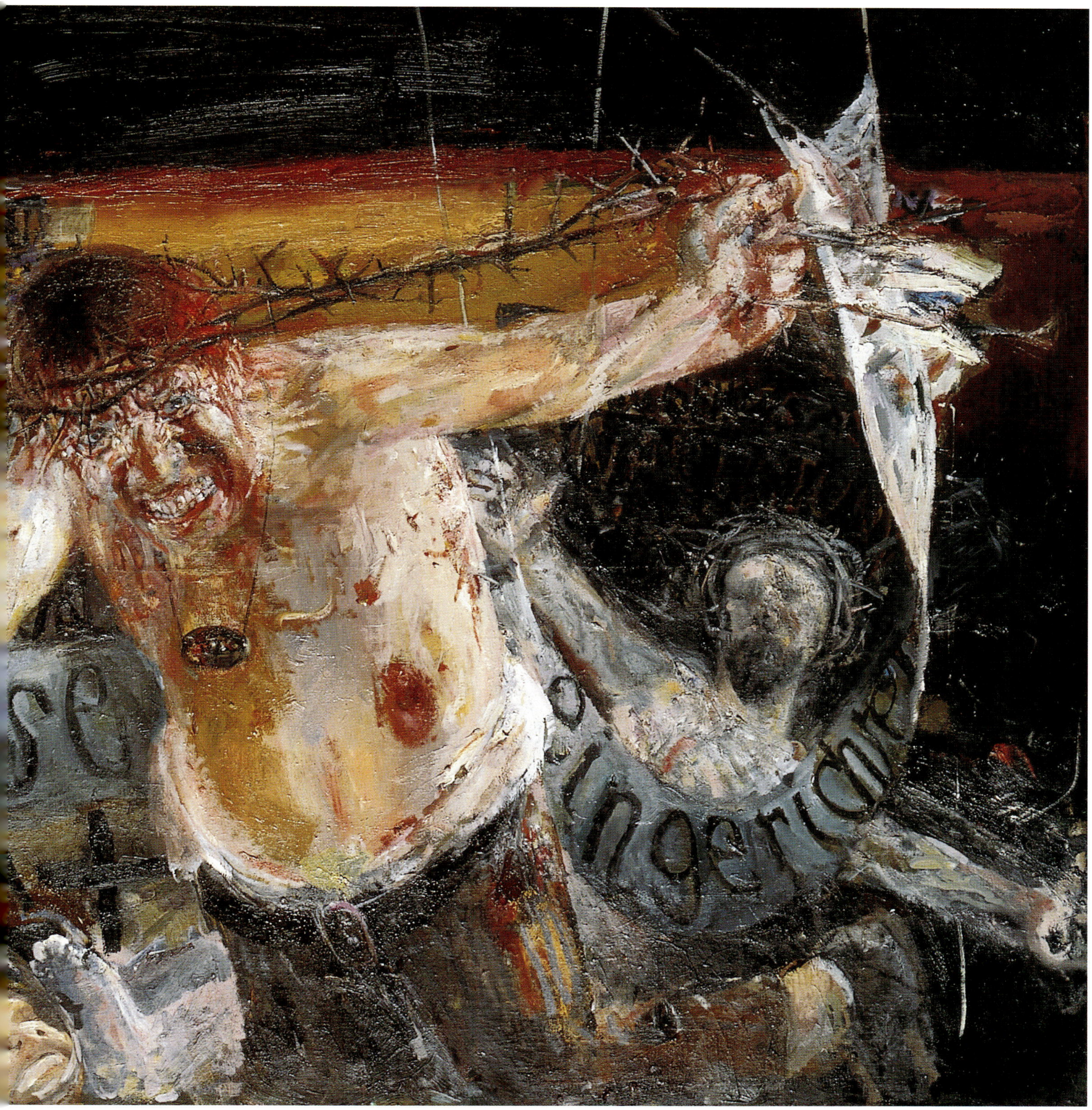

**Christus verweigert den Gehorsam II** · 1987 · Öl auf Leinwand · 141 x 281 cm

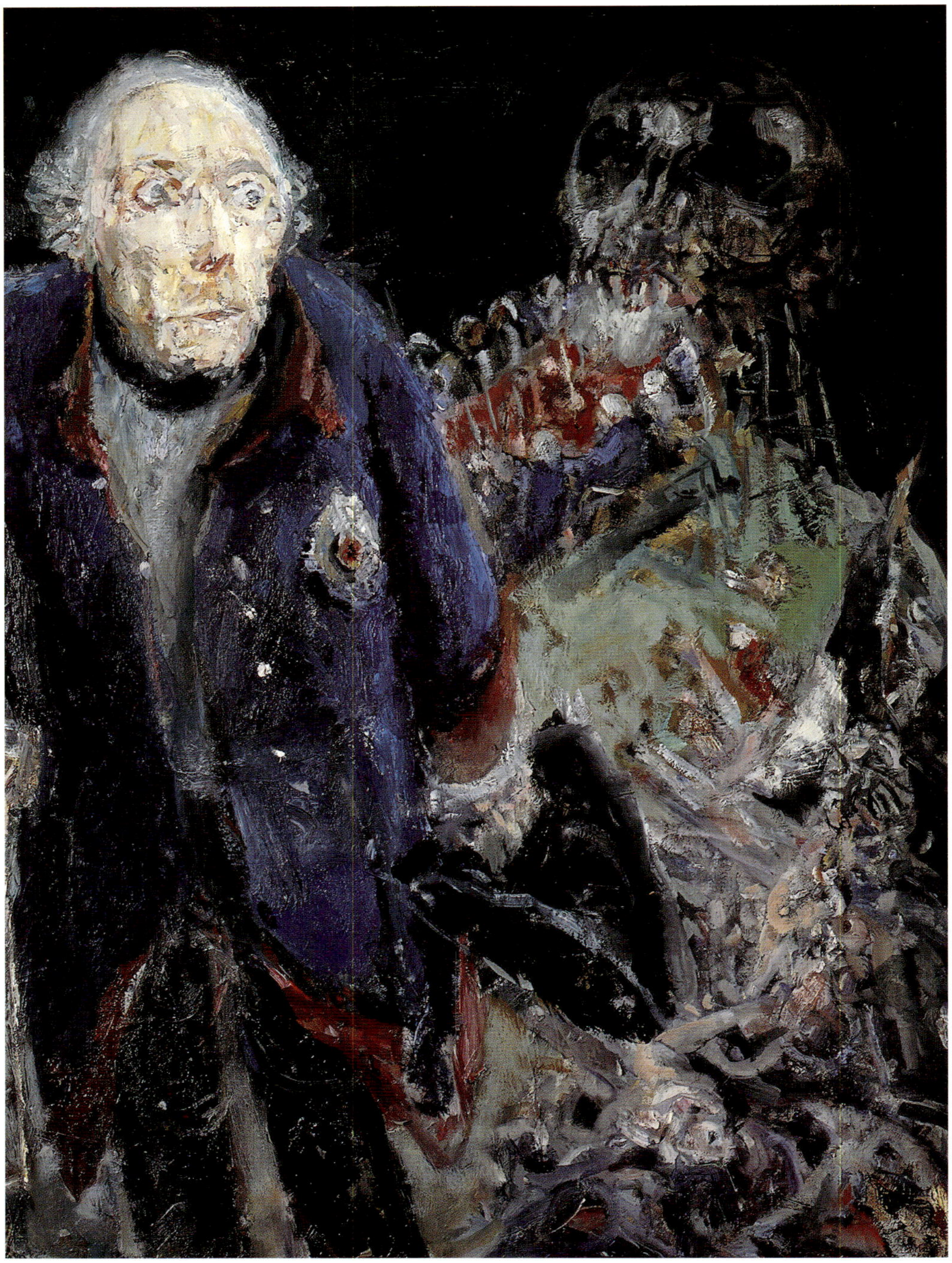



**Der Feldherrenhügel** · 1988 · Öl auf Leinwand · 80 x 60 cm

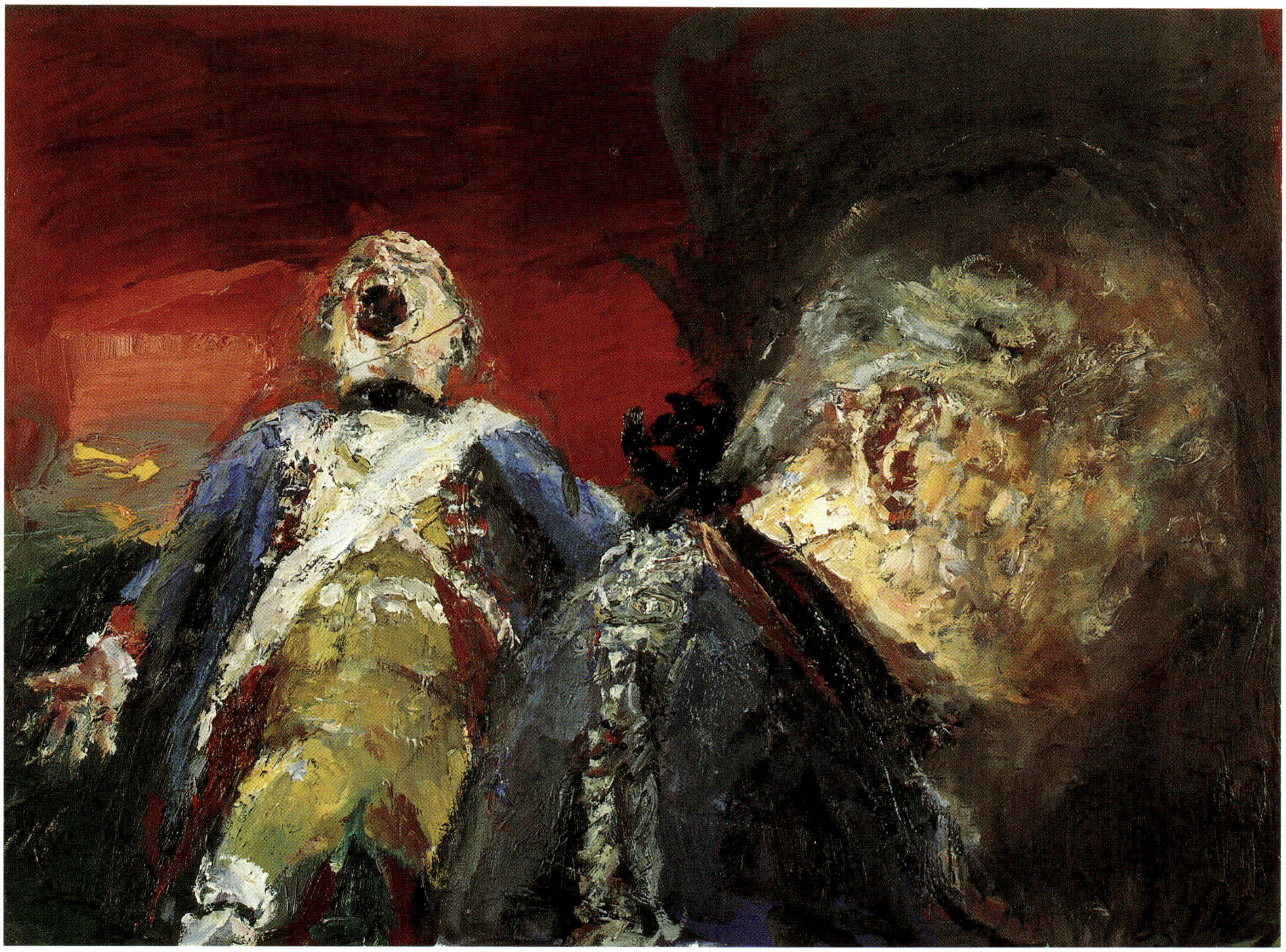

**Der große König und sein Soldat** · 1992 · Öl auf Leinwand · 60 x 80 cm

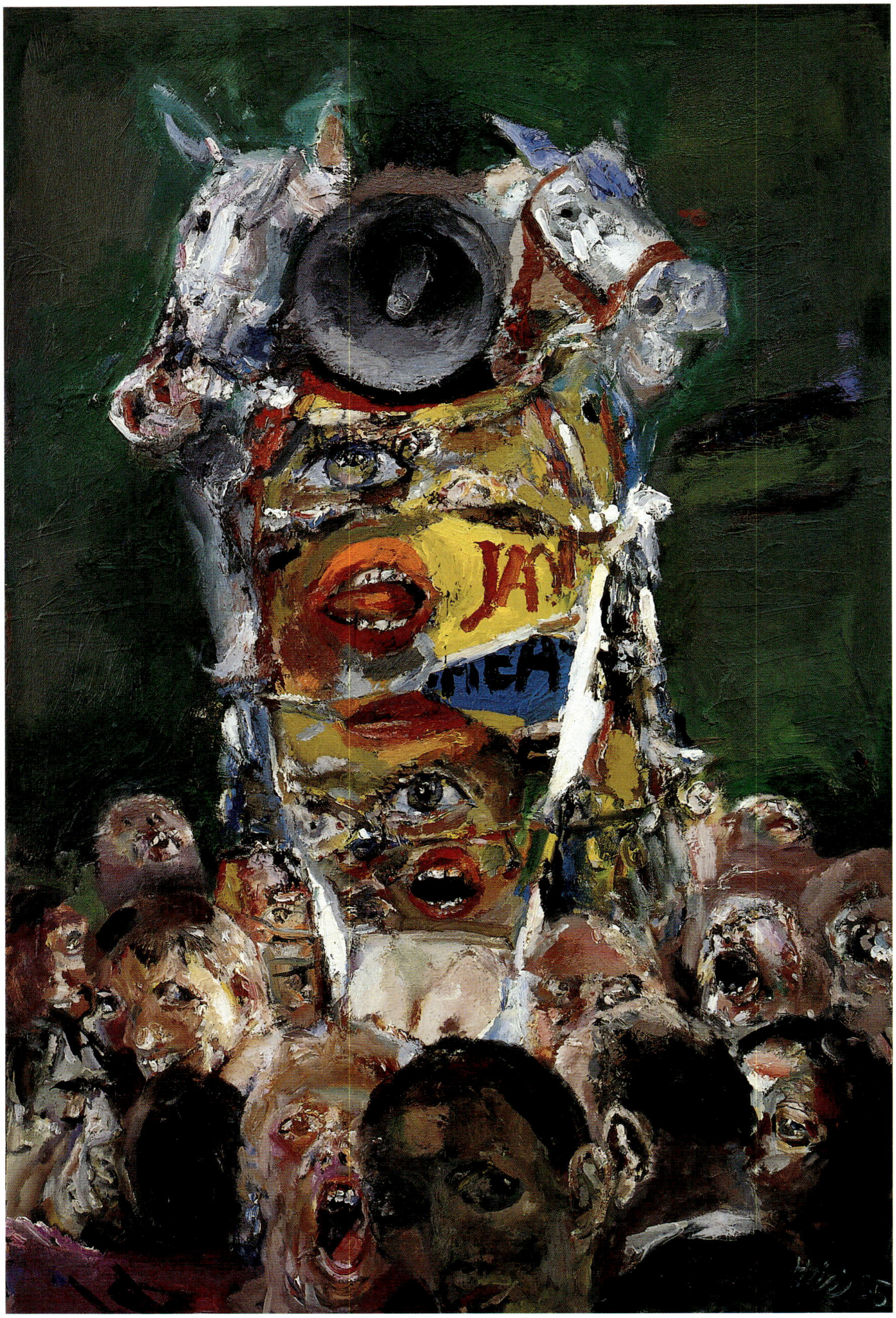

**Gewieher** · 1995 · Öl auf Leinwand · 120 x 80 cm

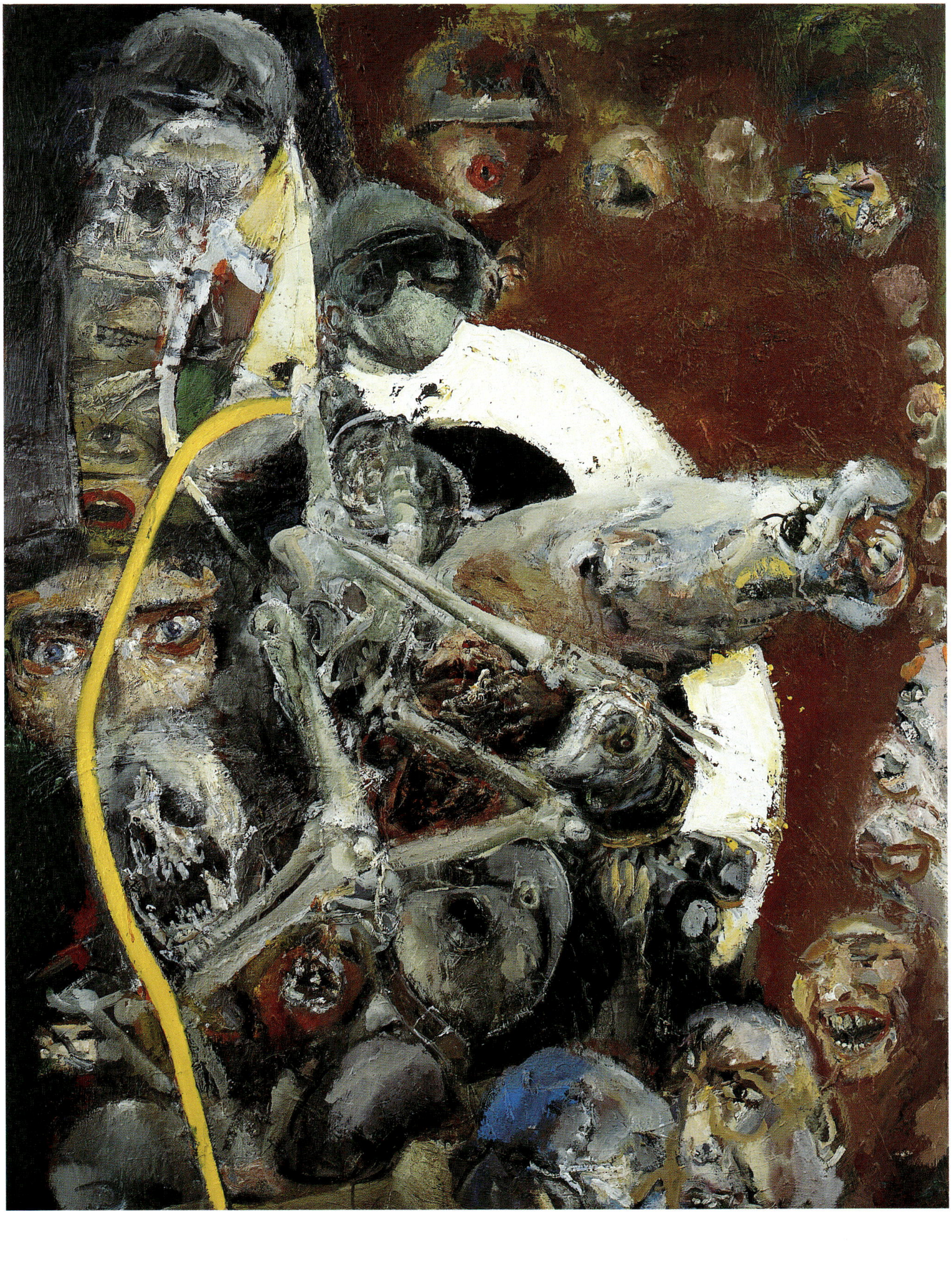

**Geisterbahn** · 1995 · Öl auf Leinwand · 130 x 100 cm

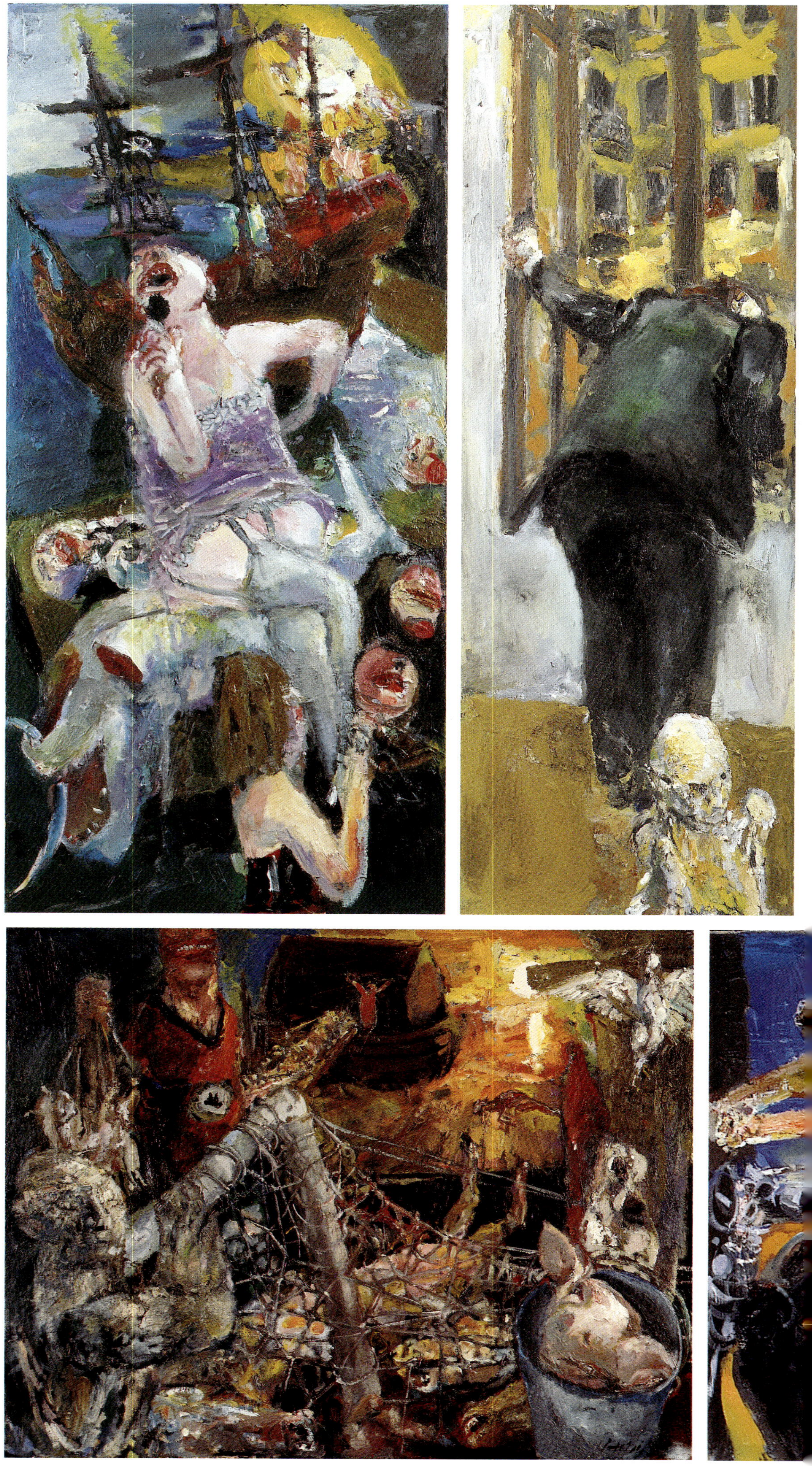

**Zeit zu leben**
1992/98
Öl auf Leinwand
295 x 646 cm

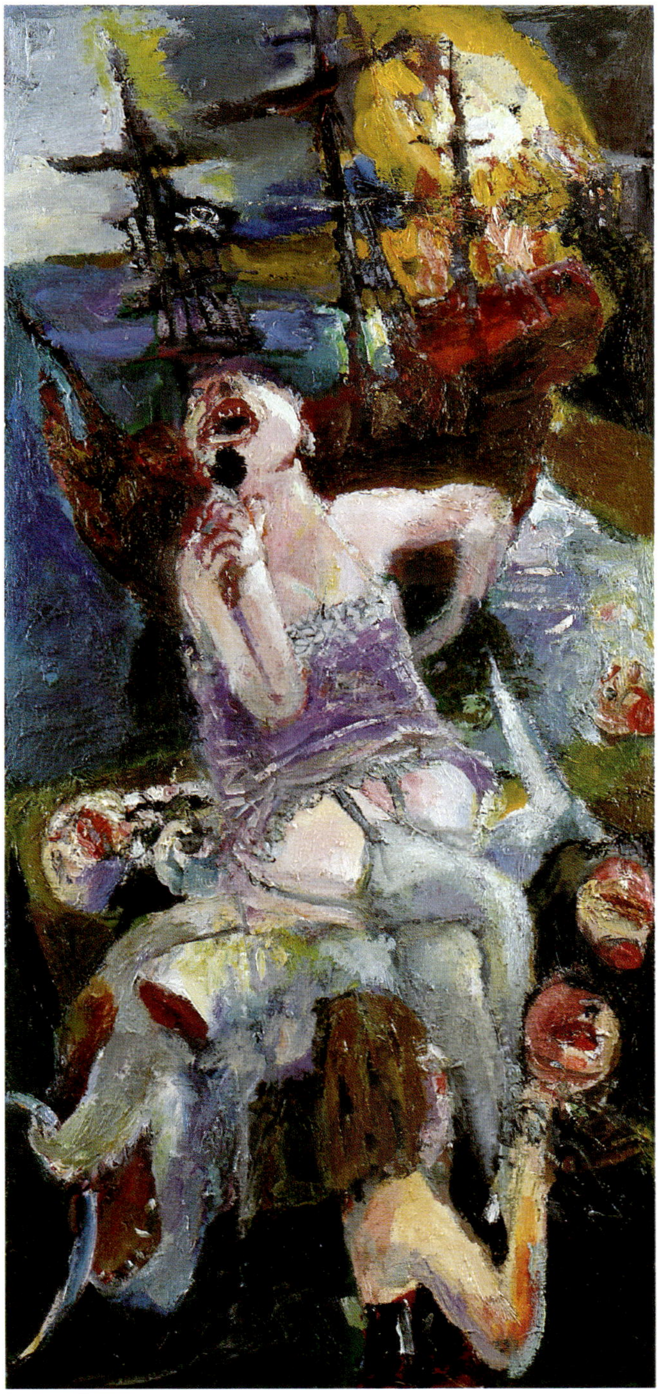

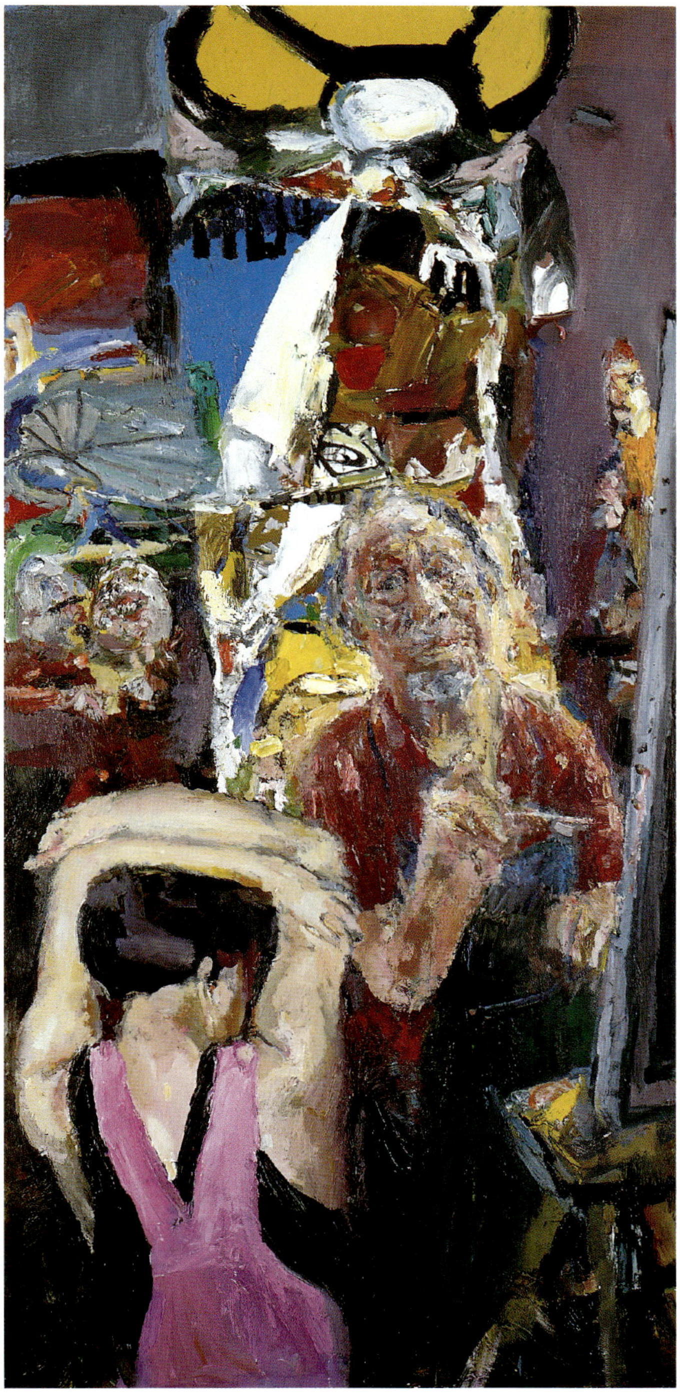

**Träume eines Küchenmädchens oder die Seeräuberjenny** · 1992 · Öl auf Leinwand · 185 x 86 cm

**Arbeitsnacht** · 1994 · Öl auf Leinwand · 185 x 86 cm

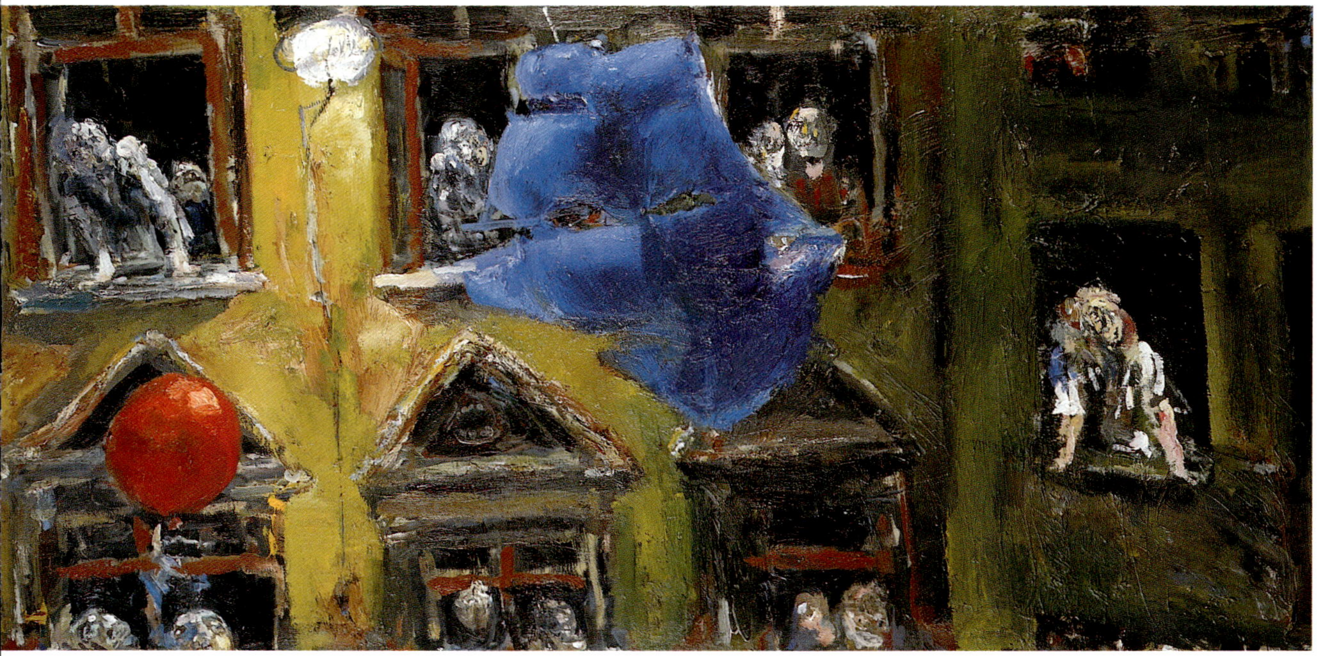

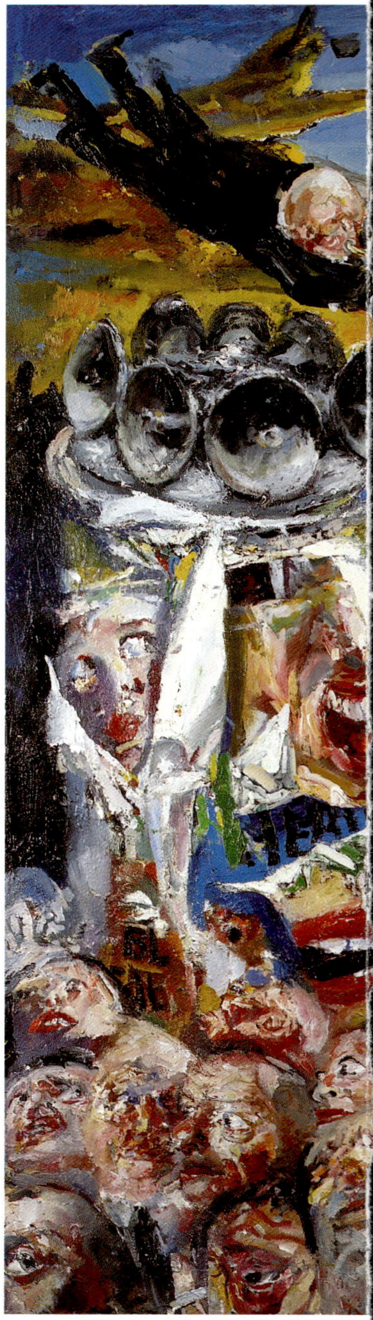

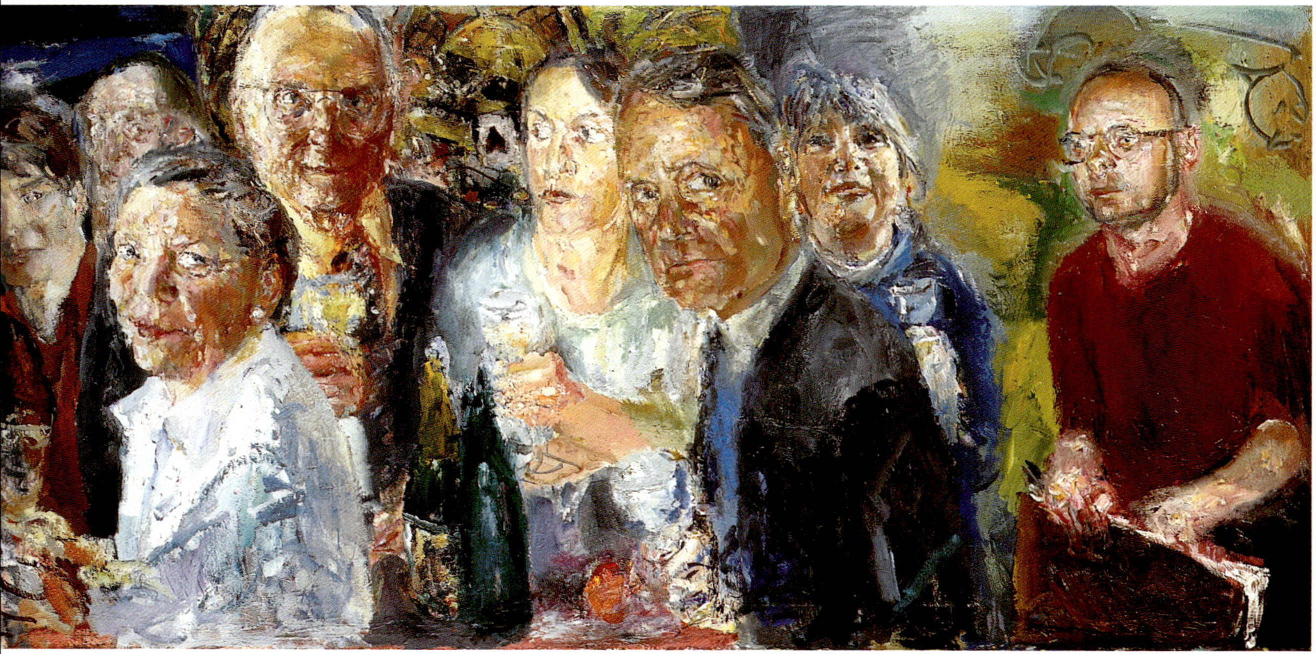

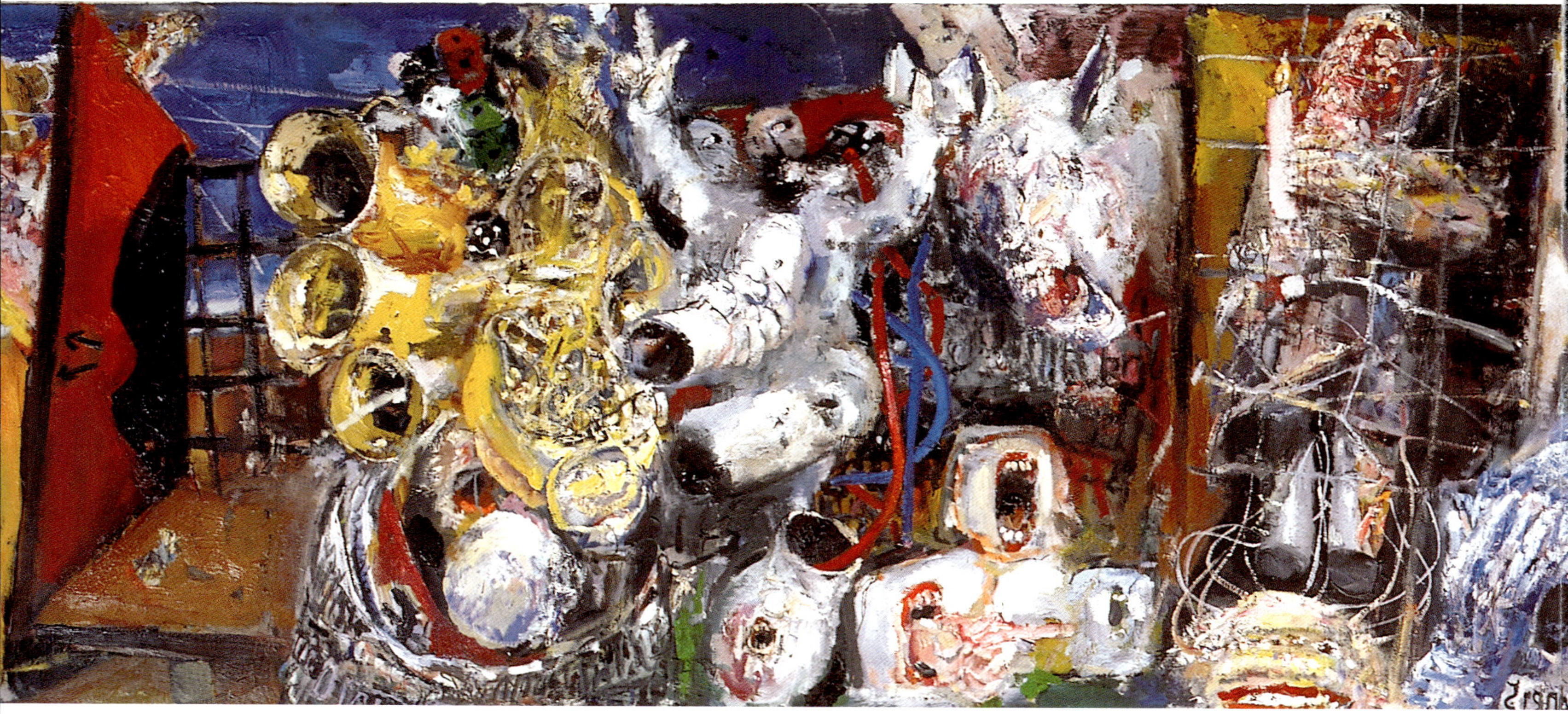

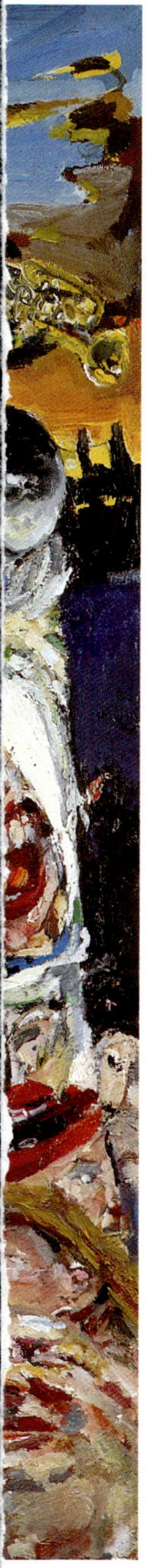
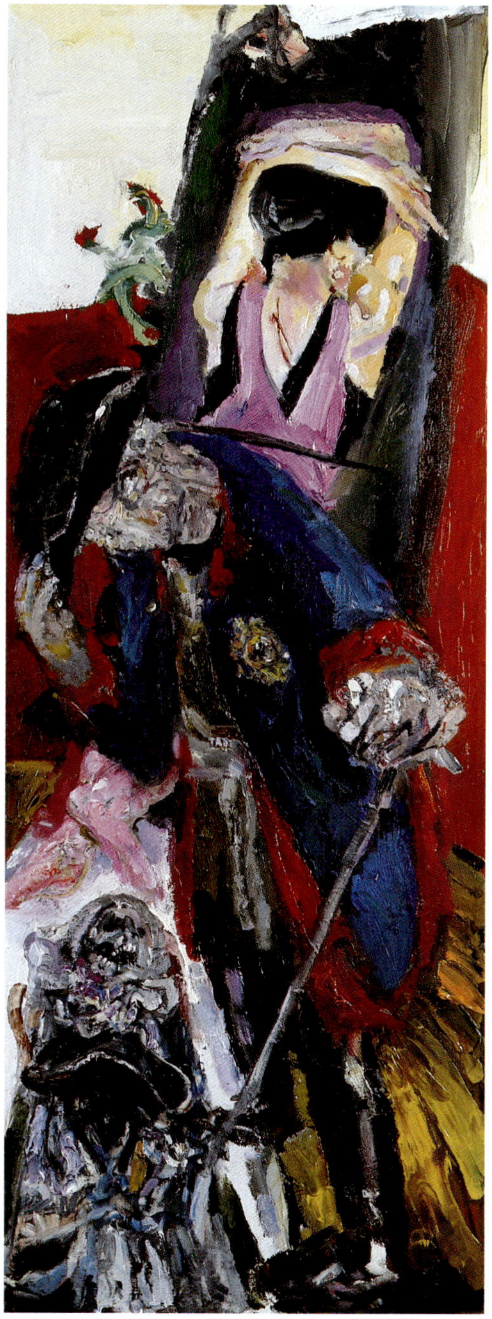
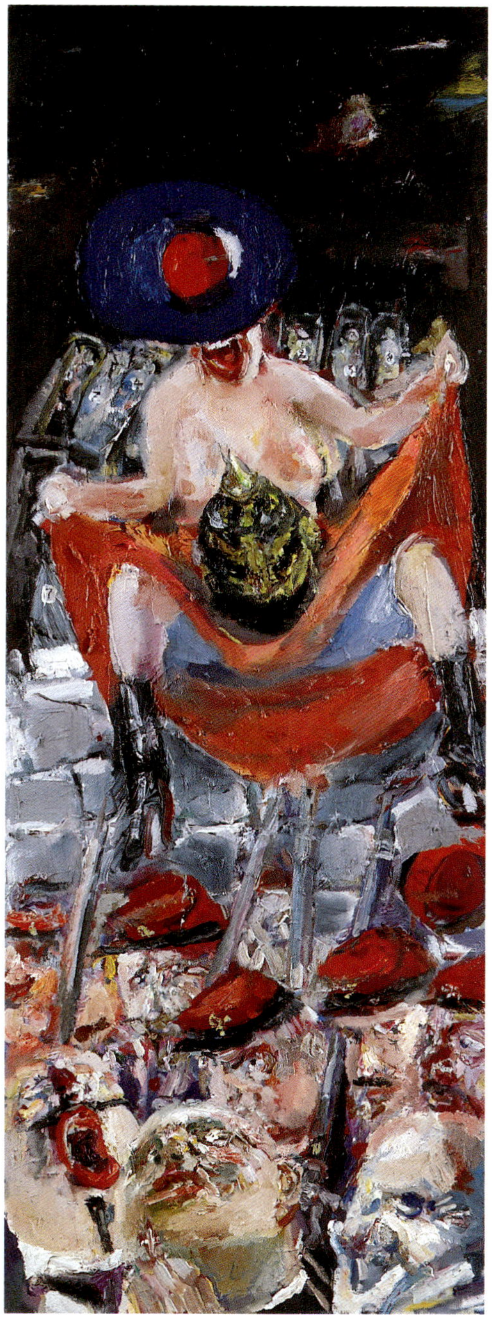
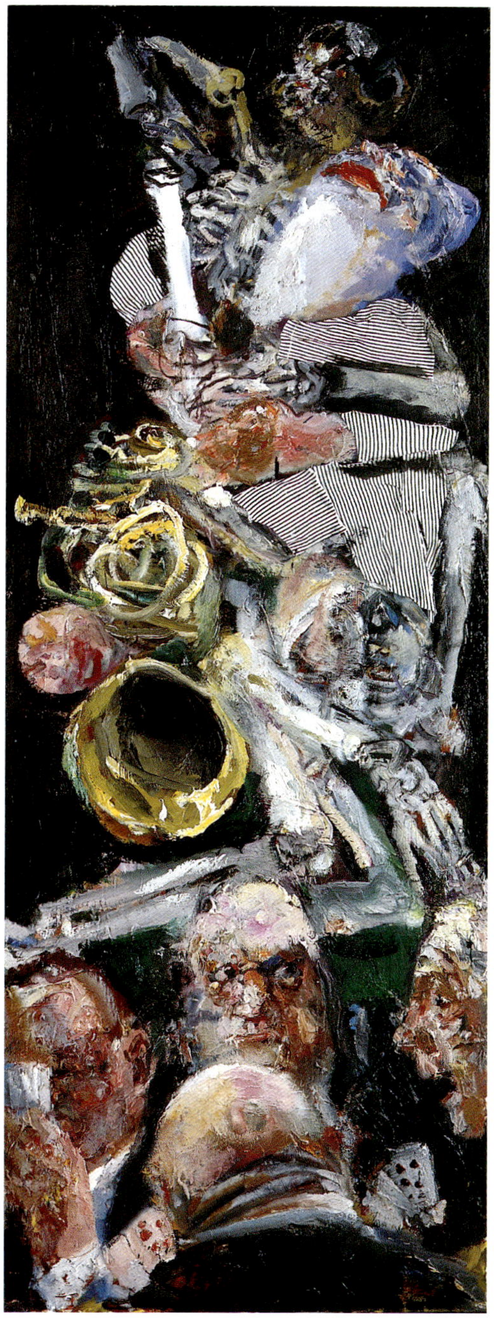
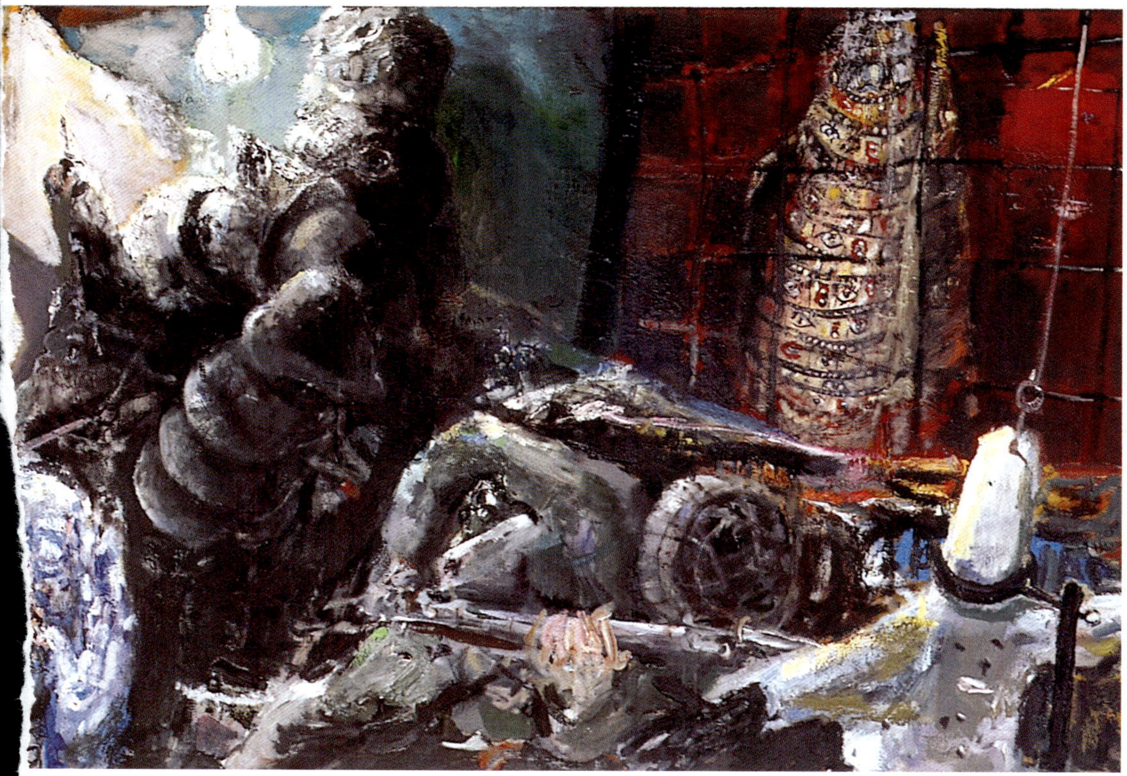
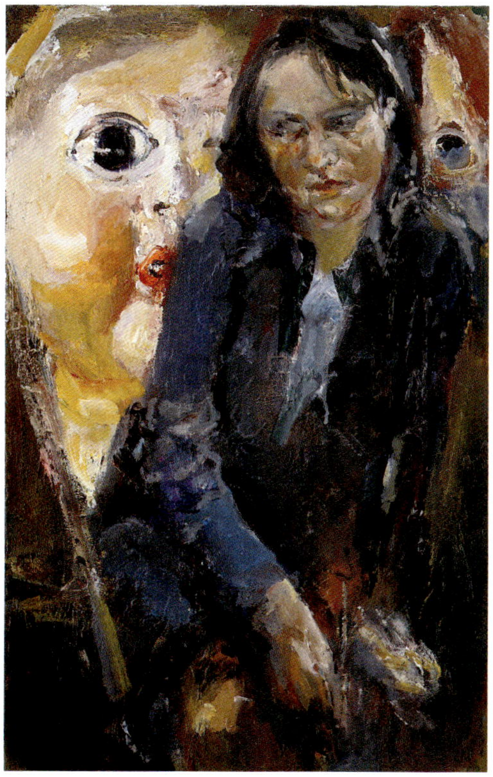

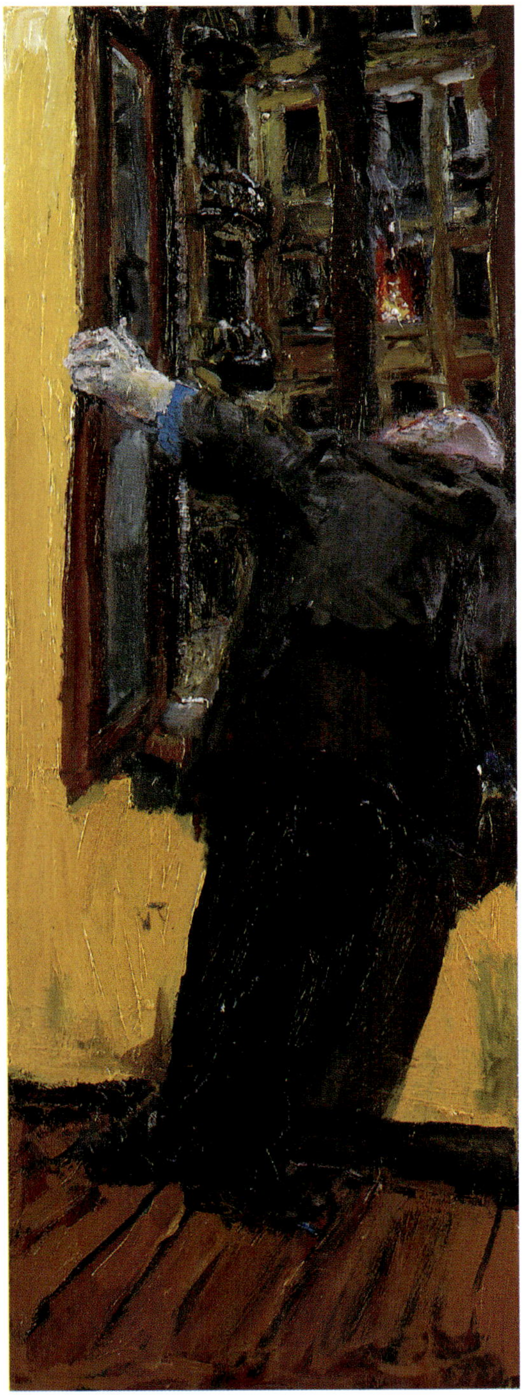

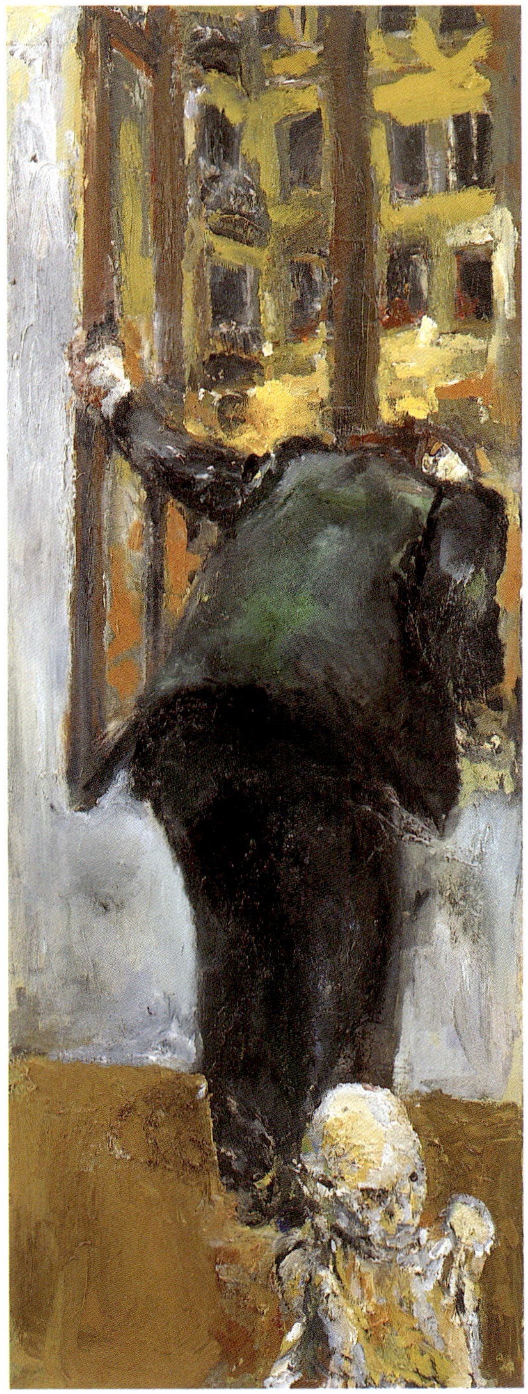

**Mann am Fenster** · 1992 · Öl auf Leinwand · 180 x 66 cm (übermalt 1993)

**Mann am Fenster** · 1993/98 · Öl auf Leinwand · 180 x 66 cm

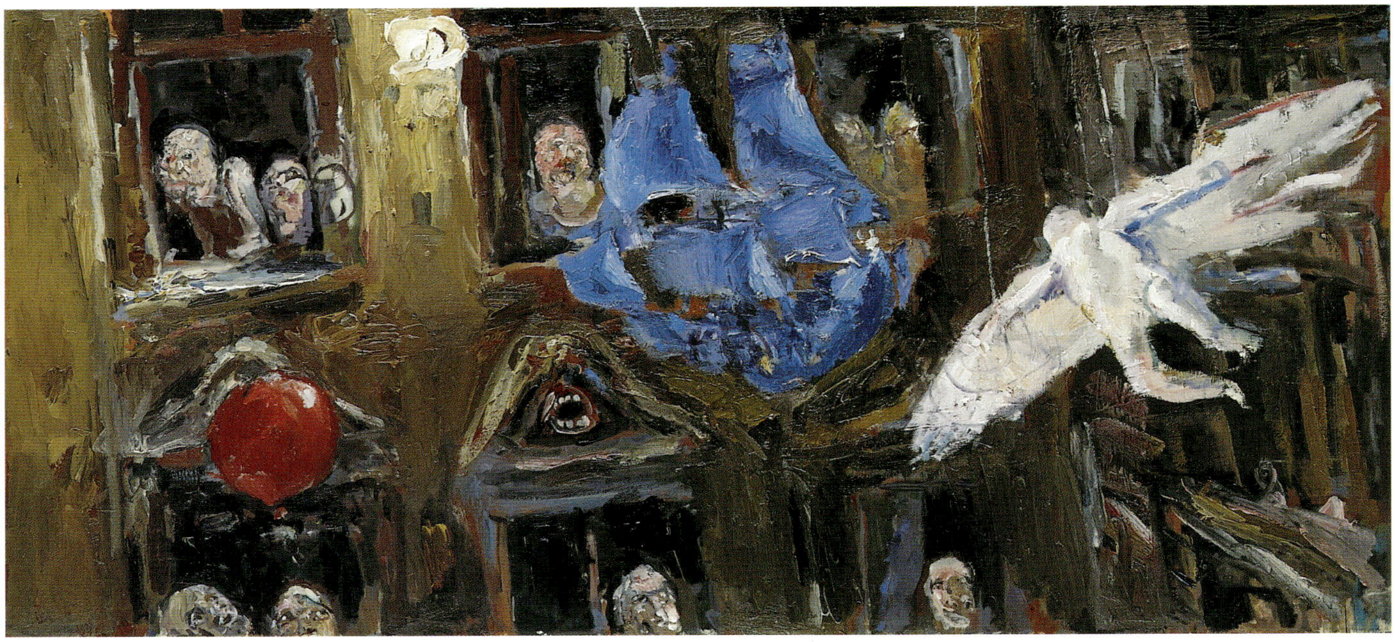

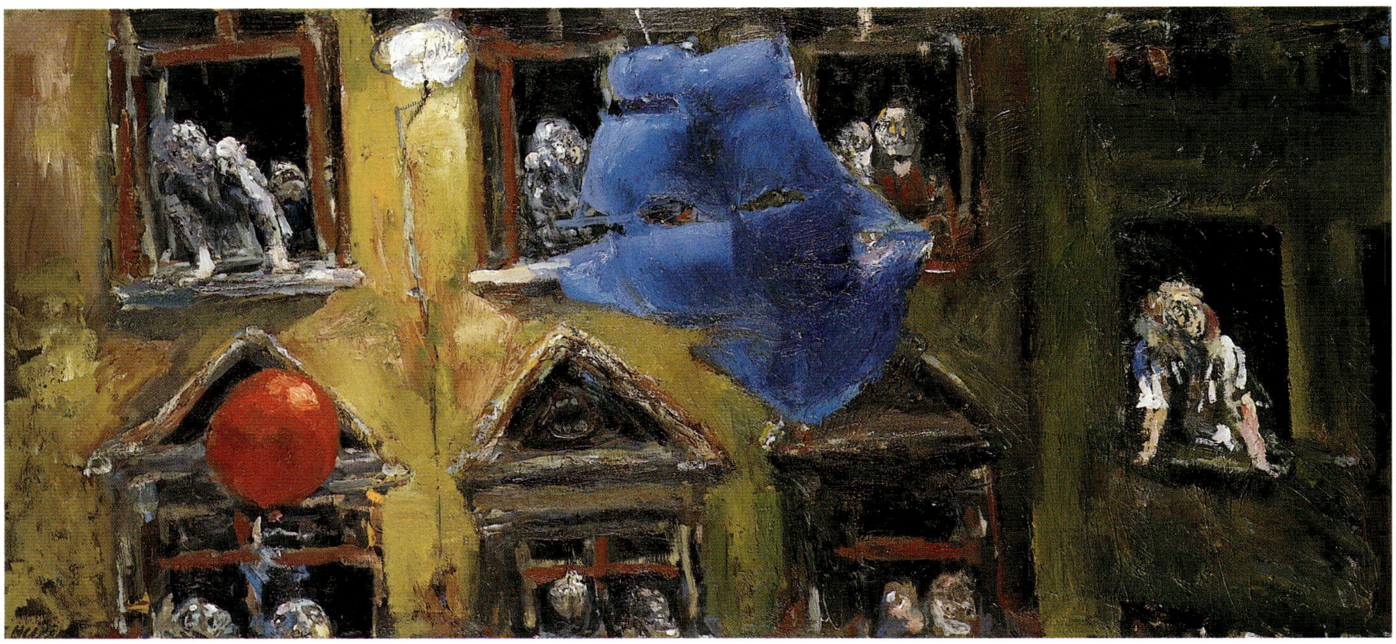

**Menschen am Fenster** · 1992 · Öl auf Leinwand · 86,5 x 185 cm (übermalt 1994)

**Menschen am Fenster** · 1994 · Öl auf Leinwand · 86,5 x 185 cm

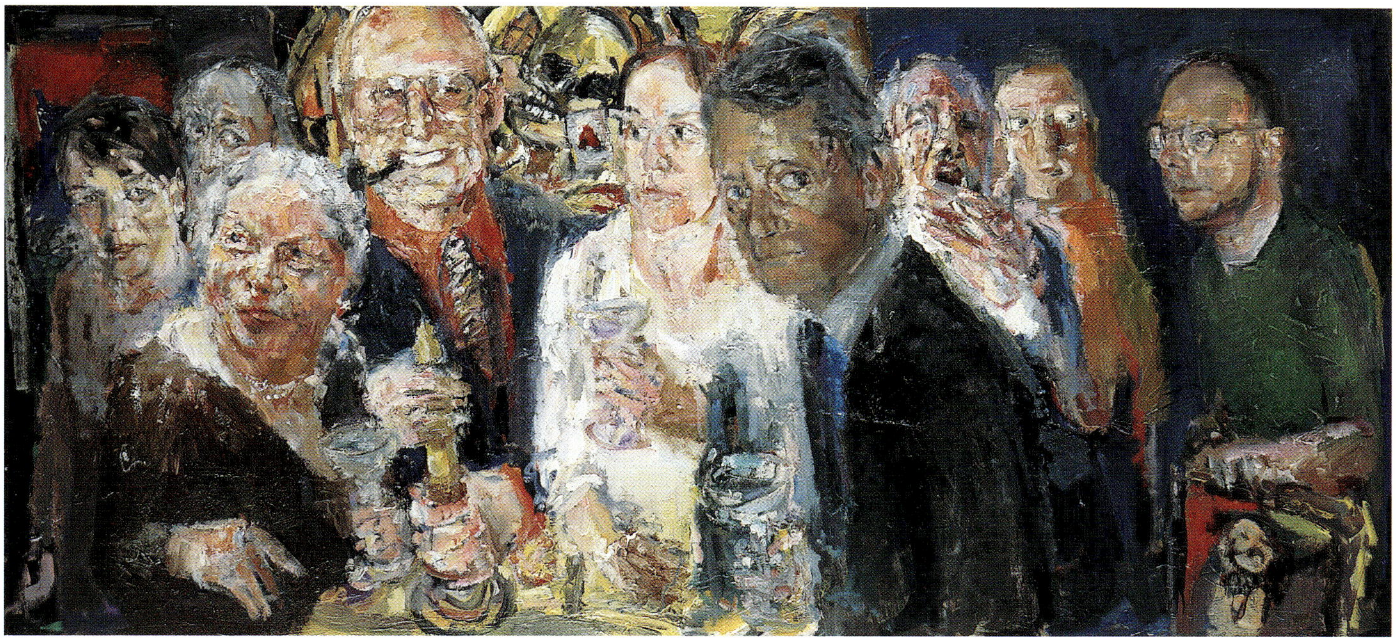

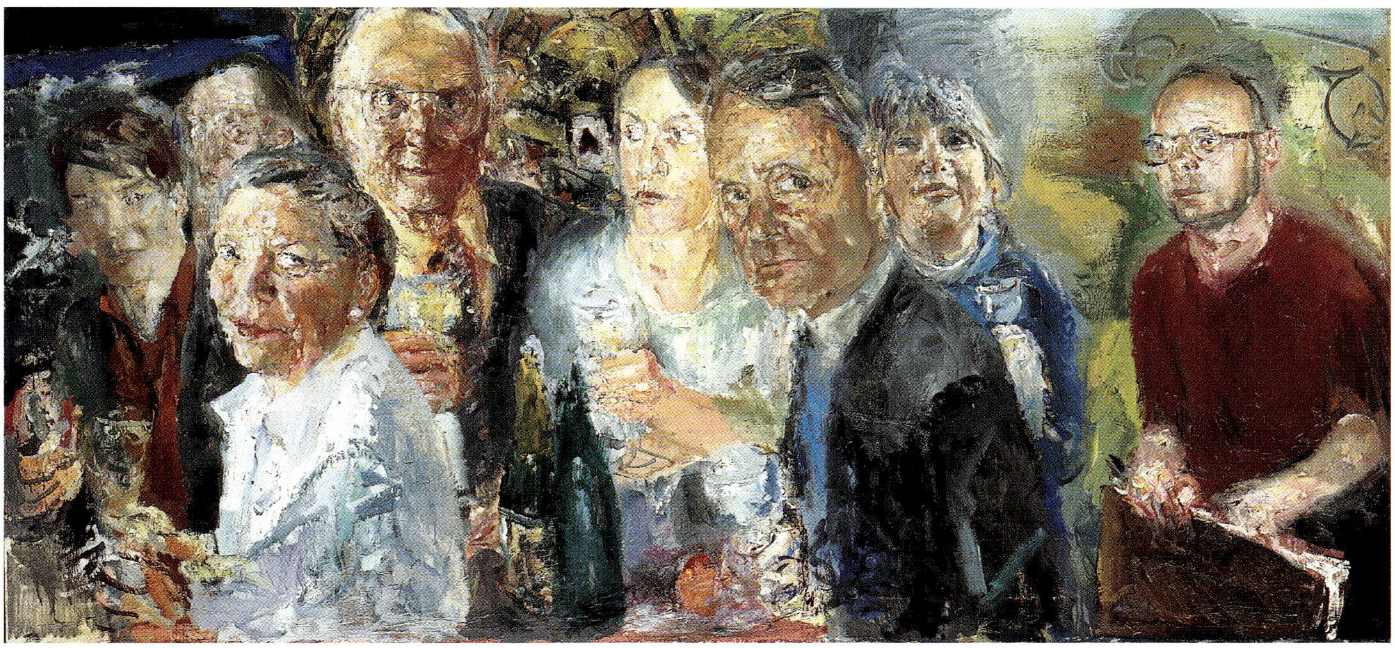

**Feier um Peter** · 1992 · Öl auf Leinwand · 86,5 x 185,5 cm (übermalt 1995)
**Feier um Peter** · 1995 · Öl auf Leinwand · 86,5 x 185,5 cm

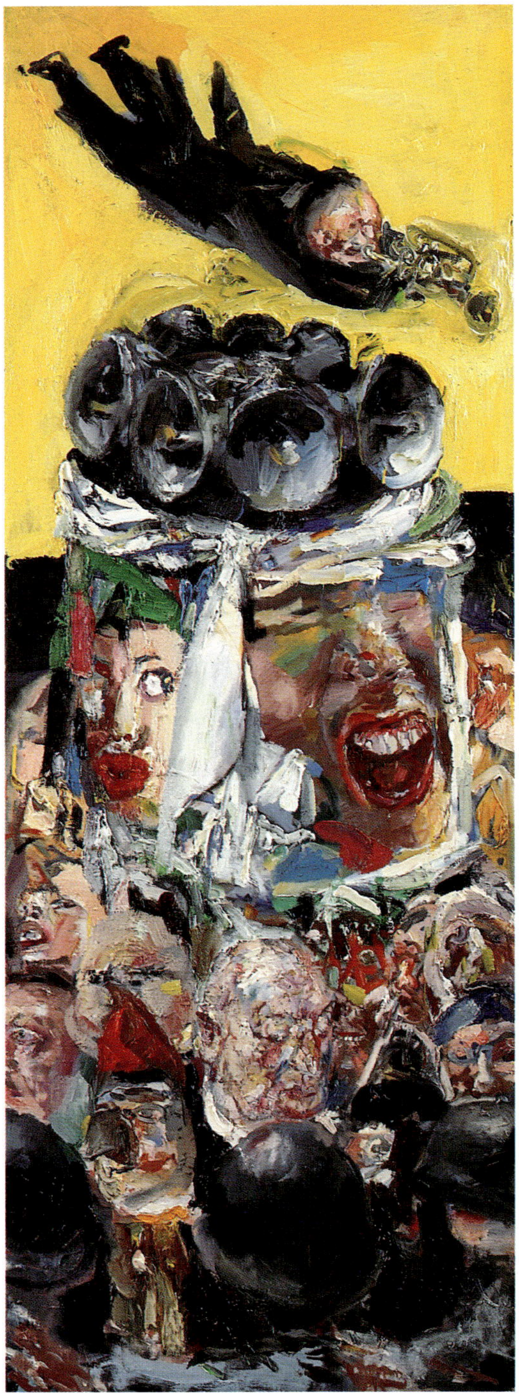

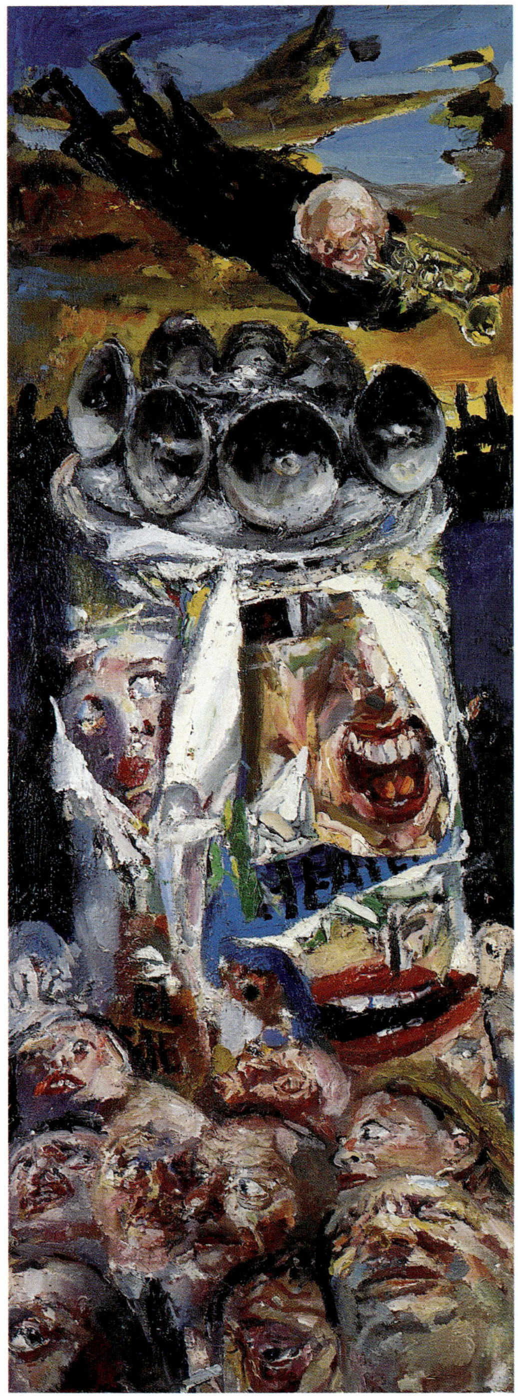

**Lautsprechersäule** · 1992 · Öl auf Leinwand · 180 x 66 cm (übermalt 1993)

**Lautsprechersäule** · 1993 · Öl auf Leinwand · 180 x 66 cm

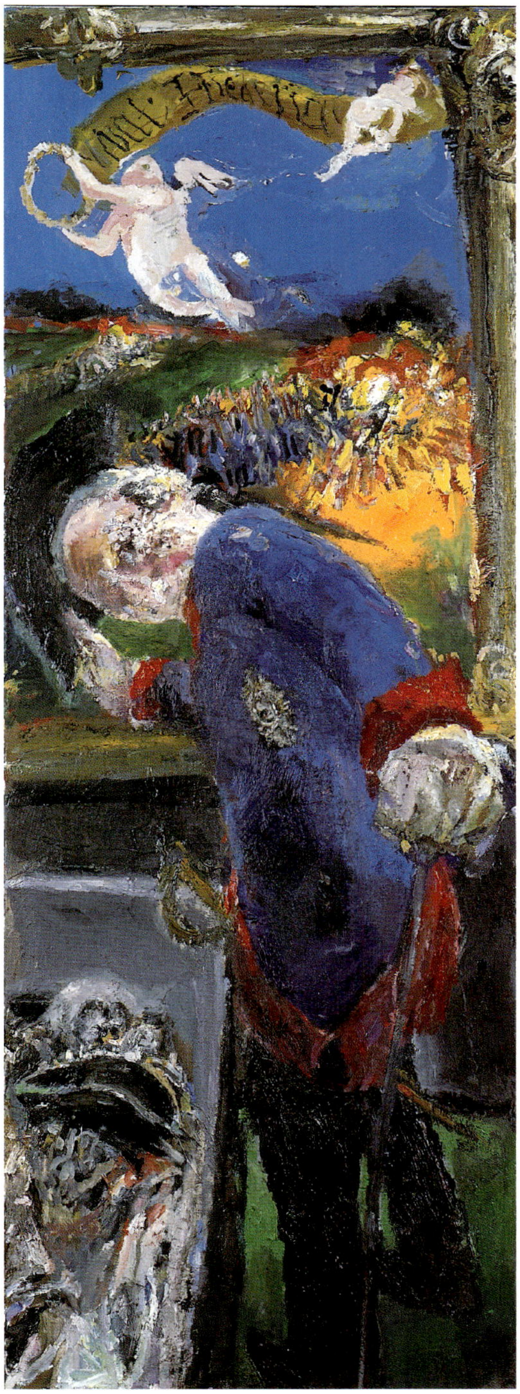

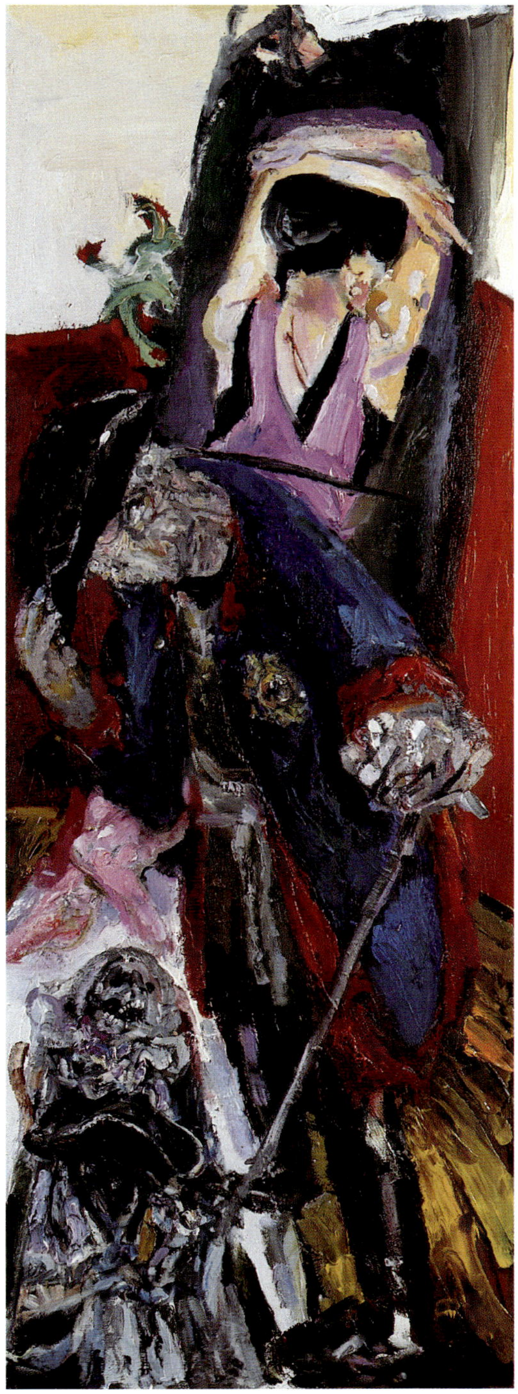

**Der Tod des Friedrich** · 1992 · Öl auf Leinwand · 180 x 66 cm

**Tod und Gloria des großen Königs** · 1993 · Öl auf Leinwand · 180 x 66 cm

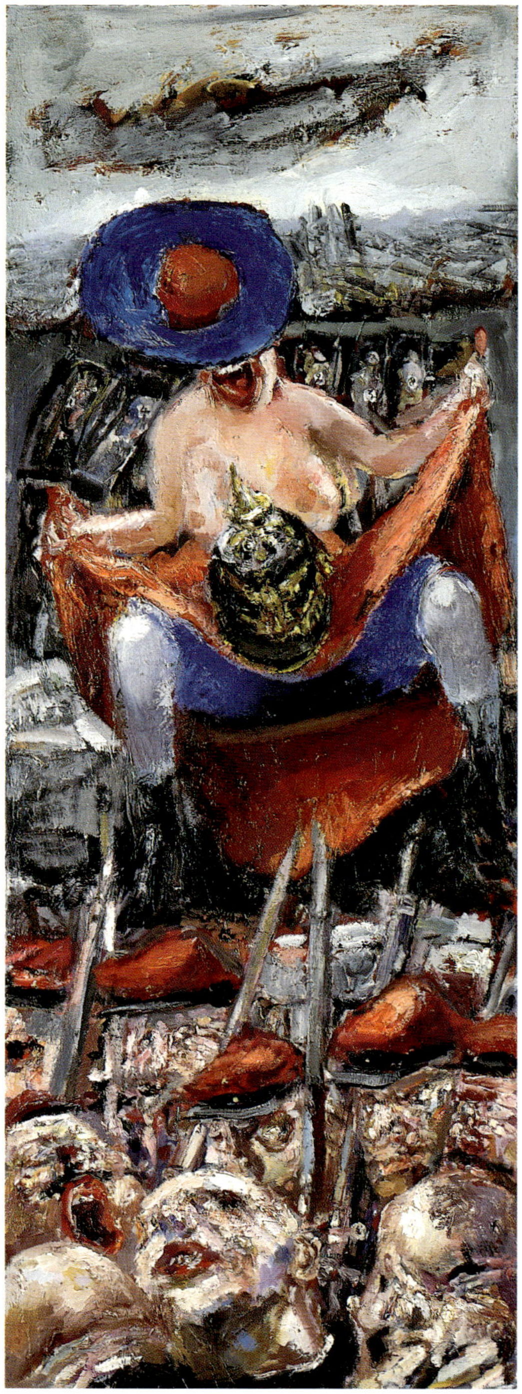

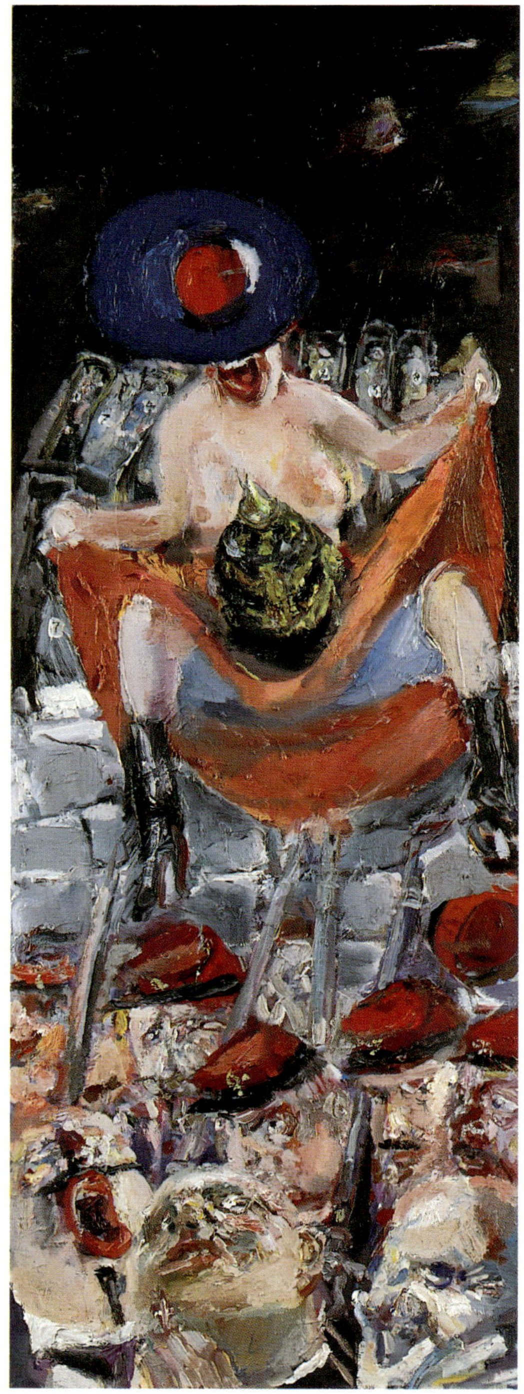

**Hure, Mörder und Soldaten** · 1992 · Öl auf Leinwand · 180 x 66 cm (übermalt 1993)
**Hure, Mörder und Soldaten** · 1993 · Öl auf Leinwand · 180 x 66 cm

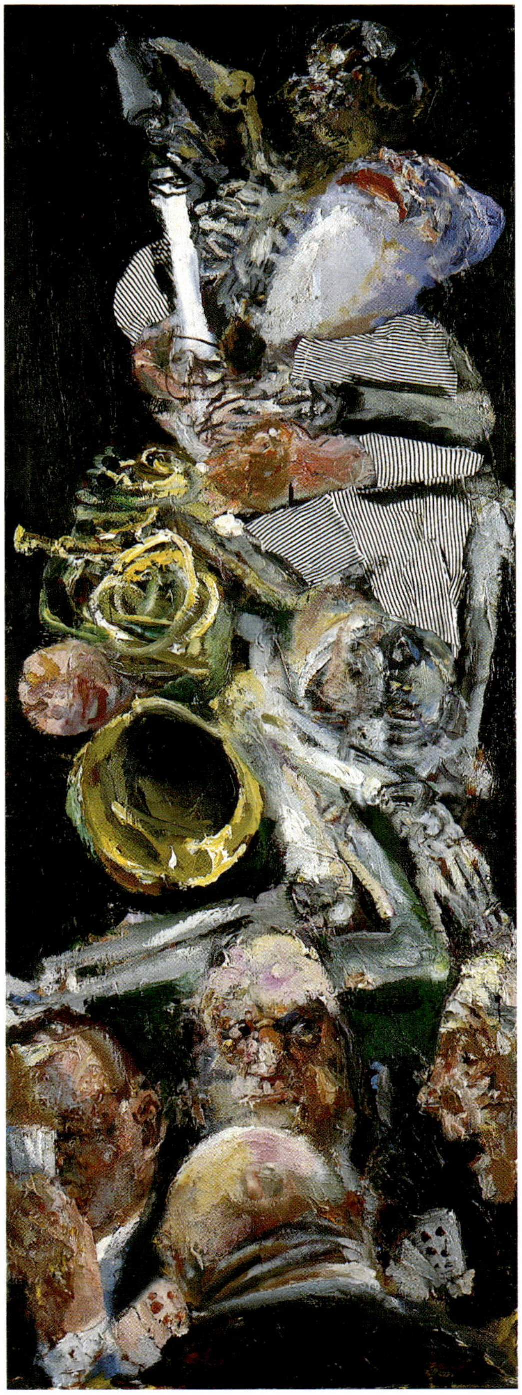

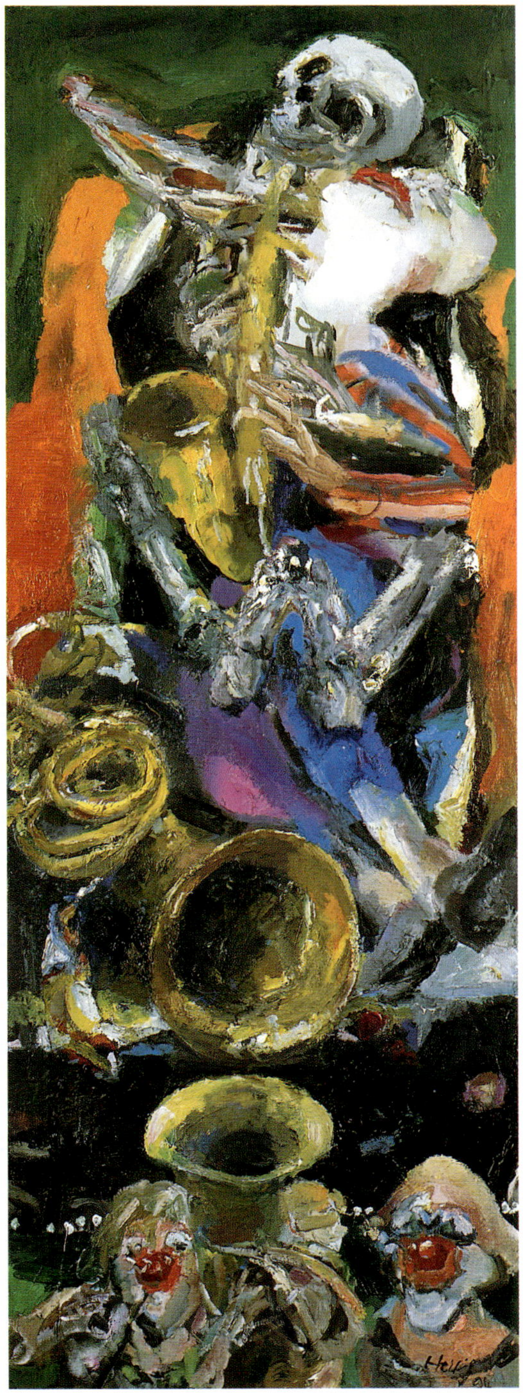

**Als der große Clown starb** · 1992 · Öl auf Leinwand · 180 x 66 cm
**Der Clown stirbt** · 1994 · Öl auf Leinwand · 180 x 66 cm

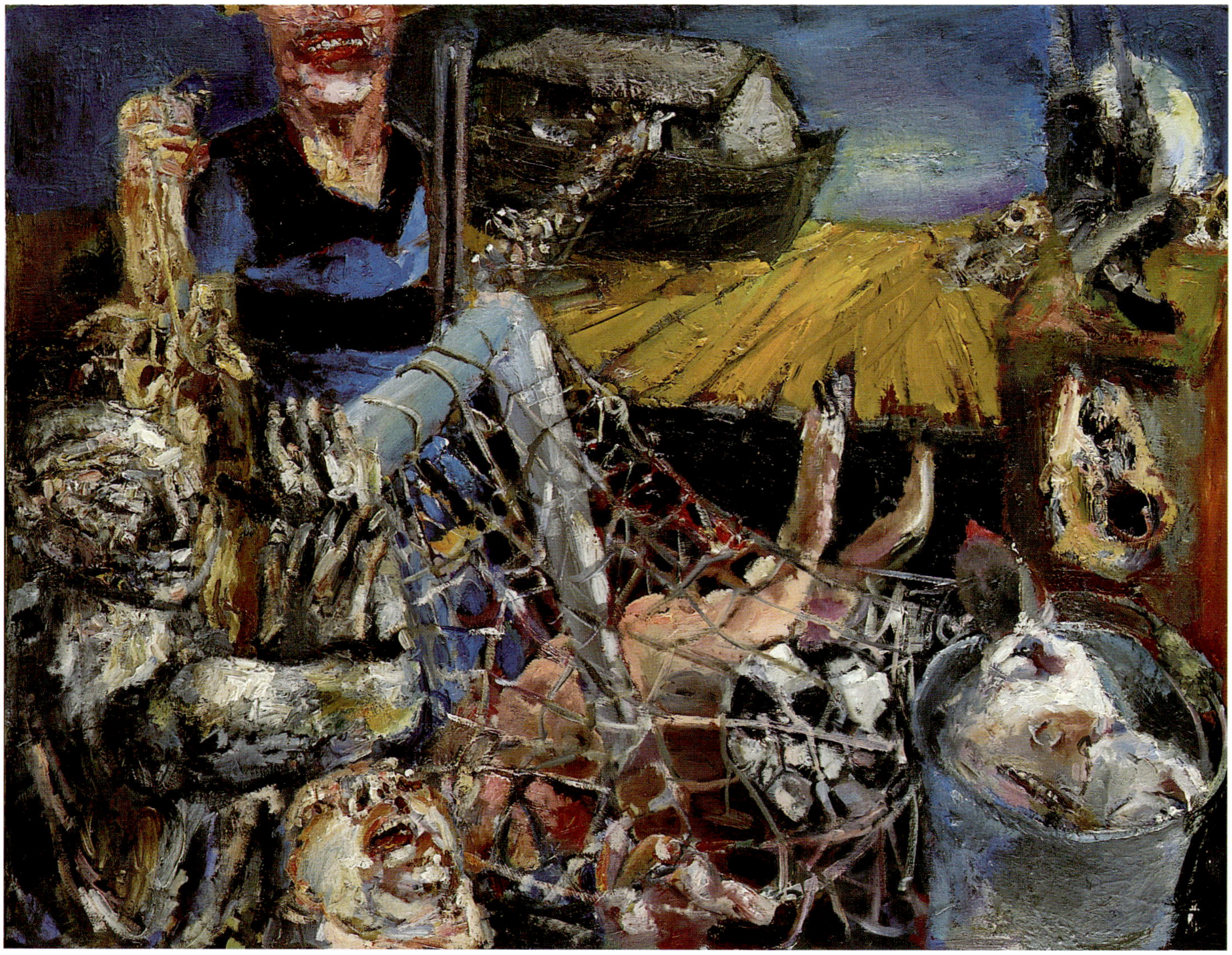



**Arche Noah** · 1992 · Öl auf Leinwand · 110 x 140 cm (übermalt 1996)

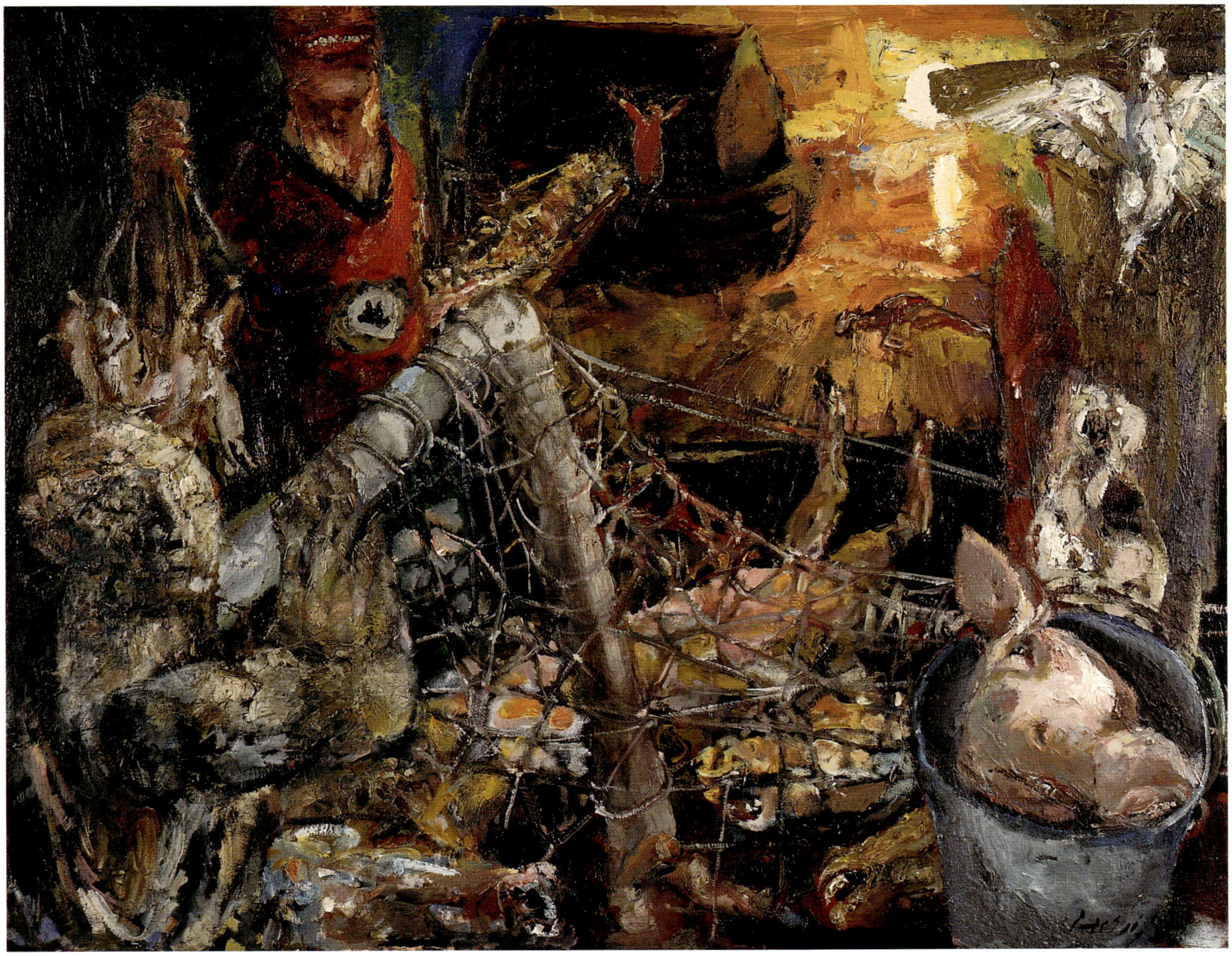

**Arche Noah und die Leiden der Tiere** · 1996 · Öl auf Leinwand · 110 x 140 cm

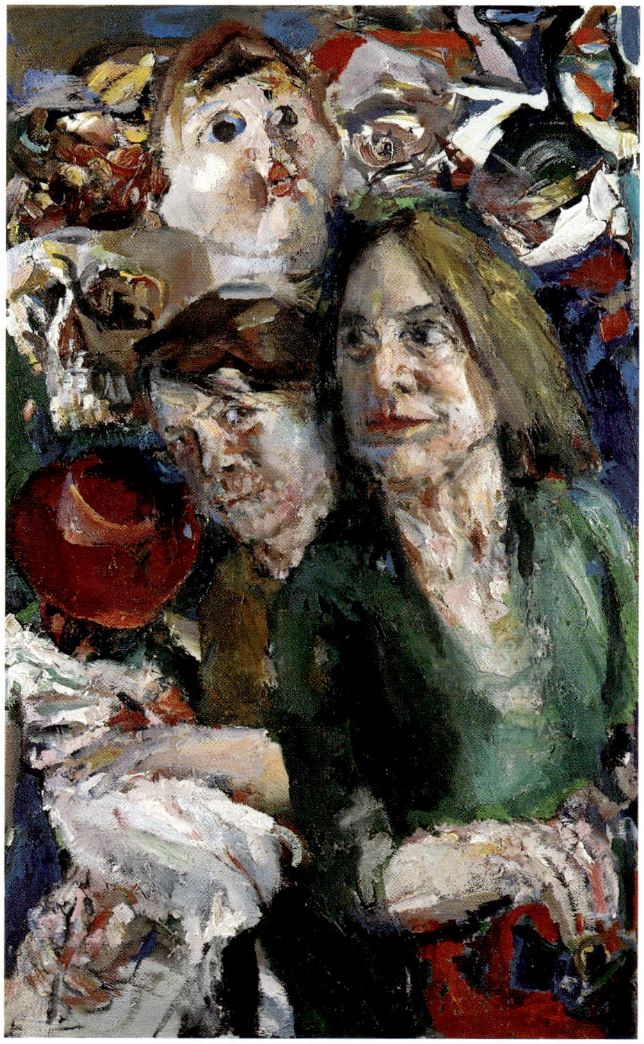

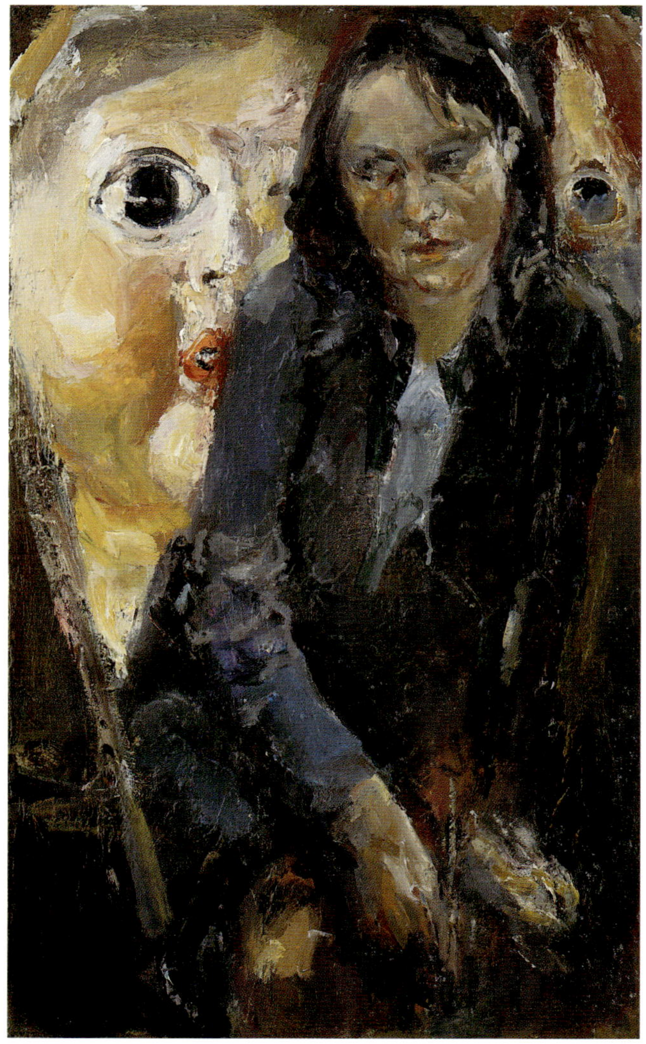

**Zwei Frauen** · 1992 · Öl auf Leinwand · 110 x 66 cm



**Die Malerin Gudrun Brüne** · 1994 · Öl auf Leinwand · 110 x 66 cm

Eberhard Roters

## DER MALER UND SEIN THEMA

Das Ausgangsmaterial sind acht unbemalte Leinwände. Sie bilden den Ursprung von Bernhard Heisigs komplexem Gemälde ›Zeit zu leben‹, das ein in sich geschlossener Zyklus ist. Die acht Leinwände stammen aus dem Nachlaß Max Beckmanns. Dieser hatte sie in seinem New Yorker Atelier hinterlassen, und von dort aus haben sie den Weg in das Haus seines Sohnes, des Arztes Peter Beckmann, in Murnau am Staffelsee gefunden. Peter Beckmann, seit langem mit Bernhard Heisig befreundet, erzählte ihm von den Leinwänden, die ungenutzt in seiner Garage in Murnau stünden, und fragte ihn, ob er sie nicht haben wolle. Heisig war von der Idee, die leeren Leinwände aus dem Vermächtnis Max Beckmanns in seine eigene gestalterische Obhut zu übernehmen, fasziniert. Keiner weiß, was Beckmann damit vorgehabt hatte; der Tod war ihm zuvorgekommen, er hatte dafür gesorgt, daß sie im jungfräulichen Zustand zurückblieben, und in ihrer Jungfräulichkeit sind sie in die Hände des Malers Bernhard Heisig gelangt, nicht nur als materielles Erbe, sondern in ihrem Aufforderungscharakter auch als geistige Hinterlassenschaft. So etwas muß einen Maler reizen, vor allem so einen, der sich, wie Heisig, nach eigenem Bekenntnis in der künstlerischen Auffassung seinem großen Vorgänger zutiefst verbunden weiß.

Leinwände sind etwas Handgreifliches. Die Herstellung der geistigen Verbindung mittels der stofflichen Berührung ist schon etwas Besonderes. Die Leinwände sind Medien. Ihre Berührung ist ein magischer Rapport. Sie liefern datür die Projektionsflächen.

Was ist dabei zustande gekommen? Der Bildkomplex besteht aus insgesamt elf Teilen. Er gliedert sich in eine obere und eine untere Zone. Die Bilder der oberen Zone sind auf die Leinwände aus Beckmanns Atelier gemalt, es sind lange, schmale Handtuchformate, alle gleich groß bis auf eines, jetzt das äußerste links, das die anderen um ein weniges überragt. Sechs davon hat Heisig als Hochformate genommen, zwei in die Quere gekippt. Gemeinsam bilden sie eine friesartige Abfolge. Den acht Leinwänden hat der Künstler drei weitere, höchst unterschiedlichen Formats hinzugefügt, die zusammen die untere Zone bilden. Das mittlere ist eine breit lagernde Predella, die von einem schmalen Hochformat rechts und von einem gedrungenen Querformat links flankiert wird. Das ist, alles in allem, der äußere Proportionsrahmen.

Die einzelnen Bildfelder beziehen sich zwar im Kontext thematisch aufeinander, jedoch ist jedes Bildfeld ein in sich abgeschlossenes Ereignis; jedes steht für sich, und motivisch-kompositorisch greifen sie nicht ineinander über. Der gesamte Bildapparat ist somit das Musterbeispiel einer additiven Kompositionsweise.

Nichtsdestoweniger entsteht der Gesamteindruck, als zöge sich ein gewaltiger Bewegungszug seiner eigenen inneren Wirbelstruktur folgend von rechts oben über die

Dieser Beitrag erschien erstmals in: »Zeit zu leben« Max Beckmann, Minna Beckmann-Tube, Bernhard Heisig. Galerie Berlin, 1992.

Predella unter der Mitte hinweg nach links unten durch, um auf der linken Seite noch einmal hochzubranden. Der Bildkomplex macht es dem Betrachter, der zum ersten Mal davor hintritt, nicht leicht. Er braucht eine Weile, um sich hineinzusehen und in der Vielfalt der auf ihn einstürmenden Eindrücke zurechtzufinden, denn unerachtet der predellenartigen Unterzone, die das Ganze am Fuß abstützt, ist das Bild nicht symmetrisch aufgebaut, es ist kein Altar. Was aber ist es dann, ein Orbis pictus? Darauf wird zurückzukommen sein.

Zunächst stellt sich nach einer Weile des Betrachtens heraus, daß der Zyklus eine ruhige Mitte hat. Es ist in der Tat ein Zyklus, beinahe ein Zyklon, ein Wirbelsturm, der, angefüllt mit einem Konglomerat von Farben, Dingen und Gestalten, die er mitgerissen hat, um seine ruhige Mitte kreist. Die ruhige Mitte im Auge des Zyklons ist das Querformat nahezu in der Mitte der Gesamtkomposition, das eine Abendgesellschaft vor Augen führt. Aus dem Widerschein der Lichter auf der Tafel schälen sich, von unten angeleuchtet, die Köpfe und Gestalten der Teilnehmer heraus. Links, groß im Abendanzug mit weißem Hemd und Krawatte, das Glas in der Hand, die Tabakspfeife im Mundwinkel, en face dem Betrachter gegenüber, Peter Beckmann, der 1990 verstorbene Sohn Max Beckmanns, Freund Bernhard Heisigs und Stifter der Leinwände, zu seiner rechten Seite seine Frau Maja und zur linken die Tochter Mayen, im Halbprofil aus dem Bild herausblickend der Freund und Kollege Meinhard Classen, im leichten Dämmer der linken Ecke hinter dem Ehepaar Beckmann der Künstler selbst, gemeinsam mit seiner Ehefrau, der Malerin Gudrun Brüne. Oben hinten in der Mitte über alle aus leeren Augenhöhlen blicklos hinwegschauend der Tod. Das Bild ist das Widmungsstück des ganzen Komplexes, das in Anspielung auf eine abendliche Feier in geselliger Runde den Anlaß würdigt, aus dem die Inspiration für das Ganze hervorgegangen ist. Links davon ein Hochformat: Vom Rücken her ist ein Mann zu sehen, der zum Fenster hinausblickt. Er steht in der Stube, hat einen Fensterflügel weit aufgerissen und lehnt sich, indem er sich am Fensterrahmen festklammert, ganz in die Schräge gelegt, weit hinaus. Im Fensterausschnitt sind die Häuserfronten der gegenüberliegenden Straßenseite zu sehen. Was hat er vor? Freut er sich? Hat er Angst? Ist er neugierig? Weiß er es selbst? Wohin blickt er? Ins Freie?

Rechts davon, über dem Widmungsbild, wird die Szene aufgegriffen und von außen geschildert. Die Passage einer Hausfassade zwischen zwei Stockwerken ist im Ausschnitt wiedergegeben. Überall lehnen sich die Menschen aus den Fenstern. Die Darstellungen brauchen nicht weiter interpretiert zu werden, sie erklären sich von selbst, denn sie sind Gegenwart. Ein bunter Luftballon steigt auf; ein blaues Schiff segelt draußen in der Luft an den Fenstern vorbei. Die Leute schauen ihm hinterher. Es ist ein schönes Schiff, es ist nicht zu fassen, es ist ein Traumschiff.

Diese drei Teile, das Widmungsbild und die beiden Fensterbilder, fügen sich miteinander zur ruhigen, windstillen Partie des Zyklus. Sie beziehen sich motivisch auf die Ereignisse rings um den Entstehungszeitraum der Arbeit.

Alle anderen Teile greifen Sujets aus Heisigs obsessiver Bildvorstellungswelt auf, von der sein gesamtes Lebenswerk durchdrungen ist. Leitmotive und Leitfiguren, die in seinen Gemälden immer wiederkehren und die seine Gemäldefolgen von langer Hand durchwandern, werden hier noch einmal aufgegriffen und wie vom Dompteur einer Schaubude dem Publikum vorgeführt: rechts an das Widmungsbild anschließend das preußische Motiv, König Friedrich II., der Große genannt, in blauer Uniform mit roten Aufschlägen, den Ordensstern an der Brust, den Dreispitz auf dem Kopf, den Krückstock in der Hand, mit verdrehtem Gesicht wie eine Marionette, die einen ihrer Fäden verloren hat, nach oben schauend, alt und gichtig, selbst schon wie eine geschminkte Leiche nach vorn über seinen Sarg gebeugt, in dem die Gestalt des Toten in den Kleidern, in denen sie bestattet wurde, in sich zusammengerutscht ist. Schwarz und Weiß, prunkvoll gerahmt von Blau, Gold, Rot und Grün, preußisches Rokoko und preußischer Tod. Heisig ist zu dieser Bildidee durch ein Foto angeregt worden, das den Blick in den offenen Sarg anläßlich der Umbettung der sterblichen Überreste des Großen Königs nach Sanssouci zeigt; das ist gleichsam der Deckel auf seine Bildmeditationsserie um den Zwiespalt von Geist und Machtraison am Beispiel der preußischen Legende.

Rechts davon ein weiteres Hochformat, in dem die aus einer fahlen Substanz von weißrosa Fleisch- und grauen Metalltönen aufsteigenden Hauptfarben Grün und Gelb einen bösartigen Dialog miteinander führen. Das Bild schreit. Die Menschenmassen drängen sich rings um eine Litfaßsäule, von deren Visage herab sich der Schrei zu verselbständigen scheint. Die Anschlagsäule erscheint als Motiv bereits in Heisigs Gemälde ›Die mißbrauchten Götter‹ von 1968. Der weit aufgerissene Mund mit den roten Lippen und den weißen Zähnen, diese Hieroglyphe des Urschreis von Entsetzen und Aggression ist seit der ersten Fassung des Gemäldes ›Festung Breslau‹ einer der Grundtopoi, die in ihrer Signalwirkung zu den Erkennungszeichen von Heisigs Bildmotivik gehören. Die Lautsprecherbatterie, die am Kopf der Litfaßsäule das Phantomgesicht wie ein grotesker Trichterhut krönt, verstärkt den Schrei ins Unerträgliche. Darüber kommt ein Trompeter im schwarzen Anzug aus dem gelben Himmel gefahren, ein kleiner Angestellter Hollywoods oder des jüngsten Gerichts, der Bürobote der verfilmten Apokalypse.

Das darauffolgende Hochformat bezieht sich auf ein weiteres Generalthema in Heisigs Œuvre, die Pariser Kommune, ein Thema, mit dem er bereits 1965 aneckte, weil er es für die offizielle Kunstideologie nicht optimistisch genug darstellte, sondern den Abwehrkampf der Kommune in der Tragik seiner Vergeblichkeit im Bild gesteigert zusammenfaßte. Hier greift er eine Fassung aus dem in den Vierteiler ›Die Armee stellt Ruhe und Ordnung wieder her (Pariser Kommune 1871)‹ von 1971/78 dazwischengefügten Flügel auf und variiert sie. Auf die Bajonette der Rotbemützten kommt eine weibliche Gestalt, eigenartige Mischung aus Nationalgöttin und Nationalhure, in den Farben der Tricolore, eine preußische Pickelhaube im Schoß, mit gespreizten Beinen herabgesunken. Die Rechtsaußenflanke der Reihe ist das Hochformat ›Der Tod des Weißclowns‹. Der Clown ist ein Stellvertreter der Melancholie. Die unendliche Trauer, die seiner Komik zugrunde liegt, ist der Kommentar des Lebens. Stirbt er, so wird das als ein Spiel gewürdigt. Unbeachtet von den Menschen

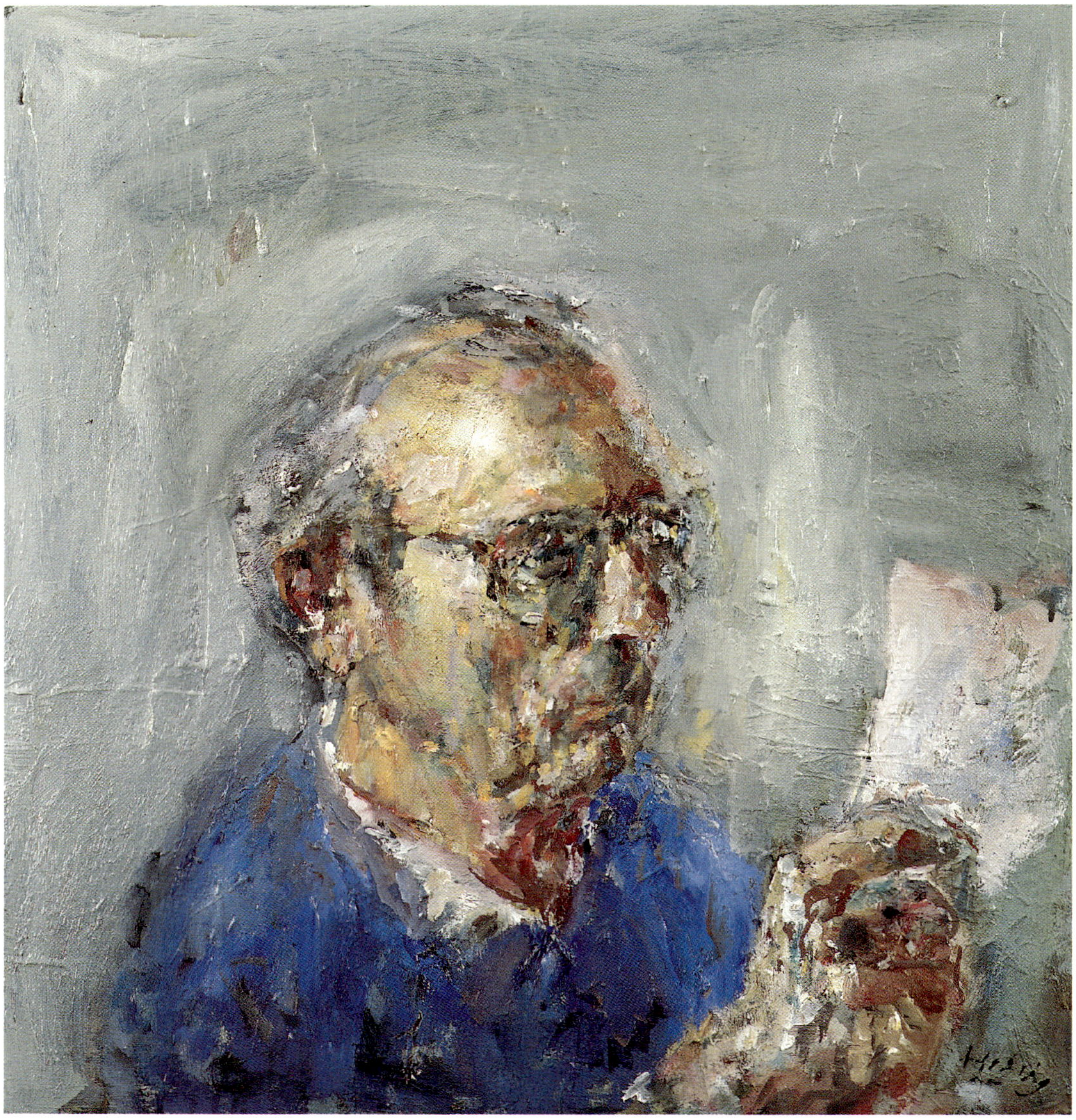

**Studie zum Bildnis Eberhard Roters** · 1993/95 · Öl auf Leinwand · 60 x 58 cm

am unteren Bildrand wird der Weißclown vom Tod erwürgt. Aus dem insektenartig trocken über die Bildfläche wuchernden Weißgespinst ragt links das messingeingefaßte Loch einer Trompete. Der ›Tod des Clowns‹ flankiert den Bildzyklus rechts außen.

Die Linksaußenflanke auf der gegenüberliegenden Seite des Bildkomplexes steht, neben dem Widmungsbild und den Fensterbildern, für sich allein. Es ist eine Variante der ›Seeräuberjenny‹. So wie die Kommunebilder, die Friedrichbilder und die Bilder vom preußischen Totentanz ist die ›Seeräuberjenny‹ ein Hauptthema in Heisigs Werk, 1977 tritt sie in dem Gemälde ›Neues vom Turmbau‹ auf. 1980 hat der Künstler ihr mehrere Fassungen gewidmet. 1987 hat er ihr den Untertitel ›Traum eines Küchenmädchens‹ gegeben, ihr, der fatalen Unschuld, der naiv triumphierenden Sirene der Haie. Hier ist der aufgerissene Mund mit den roten Lippen und den weißen Zähnen wieder da. Er klafft in einem weißen runden Gesicht mit verschwommenen Zügen und singt. Ein Schiff wird kommen! Ist es das blaue Traumschiff aus dem Bild nebenan?

Hier ist einzufügen, daß ich die Entwicklung des Gemäldekomplexes in verschiedenen Entstehungszuständen verfolgen konnte. Im Frühjahr des Jahres 1992 sah ich das Bild zum ersten Mal in Heisigs Leipziger Atelier. Die Anordnung war im großen und ganzen festgelegt. Manche der Einzelbilder erst in den Grundzügen angelegt, andere hingegen so gut wie fertig, wie ich jedenfalls annahm. Im August sah ich das Bild zum zweiten Mal. Manches war geblieben, es war aber zu sehen, daß der Künstler wieder und wieder mit dem Pinsel modellierend darübergegangen war; anderes hatte sich weitgehend geändert. Die Anordnung insgesamt war eine andere geworden. Das große Querformat, das anfangs am Kopf des Bildkomplexes gehangen hatte, war nach unten gewandert und zur Predella geworden. Den nunmehrigen Zustand hielt ich für den endgültigen, denn ich war der Auffassung, nichts mehr sei daran zu tun. Aber nein, Heisig widersprach dem aufs entschiedenste und sagte, es gäbe noch viel zu arbeiten. Jetzt, wo ich dieses schreibe, erreichen mich Fotos vom jüngsten Zustand. Manches ist für mich ganz neu, insbesondere hat sich in der figurativen Gestaltung der Predella einiges geändert. Die beiden Bilder rechts und links davon sind anders geworden und zeigen völlig neue Motive (und ich verbürge mich selbstverständlich nicht datür, daß das Bild, wenn es schließlich der Öffentlichkeit vorgebührt wird, mit meiner Interpretation noch übereinstimmt, oder ob nicht inzwischen doch wieder weitere Abwandlungen hinzugekommen sind). Das ist ein bezeichnender Zug von Heisigs Arbeitsweise. Der Malprozeß, aus dem die Bildvorstellung hervorwächst, bleibt über den schließlich als endgültig erklärten Zustand des Bildes hinaus virtuell offen. Er könnte nach Auffassung des Künstlers möglicherweise noch weitergehen. Das ist unter anderem darauf zurückzuführen, daß Heisig, der Realist, als der er üblicherweise bezeichnet wird – ich wage, das Wort hierhinzusetzen –, ein Visionär ist. Der Horizontalzug der Predella erweist sich als ein Ballungsraum, in dem sich Dinge und Gestalten, die dem Kenner von Heisigs Werk aus vielen seiner Arbeiten bekannt sind, gegenseitig bedrängen, häufen, übereinandertürmen, zu einem Konglomerat von Gegenständen verdichten und untrennbar ineinander verwickeln, Dinge, die, im Fortschritt der Zeit obsolet geworden, aus der Tiefe der Erinnerung doch immer wieder nach vorn ins Bewußtsein drängen und sich in ihrer alptraumhaften Präsenz nicht zurückweisen lassen: der Stahlhelmturm, den wir motivisch abgewandelt, aus vielen Bildern Heisigs kennen, beispielsweise aus ›Die Geraer Arbeiter am 15. März 1920‹ als stürzende Kaskade von einem Lastwagen herunterquellender Stahlhelmträger oder aus ›Das Denkmal über der Stadt‹ von 1983 als Spolien der hinfällig gewordenen Materialien des Krieges, hohl und rund zugleich, ein Monument des sich selbstverzehrenden Wahnsinns. Weitere Haufen und Türme stehen dem gegenüber, der Haufen der Fernsehapparate mit den weit aufgerissenen denunziatorischen Mündern auf der Mattscheibe, der Lautsprecherturm, der Trompetenturm, sie alle sind zeitgenössische Abwandlungen einer Ursprungsmetapher für alles vom Menschen turmartig Aufgehäufte, den Turm von Babel. Links scheint einer der Stahlhelme aus dem Turm ausgebrochen zu sein. Verbirgt sich ein Mensch darunter, ein Zombie, ein Phantom oder gar nichts? In blinder Aggression sticht er mit dem Seitengewehr auf einen Klapsmann ein, eine tote Puppe, ein Manichino aus dem Atelier. Der blindwütige Stahlhelmkämpfer, im Angriff selbst schon tot, erinnert an Heisigs Bilder zum Thema ›Festung Breslau (Die Stadt und ihre Mörder)‹. Damit möge es der Erklärung genug sein, nur noch einige weitere Stichworte: Ikarus, ein weiteres Puppenphantom, der große weiße Popanz der Belehrung, aufgebläht und hohl, schließlich am rechten Rand, hinter einer Gitterwand wie aus einer Soffitte herauskippend Christus am Kreuz, Zitat einer Darstellung des Gekreuzigten aus jüngsten Bildern Heisigs wie zum Beispiel ›Der Verfilmte‹ von 1991/92. Am unteren Rand der Predella links der Mitte ein blauer Kopf mit vor das Gesicht gehobenen Händen, der – Inbild des Entsetzens – der Bedrängnis spukhaft übereinanderstürzender Phantome nach vorn aus dem Bild heraus zu entkommen sucht, ohne daß er das könnte, denn er ist unweigerlich in das Bild der Erinnerungen hineingebannt, der Held des Bildes selbst, sein Opfer und sein Träumer. Ist das ein imaginäres Selbstbildnis? Jedenfalls erinnert die Position des Kopfes an das Selbstportrait ›Der Maler und sein Thema‹ von 1977/79.

Der Maler und sein Thema, das könnte auch als Gesamttitel über diesem Bildkomplex stehen. Ein Altarbild ist das, wie schon festgestellt, nicht, was aber dann? Ein aufgeklappter Schicksalszauberkasten? Büchse der Pandora? Welche Wirkung geht davon aus? An eine Schaubude wäre zu denken, eine Jahrmarktsbühne, auf deren Plattform der Direktor die Seltsamkeiten, die das Innere beherbergt, herausläßt, um sie dem Publikum gegenüber der Rampe vorzuführen, eine unbändige und ungebärdige Spielerschaft, die vom Direktor weniger ans Licht zitiert wird, weil er ihr Herr ist, sondern vielmehr um ihrer Herr zu werden. Oder an ein Theater ist zu denken, auf dem ein ebenso kompliziertes wie im Grunde allen bekanntes Stück in zwei Etagen mit mehreren nach vorn voneinander getrennten, aber durch geheime Türen miteinander verbundenen Bühnenzimmern aufgeführt wird, mit Heroen und Narren,

Schurken und Helden und mit einem ganz bestimmten Fundus von Kostümen, Requisiten und Bühnenprospekten, das ist großes Welttheater. Indes erweisen sich die Schauspieler bei näherem Hinsehen wie in Kleists Essay über das ›Marionettentheater‹ oder wie in E.T.A. Hoffmanns Novelle ›Seltsame Leiden eines Theaterdirektors‹ alle als Puppen. Die Pickelhaubenträger, die Stahlhelmsoldaten, die Rotkäppis, die Seeräuberjenny, der Narr, sie haben kein eigenes Ich, sie sind nicht irgendwer selbst, sie sind, ebenso wie die stoffgefütterte Atelierpuppe und die große aufgeblasene Leerpuppe, Larven, Masken und Marionetten der Geschichte, sie sind die Popanze ihrer selbst. Das ist Heisigs großes Pandämonium. Der Regisseur von alledem, der Theaterdirektor, der, dessen Alpträume im Reflex auf die erlebte Wirklichkeit die Gestalten des Pandämoniums hervorbringen und lebendig werden lassen, er, der Maler, dazu gedrängt, das alles aus sich herauszusetzen, er ist Heros und Narr, Schurke und Wohltäter, Handelnder und Leidender, Täter und Opfer in einem.

Mit Max Beckmanns Malerei verhält es sich genauso. Neulich frug mich ein junger Kunstfreund voller Erstaunen: »Aber was hat denn Heisig mit Beckmann zu tun?« In der Tat sind beide in ihrer Malweise nicht miteinander zu vergleichen.

Heisigs Pinselduktus ist ganz anders als der Beckmanns, Heisig rührt die Farbe auf und läßt sie aus der Tiefe hochkochen und aufbrodeln, er läßt sie an der Oberfläche erkalten und rührt dann erneut darin herum. Beckmann wirkt demgegenüber auf Anhieb härter, er rührt nicht und kocht nicht, sondern er schichtet seine Kompositionen hartkantig wie aus Bauklötzen. Diese Verschiedenheit mag auf den ersten Blick den äußeren Anschein einer grundsätzlichen Unvergleichbarkeit wecken, dabei liegen die Verwandtschaften, abgesehen davon, auf der Hand. In einem Aufsatz anläßlich Beckmanns hundertstem Geburtstag[1], der in seiner kollegialen Einfühlsamkeit von keinem Kunsthistoriker so hätte geschrieben werden können, hat Heisig seine Wahlverwandtschaft zu Beckmann als vorbildlichem Anreger bekannt, denn: »Er hat uns damals Mut gemacht, bei der menschlichen Figur zu bleiben, das Drama zu suchen, zu studieren, wie die kalten Lichter im Fleisch gemalt werden. Sowas hat er bis in seine letzten Arbeiten nie vergessen. Handwerk.«

Die kalten Lichter im Fleisch, das aber ist es nicht allein. Weiter vorn, ziemlich am Anfang von Heisigs Betrachtung, heißt es: »Über Reproduktionen kann man ihn, Beckmann, nur schlecht begreifen« (das war damals eine Kritik an der regressiven Kultur- und Reisepolitik der DDR die durchaus auch so verstanden wurde; so etwas sollte aus der Rückschau nicht vergessen werden), »und bei Interpretationen beschränkt man sich meist auf eine Deutung dessen, was auf den Leinwänden zu sehen ist. Griechen, Pagen, Köche, Masken, Bars, grelles elektrisches Licht, kistenartig verschränkte Räume, in denen geliebt, getanzt und gemordet wird. Aber: ›zwölf Stunden am rechten Kopf von Argo, welcher Wahnsinn‹ schreibt er am 16.12.50. Und am 23.12., ›Kopf von Argonauten – verdammt‹, und am 26.12., ein Tag vor dem Tode: ›... immer noch am Kopf‹, das erkläre mal einer.« Das liest sich wie ein in den Bart gemurmeltes Selbstgespräch, denn das ist mit einem derart innigen Verständnis geschrieben, daß jeder spürt, Heisig meditiert zugleich über seinen

1 Bernhard Heisig: »Beckmann – der letzte große Bildermacher der Moderne«. In: Bildende Kunst, (1984) 3, S. H 6–H 9.

eigenen Malprozeß und was das eigentlich ist, nämlich das Wesentliche. Und weiter: »kistenartig verschränkte Räume, in denen geliebt, getanzt und gemordet wird« – ist das nicht genau die Beschreibung des Aufbaus von Heisigs pandämonischem Welttheater, wie es jetzt vor uns steht? Das Charakteristische sowohl von Beckmanns wie von Heisigs Bildern besteht darin, daß sich dort im Bildbühnenraum die Dinge und Gestalten gegenseitig bedrängen. Peter Pachnike hat im Katalog der Heisig-Ausstellung von 1989/90[2] auf die »Sitzungsraupen« hingewiesen. Das sind kleine Zeichnungen, die Heisig während der – offensichtlich langweiligen – offiziellen Sitzungen irgendwelcher Hochschul- und Künstlerverbandsgremien seit den frühen sechziger Jahren auf Notizpapier angefertigt hat. Es sind dies Akkumulationen plastisch wirksam herausgearbeiteter, gegenständlich nicht immer eindeutig faßbarer Ding- und Gestaltmuster, die als Inbegriff der Bedrängung und Bedrängnis schließlich in seine Gemälde hinübergewandert sind. Dieses Sich-gegenseitig-Drücken-und-Bedrücken, Ineinanderstoßen und -reiben, diese aus der Anhäufung kommende Bewegungshemmung, die für Beckmann so kennzeichnend ist wie für Heisig, die figurative Füllstruktur des Traums und des Alptraums von der Realität in ihrem Ursprung zur Kunst hat nach meiner Erkenntnis ausgesprochen deutsche Wurzeln. Sie findet sich nicht nur in Albrecht Altdorfers ›Alexanderschlacht‹, nicht nur in Dürers Holzschnitten zur ›Apokalypse‹, nicht nur bei Jörg Ratgeb, sondern, unerachtet dessen, ob Beckmann oder Heisig das Werk kennen, sehr ausgeprägt beispielsweise in Hans Multschers Wurzacher Altar, der heute in der Gemäldegalerie in Berlin-Dahlem steht. Weiter schreibt Heisig in seinem Text über Beckmann: »›Sieht aus wie Fasching‹, sagten mir in den sechziger Jahren Studenten, als sie Reproduktionen von Beckmanns ›Geburt‹ und ›Tod‹ zu sehen bekamen. Da dachte ich, daß sie so unrecht nicht hätten. Mit Fasching- Karneval läßt sich thematisch manches angehen. ›Von der Höhe der Vernunft gleicht die Welt einem Tollhaus‹, heißt es überlegen bei Goethe. Und so weit ist das vom Außer-sich-Sein der Faschingswelt nicht weg, weswegen Vernünftige den Fasching mißtrauisch betrachten und den vernünftigen Fasching, wo man kulturell fröhlich ist, also den Fasching der Unvernünftigen vorziehen.« Das Lob der Unvernunft im Narrenschiff, auch das ist Welttheater auf der Marionettenbühne, Karneval, Geburt und Tod.

Der Bildbühnenraum in Beckmanns Gemälden, zuweilen ein enger Kastenraum, der von sich aus dazu beiträgt, daß sich darin die Menschen und ihre Gegenstände gegenseitig bedrängen, ist sowohl real wie irreal, er ist beides eben im Übersprung, den allein die Kunst hervorzubringen imstande ist. Von dem Gemälde ›Die Nacht‹ von 1919 bis hin zu den ›Argonauten‹ mischen sich in Beckmanns vielgestaltigen Kompositionen gegenwärtige Wachbewußtseinsrealität, die sogenannte Umweltrealität, mit Traumrealität, die in erinnernder Bewältigung des am Tage Erlebten ins Unbewußte zurücksteigt und dort den Archetypen begegnet, die aus den Bezirken heraufsteigen, die wir als mythisch bezeichnen. Ebenso verhält es sich mit Heisigs Bildern. Sie sind in aufsteigender Erinnerung Realität und Traum in einem, meist Alptraum.

2 Peter Pachnike: »In jeder Figur stecke ich drin.« In: Jörn Merkert u. Peter Pachnike (Hg.): ›Bernhard Heisig Retrospektive‹. München 1989. S. 9–25, hier S. 17.
Ich habe den Katalog der letzten großen Heisig-Retrospektive vor dem Fall der Mauer, zugleich der ersten in der Bundesrepublik, jetzt noch einmal ausführlich durchgelesen. Er hat seine Gültigkeit nach dem Wechsel der politischen Perspektivkonstellation nicht verloren, im Gegenteil, mir scheint, er hat dadurch an Bestätigung gewonnen.

Wenn in der Vergangenheit Heisig als Realist bezeichnet worden ist und wenn der Kunstjournalismus dem auch heute noch folgt, dann ist dem meist ein ziemlich platter Realismusbegriff zugrunde gelegt, der so nicht zutrifft und mehr verdeckt als offenlegt, da er die dem Werk zugrunde liegende Vielschichtigkeit außer acht läßt, weil die Kritik diese meist gar nicht wahrnimmt. »Heisig selbst hat wiederholt erklärt, Krieg und Revolution seien nicht seine Themen, sondern Bildstoffe, zu denen er eine besondere Leidenschaft und Affinität habe, weil sie ihm ermöglichten, ihn belastende Konflikte bildhaft auszudrücken«, schreibt Peter Pachnike. Und er zitiert Heisig: »Tatsächlich ist aber meine Art zu leben, also auch zu arbeiten, von dem beeinflußt, was mich beunruhigt. Weniger von dem, was mich beglückt. Wäre ich so etwas wie ein ausgeglichener Mensch, würde ich wohl nicht malen. Aber so ähnlich geht es wahrscheinlich allen Leuten, und ich habe das Glück, daß ich mit der Malerei vieles abreagieren kann.«[3] Das ist ein Schlüsselsatz. Heisig will keineswegs mit seinen Bildern, wie das zuweilen unterstellt wird, irgend jemand belehren, nichts läge ihm ferner, er will lediglich die Bilder loswerden, die sein Inneres überfüllen, und dazu dient ihm die Malerei. Das eben ist die Kunst. Das ist schon immer so gewesen. Ebenso wie die Beckmanns ist Heisigs Kunst traumatisch intendiert. Zwar glaubt er nicht an die Behauptungen, die dem Krieg kathartische Wirkungen zuschreiben, und faßt seine Erfahrungen zusammen: »Sensationelle Erregungszustände sind nicht das Normale. Man sitzt im Schmutz, der Regen läuft einem den Rücken hinunter, man muß schweres Zeug schleppen [...] Der Krieg als Situation, an die sich der Mensch sogar gewöhnen kann, das ist das Gefährliche. Normale Menschen, die zum Schlimmsten in der Lage sind, normale Menschen auch, die dulden müssen – das sind [...] meine Erfahrungen.«[4] Nichtsdestoweniger beweist die Genese seines gesamten künstlerischen Werks, daß der Krieg Heisigs traumatische Grunderfahrung ist, ›Festung Breslau‹, das ist ein Generationserlebnis, und aus dieser Generationsperspektive ist Heisigs Werk überhaupt erst richtig zu würdigen und zu verstehen. Darin besteht sein herausragender Stellenwert in der deutschen Kunst. Bild um Bild, Stück für Stück und Zug um Zug ist der Entwicklungsweg der Bildmotivik in Heisigs Werk zu beobachten. Es ist zu erkennen, wie Außenerlebnisse, kleine Begegnungen zuweilen, Auslöser dafür sind, die Innenbilder seiner Erinnerung in Bewegung zu setzen, die seine modelnde Fantasie, um sie loszuwerden, schließlich auf die Projektionsfläche der Leinwand entäußert.

Ein anrührendes Beispiel hierfür ist die Serie ›Begegnungen mit Bildern‹. Das erste Gemälde ist ein anläßlich eines Besuchs seines Sohnes Walter Eisler in Uniform der Volksarmee der DDR entstandenes Portrait von 1978/79. Der nächsten Fassung ist anzusehen, wie es inzwischen im Innern Heisigs gearbeitet hat. Heisig, der Realvisionär der eigenen Erinnerung, sieht sich aufgrund der Begegnung mit seinem uniformierten Sohn in die eigene Wehrmachtsuniform zurückversetzt, und an den Gemälden, die daraufhin entstanden sind, ›Der Kriegsfreiwillige (Begegnung mit Bildern II)‹ von 1982/86 und ›Begegnung mit Bildern III‹ von 1986 ist abzulesen, wie tief ihn jene Begegnung erschüttert hat. Zwischen 1978 und 1981 ist die ein-

3 Peter Pachnike, a.a.O., S. IS.
4 Freya Mühlhaupt, biographische Dokumentation, a.a.O, S. 95.

drucksvolle Gemäldeserie ›Der Zauberlehrling‹ entstanden. Sie zeigt Selbstbildnisse des Künstlers in seinem Atelier umspukt von den Phantomen, Popanzen und Realgespenster seiner Erinnerung, die Breslauer Brücke über die Oder, den sinnlos nach vorn preschenden Stahlhelmsoldaten, der mit dem Seitengewehr auf die Atelierpuppe einsticht, beide wie Marionetten an von der Atelierdecke herabbaumelnden Fäden aufgehängt, die Trompete, der Fernseher mit dem aufgerissenen Mund auf der Mattscheibe, ein weiblicher Akt, ein Liebespaar, ein kleiner Junge, eine Lampe, Tücher, ein Alchimistenlabor, eine Hexenküche voll Erinnerungsgerümpel, das sich verselbständigt hat (daher ›Der Zauberlehrling‹). Von hinten durch die Ateliertür schaut aus dem dunklen Flur die Gestalt der Mutter herein. Die Wirkungsintensität dieser Bilder beruht auf der unauflöslichen Verbindung zwischen dem Autobiographischen und dem Visionären. Sie gehen intentionell dem großen Welttheaterbild, Heisigs Pandämonium, voraus. Das Atelier erscheint als Bruthöhle und Asservatenkammer des Erinnerungsspuks, in dem sich das alles vorbereitet hat.

Das, was in seiner Vielteiligkeit nun vor uns steht, ist das umfassende Lebenserinnerungsresümee des Künstlers und, wenn man so will, eine Motiv-Autobiographie. Wen wundert der Alptraum? Für den, der um sich sieht, ist er ganz gegenwärtig. Die menschliche Dummheit wechselt allenfalls die Kostüme.

Übrigens, was Heisig noch mit Beckmann verbindet, sind die ins Bild gemalten Löcher, bei Beckmann die Trompeten und Grammophontrichter, bei Heisig die Trompeten, die Lautsprecher und die Stahlhelmhöhlungen. Ein Kollege widersprach mir; er interpretierte die Löcher in Beckmanns Bildern als Symbole der Vagina. Das halte ich für eine freudianische Einseitigkeit. Sie signalisieren allemal den Tod, in ihnen haust die Finsternis. Aber, das muß ich eingestehen, was die Finsternis der Löcher anbetrifft, so wohnen Tod und Geburt sicherlich direkt beieinander.

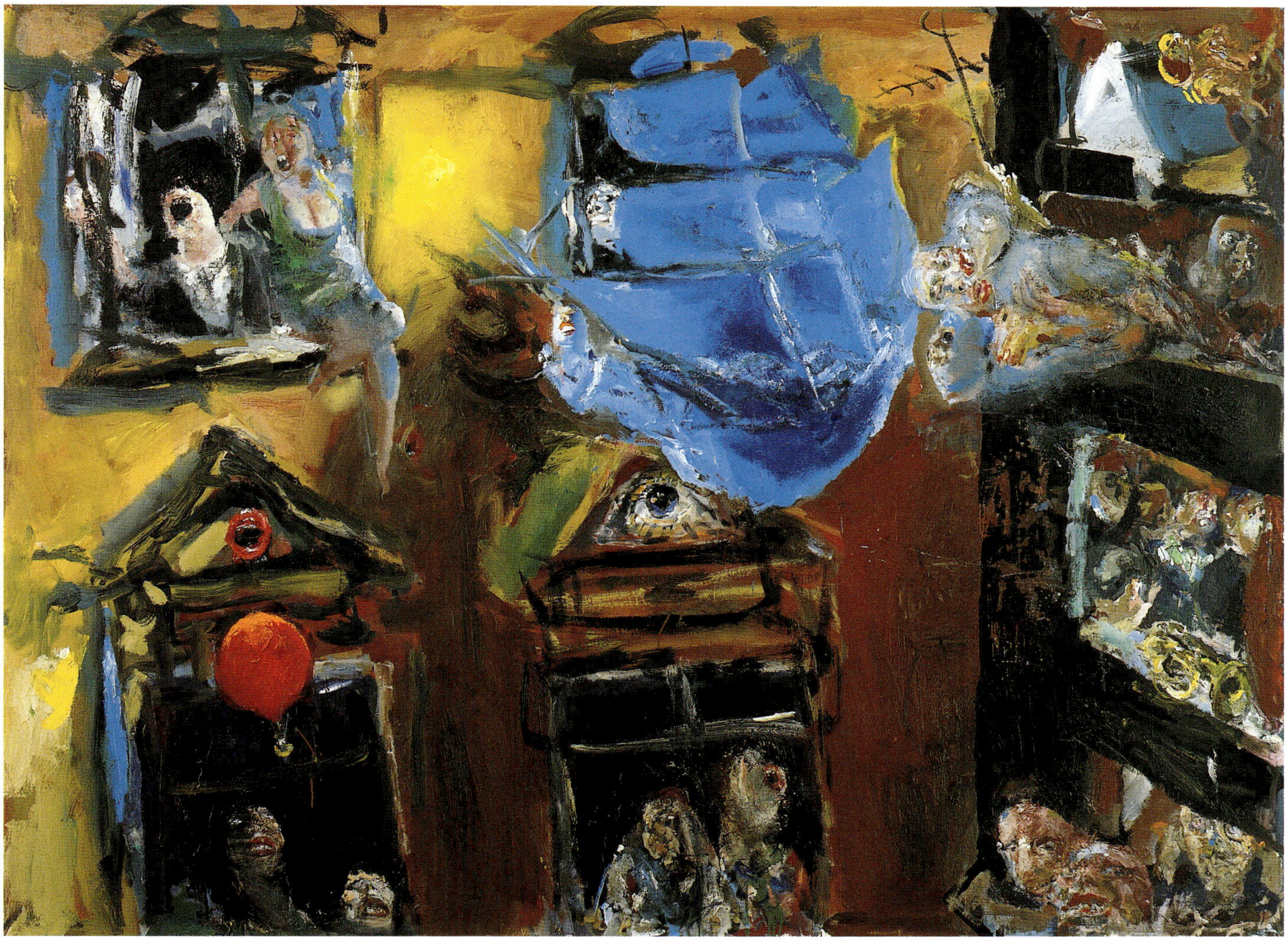

**Menschen am Fenster und ein blaues Schiff** · 1990/95 · Öl auf Leinwand · 160 x 200 cm

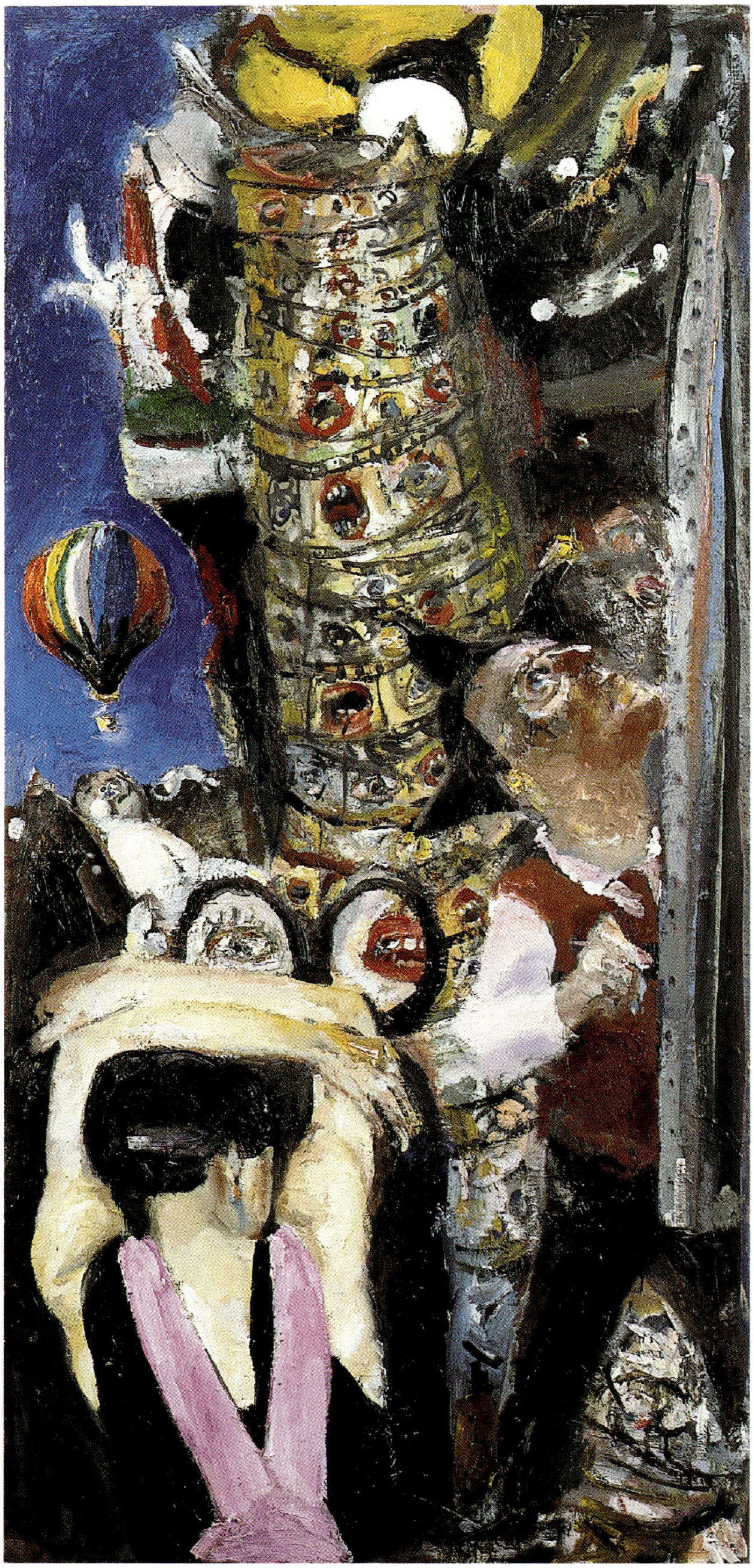

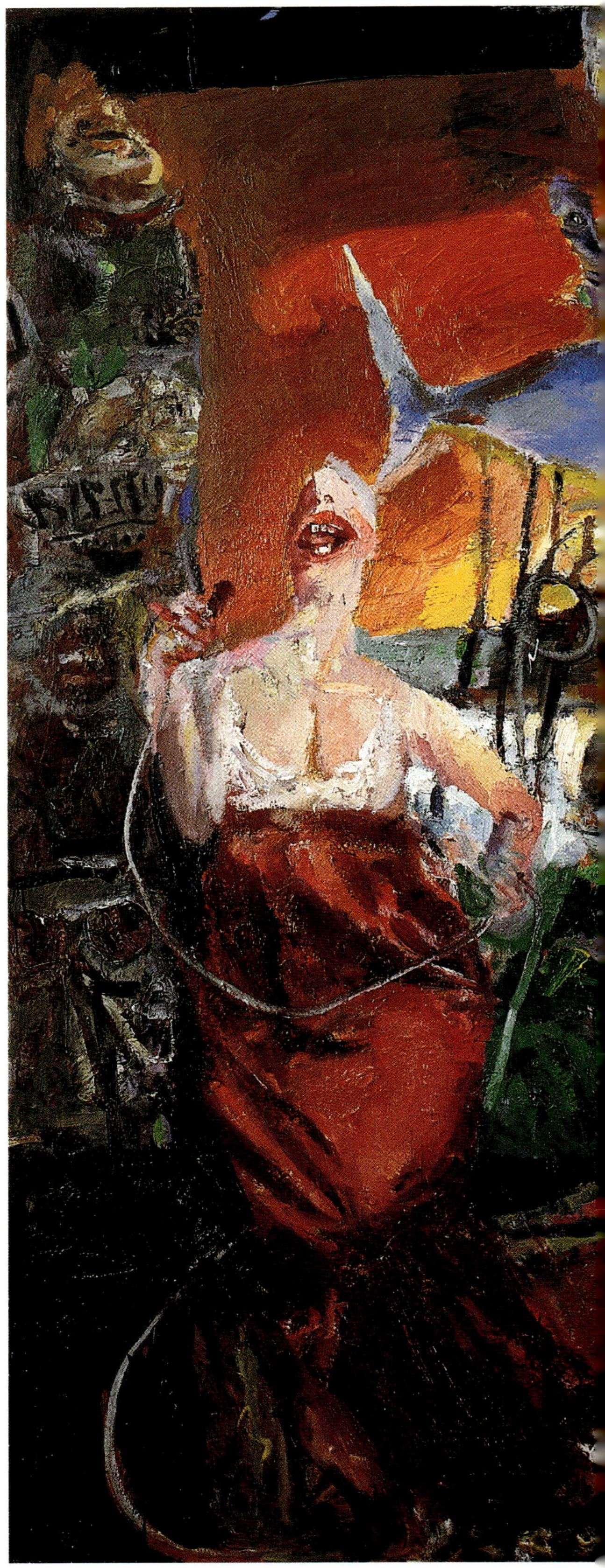

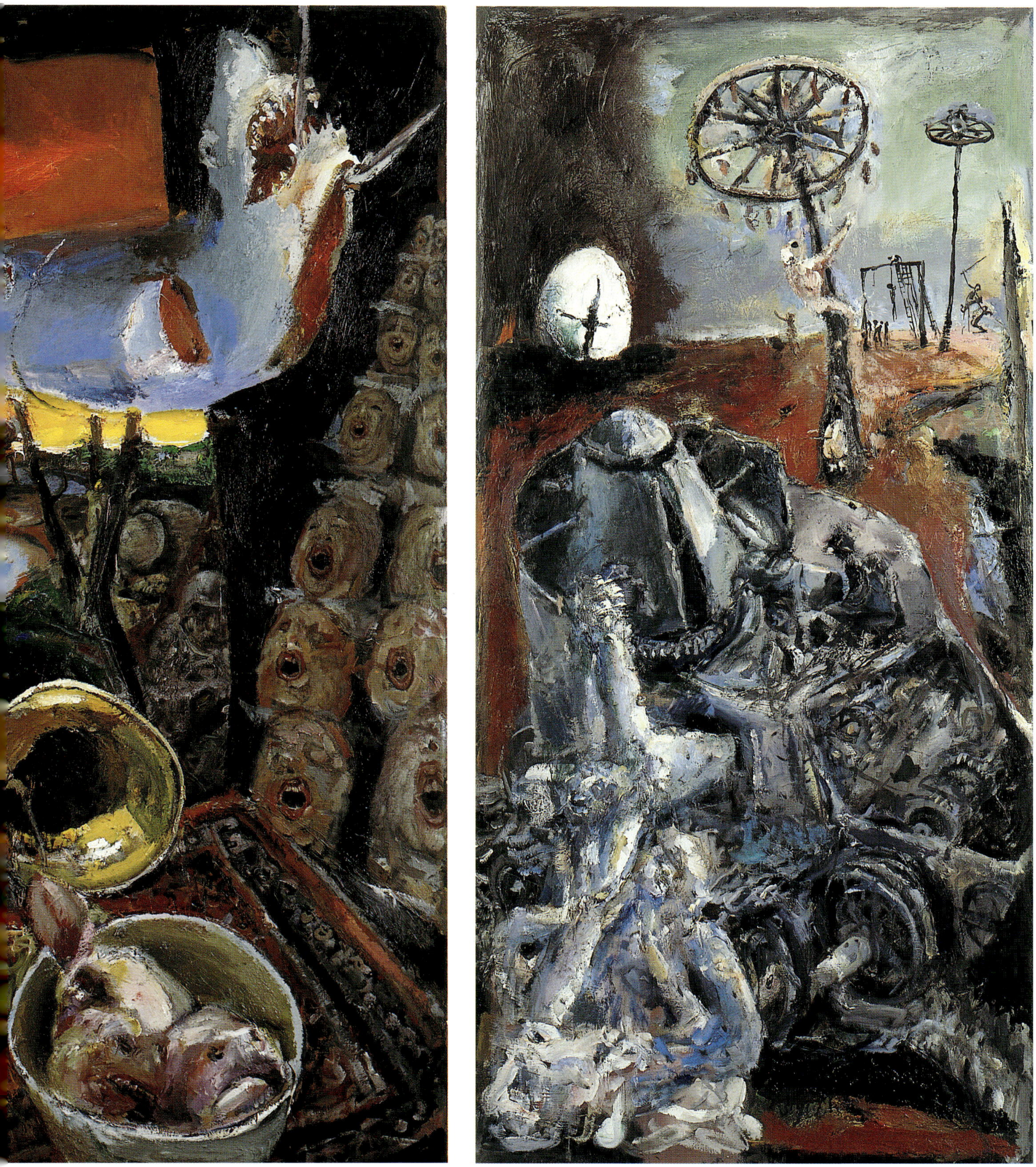

**Schlagerparade mit Rücksichten** · Triptychon · 1993 · Öl auf Leinwand · 150 x 72, 150 x 125, 150 x 72 cm

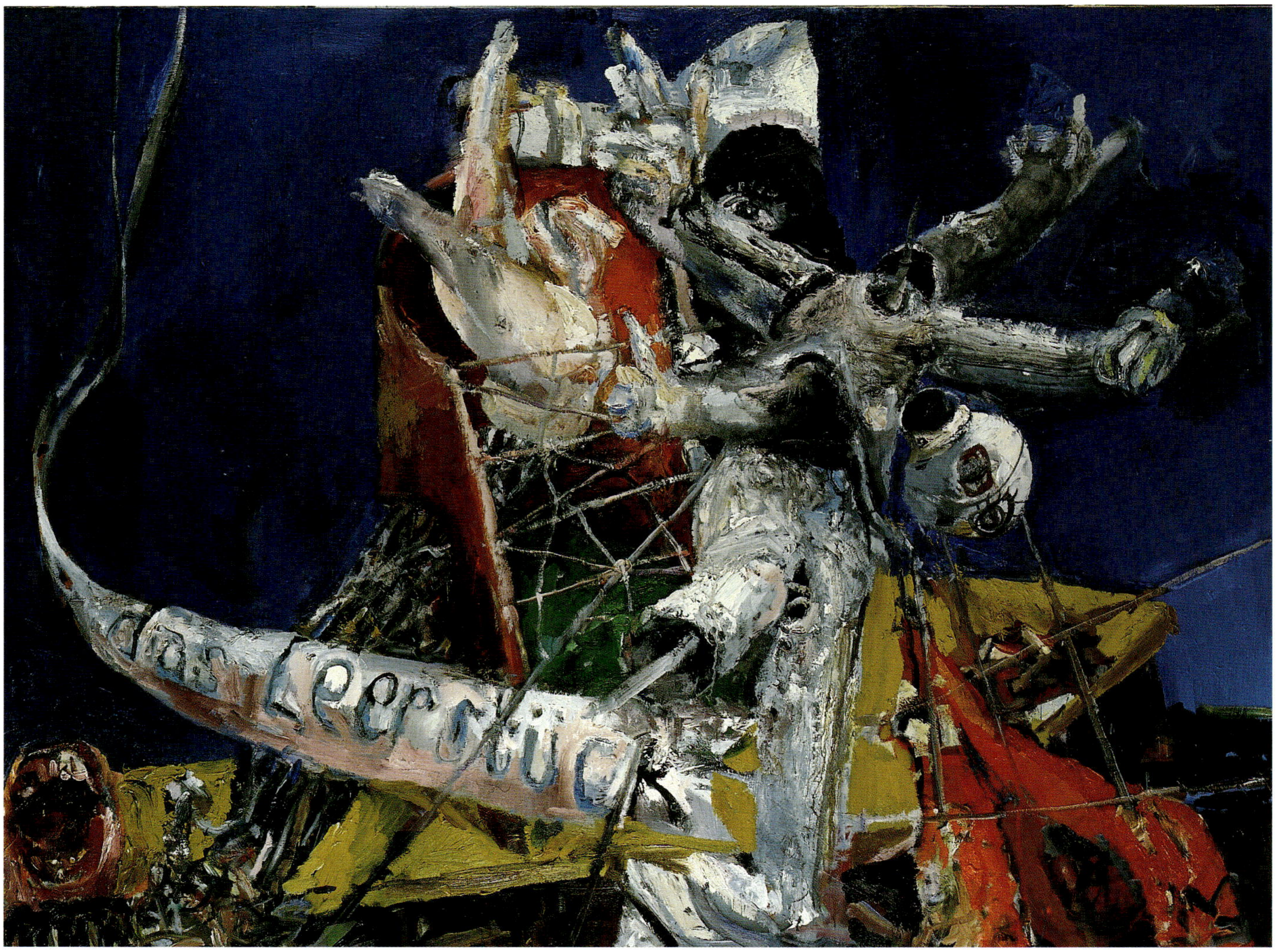

**Fortsetzung der großen Belehrung** · 1996 · Öl auf Leinwand · 150 x 200 cm (übermalt)

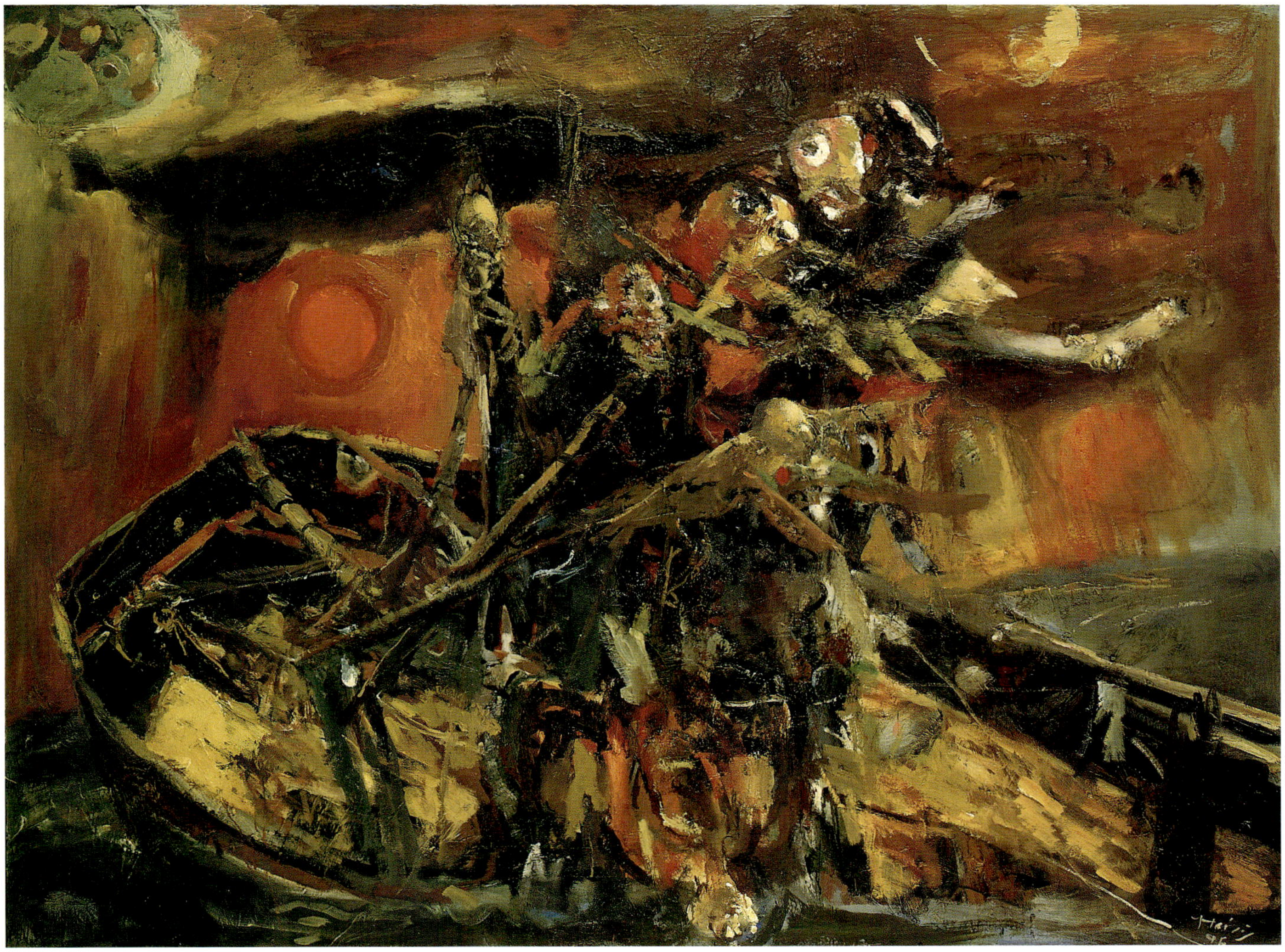

**Schiffbruch der Eroberer** · 1996 · Öl auf Leinwand · 150 x 200 cm (vormals ›Fortsetzung der großen Belehrung‹, siehe Abbildung S. 158)

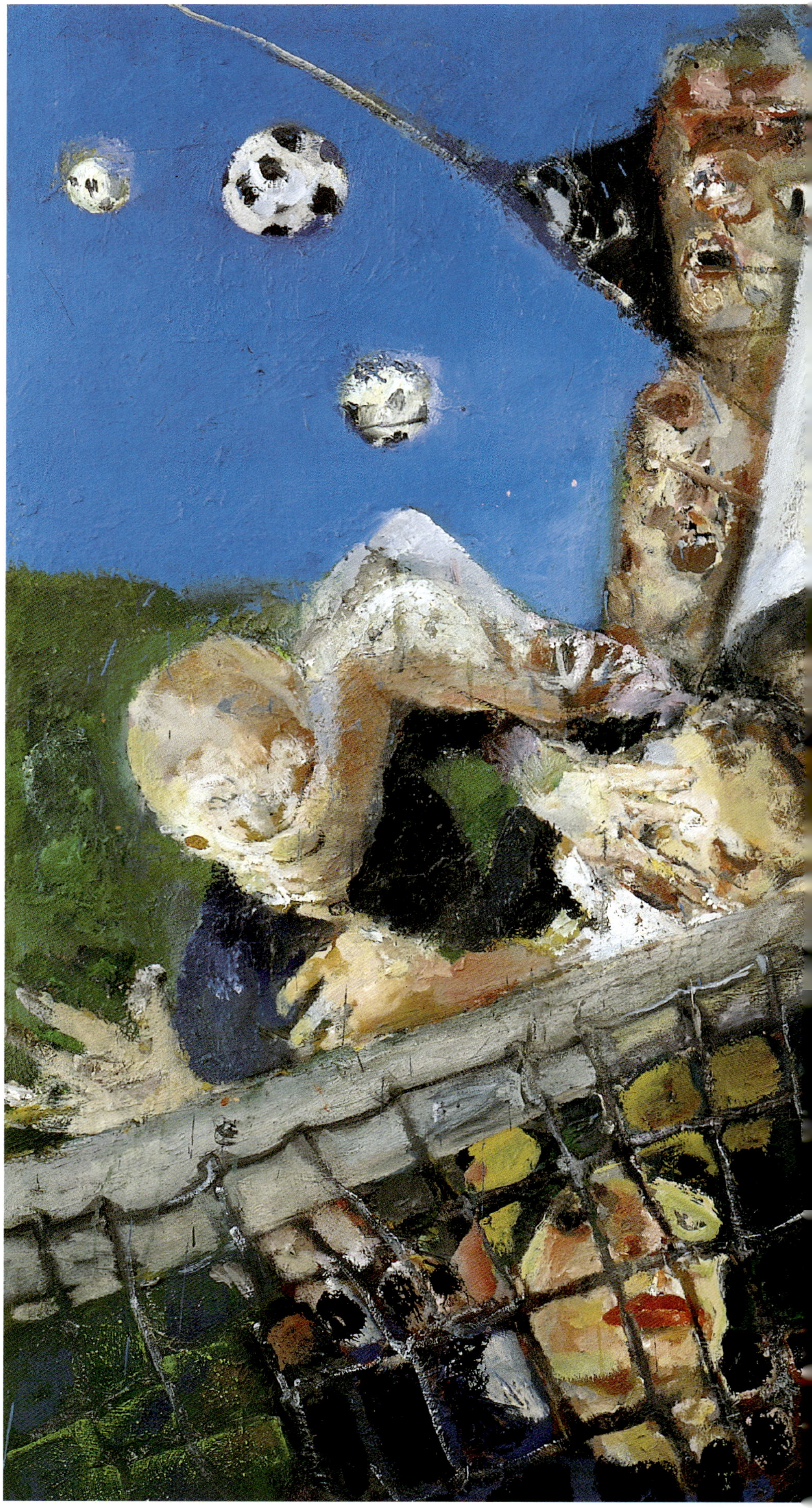

**Das Endspiel**
1995
Öl auf Leinwand
150 x 200 cm

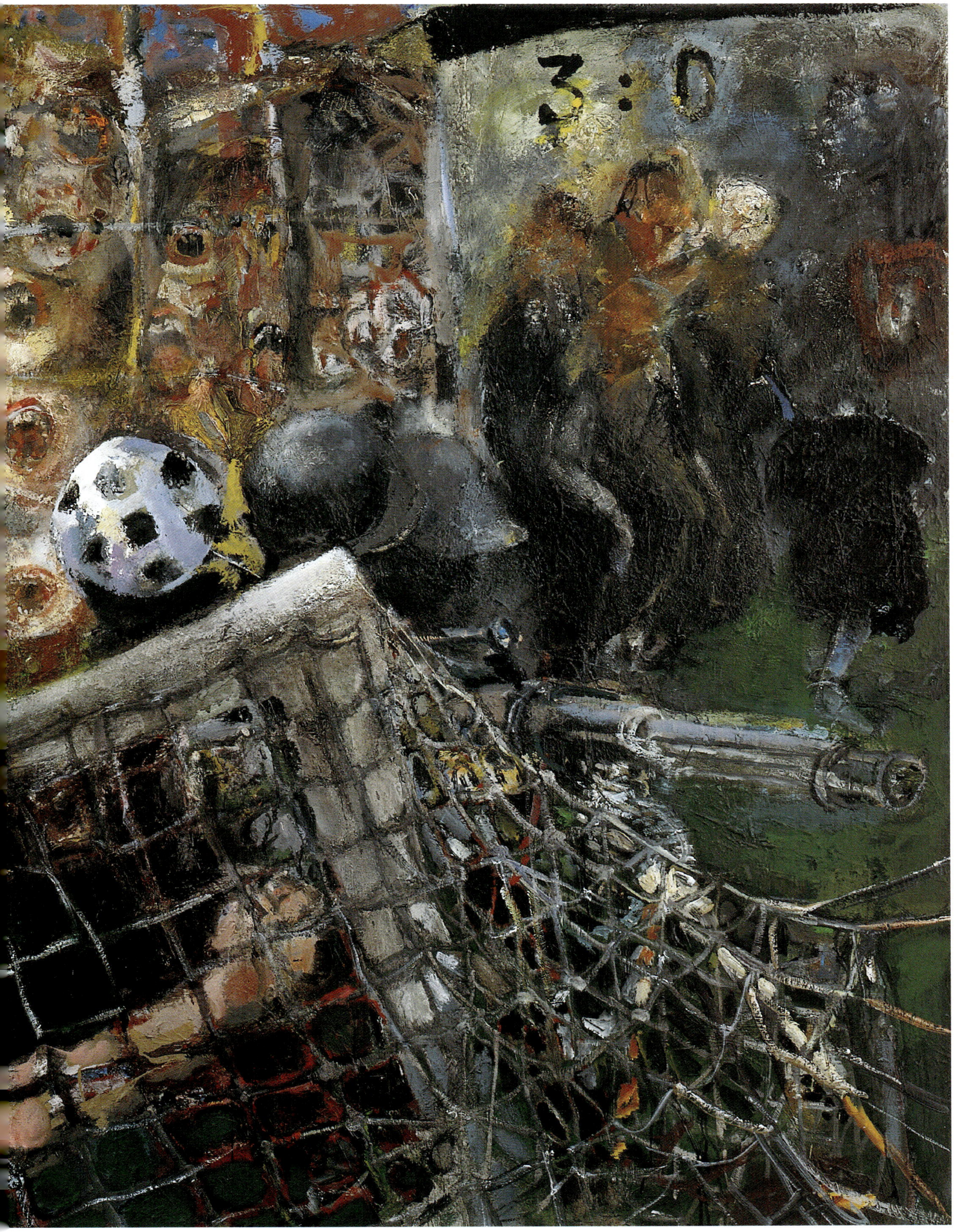
3:0

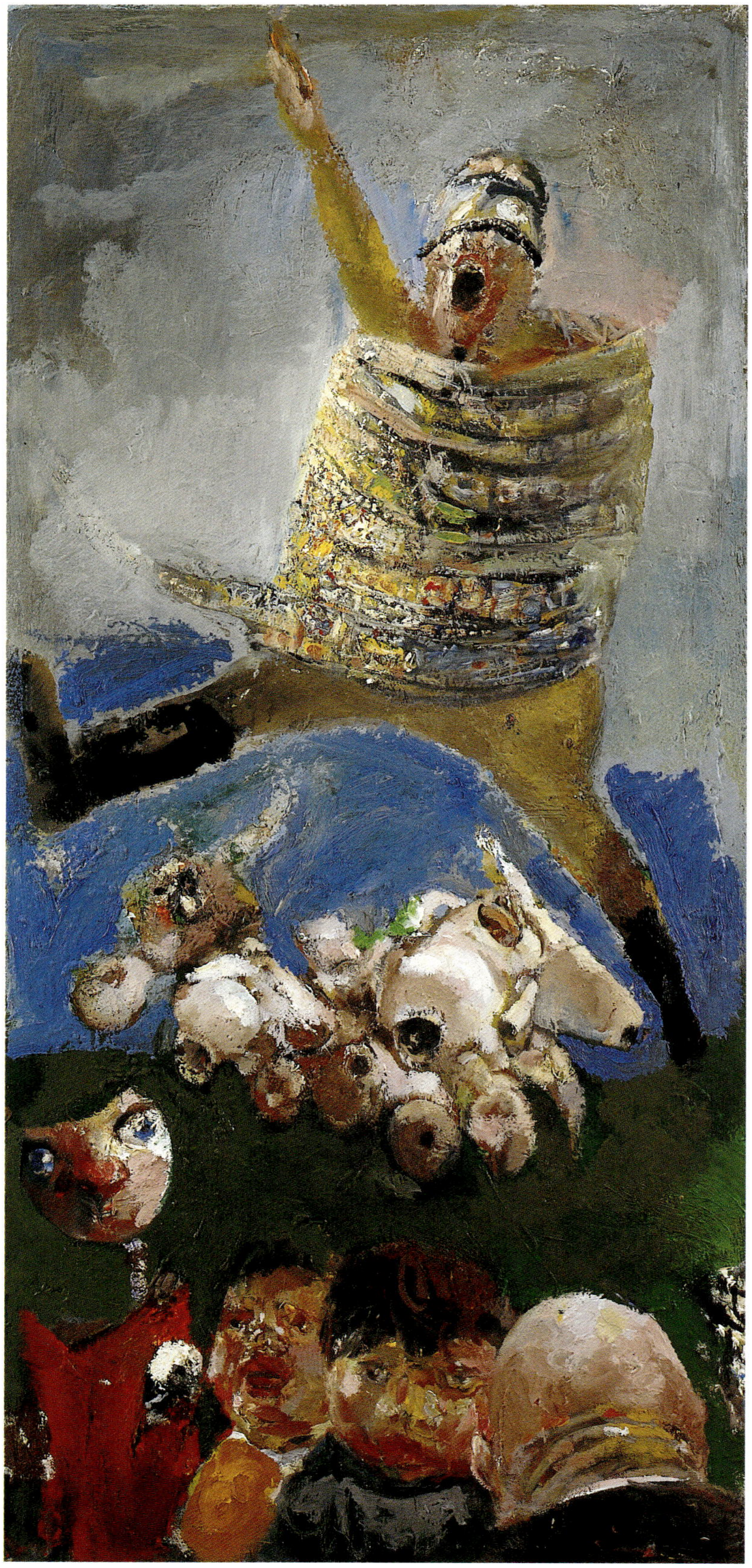

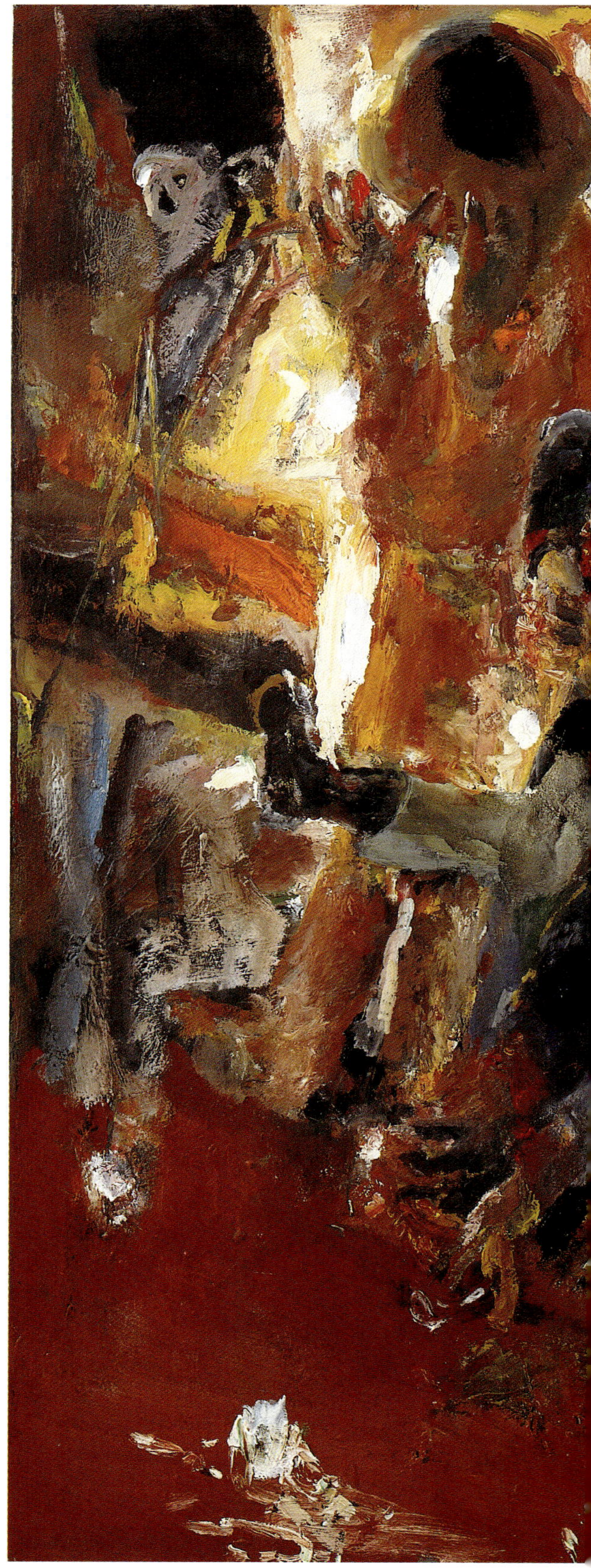

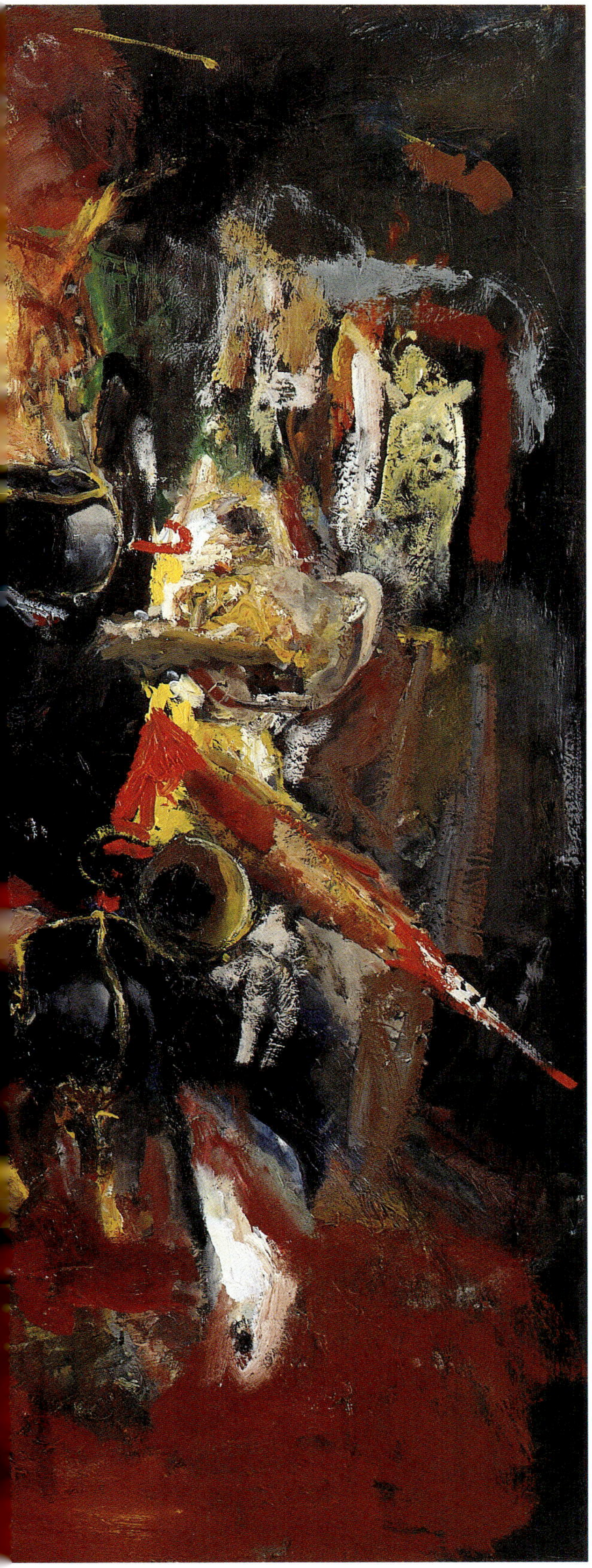

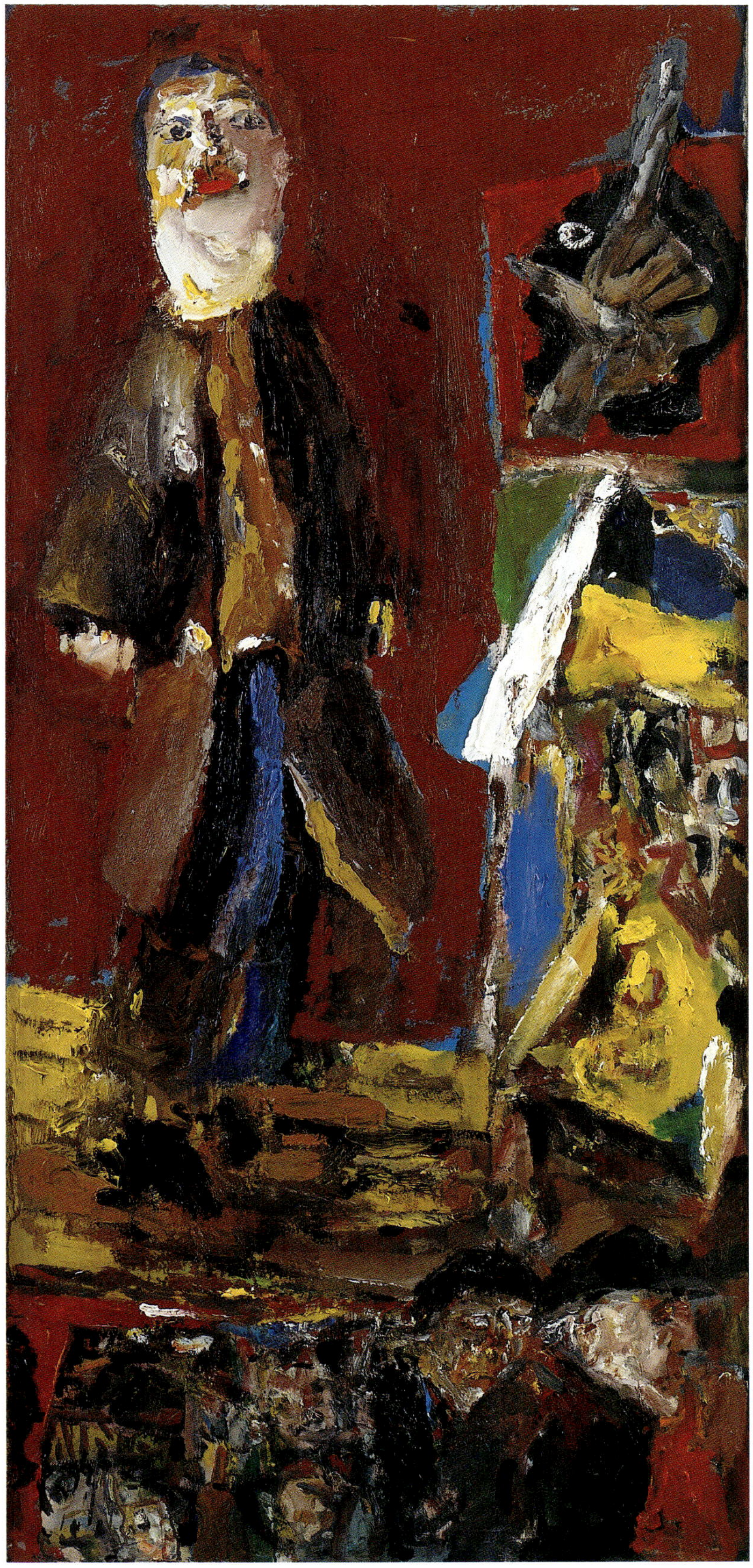

**Hänschen klein** · Triptychon · 1995/98 · Öl auf Leinwand · 150 x 90, 150 x 120, 150 x 90 cm

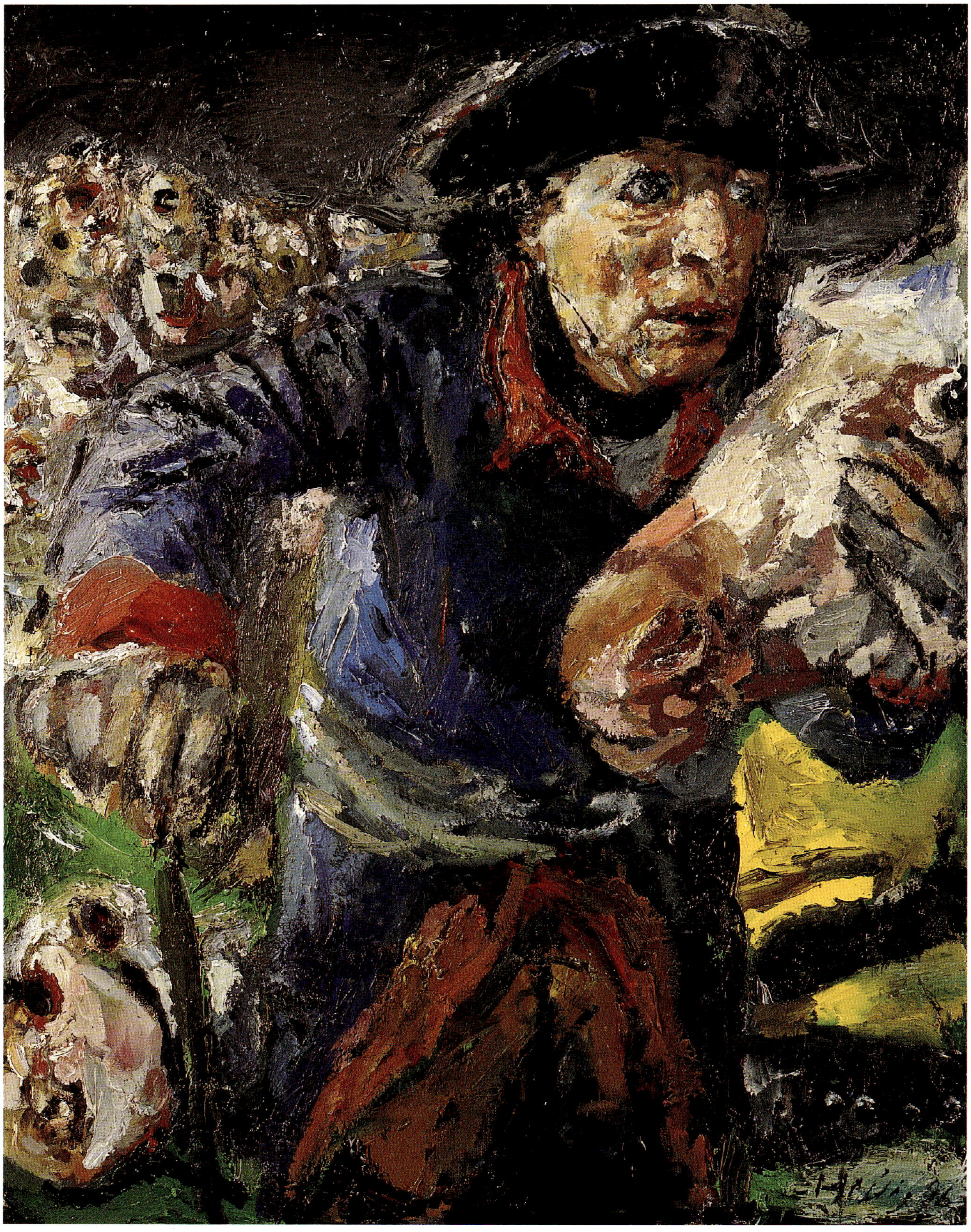



**Der Choral von Leuthen** · 1996 · Öl auf Leinwand · 90 x 70 cm

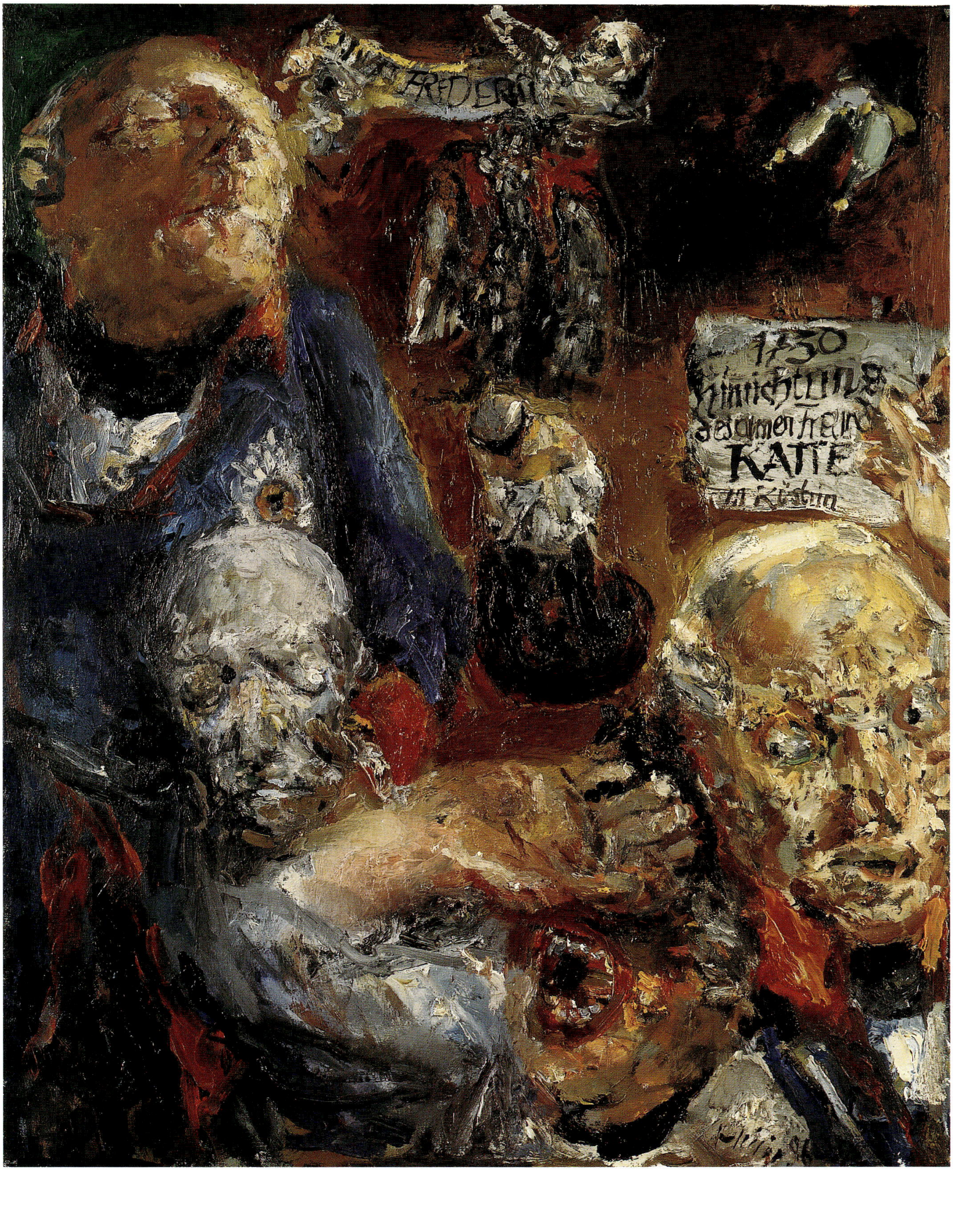


**Fritz und Friedrich** · 1996 · Öl auf Leinwand · 100 x 80 cm

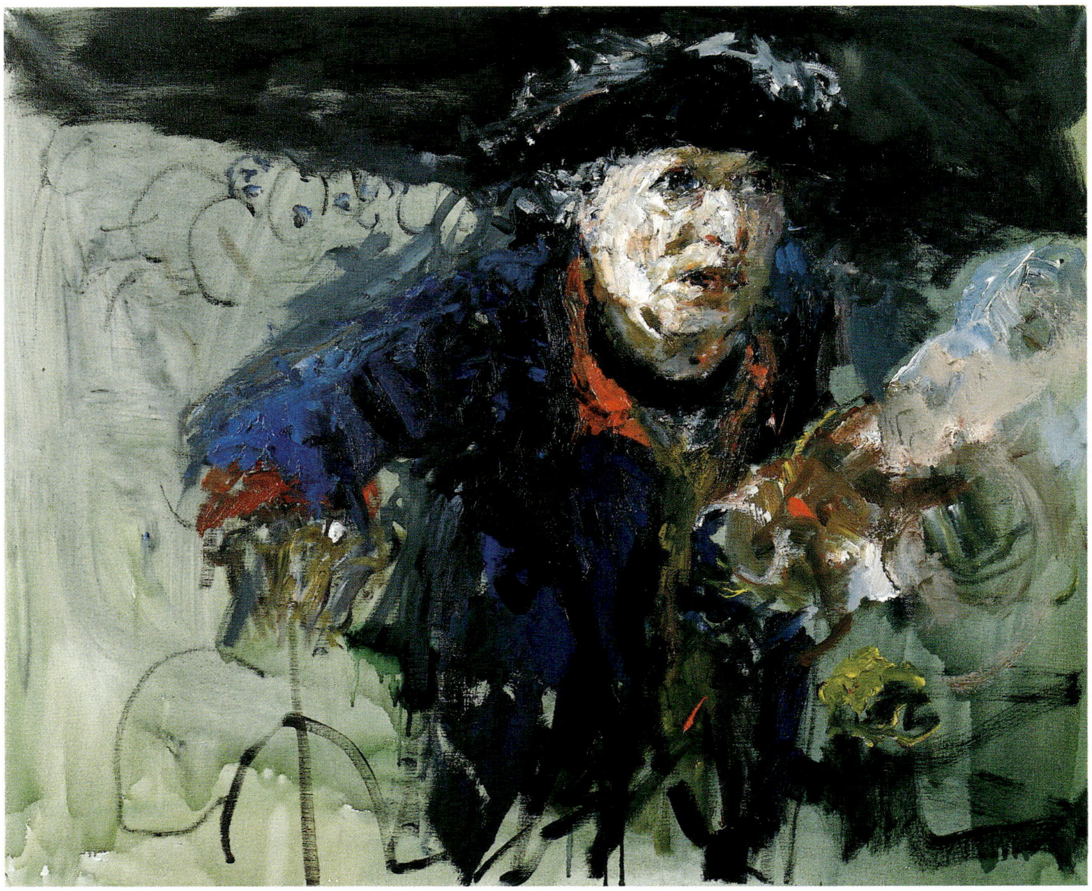



**Studie für den Choral von Leuthen** · 1997 · Öl auf Leinwand · 100 x 120 cm

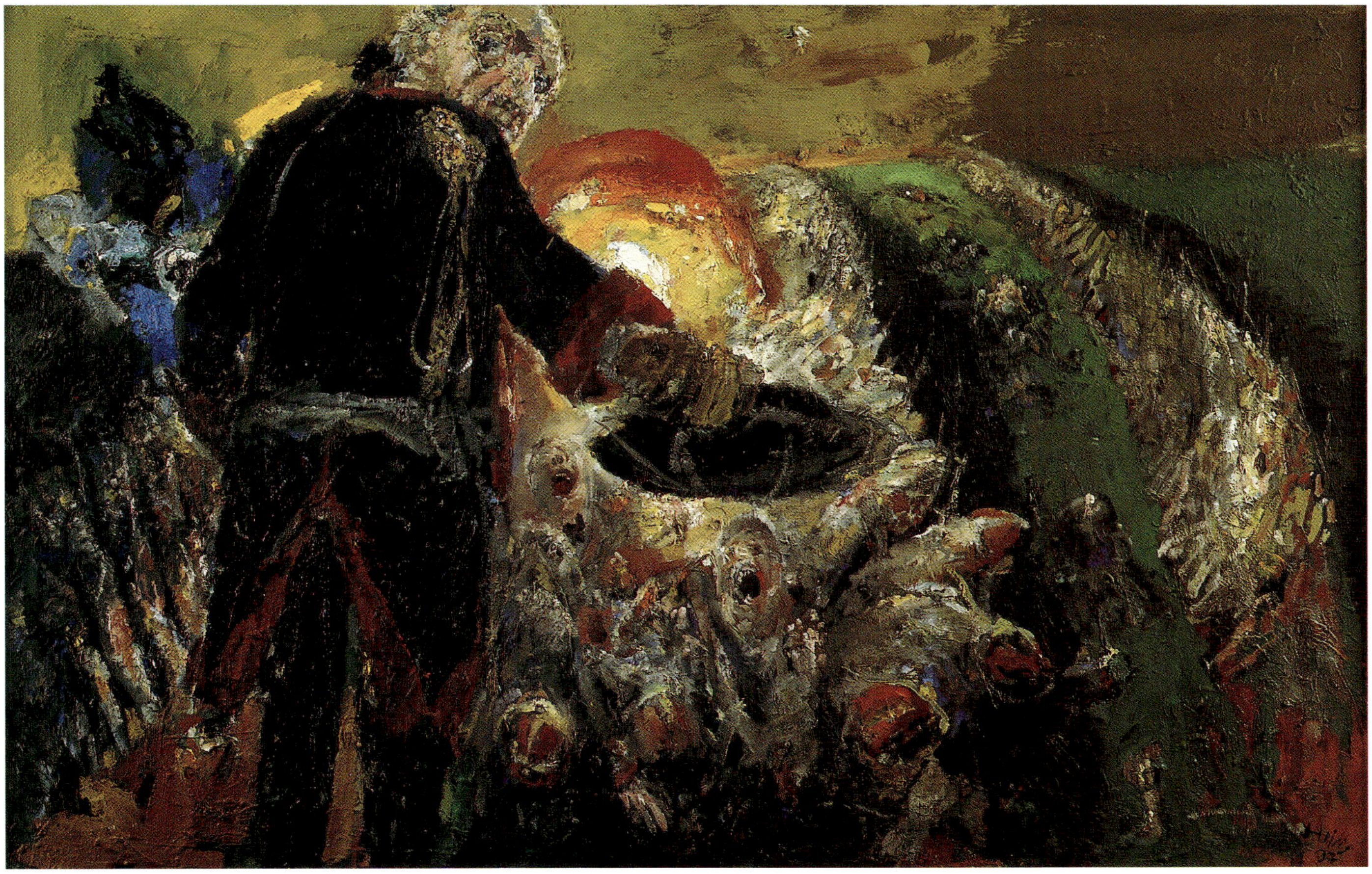

**Friderizianische Totenrede** · 1996/97 · Öl auf Leinwand · 110 x 170 cm

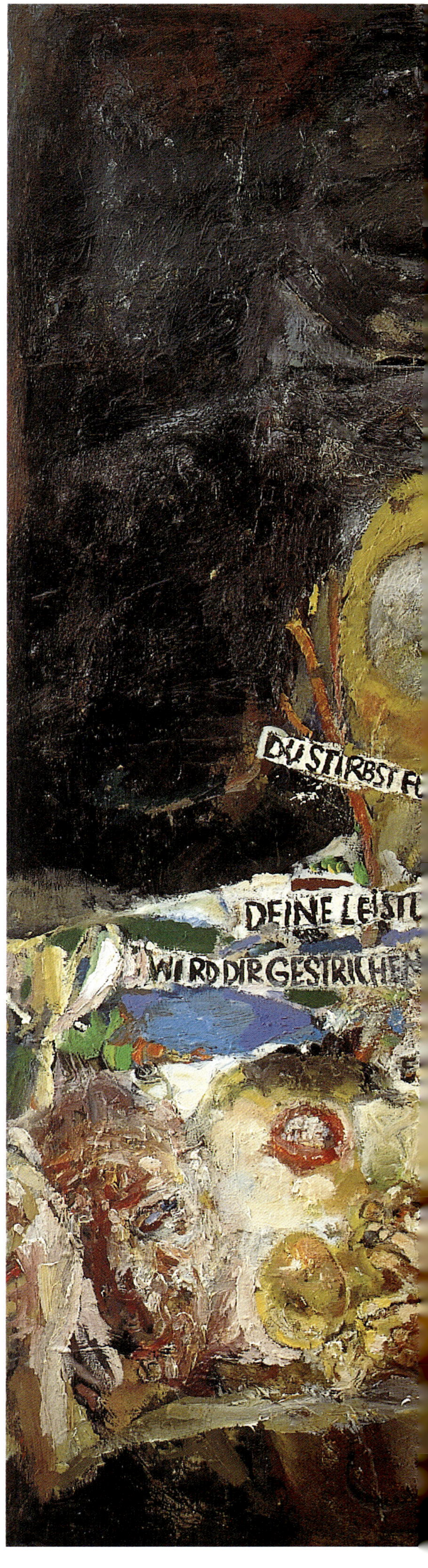


**Der verbrauchte Ikarus**
1993/96/98
Öl auf Leinwand
210 x 200 cm

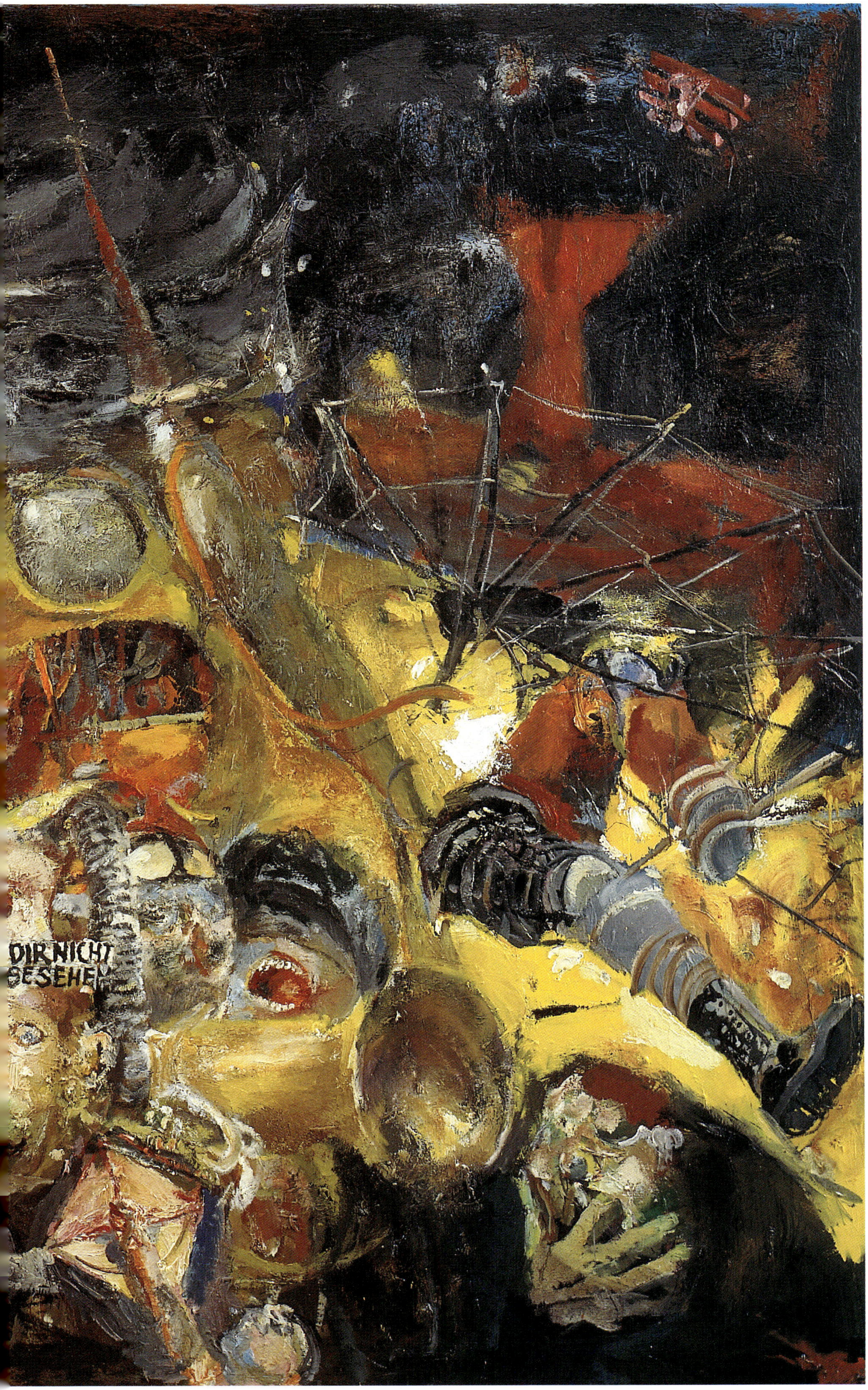
DIR NICHT
GESEHEN

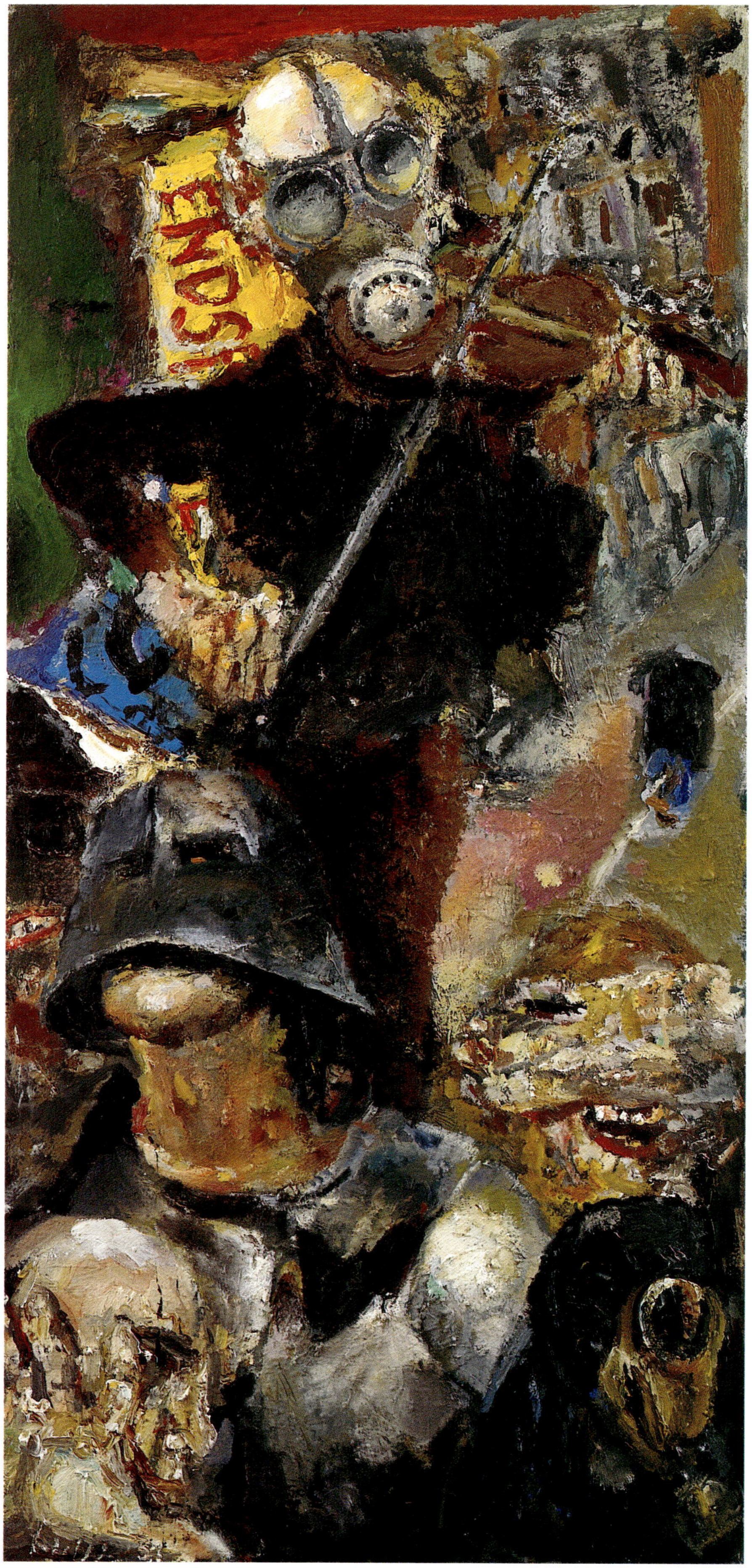

**Schutzversuch**
**mit Musik**
1997
Öl auf Leinwand
150 x 70 cm

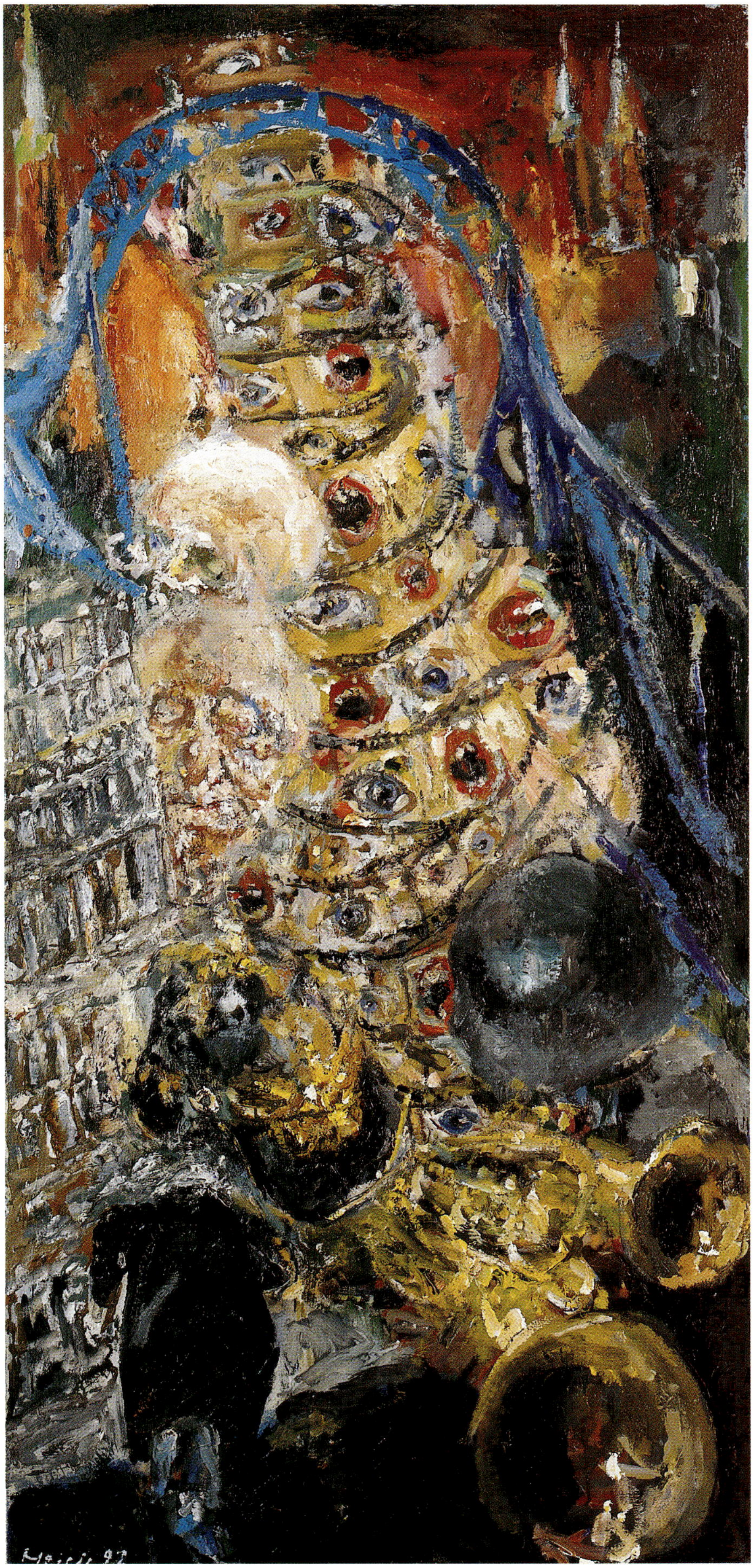

**Die Breslauer Dombrücke**
1997
Öl auf Leinwand
150 x 70 cm

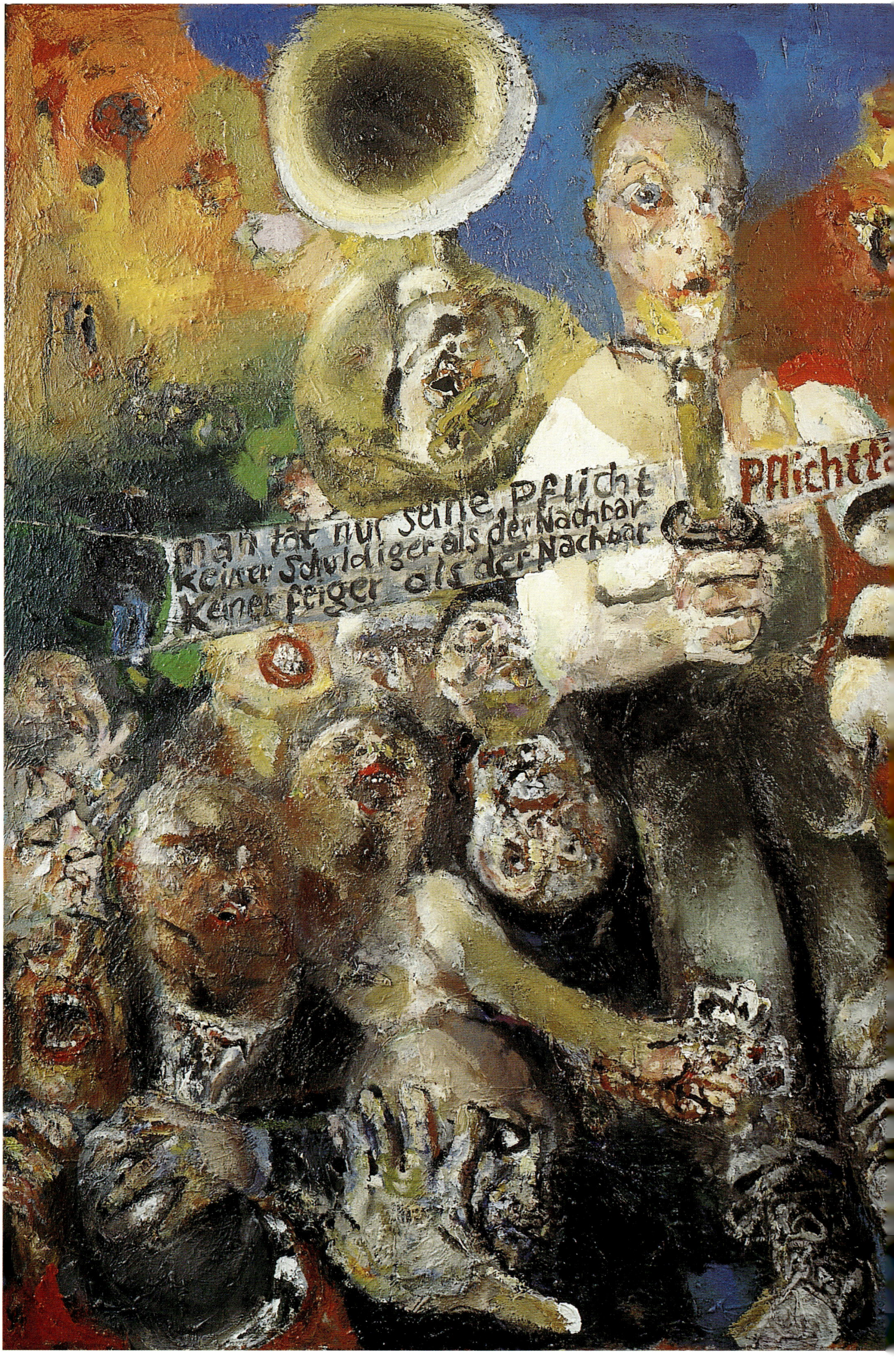
man tat nur seine Pflicht
keiner Schuldiger als der Nachbar
Keiner feiger als der Nachbar

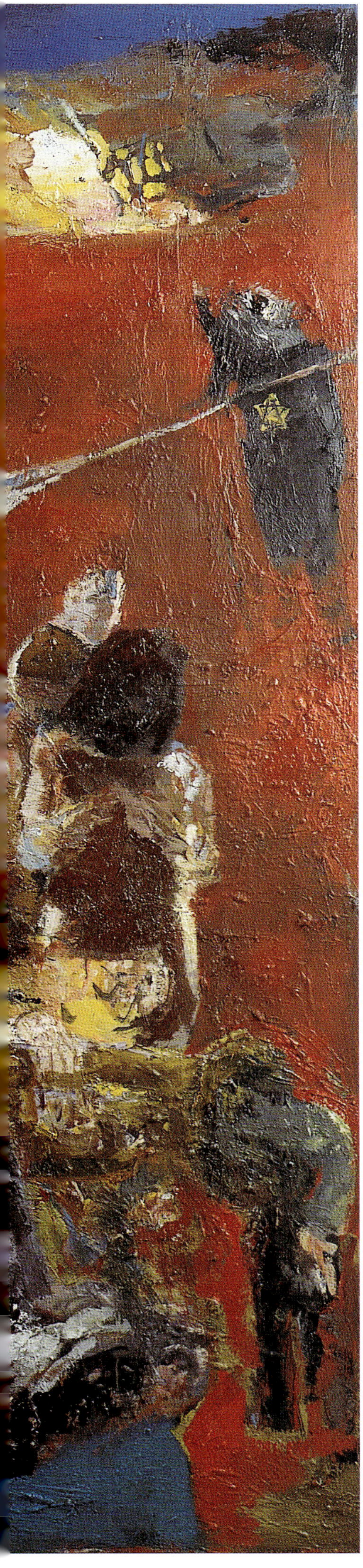

**Pflichttäter**
1996
Öl auf Leinwand
215 x 200 cm

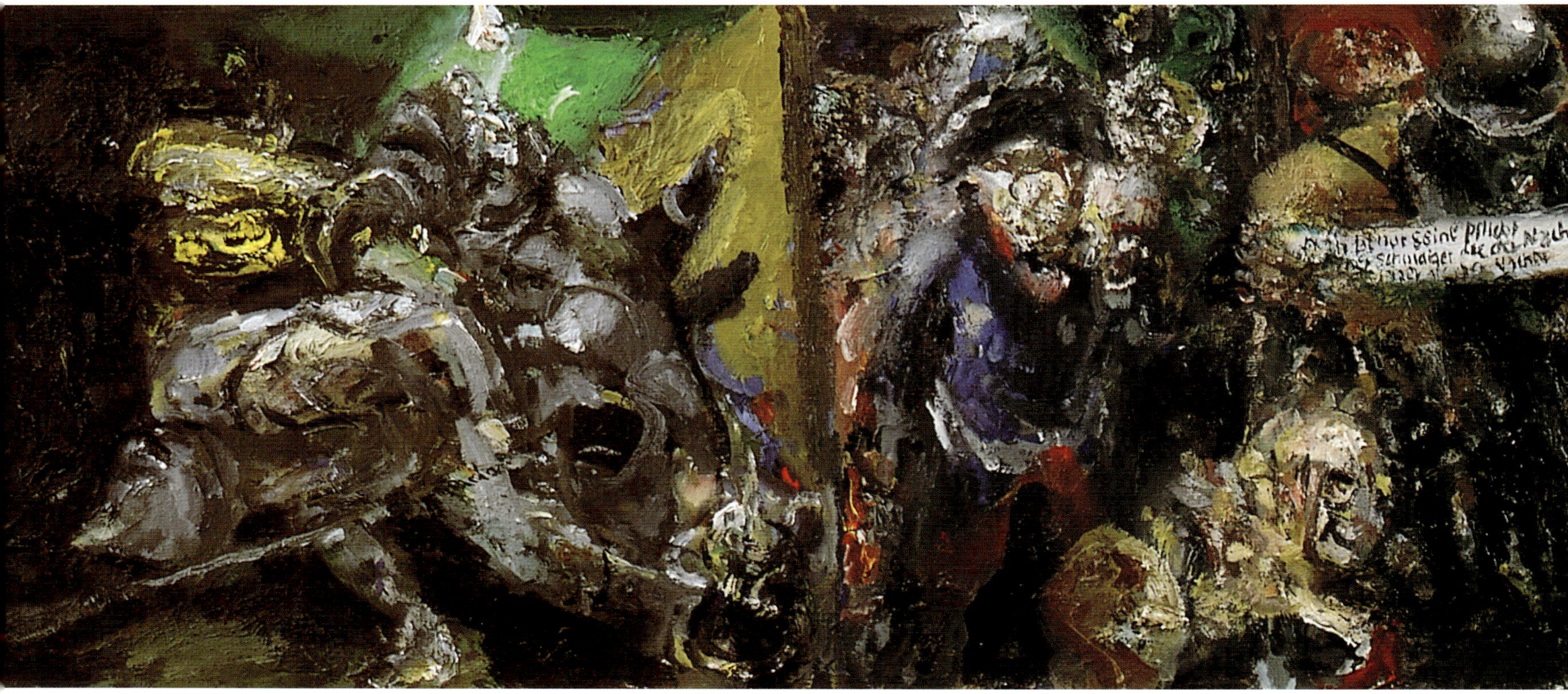

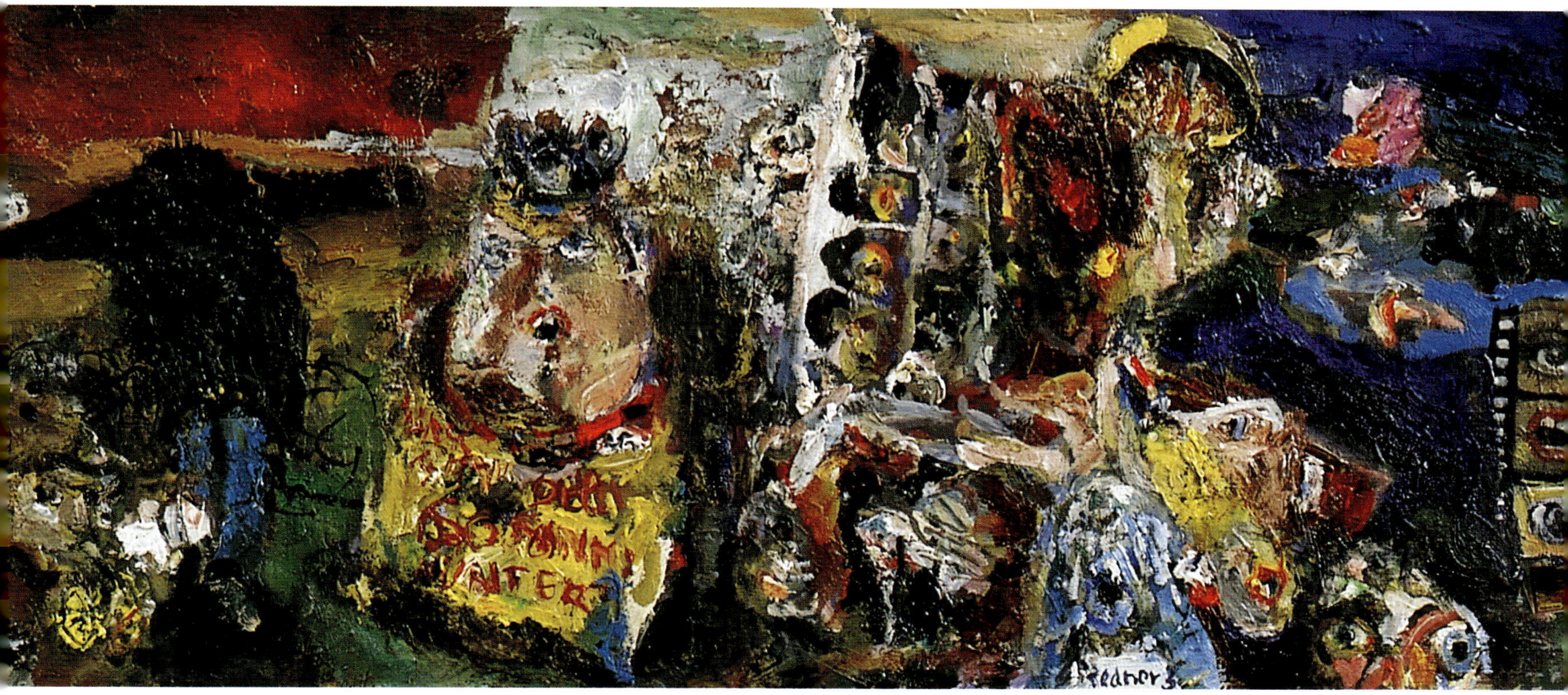

**Bildentwicklung** · 1998 · Öl auf Leinwand · 43 x 200 cm

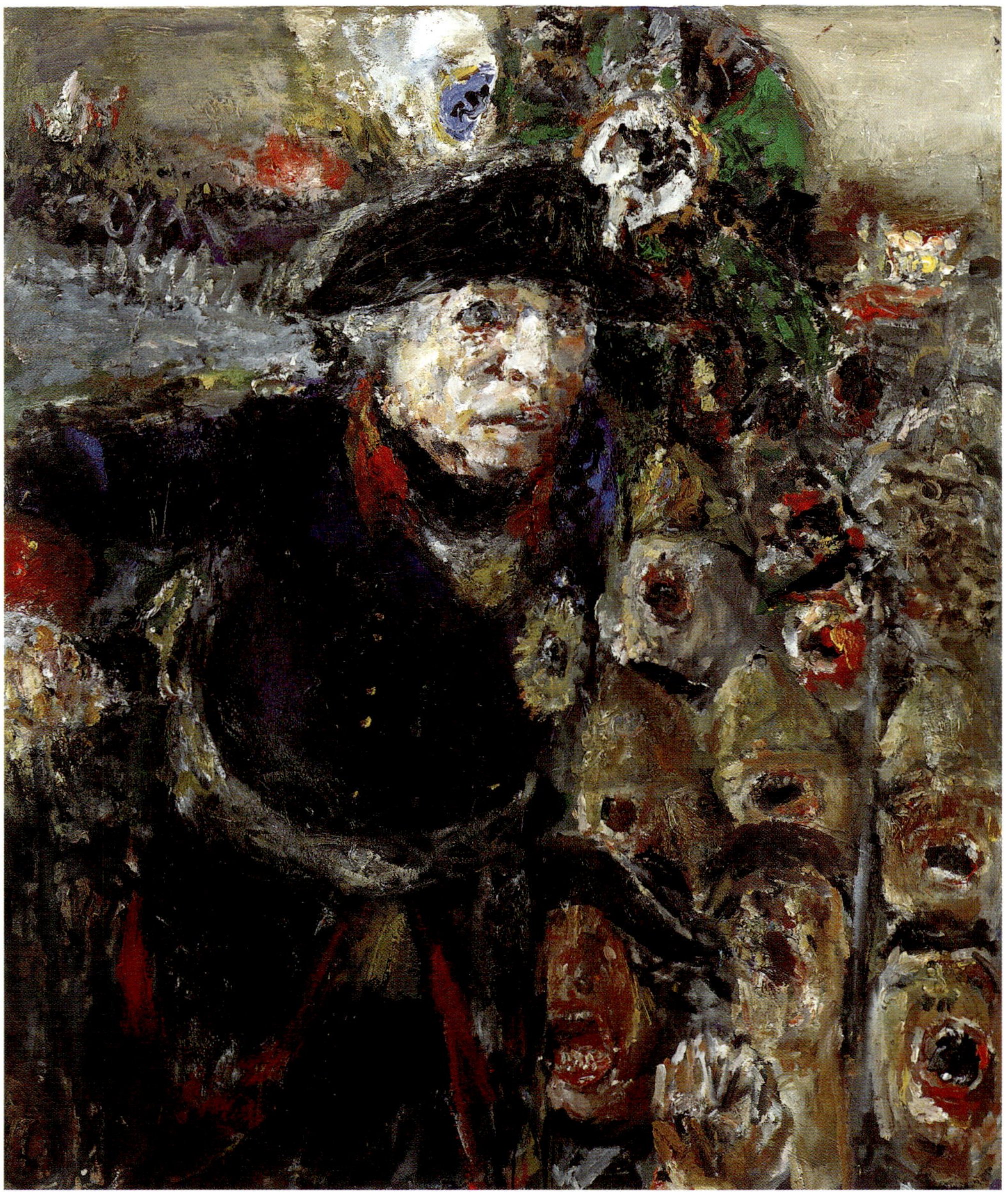



**Der Choral von Leuthen II** · 1998 · Öl auf Leinwand · 120 x 100 cm

Joachim Fest

# DAS NIE ENDENDE MENETEKEL DER GESCHICHTE

## Anmerkungen zu Bernhard Heisig

Mitunter scheint es, als seien Bedeutung und Folgen der historischen Wende von 1989/90 auch fünf Jahre nach den Ereignissen noch nicht annähernd erfaßt. Zwar hat, was damals geschah, die selbstgefällige, von Trägheit und provinziellem Hochmut geprägte Atmosphäre der Bundesrepublik einen Augenblick lang aufgestört. Doch zu den Begleitumständen jener Wochen und Monate gehörte auch, daß die Öffentlichkeit im Westen, kaum daß der Euphorienzauber der Vereinigung abgeklungen war, in den vertrauten Zustand zurückdrängte. Dem Veränderungsdruck jedenfalls, den der Zusammenbruch der Nachkriegsordnung ihr aufnötigte, ist sie mit zunehmender Gleichgültigkeit und bald auch abwehrend begegnet. Weniges hat das Phlegma des »juste milieu«, das die eigentliche, hinter aller Rhetorik vom dauernden Wandel durchscheinende Stimmung des Landes war, sichtbarer gemacht.

Der Vorwurf der Schwerfälligkeit und des einfallslosen Beharrens im Hergebrachten richtet sich bis heute vornehmlich gegen die Politik. Aber dem genaueren Blick konnte nie entgehen, daß deren Bewegungsmühe nur der Ausdruck dessen war, was alle wollten, die kulturellen Wortführer des Landes eingeschlossen. Auf literarischem Feld haben Günter Grass und Patrick Süßkind, auf publizistischem beispielsweise Erich Böhme (»Ich will nicht wiedervereinigt werden!«) diesem Immobilismus mit unterschiedlichen Begründungen Ausdruck gegeben.

Wer heute zurückblickt, kommt um das Eingeständnis nicht herum, daß, im Ganzen jedenfalls, der politische Apparat beweglicher und offener reagiert hat als die übrigen Gruppen der Gesellschaft, die mit einer vielfach fast verzweifelten Gereiztheit auf der Wahrung dessen bestanden, worin man sich's seit langem gut gehen ließ. Es zählt dies nach wie vor zu den auffallenden, wohlweislich verschwiegenen oder nur vom Rande her vorgebrachten Einwürfen über den Prozeß, in den das Land geraten ist.

Man kann es die womöglich verblüffendste Erfahrung der zurückliegenden Jahre nennen, daß gerade die Kunstszene eine beispiellose Zähigkeit entfaltet hat, den Status quo ihrer geistigen, künstlerischen und materiellen Besitzstände zu verteidigen. Denn sie hatte sich in aller vergangenen Zeit mit besonderer Vorliebe als die große Unruhe aufgespielt und selbstergriffen die eigenen Vorstöße ins Unbekannte nicht nur gefeiert, sondern der Gesellschaft modellhaft empfohlen. Die veränderte Lage brachte in ihren Reihen einen Quietismus zum Vorschein, der sich zwar noch immer in den Floskeln des Provokanten gefiel, aber längst jede Beunruhigung scheute. Nicht selten drängte sich sogar der Eindruck auf, sie hätte viele Jahre lang nur Nebelkerzen abgebrannt, hinter deren Blitzen und Rauchvorhängen sich verbergen ließ, daß sie nur die Gesten von ehedem repetierte, mit denen sich aber die Meinungen, der Markt und der Betrieb im Ganzen beherrschen ließen. Insofern war

Dieser Beitrag erschien erstmals in: Brusberg Dokumente 35 »Bernhard Heisig – Begegnung mit Bildern«, 1995.

die Kunst der siebziger und achtziger Jahre tatsächlich der authentische Ausdruck der Gesellschaft, der sie entstammt. Denn es war geradezu das Kennzeichen der trügerischen bundesrepublikanischen Idylle, daß sie die eigenen Erstarrungen durch ein Vokabular des permanenten Aufbruchs verdeckte.
Dennoch erstaunte die Unbekümmertheit, mit der die Kunstszene angesichts der veränderten Lage den Offenbarungseid leistete. Statt sich der Herausforderung, die mit der Vereinigung gekommen war, zu stellen, wurde nun der schon verschiedentlich aufgeflammte Streit zwischen West- und Ostkunst in größerem Rahmen und mit rasch sich radikalisierenden Generalverdammungen eröffnet. Durchweg alle in der ehemaligen DDR entstandenen Werke seien nichts anderes als mehr oder weniger ideologisch verformte Ausgeburten einer unerheblichen, mit dem Untergang des Regimes auf die Abfallhalden der Geschichte beförderten Staatskunst, hieß es, und selbst die seltsame, sich unverhohlen zur Unkenntnis der europäischen Kunstgeschichte bekennende Behauptung fehlte nicht, daß kein bedeutendes Kunstwerk je unter unfreien Verhältnissen entstanden sei. Von der Erbitterung, mit der die Auseinandersetzung von seiten der Westkünstler geführt wurde, zeugte die Bemerkung von Georg Baselitz über die »Arschlöcher«, die sich der gängelnden Kunstbürokratie der DDR widerstandslos unterworfen und in vierzig Jahren nicht ein einziges Werk hervorgebracht hätten, das irgendeine Beachtung verdiente.
Gewiß läßt sich das aus persönlichen Erfahrungen und Gefühlen der verlorenen Lebenszeit herstammende Ressentiment derer, die wie Georg Baselitz, Gerhard Richter oder A. R. Penck ihre frühen Jahre in aussichtslosen Querelen mit den Kulturfunktionären der SED zugebracht hatten, ohne viel Mühe begreifen. Aber der Streit rührte weit tieferreichende, zum Teil in Vergessenheit geratene Konflikte aus den Anfangsjahren der Moderne wieder auf. Die Auseinandersetzung über das, was Zeitgenossenschaft verlange, über Ikonographie, das Verhältnis zur Geschichte und über die gesellschaftliche Bedeutung der Kunst war und ist insoweit auch eine Art Gespensterkampf über katalaunischen Feldern. Es hat die Heftigkeit, mit der er von seiten gerade der Anwälte der sogenannten Westkunst ausgetragen wurde, noch erheblich verschärft, daß sie sich oder doch die Sache der Moderne nach so vielen, zuletzt immer unangefochtener errungenen Triumphen seit geraumer Zeit in der Defensive sahen.
Auf der anderen Seite hatte auch die »Ostkunst« mit einem Soupçon zu tun, der nicht einfach zu leugnen oder mühelos abzuschütteln war. Die zweifellos größte Last, die sie zu tragen hatte, kam aus der Verbindung mit dem politischen System, in dem sie entstanden war. Dabei spielte nicht einmal dessen Unrechtscharakter die ausschlaggebende Rolle. Viel eher war es der enge, bei den billigen Farbdrucken der Jahrhundertwende steckengebliebene Kunstbegriff der Machthaber, der sich mit den jeweils für notwendig erachteten agitatorischen Zwecken zu einer starren Theorie dessen verband, was Kunst sei und zu bewirken habe. Schon 1948 hatte der Kulturkommissar der Sowjetischen Besatzungszone, Alexander Dymschitz, die sogenannte Formalismus-Debatte mit einem Satz eröffnet, der nicht zufällig, wie die gerade

abgetretenen NS-Kulturwächter auch, das vermeintliche Volksempfinden ins Treffen führte: »Im Grunde hat das Volk«, erklärte Dymschitz, »gesunde Ansichten über die Kunst, die Kunst der Formalisten aber ist krank und unlebendig.« Und drei Jahre später versicherte Walter Ulbricht bei der Verkündung des ersten Fünfjahresplans, der wie alle späteren Pläne zugleich kulturelle Zielsetzungen verfolgte: »Wir wollen in unseren Kunstschulen keine abstrakten Bilder mehr sehen.«

Das war die unnachsichtige, mit Schikanen, Verfolgung und Vertreibung durchgesetzte Praxis der frühen Phase, und nicht ohne Grund ist an diese und ähnlich lautende Äußerungen im Verlauf des gegenwärtigen Streits wiederholt erinnert worden. Rund sechshundert Künstler haben in den vierzig Jahren des Bestehens der DDR das Land verlassen. Aber bei alledem droht mitunter in Vergessenheit zu geraten, daß der Anfang und die Mitte nicht das Ende waren und welche Freiräume sich eine Vielzahl von Künstlern im Lauf der Zeit erkämpft hat; vor allem aber, welches Maß an Selbstbehauptungswillen, doppelsinniger Fantasie und schließlich auch Vitalität sie sich gerade im anhaltenden Kleinkrieg mit den Kunstfunktionären erobert haben.

Das Mißtrauen, das der Kunst jenseits der Elbe entgegenschlug, reicht aber tiefer. Was der Reglementierungswut engherziger Kunstaufseher am Ende widerstanden hatte, war gleichwohl mit einer Hypothek belastet, die auf allen in der DDR überhaupt entstandenen Arbeiten liegt, sofern deren Urheber Beachtung oder öffentliche Resonanz suchten und nicht, wie etwa Gerhard Altenbourg, in den stummen Haß des unversöhnlichen Eigenbrötlers auswichen. Da die Dogmatiker des sozialistischen Realismus, trotz aller allmählichen Lockerungen, bis zuletzt den tiefen Bruch ignorierten, der die Kunst des Jahrhunderts gespalten hatte, brachten sie zugleich in Mißkredit, was in wie abgeleiteter Form auch immer an den Vermächtnissen der Vergangenheit festhielt: der Figur, historischen Stoffen, dem »Bild« überhaupt. Während die Moderne alles Gewesene verabschiedet hatte und auf der leergeräumten Fläche ihre selbstvergessenen, weder von der Geschichte, der Welt ringsum oder irgendwelchen appellativen Wünschbarkeiten behelligten Spiele trieb, hielt die in der DDR entstehende Kunst an gewissen Vorgaben fest; sie stand niemals nur für sich selbst und eine autonome Experimentierlust.

Das hat ihr unvermeidlicherweise den Verdacht der politischen Gebrauchs- und Auftragskunst eingetragen. Der Einwand ist im Verlauf des Streits über die Ostkunst wieder und wieder aufgetaucht, und gerade die verallgemeinernden Verdikte stützen sich mit der Wucht eines pejorativen Imperativs darauf. Wie falsch er war, lehrt der Blick auf die Kunstpolitik des italienischen Faschismus ebenso wie der auf die frühe Sowjetunion. Denn im einen wie im anderen Falle haben die abstrakten Figurationen, die Zeichen und Symbole in ihrer Vieldeutigkeit, je nach dem Gutdünken der Machthaber, dazu hergehalten, die Erinnerung ans vorgeblich Ewigmenschliche, an das Gesetz der Geschichte oder den Aufbruch zu neuen Ufern wachzurufen und in alledem der Legitimierung des totalitären Herrschaftsanspruchs zu dienen.

Tatsächlich verliert sich, wer die Kunst an solchen vordergründigen Kriterien mißt, rasch im Ausweglosen. Die Gleichsetzung von Abstraktion und Freiheit, Abstraktion und Zeitgenossenschaft oder Abstraktion und künstlerischem Rang ist schlechterdings unbegründbar; jeder, der einmal an den Kojen moderner Kunstmessen vorbeigewandert ist, kennt die Empfindungen des Wüstenwanderers, und kein Gefühl von Gegenwärtigkeit oder Ausdrucksvielfalt spendet ihm Trost. Auf der anderen Seite führen auch die Anknüpfung an die Traditionen der Bildersprache oder der bekennerische Humanismus eines Werkes noch lange nicht zur Kunst. Die Untiefen lauern hier wie da. Was Kunst ausmacht, hat weder mit irgendeiner Autonomie noch, einem bekannten Wort zufolge, mit dem Gutgemeinten zu tun. Dem Urteil liegen andere Maßstäbe zugrunde. Nicht einmal das fatale Dilemma des Künstlers unter der Diktatur findet in solchen durchweg moralisch aufgeladenen Bewertungen eine Antwort. Der Vorwurf des Opportunismus, der Nachgiebigkeit und sogar der unterwürfigen Liebedienerei wird stets das charakterliche Urteil prägen. Doch das künstlerische ist davon unabhängig. Nach einer Bemerkung von Oscar Wilde, dessen Zynismus nur der literarische Ausdruck einer verschämten Wahrheitsliebe war, sagt die Tatsache, daß ein Schriftsteller ein Giftmischer sei, nichts über seine Prosa. Ersichtlich ist die Geschichte aller Künste bevölkert mit Figuren, die das moralische Urteil Mal um Mal in Verlegenheit setzen. In der Musik kann man an Richard Wagner denken, in der Literatur an Bertolt Brecht und in der bildenden Kunst an Dalí oder auch an Jacques-Louis David, der als eine Art Repräsentationskünstler drei aufeinanderfolgenden Regimen diente und bei jedem der blutigen Umbrüche, die dazwischen lagen, ohne Zögern die Herren und die Freunde von gestern fallen ließ und die heiligsten Schwüre vergaß. Doch dem Urteil über sein Werk hat dergleichen nichts anhaben können.

Kunst und Gesinnung oder, auf der persönlichen Ebene, das Verhältnis von Künstler und Charakter: die Trennlinie zwischen der moralischen und der ästhetischen Bewertung, die es zu allen Zeiten gab, ist durch die Romantik noch schärfer ausgezogen worden. Denn seither stellten sich die Künstler bewußt außerhalb nicht nur der bürgerlichen, sondern jedweder Norm überhaupt und reklamierten für sich das Vorrecht, über allem für Recht Gehaltenen zu stehen. Der Ausgangssatz, der die Akte der menschlichen Untreue und der Überläuferei rechtfertigte, lautete, daß das Werk seine eigene Moral habe und über allen Regeln stehe. Schon die ältere, bezeichnenderweise in der romantischen Epoche wieder auflebende Legende vom Teufelspakt hat dieser Sonderstellung des Künstlers die metamoralische Begründung verschafft. Erst wo die Verräterei nicht nur den Menschen, sondern das Werk selbst in Mitleidenschaft zog, fiel die Rechtfertigung in sich zusammen. Es gibt eine Bemerkung Willi Sittes von 1971, die diesen Grenzpunkt überschreitet: »In meiner künstlerischen Auseinandersetzung«, heißt es da, »ging es mir in erster Linie nicht darum, die Ehre der Kunst zu retten, indem sie Partei ergreift, sondern um die Parteinahme selbst.« Das ist tatsächlich das Bekenntnis zur Propaganda- und Plakatkunst, die Unterwerfung unter gedungene Zwecke, die nicht nur die persönliche Moral, sondern gleichzeitig die Moral des Werks ruinieren.

Die Äußerung zeigt auch, daß die Unterscheidung in jedem Einzelfall zu treffen ist. Die verallgemeinernde Neigung, die sich in den öffentlichen Auseinandersetzungen gerade über die Kunst breitmacht und nach dem Ende des ideologischen Zeitalters dessen Streitigkeiten weiterführt, lenkt in die Irre. Womöglich ist das sogar die hinter allen diesen groben Generalverurteilungen stehende Absicht. Denn wie fast immer verbirgt auch in diesem Fall das moralische Argument die unterschiedlichsten und jedenfalls kunstfernen Interessen.

Es hat in der Geschichte verschiedentlich den unerwarteten Aufstieg einer Provinzstadt zu einem Mittelpunkt künstlerischer Bemühungen von großer Ausstrahlungskraft gegeben, ohne daß die späteren Betrachter über die bloße Verlaufsschilderung hinaus zu sagen wüßten, welche Ursachen und Anstöße da zusammenkamen. In Leipzig hat sich während der fünfziger Jahre im Umkreis der damals eher unbedeutenden Hochschule für Grafik und Buchkunst eine Anzahl junger Künstler zusammengefunden, die zwar keine Gruppe bildeten und nicht einmal durch ein weitgesteckt formuliertes Programm verbunden waren. Vielmehr wirkten sie fast beziehungslos nebeneinander und entwickelten doch, jeder für sich, eine unverwechselbare Sichtweise und Bildsprache. Sie haben Leipzig zu einem Kunstzentrum und die eigenen Arbeiten, wie man gesagt hat, zumindest in Westdeutschland, zu einem »Synonym« für die Malerei der DDR gemacht: Heisig, Mattheuer, Tübke.

Ihre Anfänge standen ganz im Zeichen der vormundschaftlichen Reglementierungswut der Partei, all den zäh verfolgten Versuchen, eine Art emphatischer, vom Glauben an das sozialistische Aufbauwerk bewegter Volkskunst zu schaffen, die über Bitterfeld hinaus auf einfältigen Wegen in immer neue Sackgassen führte. Der Entwicklung eines eigenen Ausdrucks standen zu jener Zeit gerade für junge Künstler unendliche Beschwerlichkeiten entgegen, und es bleibt bis heute überaus erstaunlich, wie sie sich, ungeachtet aller Widerstände, gegen die flächige und dimensionslose Programmatik der verordneten Kunst der DDR durchsetzten. Bernhard Heisig hat 1984, in einer Betrachtung über Max Beckmann, berichtet, mit welchen Behinderungen sie zu tun hatten und zu welchen Ausflüchten sie im Dauerstreit mit dem Regime griffen. Noch heute spricht er von den »schrecklichen, unbeschreiblichen Jahren des Studiums«. Ein Kulturfunktionär, der sich über eine seiner frühen Arbeiten erregte, konnte erst beruhigt werden, als ihm entgegengehalten wurde, Heisigs Bild »sei doch nur für eine Bar bestimmt«. Thekenkunst stand sozusagen außerhalb der kanonisierten Norm. »Na ja,« war die Antwort, »für 'ne Bar, meinetwegen!«

Die Konfliktgründe des schwierigen, von Mißhelligkeiten und Rückschlägen begleiteten Weges hatten im Ganzen weniger mit ideologischen Meinungsverschiedenheiten zu tun als mit verwehrter Eigenständigkeit. Im Gegenteil bejahten diese Künstler nicht nur die Idee des Sozialismus, sondern dem Grundsatz nach wohl auch die Spannung, in die sie angesichts der gesellschaftlichen Umstände unvermeidlicherweise gerieten. Wo kein Gegenüber existiere und keine Reibung, so hatten sie sich, im Unterschied zu den Künstlern im Westen, zu eigen gemacht, gewinne die Kunst zwar grenzenlose Freiheit, gerate aber zugleich auch in Gefahr, ziellos im Leeren zu taumeln. Bernhard Heisig hat bei Gelegenheit bekannt, daß die Stellung, die er und seinesgleichen in der sozialistischen Gesellschaft einnahmen, »gar nicht so weit weg [war] von der klassischen Vorstellung des Künstlerseins, wie ihn die Renaissance noch hatte. Etwa die Tatsache, daß sich Michelangelo ganz selbstverständlich als Auftragnehmer des Papstes fühlte und den Papst als Verkörperung eines Willens akzeptierte, weil ja ein geschlossenes Weltbild existierte«.

Man kann gleichwohl den bemühten Ton nicht überhören, der in der Äußerung mitklingt und auch den Hinweis nicht, daß ein geschlossenes Weltbild bestimmte Abhängigkeiten unumgänglich mache, in denen man sich zu behaupten habe. Das war, über alle formalen Rückbindungen hinaus, die andere Tradition, in die Heisig sich eingebunden wußte, und er war, wie die beiden anderen Künstler des Leipziger Dreigestirns, Wolfgang Mattheuer und Werner Tübke sichtlich auch, nicht blind für die Doppelrolle, in die er mit voranschreitender Zeit unweigerlich geriet. Denn jedes Stück erkämpfter Subjektivität führte zwangsläufig dazu, die starren Linien aufzubrechen, die das Regime vorzeichnete, sogar dessen stetiger Widerspruch zu werden und zugleich als vielfach privilegierter Repräsentant seines kulturellen und damit zugleich politischen Anspruchs zu figurieren.

Es war ein schmaler Grat zwischen Selbstbehauptung und äußerlicher oder jedenfalls werkunabhängiger Anpassung, auf dem sie sich bewegten, und Heisig hat das Dilemma gesprächsweise auf die Formel gebracht, er habe alle diese Jahre die Gefahr verspürt, entweder »Programmkunst« zu verfertigen oder »im rein Artistischen zu verrecken«. Vieles sprach dafür, daß der Weg nicht ohne Abstürze zurückzulegen war. Die Werkverzeichnisse aller drei Künstler belegen dies, ihre Biographien noch weit mehr. Von Tübke weiß man, daß er Erfahrungen mit Verhören und sogar Folter machte, Mattheuer zog sich in eine Art ignorierter Unnahbarkeit zurück und galt als »der große Gerechte«, während Heisig, der 1961 zum Rektor der Hochschule ernannt worden war, drei Jahre später, nach einem spektakulären und alsbald scharf attackierten Auftritt, in dem er die bornierte Verdammung der Moderne kritisiert und eine Kunst verlangt hatte, »die den Betrachter geistig fordert, die ärgert, provoziert, angreift«, von seinem Rektorat abberufen wurde. Die Reformen, die er an der Hochschule eingeführt hatte, der Verzicht beispielsweise auf die Vermittlung einer vorgegebenen Stilauffassung zugunsten der Förderung des künstlerischen Talents, auch die Ausstellungen von Werken verpönter Künstler wie Picasso oder Klee sowie die Reisemöglichkeiten, die er für die Studenten verlangte, weil jeder sehen können müsse, was er für sein Weiterkommen brauche: all das hatte schon seit geraumer Zeit verbreiteten Unwillen erzeugt und ihm in der einflußreichen Bezirkszeitung die Bezeichnung »verkommenes Subjekt« eingetragen. Jetzt wurde ihm die Versetzung in einen Betrieb angedroht und seine Amtsenthebung mit der »Nichterfüllung der erzieherischen Aufgaben« begründet.

Auf Dauer freilich ließ sich, wie die Kunstoberen erkennen mußten, die strenge Rechtgläubigkeit nicht halten. Bedrängt von immer neuen Unruhen innerhalb der Kunstszene, gaben sie seit der zweiten Hälfte der sechziger Jahre und vor allem mit dem Amtsantritt Erich Honeckers 1971 ein wenig nach. Erstmals tauchten nun Begriffe wie »Vielfalt« oder »schöpferisches Suchen« im kunstpolitischen Vokabular auf, und allmählich schuf sich auch die Einsicht Raum, daß die Prinzipien des Sozialistischen Realismus nicht als konkrete Einzelanweisung, sondern als »perspektivische Norm« aufzufassen seien. Die legendär gewordene Leipziger Bezirksausstellung von 1965, die später zum Gründungsmythos einer eigenen DDR-Malerei avancierte, hat gerade den in der Stadt ansässigen Malern zu einer Art Durchbruch verholfen. Jedenfalls zeigten ihre Arbeiten schon Motive, Techniken und Raumbildungen, die sie im weiteren Verlauf zu immer größerer Eigenart ausbildeten. Tübke war mit den ›Lebenserinnerungen des Dr. jur. Schulze‹ vertreten, das einen NS-Richter darstellte, thronend inmitten der von Allmacht, Glück und Schrecken zeugenden Versatzstücke seines Lebens, und der Würdenträger selbst wie das Sammelsurium ringsum enthielten schon die ganzen, später virtuos weiterentwickelten Doppeldeutigkeiten der Tübkeschen Marionettenwelt; Mattheuer zeigte die ›Kain‹-Allegorie, während Heisig eine der zahlreichen, seit Mitte der fünfziger Jahre in immer neuen, annähernd fünfzehn Anläufen hergestellten Fassungen der ›Pariser Kommune‹ ausstellte, die, im Übergang der Zeit, den Streit über den Sozialistischen Realismus noch einmal heftig aufrührte.

Die Verteidiger des Hergebrachten beklagten gerade am Bild Heisigs, das unter schrillen Lichtern ein Gewirr von Leibern im Sturz vor den Bajonetten der Miliz zeigte, den Mangel an historischer Lesbarkeit, an Parteilichkeit und verklärender Einsicht in den Gang der Geschichte. Denn die Machtverhältnisse hätten den Besiegten von einst den Triumph nur vorenthalten, die Unwiderstehlichkeit ihrer Sache aber keineswegs beeinträchtigt: Immerhin sei die Kommune »der erste proletarische Staat der Welt« gewesen, wie es in der ›Leipziger Volkszeitung‹ hieß. Heisig dagegen beharrte darauf, er habe die Tragik nicht »hinausschwindeln« wollen. Schon zwei Jahre zuvor hatte Walter Ulbricht vor einer früheren Fassung des Kommune-Motivs bemängelt, daß Heisigs Darstellung nichts vom sieghaften Ungestüm vorrückender Arbeiter spüren lasse, nichts von den »Himmelsstürmern«, die das berühmte Wort von Karl Marx gefeiert haben, und statt dessen auf die »unterliegenden letzten Kämpfer« verweise. Das aber verfälsche den Sinn der Geschichte ebenso wie den Auftrag der Kunst. Denn »das Wesen des Historienbildes besteht darin, die fortschrittlichen Menschen als Helden und Gestalter der Geschichte zu zeigen«.

Die Äußerung, mit dem Gestus väterlicher Belehrung und Alleswisserei vorgetragen, machte zugleich sichtbar, daß der Auffassungsgegensatz weit über alle ideologischen Einwände hinaus und bis ins Zentrum der Frage ging, was Kunst sei und zu leisten habe. Vermißt wurden, als die Debatte jetzt erneut auflebte, die einfachen Ausdrucksformen, die bilderbogenhafte Zukunftsgewißheit sowie die stärkende Erzählweise sozialistischer Genremalerei. Statt der schlichten, immer gültigen Erfahrung von Kampf und Sieg wandte sich die Generation der neuen Maler schon mit ihren Bildthemen an den reflektierenden Betrachter, verlangte Geschichtskenntnis, Erinnerung sowie Urteilsvermögen und eröffnete seiner Entschlüsselungsneigung weite Felder, bis hin womöglich in irgendwelche Gegenwelten, wo jene Willkür der Gedanken herrschte, aus der alles Übel kam.

Ähnlich verwirrend wirkten jetzt und zunehmend in den folgenden Jahren die verwendeten Stilmittel, die oft facettenreiche und auf den ersten Blick keineswegs eindeutige Bildersprache, alles voll von Anspielungen, Zitaten sowie Raum- und Zeitvermischungen. Tatsächlich mußte der schon in den Titeln zum Vorschein kommende Doppelsinn von Arbeiten wie ›Kain‹, ›Dr. jur. Schulze‹ oder (Untergang der) ›Pariser Kommune‹ den Argwohn ewig ängstlicher, von Machtsicherungskomplexen behexter Funktionäre wachrufen. Doch gleichzeitig spricht viel dafür, daß keiner der genannten Künstler eine offene Herausforderung der Staatsmacht im Sinn gehabt hat. Die Absicht ging viel eher dahin, das eigene Werk über alle öden Eindeutigkeiten hinaus auf ein Terrain zu führen, wo die Dinge im Wortsinne fragwürdig wurden und der Zweifel die vermeintlichen Gewißheiten zumindest dialektisch durchsetzte. Bernhard Heisig, der die 1965 ausgestellte Fassung des Kommune-Bildes bald darauf im Zorn zerstörte, so daß sie nur als Foto überliefert ist, hat auf Befragen erklärt, er habe keine Ahnung gehabt, worauf er sich mit dem Sujet politisch einließ; vielmehr sei er auf das Thema bei der Suche nach einem Stoff gestoßen, der seinem Bedürfnis nach Dramatik und Konflikt gerecht wurde.

Auch, wie man wohl hinzufügen muß, seinem tiefen Pessimismus, der aus der eigenen Biographie herrührte und mit dem verordneten Vertrauen in das historische Gesetz vom Sieg der überlegenen Sache nicht zurechtkam. Was immer ihm in den Jahren von Krieg, Niederlage und Neubeginn widerfahren war, hatte ihn zu der Einsicht gebracht, daß dort, wo die großen Strategien der Kommandeure des Geschichtsverlaufs von den Menschen in der Wirklichkeit ausgefochten werden mußten, Gut und Böse nicht zu unterscheiden waren und nur noch tragödienhafte Verstrickungen übrigblieben, Grauen und Widersinn auf der einen wie auf der anderen Seite. Der wiederkehrende Vorwurf des »Amorphen« und »Destruktiven«, dem sein Werk von seiten der offiziösen Kunstkritik ausgesetzt war, bezog sich nicht nur auf die formale, von häufig wilder, unauflösbarer Bewegung erfüllte Behandlung eines Themas, sondern auch und vor allem darauf, daß er die ideologisch vorgegebenen Dichotomien von Freund und Feind, Recht und Unrecht nicht mehr kenntlich machte. Es war eine Kunst, die ständig neue Fragen aufwarf, ohne den Automatismus der einzig richtigen Antwort zu betätigen und insofern nichts weniger bewirkte als den festen Grund zu unterhöhlen, auf dem alles gründete.

Insoweit rührte der Streit dieser sechziger Jahre an Grundsätzliches und mußte fast zwangsläufig, mehr oder minder unabhängig vom Willen der Beteiligten, an einen kritischen Punkt geraten. Jedenfalls wurde Heisig 1968 aufgefordert, sich für die Dauer von zwei Jahren einer politischen Schulung zu unterziehen. Als Antwort stellte er daraufhin seine Lehrtätigkeit an der Leipziger Hochschule ein und schlug sich acht Jahre lang als freischaffender Künstler durch. Seine erklärte, beharrlich vertretene Absicht, »den Stoff durch die Form [zu] vertilgen«, riß einen unüberbrückbaren Abgrund zu aller illustrativen Erbauungskunst auf. Zugleich aber machte er jenen harten Kern künstlerischer Autonomie sichtbar, den er keinem Weltbild zu opfern bereit war, wie sehr er mit dessen Prämissen auch übereinstimmen mochte.

Hier verlief eine äußerste Grenze, und das Regime war, trotz aller Ungehaltenheit, einsichtig genug, sie schließlich durch eine Art Waffenstillstand anzuerkennen. Als mit Beginn der siebziger Jahre Heisigs Bilder im größeren Rahmen wieder ausgestellt werden durften, erging, wie es heißt, für sie wie für die metaphorisch übersetzten, allegorisch und sinnbildhaft verdichteten Arbeiten der Leipziger Neuerer überhaupt, bezeichnenderweise ein Erläuterungsverbot. Denn die Interpretation an sich war schon ein Akt der Abweichung, weil das Wesen aller wahrhaft sozialistischen Kunst darin bestand, sich ohne Deutungsmühe selbst zu erklären.

»Ein Volk ist ohne seine Geschichte kunstunfähig«, lautet ein Schlüsselsatz Heisigs, und die apodiktische Form der Äußerung verrät, wieviel darin eingegangen ist: philosophische Einsicht, die Überzeugung von den vielfältigen Unentrinnbarkeiten des Daseins, die der Mensch nur in seinen infantilen oder blasphemischen Zuständen leugnen konnte, Wirklichkeitssinn, sogar so etwas wie Demut oder doch Erkenntnis der Begrenztheit der großen Projekte, dies alles vermittelt und zusammengehalten durch die Stationen der eigenen Biographie. Der Satz des Plutarch, daß ein Mensch ohne Geschichte wie ein Wesen ohne Augen sei, würde Heisig sicherlich in mehr als einem Sinne als Maxime seines eigenen Welt- und Kunstverständnisses auffassen, und vielleicht bezeichnet die hochmütig proklamierte Geschichtslosigkeit der westlichen Moderne den äußersten Punkt der Entfernung zu ihr und ihren Hervorbringungen. »Welch ein Angebot«, hat er über die Bedeutung des historischen Bewußtseins insbesondere für den Künstler bemerkt, »sich künstlerisch einzuordnen, und welch ein Trost.«

Aber nicht nur der Halt, den er suchte, auch Heisigs Skepsis und sogar sein Pessimismus gehen zuletzt auf die Geschichte zurück und die Gewichte, deren Last nicht abzuschütteln war. Über die erwähnten Gründe hinaus, hat er in der Absage der Moderne an die Vergangenheit wohl immer auch ein Verdrängungsbedürfnis am Werk gesehen, das sich zusammen mit den künstlerischen Traditionen auch die moralischen Auflagen der Epoche vom Halse schaffen wollte. Der Gegeneinwand, daß Heisig lediglich den Antifa-Komplex der kommunistischen Machthaber in Bilder übersetzt habe, verfängt schon wegen der authentischen Besessenheit nicht, mit der er sich diesem Gegenstand zuwandte. Sie ist auch der eigentliche Grund dafür, daß die umfangreiche Werkfolge, die daraus entstand, sich aller instrumentellen Verwendbarkeit widersetzt.

Geboren 1925 in Breslau, hatte Heisig sich 1942 freiwillig gemeldet, in der SS-Panzerdivision Hitler-Jugend den Krieg mitgemacht und war in der Schlußphase zur Verteidigung seiner Heimatstadt kommandiert worden. Die Erlebnisse dieser Zeit, zumal das Grauen in der wochenlang belagerten Stadt, hat sich ihm so unvergeßlich eingeprägt, daß er fast fünfundzwanzig Jahre benötigte, ehe er sich an das Thema wagte. Zuvor hat er gelegentlich erklärt, er versuche zwar immer wieder, jene Erfahrungen in Bilder umzusetzen, werde aber damit nicht fertig: »Ich bin immer zu nah dran!« Erst in den späten sechziger Jahren gelang es ihm, die blockierende Scheu zu überwinden, und seither zählt der Themenkatalog von Krieg und Geschichtsschrecken, den er häufig bis in die weitere Vergangenheit ausgedehnt hat, zum ständig wiederkehrenden, nahezu leitmotivischen Bestand des Gesamtwerks. Vereint bilden die Arbeiten ein einzigartiges Entsetzenspanorama, die wüste, moderne Form eines Totentanzes, der die Hölle schon ins Diesseits holt.

Zahlreiche Titel deuten auf den Gegenstand, der seither die Mitte seines Werks bildet: ›Festung Breslau‹ (erstmals 1969), ›Heroenwechsel‹ (1973/74), ›Die erste Bürgerpflicht‹ (1977), ›Preußisches Museum‹ (1977/78), ›Preußischer Soldatentanz‹ (1978/79), ›Denkmal am Morgen‹ (1978/79) oder ›Ardennenschlacht‹ (1978/81). Jedes dieser Sujets hat er, wie die weiteren Arbeiten zu diesem Thema auch, in vielen, mitunter ungezählten Varianten gemalt, nicht selten gibt es vier oder mehr Fassungen. Hinzu kommen die häufigen Übermalungen, so daß, wie er selbst sagt, rund ein Drittel seines Werks verloren ging. Eine Fülle von Anekdoten berichtet, wie er zur Verzweiflung der Galeristen seine Bilder vor dem Transport zu einer Ausstellung für eine letzte Überarbeitung zurückhielt, sie noch einmal ausbat oder sich bei Nacht unter einem Vorwand in die Galerieräume schlich, um eine unversehens ganz unumgänglich gewordene Korrektur vorzunehmen, so daß einmal ein Fotograf, der am Abend zuvor die ausgestellten Arbeiten aufgenommen hatte, seinen Filmen nicht mehr trauen wollte: Es gab kein Ende, er wisse selbst nicht, wann und warum ein Bild fertig sei, hat Heisig bekannt, und »alle Ausstellungen kommen ein halbes Jahr zu früh.«

Darüber hinaus taucht die Vergangenheit aber auch, meist als katastrophische Reminiszenz, in zahlreichen weiteren Bildern auf, deren Titel den historischen Zusammenhang nicht ausdrücklich kenntlich machen. Dazu zählen beispielsweise ›Atelier‹ (1979), das teilweise auf nachgelassenen Leinwänden Max Beckmanns gemalte Polyptychon ›Der Maler und sein Thema‹ (1977/79), die sieben erhaltenen Versionen des ›Zauberlehrling‹ (1978/81), das Triptychon ›Begegnung mit Bildern‹ (1986), ferner ›Christus verweigert den Gehorsam‹ (1986) sowie, wiederum als Triptychon komponiert, die ›Schlagerparade mit Rücksichten‹ (1993).

Die Okkupation durch die Vergangenheit ist in der Tat das stärkste Bewegungszentrum seines Schaffens, und als nur ein Beispiel unter vielen kann man eine Arbeit aus dem Jahre 1977 heranziehen. Sie trägt den charakteristischen, eine Bildbezeichnung Dalís abwandelnden Titel ›Die Beharrlichkeit des Vergessens‹ und zeigt als Mittelpunktfigur die schon auf früheren Bildern verwendete Gestalt eines schreienden Kriegskrüppels, der seine Auszeichnung halb betrachtend und halb herzeigend in die Höhe hält. Um ihn herum entfaltet sich ein Pandämonium mit toten oder versinkenden Uniformierten, zwei Liebespaaren, einer Mordszene. Im unteren Vordergrund bläst ein Narr mit Schellenkappe das Helikon, und ein Mensch hinter einem unruhig durch das Bild verspannten Spruchband mit der Aufschrift »Wir sind doch alle Brüder und Schwestern!« schlägt die Hände vors Gesicht. Am Bildrand auf der einen Seite starren Gefangene durch Gitterstäbe, auf der anderen erscheint ein Turm aus Fernsehgeräten mit aufgerissenen Mündern auf den Mattscheiben, die auf das leere Geplärr der Medien verweisen, am eingedunkelten Himmel ist schemenhaft ein fliehender Engel zu erkennen, und die Uhr zeigt fünf nach zwölf.

Das Bild enthält keine rasch entzifferbare Botschaft, und wenn die urspüngliche Absicht des Malers auf einen moralischen Appell gerichtet war, führte ihn die Arbeit vor der Staffelei offenbar weg von den simplen Schuldzuweisungen einerseits wie von jenen parolenhaften Ermutigungen andererseits, die aller pädagogisierenden Kunst eigen sind. Zur Anklage fühle er sich nicht berechtigt, hat Heisig später dazu bemerkt, er habe sich vielmehr »über die Bewußtseinslage klarwerden [wollen], in der ich mich damals mit vielen meiner Generation befand«. Aus diesem Grund auch taucht auf einigen dieser Bilder ein Selbstbildnis auf, Erfinder und Erleidender sind eins, ganz nach der Art mancher alter Werke, die der Künstler mit der Formel versehen hat: »Ich hab's gesehen.«
Tatsächlich sind Arbeiten wie diese weniger Aufrufe als komplexe Zustandsbeschreibungen. Zugleich zeigen die einander bedrängenden Motive, die teppichhaft durchwirkten, bis zum Rande mit Anspielungen, Zeitsprüngen und Widersprüchen angefüllten Gestikulationen, ein Kompositionsverfahren, das Heisig seit spätestens dieser Zeit zusehends souveräner handhabte. Mitunter glaubt der Betrachter geradezu wahrnehmen zu können, wie der malerische Furor die Ausgangskonzeption und damit alle »agitatorischen« Vorgefaßtheiten überspielt und der Bildgedanke im Entstehungsprozeß seine Formulierung findet: als gewinne er, ausgehend von noch ungeklärten Vorstellungen, malend erst, was einer »denkenden« Malerei zukommt. Es ist vielleicht das besondere Ingenium Heisigs, daß er die sich unablässig anreichernden, ins Vieldeutige und nicht selten auch Verworrene entgleitenden Einfälle immer wieder ordnen und zum überzeugend verdichteten, einheitlichen Bild zusammenschließen kann.
In diesem Vorrang des Malerischen vor allem programmatisch Belehrenden liegt vermutlich auch der tiefere Grund für die Zweifel, die Heisigs Werk, wenn auch mit abnehmender Tendenz, selbst nach seiner Rückkehr an die Hochschule im Jahre 1976 begleiteten. Denn in soviel Bereitschaft, die illustrative Treue der Verve des Zugriffs zu opfern, sich als Maler über die dargestellte Sache zu erheben und die Geschichte als Vehikel dessen zu verwenden, was ihn persönlich bewegte, sahen die mißtrauischen Partei-Ästhetiker immer auch einen Zug von »subjektivistischem« Hochmut. Das ist der Vorwurf, der dem Beobachter noch im Nachhinein aus vielen kritischen Urteilen entgegenschlägt. Jene von der Romantik verkündete Botschaft von der außer- oder antigesellschaftlichen Berufung des Künstlers war nicht mehr zurückzunehmen. Ursprünglich zwar gegen die bürgerliche Welt gerichtet, kehrte sie sich jetzt auch gegen die sozialistische Gesellschaft mit all ihrem klassenübergreifenden Versöhnungspathos. Man kann es womöglich den überzeugendsten Beweis für das Künstlertum Heisigs und vieler anderer nennen, daß sie in diesen Konflikt gerieten, obwohl sie lange Zeit bemüht blieben, ihrer erwarteten gesellschaftlichen Rolle gerecht zu werden. Der Anspruch der Kunst und die von außen aufgegebenen Zwecke kamen aber nicht zusammen. Die Gegensätze waren zu groß, und ihre Überbrückung war bald keine Sache des guten Willens mehr.
Wie Tübke und Mattheuer auch, hat Heisig am Primat des Künstlers auf dem Feld der Kunst festgehalten. Das machte sie zu Ausnahmefällen: Nach langen und zeitweise

scharfen Kontroversen mit Auszeichnungen und Verbandsehren überhäuft, waren sie zu Repräsentanten in einem sozialistischen System aufgerückt, dessen Geschichtsvertrauen sie jedoch nicht teilten. Alle Zugeständnisse, die das weichende Regime ihnen nach und nach einräumte, änderten nichts an ihrer anthropologischen Skepsis und daß sie gleichsam die Fanfaren nicht blasen konnten, wie es gefordert war. Vielmehr mußten sie als Künstler immer wieder auf ihren Platz zurück, von dem aus sie das deprimierende Welttheater betrachteten, auf dessen Bühne entgegen der Ankündigung kein Heldenstück, sondern immer nur Tragödie gespielt wurde. Bilder wie ›Die Beharrlichkeit des Vergessens‹ haben diese Unvereinbarkeit geradezu aufdringlich sichtbar gemacht. In ihrer bis zum Bersten überladenen Einfallsfülle, auch ihrer Unübersichtlichkeit, mußten sie darüber hinaus auch dem ideologischen Ordnungssinn pedantischer Kunstwächter zuwiderlaufen. Ein Kritiker sprach bezeichnenderweise davon, daß Heisig sich auf ein »Tummelfeld« begeben habe, wo das »Prinzip der sozialistischen Parteilichkeit in der Kunst« verneint werde. Hinzu kam, daß die teilweise rätselhaften Chiffren, die auf den Bildern auftauchten, die Querverweise oder Zitate, die im Falle der ›Beharrlichkeit des Vergessens‹ auf eines der Kriegsbilder von Otto Dix deuteten, auch kenntlich machten, wieviel Wissen und entwickelten Kunstverstand das Verständnis von Kunst voraussetzt. Gesprächsweise meinte einer der Kader Ende der siebziger Jahre, Heisig und andere legten es mit ihren Bildern auf den Nachweis an, daß die Kunst, wie der Künstler auch, auf Etagen residierten, die dem Personal, selbst dem der Macht, immer unzugänglich blieben. Das Mißtrauen schwand bis zuletzt nicht. Noch in den späten achtziger Jahren waren die längst über die Grenzen der DDR hinaus berühmten Künstler in das Bespitzelungssystem der Staatssicherheit einbezogen. Und den weiterhin unbeugsamen Gerhard Altenbourg, dessen wachsender Bekanntheit man schließlich doch das Ausstellungsrecht einräumen mußte, traktierte das Regime sogar noch, als dessen Untergang sich bereits ankündigte, mit entwürdigenden Nachstellungen.

Mit ihrem Argwohn hatten die Gegner im Grundsatz recht. Denn Heisig war und blieb ein Apokalyptiker, der die Verheißungen nicht teilte, die den Kern der sozialistischen Botschaft ausmachten, und statt dessen in aller geschichtlichen Bewegung nur das Geschiebe zu immer neuen Abgründen wahrnahm. Er habe »nicht sehr viel Hoffnung, was die Geschichte betrifft«, hat er bemerkt, und die Idee des Fortschritts als »blanken Unsinn« bezeichnet. Sein Blick auf die Welt war weniger von Hegel und dessen Nachfahren bis hin zu Karl Marx bestimmt, sondern von deren mehr und mehr ins Bewußtsein rückendem Antipoden Jacob Burckhardt, der ebenfalls nicht an eine leitende Idee der Geschichte zu glauben vermochte und nirgendwo ein Vorankommen sah. Nüchterner als alle Welt ringsum, entdeckte er überall nur Aufbäumen und Zurückfallen, ein blindes Umwälzen in ewiger Bewegung, gründend und zerstörend, eine Flucht chaotischer Bilder auf meist düsterem Grund: das schöne, schreckliche und ewig ziellose Schauspiel immer neu entfesselter Naturgewalten.

Trotz allen geschichtsphilosophischen Unglaubens bleibt Heisig jedoch ein Maler starker Gewißheiten, auch wenn schwer zu sagen ist, woher er sie nimmt. Nicht selten jedenfalls machen der rhetorische Überdruck und das grandiose Inszenierungsspektakel, das er auf den Bildern anrichtet, seine Skepsis nahezu unhörbar. Vielleicht ist, was ihn hält, die Überzeugung von der Wirkungsmacht der Kunst, die sich gerade im Dauerstreit während der DDR-Jahre entwickelt hat, daß ein gelungenes Bild eben doch das Bewußtsein der Betrachter forme und die Nachdenklichkeit, die kritische Besinnung sowie den Zweifel fördere. Ganz in diesem Sinne hat er die Bezeichnung »Historienbilder« für seine Arbeiten abgelehnt und im Gegensatz dazu einmal, 1978, von Bildern gesprochen, »die sich mit Hilfe der Historie zur Zeit äußern«. Die Kunst, heißt es ein andermal, könne gewiß keine Kriege verhindern, doch könne der Künstler beispielsweise eine Hand so zeichnen, daß die Menschen in ihrer Destruktionslust zwar nicht innehielten, aber womöglich doch zu zögern begännen: »Die sollte man nicht zerstören!«

Dieser innere Widerspruch läßt sich wohl nur lösen, wenn man Heisig und seinem Werk gegenüber auf alle vereinfachenden Zuschreibungen verzichtet. Gewiß hätten sein malerisches Temperament, Beckmanns von ihm gern zitierte »Wut der Sinne«, aber auch seine Ungeduld und seine Verzweiflung über den Lauf der Dinge ihn dazu verleiten können, die Rolle des großen Anklägers zu übernehmen und, wie es in den frühen Jahren bisweilen schien, seine künstlerische Überredungskraft politischen Zwecken dienstbar zu machen. Es wäre der leichtere Weg gewesen. Doch die Schärfe des Blicks, das Denken in Zusammenhängen, auch die Lust am Sich-Abmühen haben ihn vor jenen Einäugigkeiten bewahrt, die alle Anprangerungs- und Verklärungskunst verlangt. Und nichts anderes hat ihm die stereoskopische Wahrnehmung eingetragen, die über der Vorderseite nie die Rückansicht vergaß und über dem Satz nicht den Gegen-Satz. Als er für das Bild ›Der Brigadier‹ (1968/70/79), dessen erste Fassung er verworfen hatte, überschwengliches Lob erntete, hat er verwirrt geäußert: »So schlecht ist es auch wieder nicht!«

Will man Heisigs Position bestimmen, müßte man ihn in die Reihe der bedeutenden Moralisten stellen, sofern man den Begriff nicht, wie meist, unzutreffend verwendet. Denn anders als das verbreitete Mißverständnis es will, sind darunter nicht die Moralverkündiger und zornigen Gewissensprediger zu verstehen, weil die Bezeichnung nicht auf die Moral zurückgeht, sondern auf die »mores«, die Sitten, Verhaltensweisen, auch Blindheiten und Vorurteile der Menschen. Die französischen Moralisten des 17. und 18. Jahrhunderts, von denen sich der Begriff herleitet, haben durchweg Zustände beschrieben und gesellschaftliche Merkwürdigkeiten, auch Bloßstellungen vorgenommen, nicht dagegen Mahnungen erteilt. Sie lieferten Spiegel, nicht Zuchtruten, und verbreiteten Befunde, nicht Pamphlete. In der bildenden Kunst zählen Otto Dix, Käthe Kollwitz oder George Grosz zu den Anklägern, William Hogarth dagegen, Honoré Daumier, Toulouse-Lautrec oder auch Max Beckmann zu den Moralisten.

Der Hinweis beantwortet auch die verschiedentlich gestellte Frage, ob nicht die Schönheit und malerische Prächtigkeit der Bilder Heisigs deren »moralische« Botschaft schwäche und es dem Betrachter erlauben, in die Unverbindlichkeit der rein ästhetischen Wahrnehmung auszuweichen. Heisig selbst hat dazu angemerkt, die Kunst »schöne« stets, sie könne gar nicht anders als »Vollkommenes, Meisterliches anzustreben« und müsse folglich selbst den brüskesten Einfall durch die Ordnung der Dinge im Bild, »diesen versöhnenden künstlerischen Filter, der auch bei den grellsten Verzerrungen nie [fehlt]«, brechen oder doch glätten; wenn es ein gutes Bild sein wolle, müsse es immer auch so etwas »wie eine Blume« sein. In der Tat definiert sich die Kunst immer auch durch den Abstand zur Wirklichkeit, der Kunstschrecken eines Gemäldes wie Picassos ›Guernica‹ ist ein anderer als der Schrecken vor der Realität. Jeder Dokumentarfilm über den Krieg, hat Heisig dazu bemerkt, könne mühelos tiefere Erschütterungen auslösen als ein Werk der Kunst, und dieses Werk wird künstlerisch um so bedeutender sein, je weiter es sich vom konkret erfahrbaren Grauen entfernt. Mit dem Glück und den Hochstimmungen überhaupt verhält es sich ebenso. Es gibt eine Episode aus der Präsidentenzeit Charles de Gaulles, die diesen Unterschied geistvoll hervorkehrt. Einen langwierigen Streit im französischen Kabinett über die Frage, ob Goyas ›Nackte Maya‹ auf einer Briefmarke abgebildet werden solle oder nicht, beendete der Präsident nach langem, schweigendem Zuhören mit der Frage, ob es sich bei dem Bild um ein Werk der Kunst handle. Als jeder aus der Ministerrunde eilig zustimmte, meinte er trocken, dann verstehe er die ganze Erregung nicht. Die Sache sei höchst einfach: »Wenn das Bild ein Kunstwerk ist, ist es keine nackte Frau.«

Das alles könnte den Eindruck erwecken, als sei Heisig in seinem Werk nahezu ausschließlich auf die historischen Tragödien fixiert. In Wirklichkeit jedoch hat er daneben eine Vielzahl anderer Motive aufgegriffen, das ganze Arsenal hergebrachter und halbwegs verlorengegangener Bildthemen, Akte, Portraits, Interieurs, Landschaften und Blumen. Aber auch diese Arbeiten sind von einer Art stummen Aufruhrs erfüllt, kein Pan in der Sommerhitze über dem Havelland, sondern die Ahnung vulkanischen Rumorens im Untergrund. Er könne »keine stillen Bilder malen«, hat er selbst gesagt und die Äußerung eines Betrachters überliefert, wo er Blumen male, schlügen sogar die noch aufeinander ein. Auch bei solchen Gegenständen hat er versucht, vom reinen Abbild loszukommen und ins Freiere zu gelangen, wo, wie er wußte, nichts beruhigt war, nichts spannungslos und nur glückliche Dauer. Die Schrecken der Menschenwelt ließen sich auf jeder Wiese, der Riß, der durch die Schöpfung ging, hinter jedem Gartenzaum aufspüren, alles war ein Gleichnis für alles, die Pariser Kommune genauso wie die ›Dorfstraße im Regen‹. Erst allmählich habe er begriffen, hat Heisig dazu versichert, daß auch Blumen als Bildstoff nicht nur schön, sondern auch voller Kampf und Aggression sein könnten, »mörderischer [...] als eine dargestellte Mordszene«. Vergleichsweise spät sei ihm diese Einsicht, hat er hinzugefügt, von den Blumenbildern des »alten Corinth« bestätigt worden.

Wie sein Blick auf Mensch und Gesellschaft ihn in die Reihe der Moralisten stellt, so setzt er künstlerisch auf seine Weise den Expressionismus fort, dessen Motorik, dessen Ballungen und Exaltationen bis hin zu den gelegentlichen Überanstrengungen, in denen der Betrachter den schwergehenden Atem des Malers zu hören vermeint.

Als seine Lehrmeister haben er und die Kunsthistoriker, zumindest was den Beginn angeht, auf Menzel, auch auf Courbet und Leibl verwiesen, deren Einfluß auf manchen Bildern der späten fünfziger und sechziger Jahre durchscheint. Die stärkste Wirkung ging sichtlich von Max Beckmann aus, auch Dix, Meidner und andere gehören anregungsweise zu dieser Vorgängerschaft sowie schließlich der Kokoschka der Stadtlandschaften, von dem sich Heisig in seinen eigenen Stadtpanoramen freilich nie so freigemacht hat wie von anderen Vorbildern. Zu den Aneignungen gehörte vor allem die gedrängte Wucht der Figuren und Motive, die Instrumentierung der Bildinhalte sowie die seltsam verkanteten, mitunter dem Chaotischen entgegentreibenden Formen, die jedoch mit Hilfe strenger und sorgfältig kalkulierter Kompositionstechniken ins Gleichgewicht gebracht werden. Gerade die prekäre, immer wie vom Absturz bedrohte Balance, die zwischen den einzelnen Bildelementen herrscht, verschafft seinen Bildern die ungeheure Innenspannung.

Heisig hat sich seiner Vorbilder immer gern erinnert, insonderheit Max Beckmanns. Demgegenüber hat man bisweilen auf die Unterschiede hingewiesen, vor allem auf die harte, scharf konturierende Malweise Beckmanns sowie die gänzlich andere Art des Umgangs mit Farbe und Auftrag, und tatsächlich lassen sich solche und weitere, bis zum Gegensatz reichenden Verschiedenheiten nicht übersehen. Aber die Gemeinsamkeiten ebensowenig, und zum einhundertsten Geburtstag Beckmanns hat Heisig sich in einer Rede zu ihm als seiner engsten Wahlverwandtschaft bekannt: »Er hat uns damals Mut gemacht, bei der menschlichen Figur zu bleiben, das Drama zu suchen, zu studieren, wie die kalten Lichter im Fleisch gemalt werden. Sowas hat er bis in seine letzten Arbeiten nie vergessen. Handwerk.«

Das wiederholte, selbstbewußt vorgetragene Bekenntnis zu Tradition, Dankesschuld, Handwerk hat Heisig die Geringschätzung der Neuerer eingetragen und den Vorwurf, mit einem Provinzdialekt gegen die »Weltsprache« der abstrakten Moderne anzugehen. Aber schon seine Fortschrittsskepsis ließ ihn an einer Kunst zweifeln, die sich als radikal neue und zugleich höhere Stufe, die verwirklichte Utopie der Malerei verstand. Den Begriff der Avantgarde, den ihre Anhänger und Anwälte für sich reklamieren, hat er folgerichtig »ein verbrauchtes Klischee« genannt, das nur für eine bestimmte Entwicklungsphase Geltung beanspruchen könne. Auch geisterte ihm in der Zurückweisung von Tradition und Vorbild zuviel verschrobene, deutsch überspannte Auffassung vom »Originalgenie« herum, die in der Zeit von Sturm und Drang entstand. Ihr Kerngedanke war, daß sich nur das Halbtalent, mit wieviel Aufbegehren auch immer, ans schon Vorhandene anschließe, während das Genie weder Vorläufer noch Lehrer oder Regeln anerkenne und alles aus dem brodelnden Innern schaffe.

Seither ist das Genie massenhaft geworden und die Kunst ihm ausgeliefert. »Es ist ein Fimmel der jüngeren Szene«, hat Heisig dazu bemerkt, »daß man nur aus sich selbst heraus schöpfen könne, daß man ganz Ich zu sein hat, originell bis zur Bewußtlosigkeit.« Denn in irgendeiner Abhängigkeit stehe jeder, selbst das Andersseinwollen und sogar die Verneinung seien nur verdeckte Formen der Unterwerfung. Tatsächlich schafft sich allmählich die Einsicht Raum, daß die Freiheit dem nicht zufällt, der sich von allen Bindungen, sei es zur Vergangenheit oder Gegenwart lossagt. Die zunehmende Ratlosigkeit der Moderne spiegelt auch die sich ausbreitende Einsicht, ein wie fragwürdiges Glück jene Freiheit ist, auf die sie sich so viel zugute hielt, und in wieviele Sackgassen sich diejenigen verlaufen, die sich aller Widerstände ledig glauben. Heisig hat in diesem Zusammenhang einmal Picassos Klage aus dem Jahr 1964 zitiert, wonach die Kunst ihren Kanon eingebüßt habe: »Sobald die Kunst die Verbindung zur Tradition verloren hatte und [...] eine Periode begann, die jedem Maler gestattete zu tun, was er wollte, war es mit der Malerei vorbei.«

Doch war die Tradition nicht nur ein Halt, sondem wie stets auch eine Last. Vor allem setzte sie den Künstler nahezu erdrückenden Maßstäben aus, dem ständigen Vergleich mit der Vergangenheit. Von Richard Lindner stammt der von Heisig mitunter angeführte Satz, daß die Malerei in Europa mühsam geworden sei, da der Künstler kaum je das Gefühl loswerde, von Rembrandt über die Schulter beobachtet zu werden. Es war so etwas wie der Medusenblick. Doch wer ihn aushielt, konnte eine Sicherheit gewinnen, die den auf sich gestellten Egozentrikern zwangsläufig versagt blieb. Vielleicht ist dies einer der Gründe dafür, daß in den Werken Heisigs, bei allem Festhalten an den ehrwürdigen Regeln von Figur, Raum und Bild, eine groß schaltende Freiheit sichtbar wird.

Seine Zeitgenossenschaft hat Heisig, neben dem Trauma von Geschichte, Gewalt und Zerstörung, in einem zweiten, wiederum über Jahre hin behandelten Themenkomplex kenntlich gemacht. Schon zu Beginn der siebziger lahre hatte er erstmals, an Breughel anknüpfend, das lkarus-Motiv aufgegriffen und ebenso Breughels ›Turmbau zu Babel‹ als wiederkehrende Metapher in seinen Bildem untergebracht. Das Gemälde ›Sterbender Ikarus‹ (1978/79) verbindet die eine sogar mit der anderen und zeigt Ikarus im Sturz vor dem sonnenüberfluteten Turm. Beide dienten von nun an als Dauersymbol für den Fortschrittswahn, für Hybris und Verständigungsverlust der Menschen. Nur kurze Zeit später treten noch jene hochgetürmten Fernsehgeräte hinzu, die im kalten Licht der Mattscheibe aufgesperrte Münder zeigen, zum Schrei geöffnet und doch merkwürdig wortleer wirkend, als deuteten sie auf die Gespensterwelt, für die sie stehen. Selten ist die Normierung des Menschen, seine Klonung durch die Medien, in ein ähnlich schlagendes Bild übersetzt worden, und die eigentümliche Starre und puppenhafte Steifheit vieler Figuren verstärkt diese Wirkung noch. Wenn es denn ein Schrei sein sollte, den die leeren Mundhöhlen signalisieren, scheint es doch, als wüßten diejenigen, die da schrieen nicht, wogegen sie aufbegehrten und wonach sie riefen. Das Motiv kehrt im ›Filmfestival II‹ (1979) wieder, in ›Der kleine Katastrophenfilm‹ (1977/78/85), der ›Verspottung der Unvernünftigen‹ (1981/84) oder dem ›Ende des Abendprogramms‹ (1982), das wiederum den Babelturm zitiert, aber auch eine Opernszene zeigt sowie ein umschlungenes Liebespaar und daneben mit einem tauchenden U-Boot, einem Panzerfahrzeug und einem Skelett im Zweispitz zugleich ältere Bildstoffe in die Erinnerung zurückruft. Es ist überhaupt ein gewaltiger Fundus großer Metaphern, den diese Malerei beschwört oder wieder ins Bewußtsein holt: die brennende Stadt, Gewehrläufe, Huren, Stehgeiger, Verstümmelte, Narren, Filmstreifen, die Figur des Gekreuzigten, Stahlhelme und anderes mehr.

Wenn die isolierte, vom universellen Idiom unbeeinflußte Malerei der ehemaligen DDR tatsächlich, wie Günter Grass beobachtet hat, in hohem Maße »deutsch« geblieben ist, hat dies sicherlich nicht nur mit dem formalen Anschluß zu tun, den sie zur Überlieferung hielt. Vielmehr hat sie auch thematisch daran angeknüpft, und die kulturkritische Grundstimmung gehört zweifellos dazu. Die beunruhigte Wahrnehmung des Doppelgesichts aller zivilisatorischen Prozesse und die Warnung vor den Verheerungen, die sie anrichteten, begleiteten seit Beginn der industriellen Revolution als dunkle Unterstimme den gesamten gesellschaftlichen Wandel, der davon angestoßen war. Nirgendwo sonst mischte sie sich so vernehmbar in die hochschlagenden Fortschrittshoffnungen wie in Deutschland, wo ein panischer Antimodernismus nicht nur die Sache einiger weniger war, sondern eine Ideologie entwickelte, in deren Zeichen sich riesige Anhängerschaften mobilisieren ließen. Es ist mehr als nur eine ironische Pointe und womöglich ein Beleg für die kaum überwindbare Macht eingewurzelter Stereotypen, daß Bernhard Heisig seinen tiefen Zivilisationspessimismus innerhalb eines Systems entfaltete, das einen ungebrochenen, nicht einmal dialektisch angefochtenen Fortschrittsoptimismus aus dem frühen 19. Jahrhundert bis in die Gegenwart hinübergerettet hatte. Auf die Frage, mit welchen Erwartungen er die Zukunft betrachte, hat er erwidert, er habe nicht genug Mut, um Optimist zu sein. Unter diesem Aspekt gewinnt das Prinzip der montierten Motive, das sein Werk auch jenseits aller kulturkritischen Themen beherrscht, eine zusätzliche Bedeutung. Immer sind es Scherben und Erinnerungspartikel einer in Stücke gegangenen Welt.

Eduard Beaucamp hat die Arbeiten Bernhard Heisigs »eine dem Leben zugewandte Malerei« genannt, die den Erfahrungen, die auf sie einwirkten, nie ausgewichen sei. Aus diesem Grund mußten auch die revolutionären Ereignisse der Jahre 1989/90, die Demonstrationen auf den Straßen, der Sturz des Regimes sowie die Vereinigung des Landes Spuren in seinem Werk hinterlassen. Denn es war nicht zuletzt der Zusammenbruch einer Welt, die in allem Widerspruch auch den Rahmen abgegeben hatte, in dem er wurde, was er ist.

Schon vor der sogenannten Wende, als die ersten Erschütterungen das nahende Beben ankündigten, hatte Heisig eines seiner Komplexbilder begonnen, dem er den vorausgreifenden Titel ›Das Ende der großen Belehrung‹ gab. Es resümierte die Indoktrination und bürokratische Gängelung der zurückliegenden Jahre in assoziativ verbundenen Bildelementen und stellte das wankende Regime als Gliederpuppe dar, die sich inmitten erhobener Zeigefinger, an Zwirnsfäden hängend, aufrecht zu halten versucht, während ihr schon Stück für Stück die Gelenke abfallen. Doch sah er sich im Verlauf der Arbeit von den Ereignissen eingeholt. Als noch während der Suche nach der endgültigen Formulierung dieses Bildgedankens die Vereinigung zustandekam, erweiterte er das Thema und gab ihm einen Doppelsinn, der auch die sich ankündigende neue Unterweisungspraxis von Westen her einschloß. Auf einer weiteren Arbeit, ›Menschen am Fenster‹ (1993), erfaßt der Blick eine gedrängte, auf der tieferliegenden Straße vorüberziehende Massendemonstration. Heisig hat gelegentlich geäußert, die Kunst kenne überhaupt nur wenige, allenfalls fünf große Themen: Liebe, Konflikt, Gott, Geschichte und Tod. Mit wechselndem Gewicht hat jedes einzelne davon sein Werk beherrscht, doch war es offenkundig die Geschichte, die bald schon Grund und Hauptstück seines Œuvres bildete. In einer Rede aus dem Jahre 1978 hat er diese Vorliebe erläutert und hinzugefügt, die Kunst verdanke ihr »große Stoffe und Themen und Sternstunden«. Für ihn selbst war sie darüber hinaus halb Lehrstück, halb Memento, und für jeden, der zu lesen verstand, eine nie verblassende Schrift an der Wand, das große Menetekel der Gegenwart. Es ist am Ende doch eine pathetische Botschaft, die sein Werk unter vielen Ungewißheiten, Pessimismen und turbulenten Zweifeln in immer neuen Abwandlungen vorträgt. Da die Geschichte stets in Bildern zur Erinnerung gerinnt, ging sein Bestreben dahin, neue und im Bewußtsein haftende Bilder dafür zu erfinden.

Die Moderne hat solche und andere Verbindlichkeiten der Kunst nie anerkannt. Zeit ihres Bestehens ging ihr Bemühen dahin, Ballast abzuwerfen und auf dem Weg nach vorn die Hindernisse einzuebnen, die sich ihr seit je entgegenstellt hatten, inhaltlich wie formal. Das mochte geraume Zeit wie der Gewinn einer unbegrenzten Freiheit erscheinen. Da jedoch auch die Inspiration Beschränkungen unterliegt, hat der Gang der Dinge bald zur paradoxen Erscheinung eines konfektionierten Individualismus geführt, der nur noch seine Beliebigkeiten auskostet.

Wenn nicht alles täuscht, ist jedoch das Pathos der Selbstermächtigung, das hinter alledem steht und die Moderne hoch hinaustrug, in der Kunst wie überall sonst erschöpft. Vielleicht kommen die Schärfen in jenem Kulturkampf, den sie gegen die unversehens angerückte »Ostkunst« entfacht hat, auch aus der Sorge vor der Durchsetzungskraft einer Kunst, die alles, was sie wurde, gegen ungezählte Widerstände erreichte. Darüber droht verlorenzugehen, was die Konfrontation an Gewinn erbringen könnte: eine erweiterte Bildsprache für die einen, einen Zuwachs an Vitalität, Bindung und einleuchtender Metaphorik für die anderen.

Derzeit arbeitet Bernhard Heisig an einem Bild mit dem Titel ›Fliegenlernen im Hinterhof‹. Es spiegele die Lage, hat er dazu bemerkt, in der er sich ein Leben lang befunden habe. Immer herrschten Enge und Behinderung. Aber fliegen gelernt habe er schließlich doch.

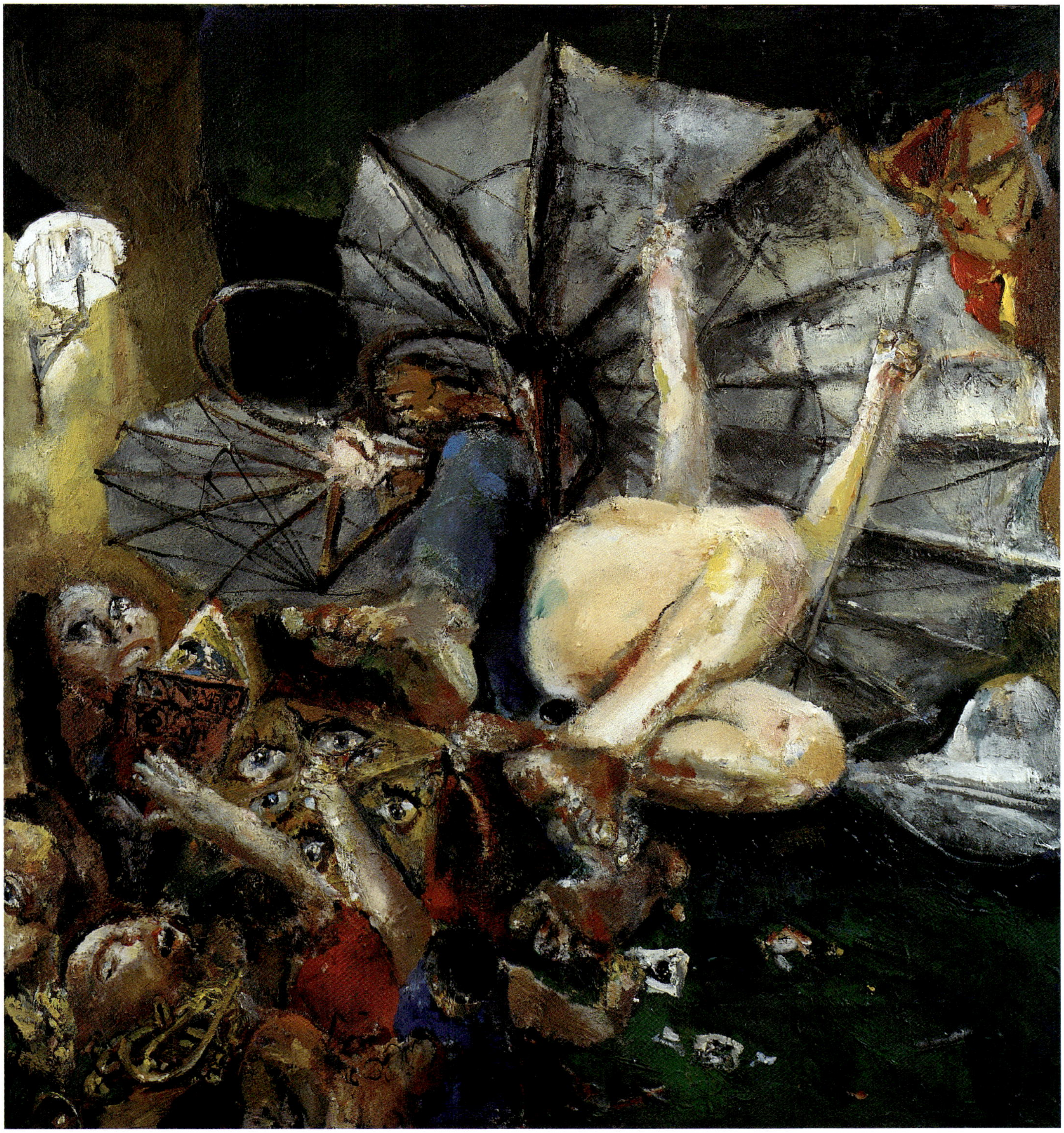

**Fliegen lernen im Hinterhof** · 1996 · Öl auf Leinwand · 215 x 200 cm

# Stilleben

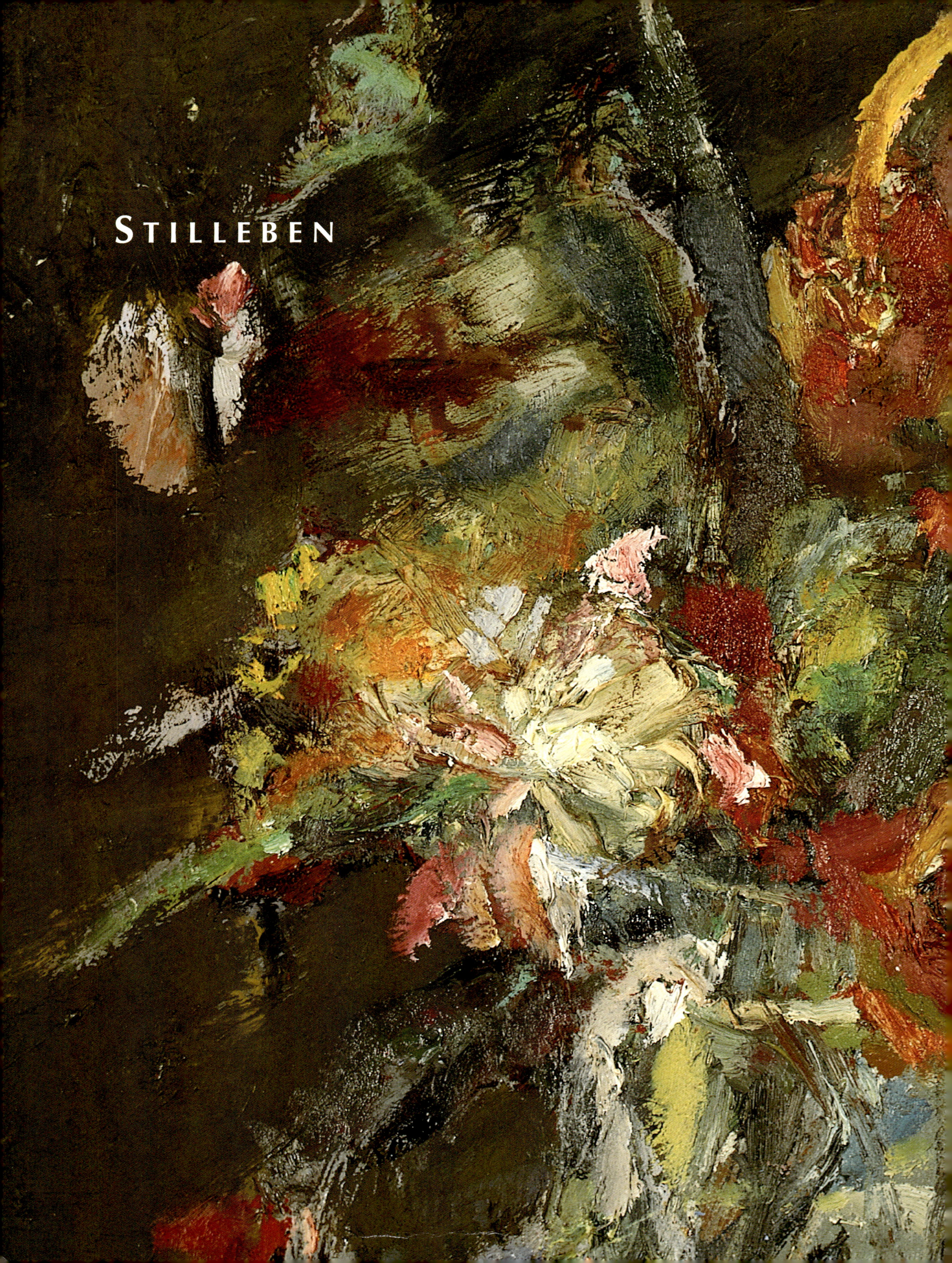

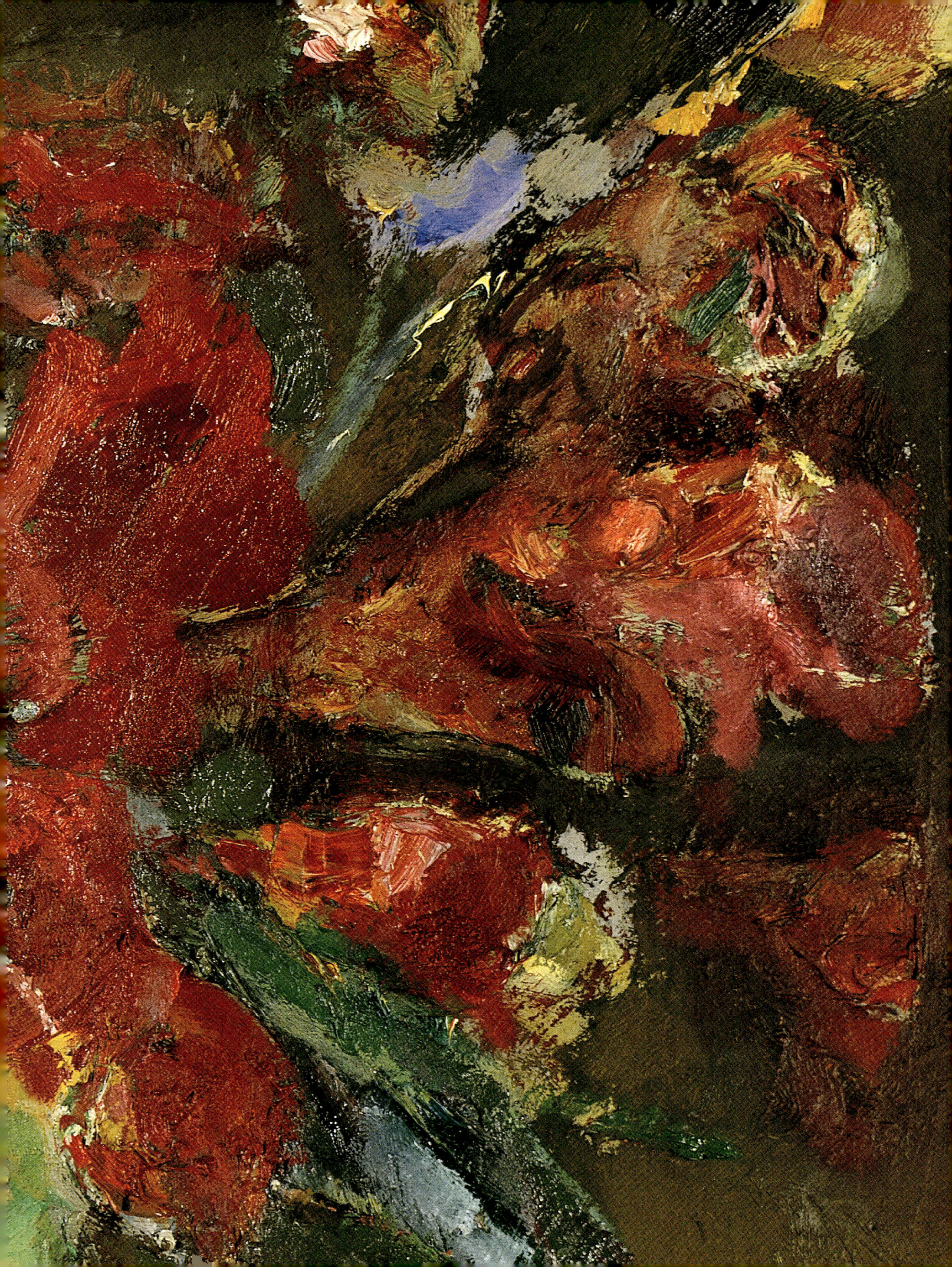

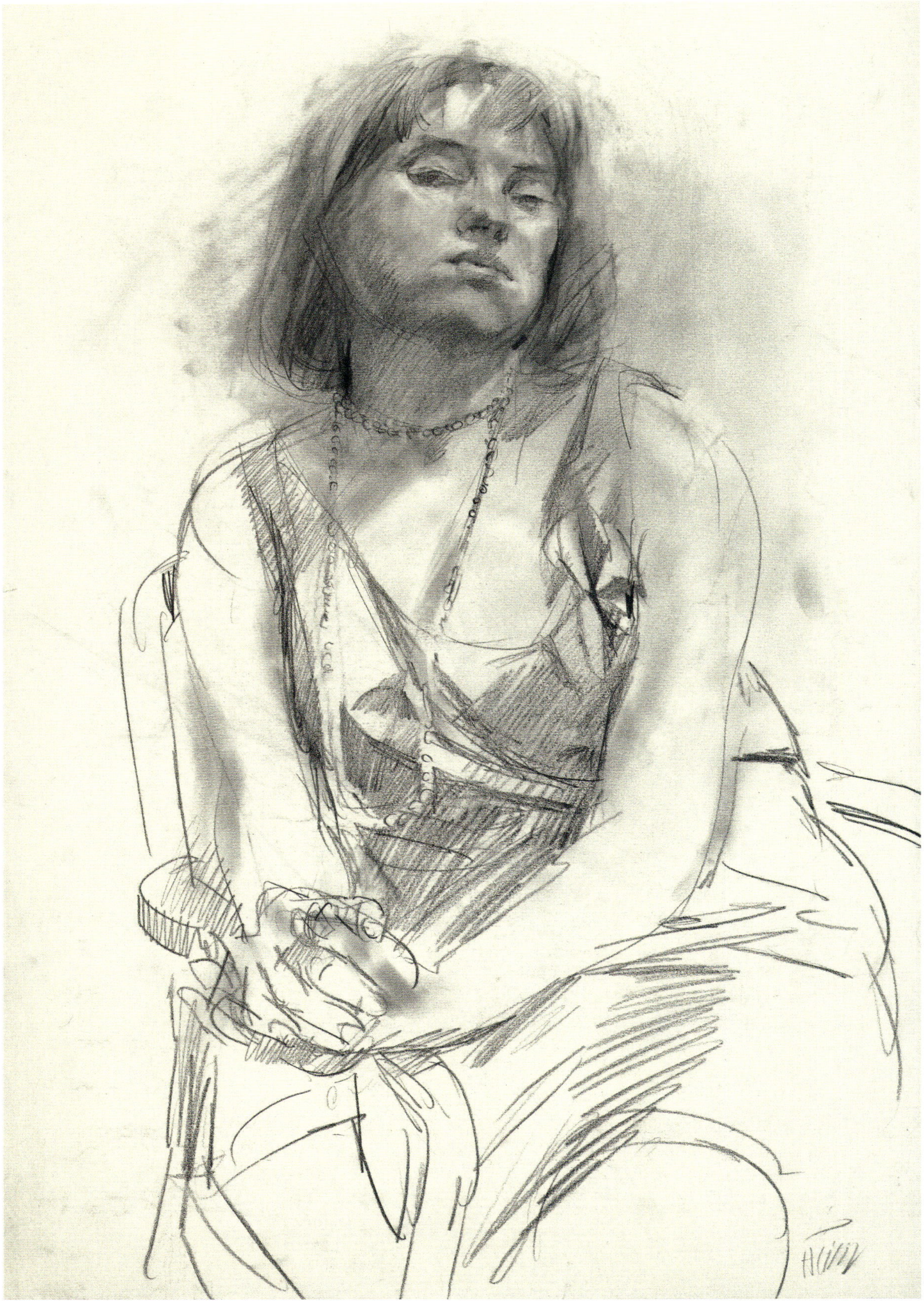

**Bildnis Gudrun** · 1967 · Bleistiftzeichnung · 61 x 42 cm

◁ **Blumenstrauß auf blauem Tisch** · 1974/87 · Öl auf Leinwand · 100 x 70 cm (Ausschnitt)

Bernhard Heisig

# BILDER UND VORBILDER

## Zu einer Hofer-Neuerwerbung

Als mich Dr. Guratzsch bei der Hofer-Neuerwerbung fragte, ob ich etwas dazu sagen könnte, habe ich zugestimmt. Das kleine Hofer-Selbstportrait mit Tabakspfeife gefiel mir, und nun möchte ich erklären warum. Es handelt sich hierbei um keines der vielen Selbstbildnisse, wie man sie nach Kriegsende oft sah und die ich besonders aus der Dresdner Ecke kannte: im Hintergrund eine brennende Stadt, im Vordergrund, den Betrachter anblickend, der Künstler, in der Hand eine kleine Blume. Na, da wußte man doch gleich ...

Hier aber sieht man Hofer mit der Tabakspfeife und einer Kopfbedeckung, über deren Charakter ich schon die unterschiedlichsten Meinungen gehört habe. Sicher hat dieses Motiv auch eine thematische Bedeutung, die ich allerdings nicht kenne – dafür sind die Kunsthistoriker zuständig. Und dann die Tabakspfeife: Es ist nicht jene Trotzdem-Geste, mit der Felix Nußbaum, die Pfeife aggressiv ins Gesicht gesteckt, in Zeiten höchster Bedrohung, als ihm Auschwitz bevorstand, eines seiner letzten Selbstportraits malte. Es ist bei Hofer mehr eine kompositorische Zutat – sowas gibt's ja auch.

Wie mir inzwischen erklärt wurde, gehört Hofer nicht zu meinen künstlerischen Ahnen. Die Fachleute haben gefragt, was ich mit Hofer wolle. Ich sei doch längst bei Corinth oder Kokoschka eingeordnet. Auch Max Beckmann wird immer wieder erwähnt, besonders nachdem ich mich viele Jahre darum bemüht hatte, eine Straße in seiner Geburtsstadt Leipzig zu erstreiten, die seinen Namen tragen sollte. Wenngleich mir Peter Beckmann auch nicht genau sagen konnte, wo sein Vater und die Familie gewohnt haben, hat Leipzig heute tatsächlich seit sieben Jahren eine Beckmannstraße – ein stolzer Erfolg. Ein damals wichtiger Mann, der dies später allerdings leugnete, fragte mich: »Wie heißt der, Heckmann?« – »Beckmann«, fauchte ich empört zurück, und mit einem »Aha« trug er es in sein Notizbuch ein. Als ich mein Bild zur ›Festung Breslau‹ malte und darin eine nackte Frau auf den Kopf stellte, war das, wie ich las, Beckmann entlehnt. Na gut, warum nicht. Es ist ohnehin nie alles auf dem eigenen Mist gewachsen. Irgendwoher hat's jeder, mit Ausnahme vielleicht solcher Talente, die aus dem Ich heraus, sozusagen mit gewaltigem kreativem Rülpser, ganz ohne Vorbilder aus- und daherkommen. Doch dazu gehöre ich zum Beispiel nicht. »Sie malen noch?« fragte mich jemand und wußte sich bestätigt durch Joseph Beuys, der ebenfalls solche Fragen zu stellen pflegte. »Ja«, sagte ich, »und ich geb's auch zu, wenn ich manchmal jemanden nachmachen wollte, von Menzel bis Picasso meinetwegen.« Letzterer hat übrigens zu diesem Thema auch etwas gesagt: »Was soll das eigentlich heißen, daß einer den anderen imitiert, daß ein Maler wie ein anderer malt? Was ist Arges dabei? Man muß im Gegenteil immer versuchen, ein Vorbild nachzuahmen. Aber dann stellt sich heraus, daß man es nicht kann. Es geht immer schief, und in dem Augenblick, wo man alles verpatzt hat, gerade da ist man selbst.« – »Man muß bei Picasso nicht alles so ernst nehmen«, sagte einmal ein Picasso-Experte während einer Veranstaltung. Ich glaube, er hatte ihn zu schnell verstanden.

Auch wenn ich Picasso zitiere, so betrifft dies natürlich ebenso Hofer. So haben sich beide beispielweise über Avantgarde geäußert, und zwar weniger über die Klassiker, auf die dieser militante Begriff projiziert wurde, als eher über diejenigen, die einen vermeintlichen Bürgerschreck als Ausdruck eines Protestes vermarktet wissen wollen. Hofer höhnte: »Avantgarde heute, guter Gott, es ist halt leicht, so ohne Gepäck voranzutraben«, und Picasso meinte, »heutzutage ist alles modern, wenn es nur nichts mit dem zu tun hat, was Malerei ausmacht. Es ist schon genial, kaum daß es geboren ist.« Ich bin der Meinung, daß sich über Bilder eigentlich nichts sagen läßt. Man schätzt oder verabscheut sie, aber erklären kann man sie nicht. Leute, die Bilder erklären wollen, bellen gewöhnlich den falschen Baum hinauf – um noch einmal Picasso zu zitieren. Und bei dem war ich einmal in einer ähnlichen Lage, wie ich es jetzt mit Hofer bin: Einige Jahre vor der Wende wurde ich von Dieter Brusberg aufgefordert, im Sprengelmuseum in Hannover vor Publikum über Picasso zu reden. »Mach das doch mal, es ist eine Herausforderung«, sagte er und fügte dann gleich hinzu, daß auch Fachleute anwesend sein würden, unter anderem ein berühmter Picasso-Experte, der nach mir, tags darauf, sprechen sollte, der aber in seinem Vortrag schließlich auch nichts anderes sagte als das, was man über Picasso sowieso überall nachlesen kann. Gerade das aber wollte ich vermeiden: Der Saal war gefüllt und das Publikum dachte sicherlich, »mal sehen, was dieser Herr aus dem Osten uns hier weismachen will«. Während meines Vortrags bekam ich hin und wieder von Wohlgesinnten ein Glas Sekt gereicht, damit ich schön locker bliebe. Auf diese Idee war ich allerdings auch schon vorher gekommen, was dazu führte, daß ich in der Tat »schön locker« war – die Gesichter der Zuhörer erkannte ich etwa bis zur dritten Reihe. Wohlmeinende behaupteten jedoch später, man habe mir nichts angemerkt. Ich bekam sogar viel Beifall, nur die Veranstalterin sagte, sie hätte nicht mehr so recht gewußt, ob ich über Picasso oder über mich gesprochen habe. »Natürlich über mich«, sagte ich, denn über Picasso sei doch schon längst alles gesagt. So ähnlich verhält es sich hier auch bei Hofer. Über ihn ist ebenfalls schon viel gesagt worden, wobei seine Gemeinde natürlich kleiner ist und ein wenig schwankend im Urteil.

Als wir als junge Kunststudenten die kriegsgeschädigten Ateliers der Leipziger Akademie bevölkerten – sie blieb noch lange in jenem desolaten Zustand, denn die Stadt hatte für bildende Kunst wenig übrig, und die Leipziger Kunstgewerbeschule, die ich zunächst besuchte, weil ich an der Akademie wegen mangelnder Originalität abgelehnt wurde, verdankte ihre Existenz mehr der Tatsache, daß sie in der Ingenieurschule ein Unterkommen gefunden hatte –, mußten wir uns einrichten, so gut es eben ging. Die Akademie befand sich in personellem und ideologischem Umbau. Viele Studenten kamen mehr oder weniger beschädigt aus dem Krieg zurück – zum

Beispiel einer, der Maler werden wollte und einen Arm verloren hatte, wobei es glücklicherweise nicht seine Malhand war –, und im Kopf hatten wir alle nicht viel mehr als den wilden Wunsch, Künstler zu werden. Über die Runden zu kommen hatten wir gelernt. Stipendien gab es kaum und wurden nur nach bestimmten Kriterien vergeben, die ich offenbar nicht erfüllte, da ich nie in den Genuß einer solchen Unterstützung kam. Zum Glück konnte man auf der Leipziger Messe immer ein paar Mark machen.

Und dann tauchte der Name Carl Hofer auf, jedoch weniger im Leipziger Bereich, denn hier war Max Schwimmer, der ihn offenbar nicht sehr mochte. Da war auch Kurt Magreitz, dessen Kunstauffassung unter Berufung auf die Renaissance in der Behauptung gipfelte, jeder Künstler sei eigentlich auch Mathematiker, und wenn er es nicht sei, dann nur deswegen nicht, weil er mit Mathematik nie in Berührung gekommen war. Also büffelten wir allen Ernstes unter völlig unterschiedlichen Bildungsvoraussetzungen Mathematik, den Pythagoras und all das, was ich als Schuljunge schon gehaßt hatte. Beinahe wäre es zu einer Studentenrevolte gekommen, die sich allerdings nicht recht entfaltete, da man damals schnell rausfliegen konnte – die widerliche Formalismus-Realismus-Debatte hatte schon begonnen und zeigte Wirkungen, die bis ins Persönlichste reichten. So traf Carl Hofers Einfluß im benachbarten Halle eher auf Zuspruch. Der Hallenser Kreis um Hermann Bachmann verehrte ihn, und da ich mit einigen dieser Gruppe sympathisierte, pilgerte ich in regelmäßigen Abständen nach Halle, wo die Galerie Hennig eine verdienstvolle, von den Kulturbehörden mit tiefem Mißtrauen beobachtete Ausstellungstätigkeit entfaltet hatte, die sich der modernen Kunst widmete.

Einige Jahre lang durfte sie unbehelligt ausstellen, und so lernte ich neben wichtigen Namen der Moderne auch Carl Hofer und manche seiner Epigonen kennen. Ich starrte etwas ratlos auf die Harlekine, die Schwarzmonde, die Gitarrenklimperer, auf die Bilder »vor dem Fest und nach dem Fest«, denn die Welt, in der ich lebte, sah ganz anders aus. Natürlich studierte man auch die soeben erschienene Zeitschrift ›Bildende Kunst‹, deren Mitherausgeber Hofer zunächst war und die mit Abbildungen seiner Werke nicht sparte, wenngleich die jämmerliche Druckqualität das Verständnis erheblich trübte. Max Schwimmer, in dessen Klasse ich mich nunmehr aufhielt, winkte bei dem Namen Hofer kommentarlos ab. Ich glaube, er wußte mit ihm nicht viel anzufangen. Seine Vorliebe galt vielmehr Liebermann, Kirchner, Klee und auch dem Giganten Picasso. Ihm wollte er sogar in Paris begegnet sein. Er hatte jedenfalls eine kleine Zeichnung angefertigt, die er auf einen Lithostein übertragen ließ. Irgendwo habe ich noch einen Abzug davon. »Picasso saß mir im Café schräg gegenüber«, erzählte er, und wir staunten ihn an. Max hatte viel Fantasie und trug den Heiligenschein des Parisaufenthaltes. Aber Hofer, na ja. Dessen Frauen mit ihren Madonnengesichtern, oft in zartfarbige fließende Gewänder gehüllt, wo man außer Komposition wenig sah, sie hatten ihm wohl zu wenig Pfeffer. »Wenn du bei einem Mann wissen willst, mit wem du es zu tun hast, guck dir erstmal seine Frau an«, sagte er mir.

Obwohl er mich als Zeichner schätzte und ich ihm viel verdanke, mochte er meine Aktzeichnungen nicht. »Das sieht bei dir immer aus wie eine soziale Anklage.« Und meine aus den Hallenser Anregungen stammenden abstrakten Versuche machte er so lange madig, bis ich sie schließlich aufgab. Gottseidank. Gelegentlich aber schaute ich auch weiterhin auf Hofer, allerdings ohne produktives Interesse. Aber da meine Freunde dies alles höchst bedeutsam fanden, wollte ich es ebenfalls wissen. Es waren nicht so sehr die Karnevals- und Harlekin-Szenen oder die Madonnengesichter, die mich interessierten. ›Die Höllenfahrt‹ von 1947 fand ich eher komisch. Da waren doch inzwischen ganz andere Höllen sichtbar geworden. Aber die Portraits, hart und großformig konturiert, ›Alte Frau‹ von 1947 etwa, interessierten mich schon mehr. Und dann gab es Bilder, die aus dem Augenblick herausgerissen entstanden waren, ›Unterm Fenster‹, ›An der Tür‹, ›Mit erhobener Hand‹ von 1943, ›Mädchen mit Licht‹. Irgendwo saßen Männer im Wald mit spitzen Gesichtern und langen Nasen, augenscheinlich frierend, und es war erst ein paar Jahre her, da hatte ich selbst in irgendeinem Wald oder in einer zerstörten Landschaft gehockt. Das verstand ich eher. Ich las, daß er solche Bilder schon lange vor dem Krieg 1936 gemalt hatte und dachte, daß bei manchen die innere Uhr tatsächlich vorgeht. Irgendetwas in diesen Bildern war im Ton ernster und grundsätzlicher als illustrativer und malerischer Charme es auszudrücken vermochten. Für die farbig delikaten und klar gebauten Stilleben hatte ich damals noch kein Auge. Die Bilder, die mit ganz direkten Mitteln Angst und Erschrecken, schwarze Erinnerungen und manchmal etwas Hoffnung vermittelten, berührten mich schon mehr.

1948 hat er eine ›Berührung‹ gemalt, die, wie ich denke, sehr weit bis zu den großen Alten und ihren Totentänzen zurückgreift. »Jeder Tod hat sein Gelächter«, las ich. Ich denke, daß da etwas mit im Spiel ist, was Dieter Brusberg in einem Gespräch »die Würde der Malerei« nannte, aber auch die wichtige und letztlich trostreiche Einbettung in die großen Traditionen der Malerei, die Fragen »Woher komme ich, wer bin ich, wohin gehe ich …?«

»Tradition, Anatomie, Figur, Portrait, der ganze alte Kram, damit kann man doch heute nichts mehr anfangen«, sagte mir ein Maler. Als ich seine Bilder sah, gab ich ihm recht. Er konnte tatsächlich nichts damit anfangen. »Sie malen noch?« Ich hoffe – Gottseidank – immer noch auf Bilder, in deren Umgebung man eine solch dämliche Frage nicht stellen darf.

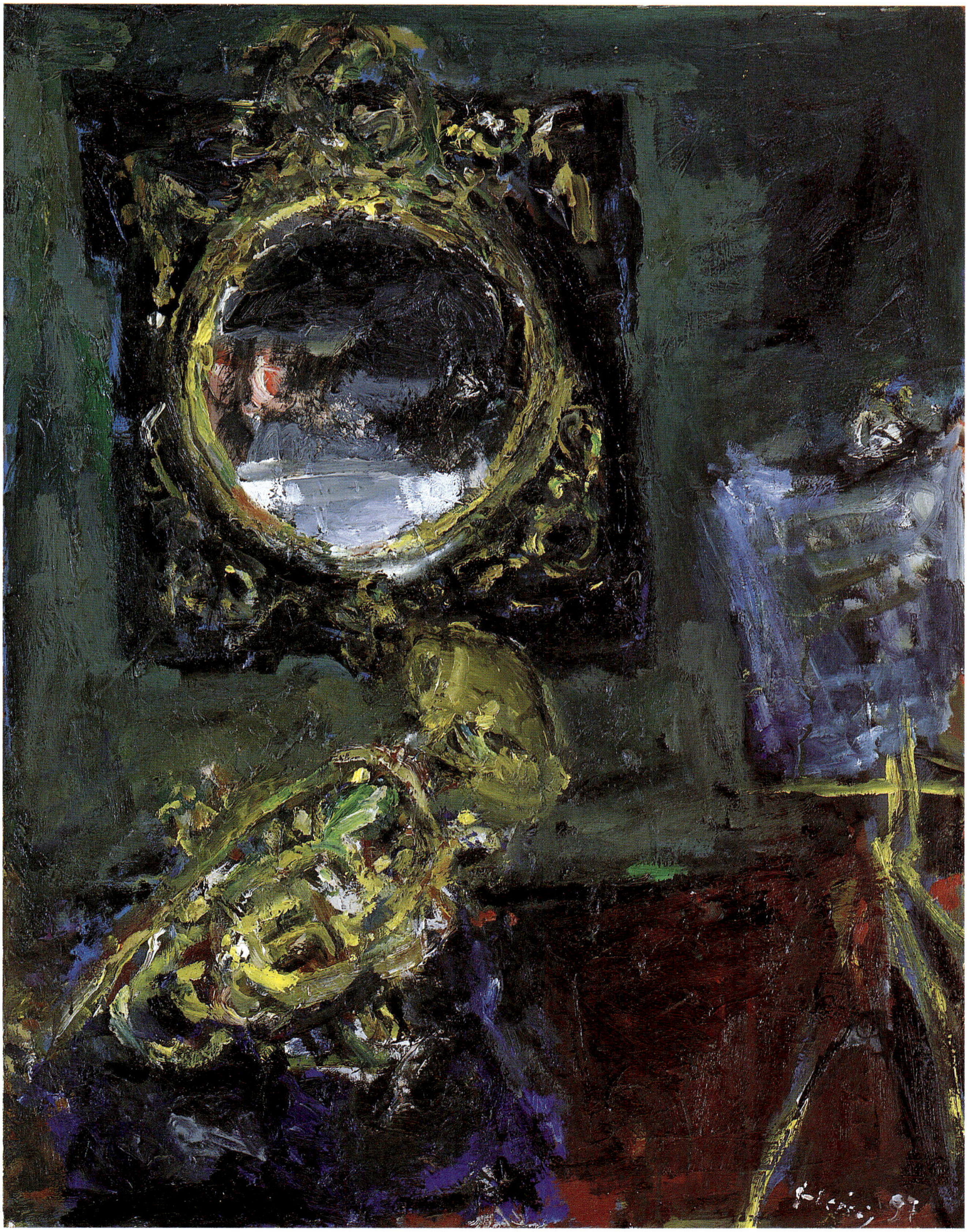

**Alte Trompete vor altem Spiegel** · 1997 · Öl auf Leinwand · 90 x 70 cm

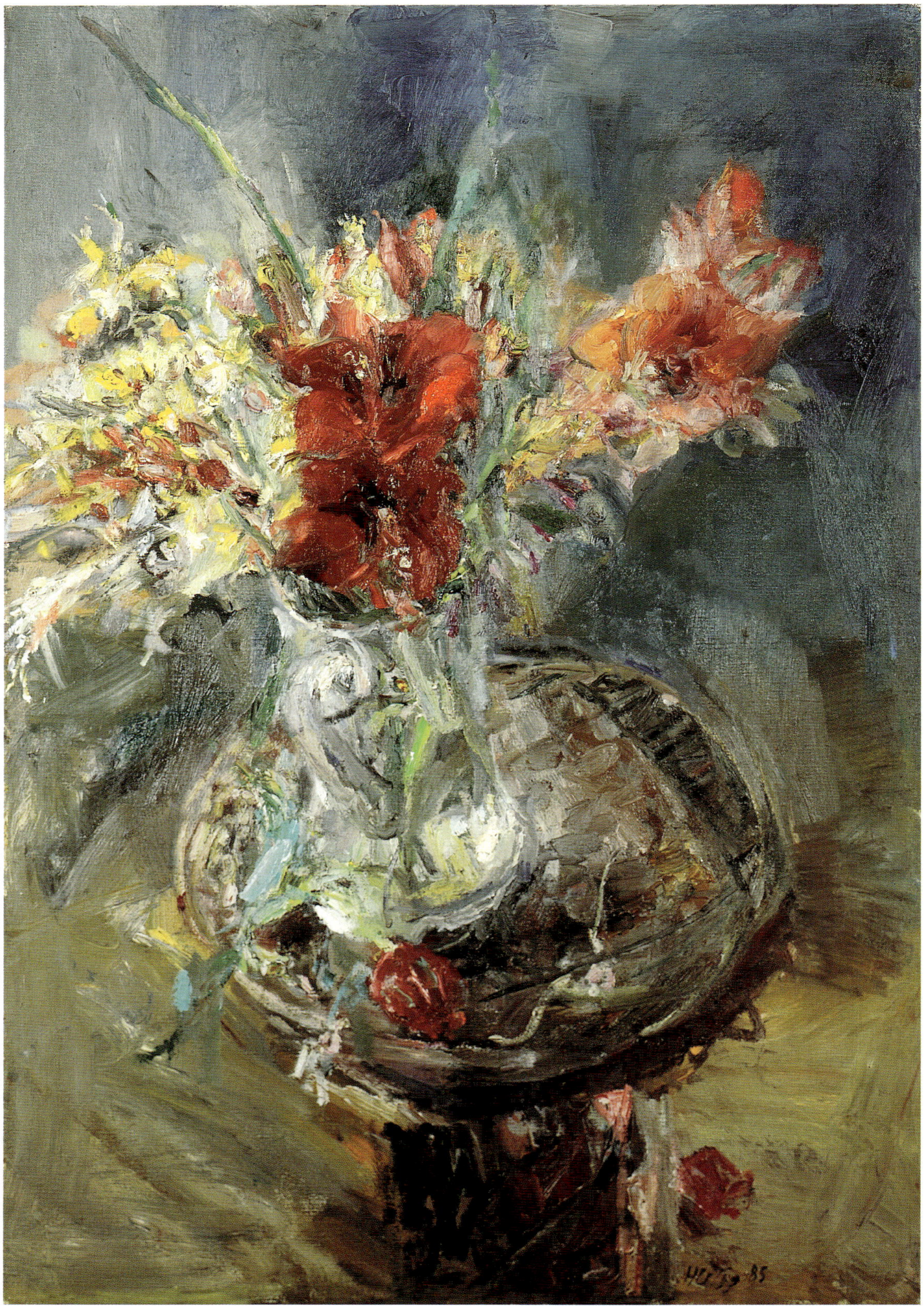



**Geburtstagsblumen auf Schachtisch** · 1982 · Öl auf Leinwand · 100 x 80 cm

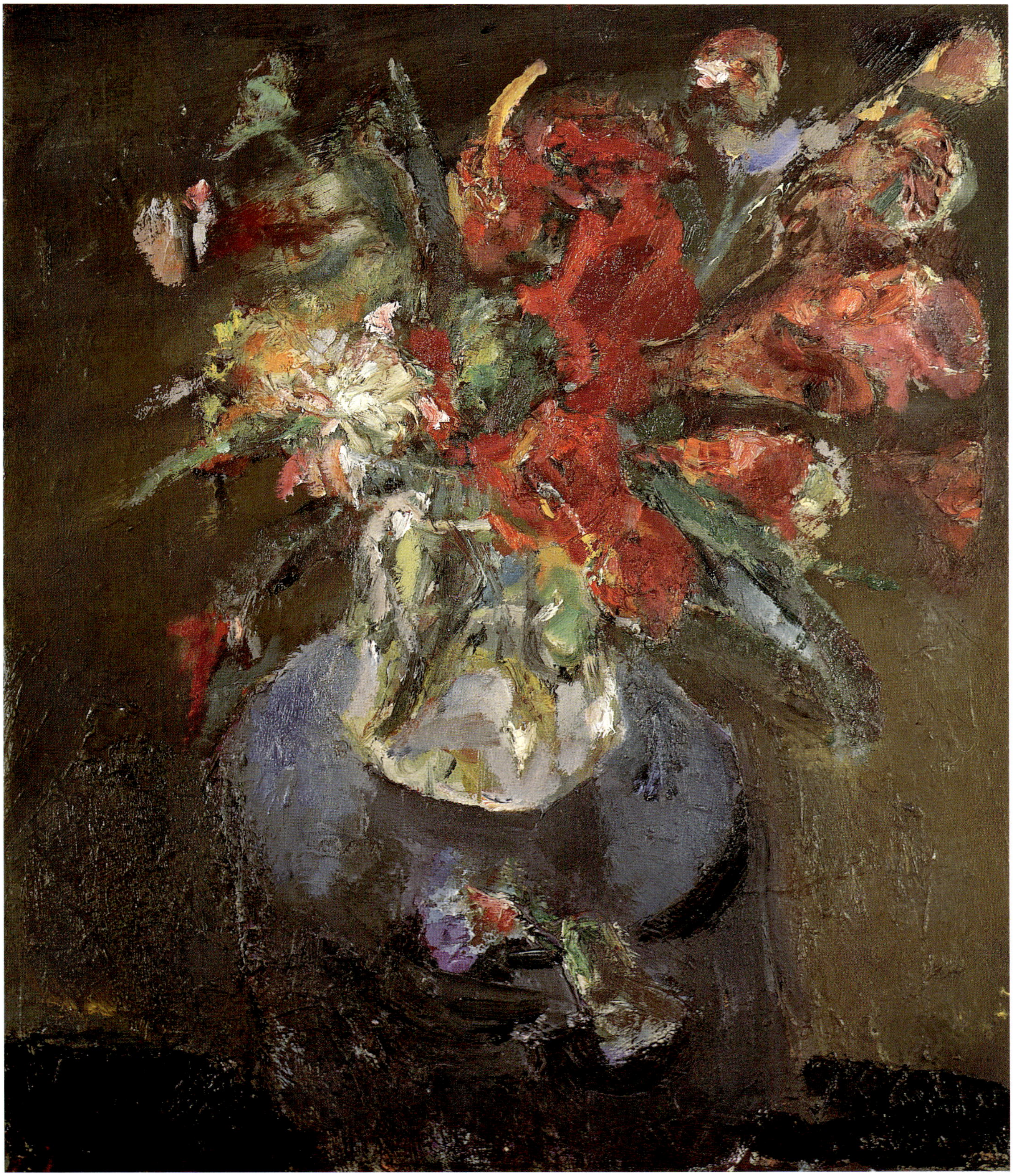

**Blumenstrauß auf blauem Tisch** · 1974/87 · Öl auf Leinwand · 100 x 70 cm

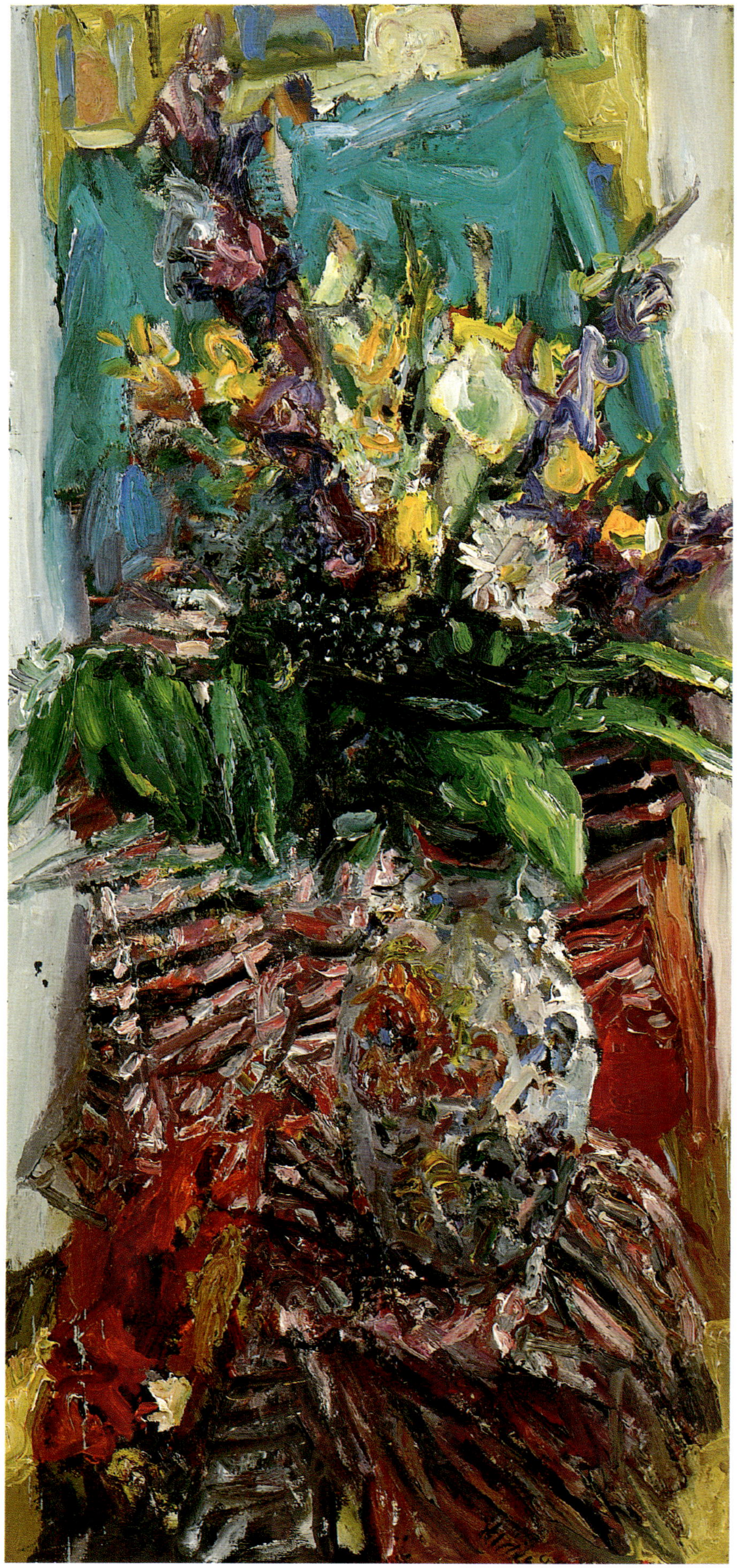

**Großes Blumenstück**
1993
Öl auf Leinwand
150 x 70 cm

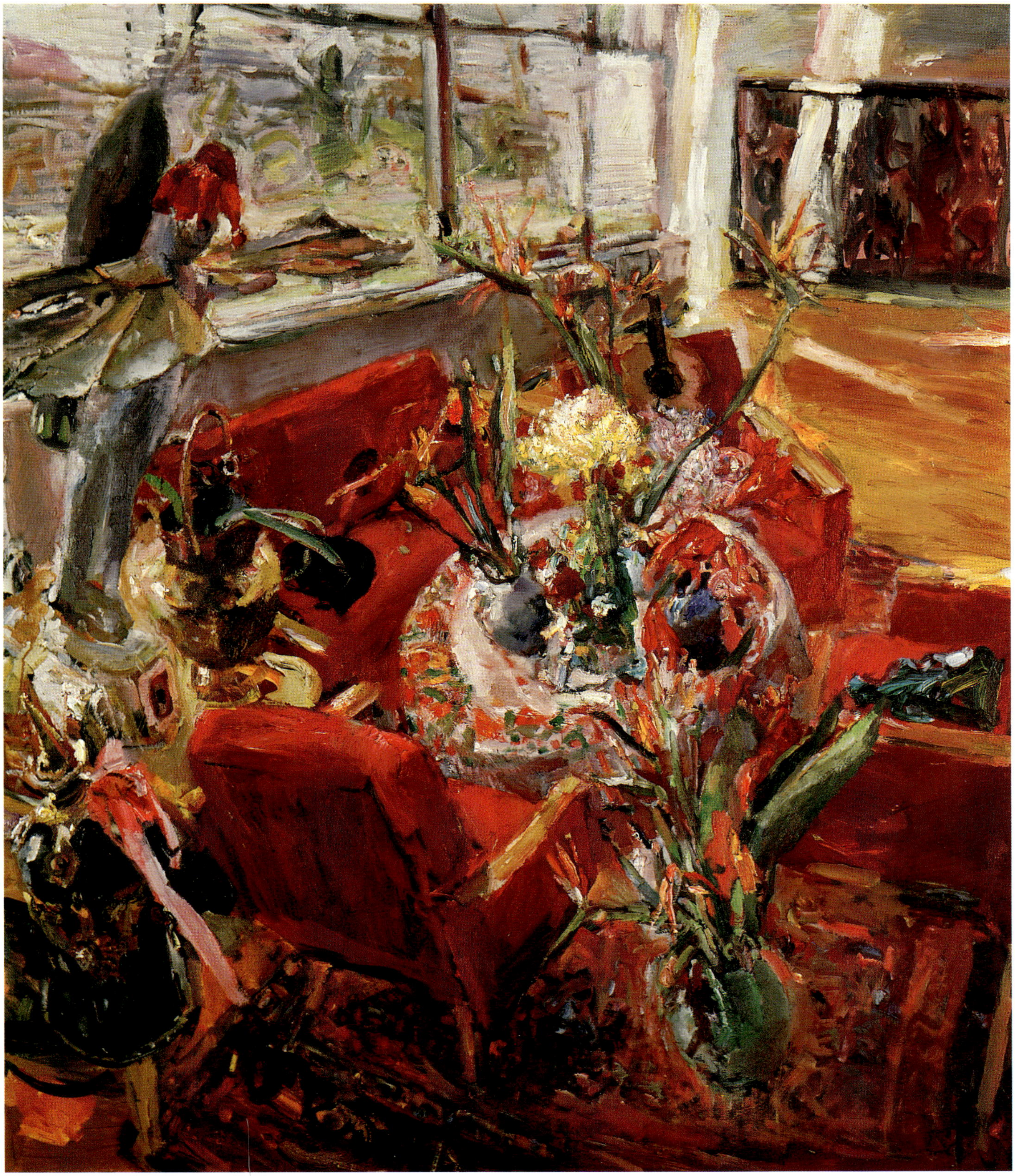

**Atelier mit Ikarus** · 1985 · Öl auf Leinwand · 120 x 100 cm

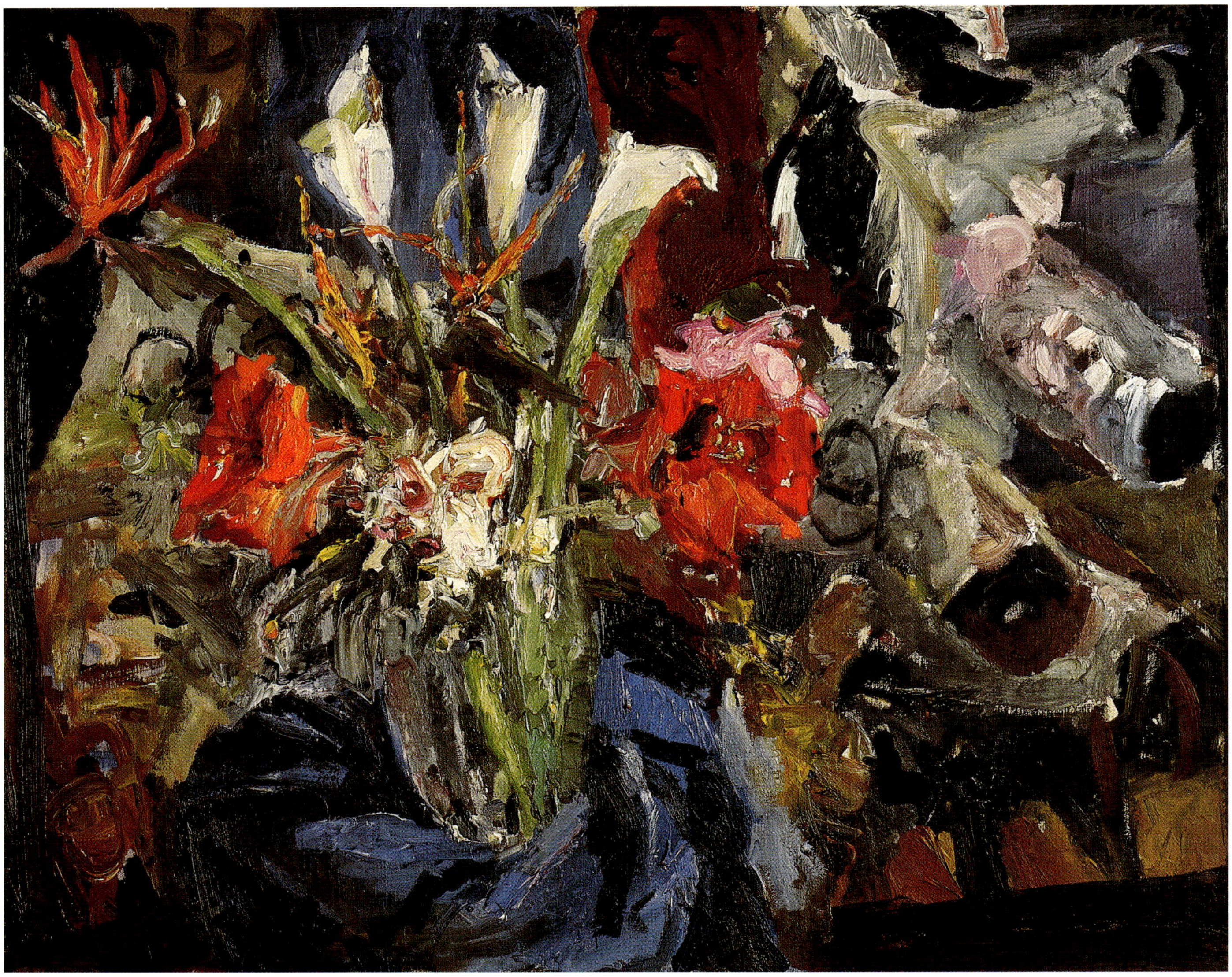



**Stilleben mit Calla** · 1990 · Öl auf Leinwand · 80 x 100 cm

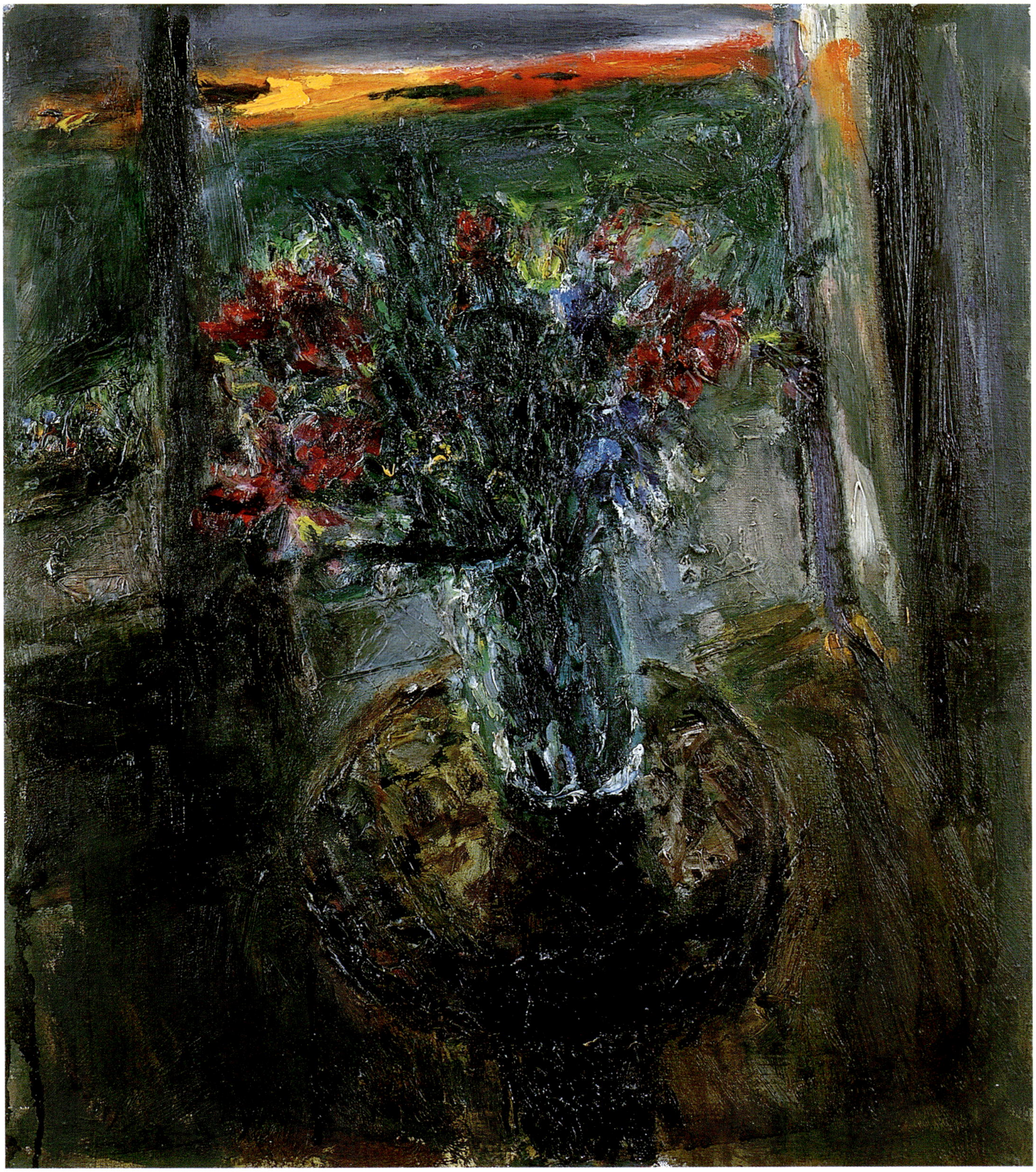

**Kalter Sommerabend** · 1993 · Öl auf Leinwand · 80 x 70 cm

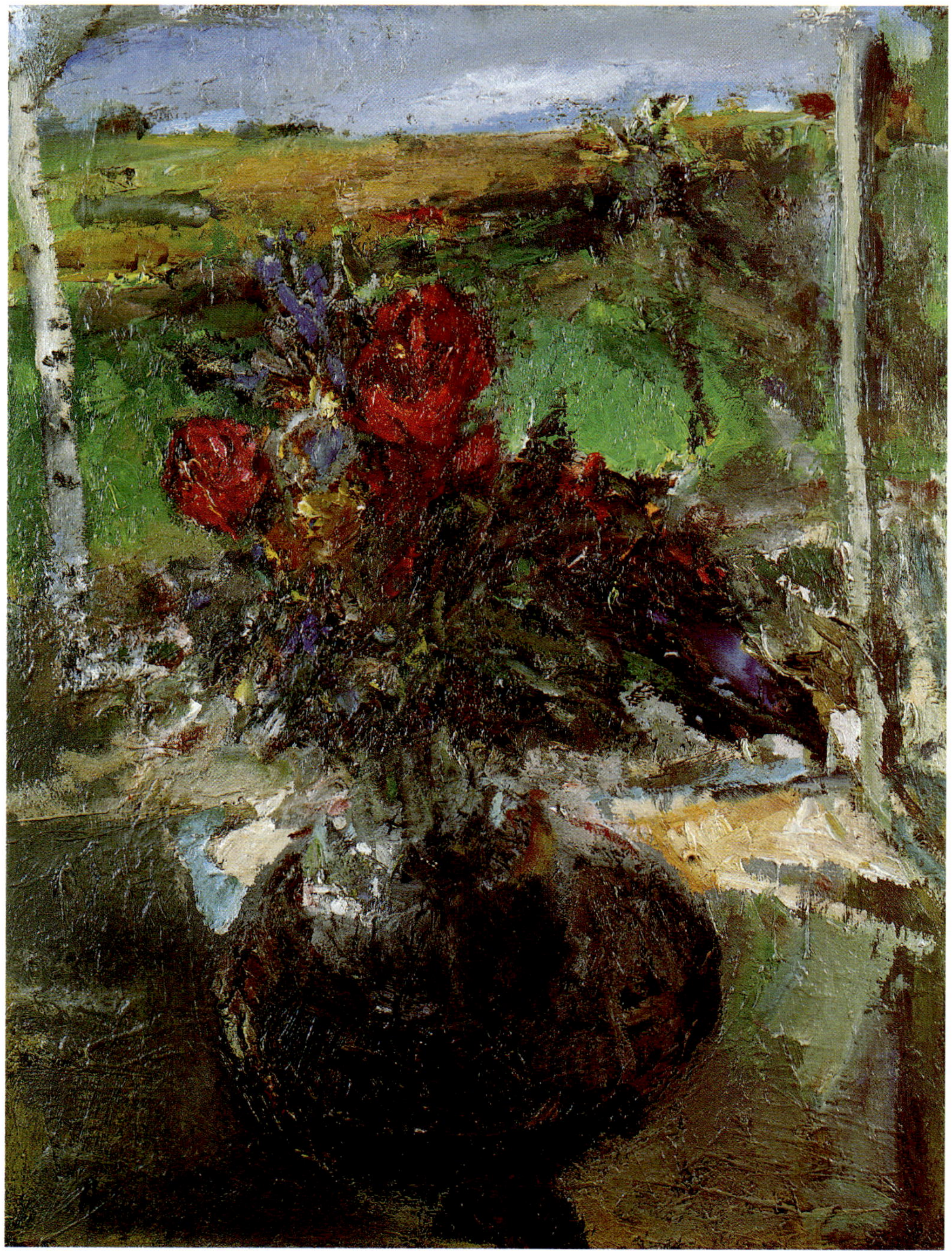



**Sommerblumen mit Birke** · 1993 · Öl auf Leinwand · 80 x 60 cm

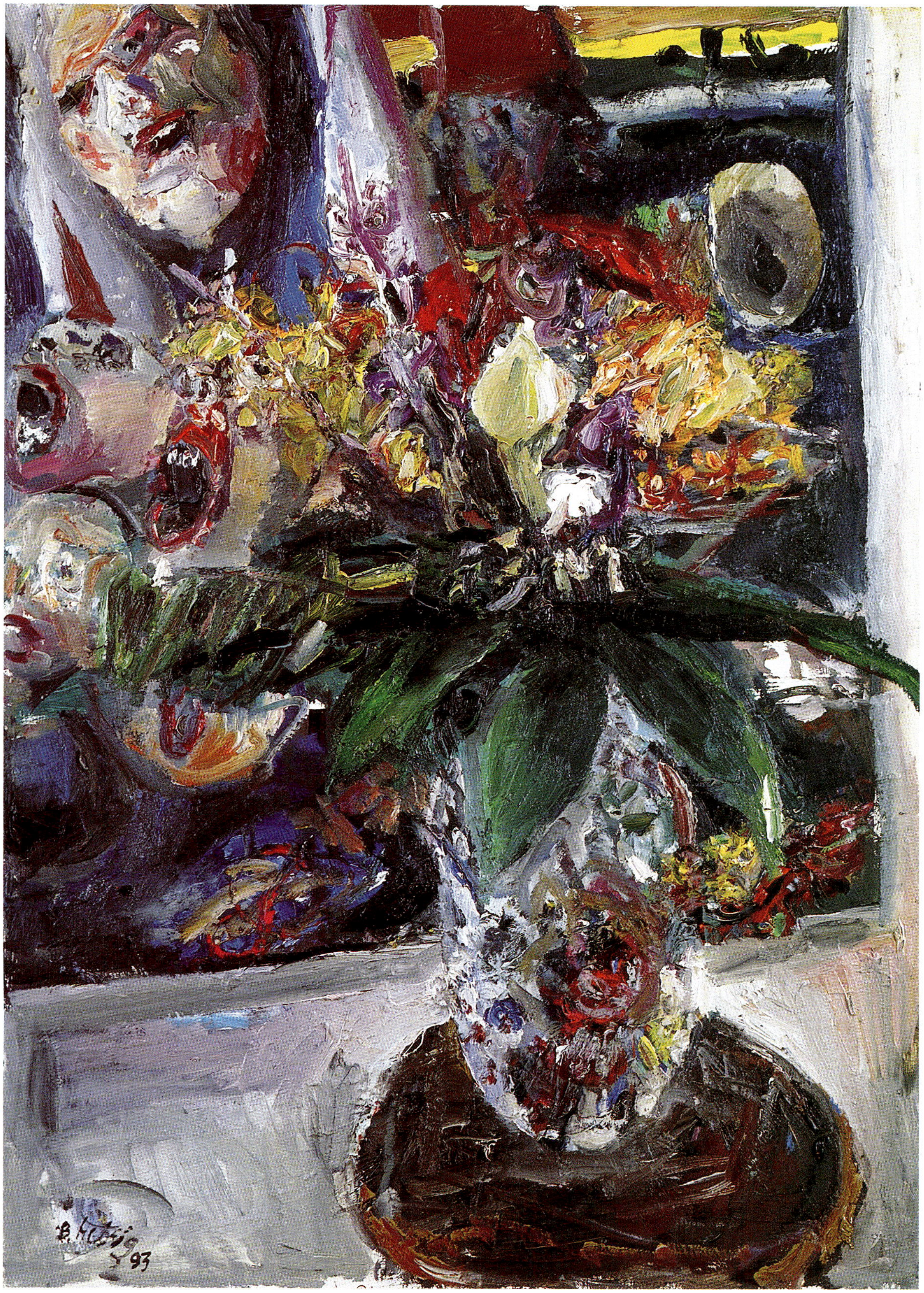

**Blumen im Atelier** · 1993 · Öl auf Leinwand · 121 x 85 cm

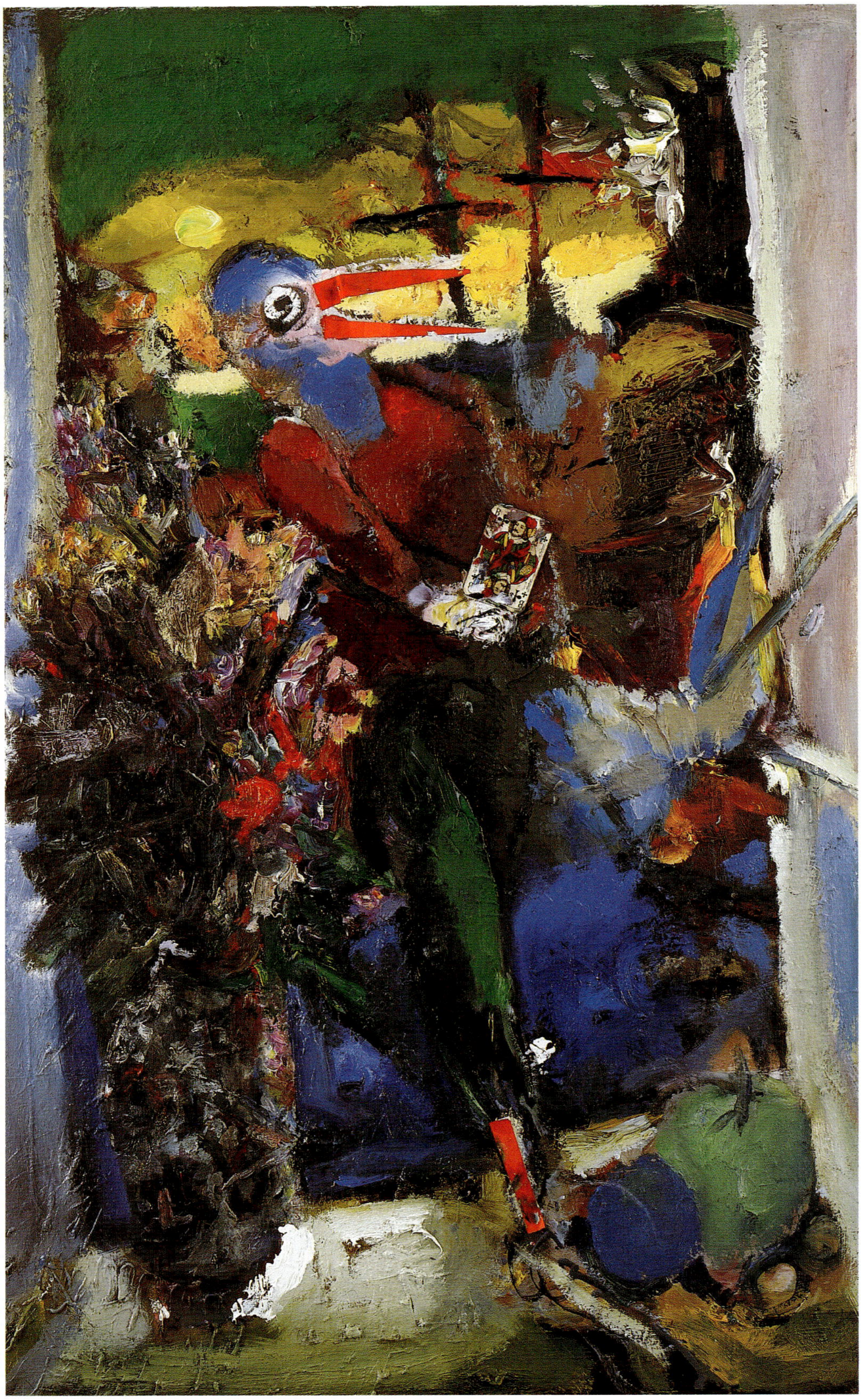



**Der Eroberer** · 1993/95 · Öl auf Leinwand · 130,5 x 80 cm

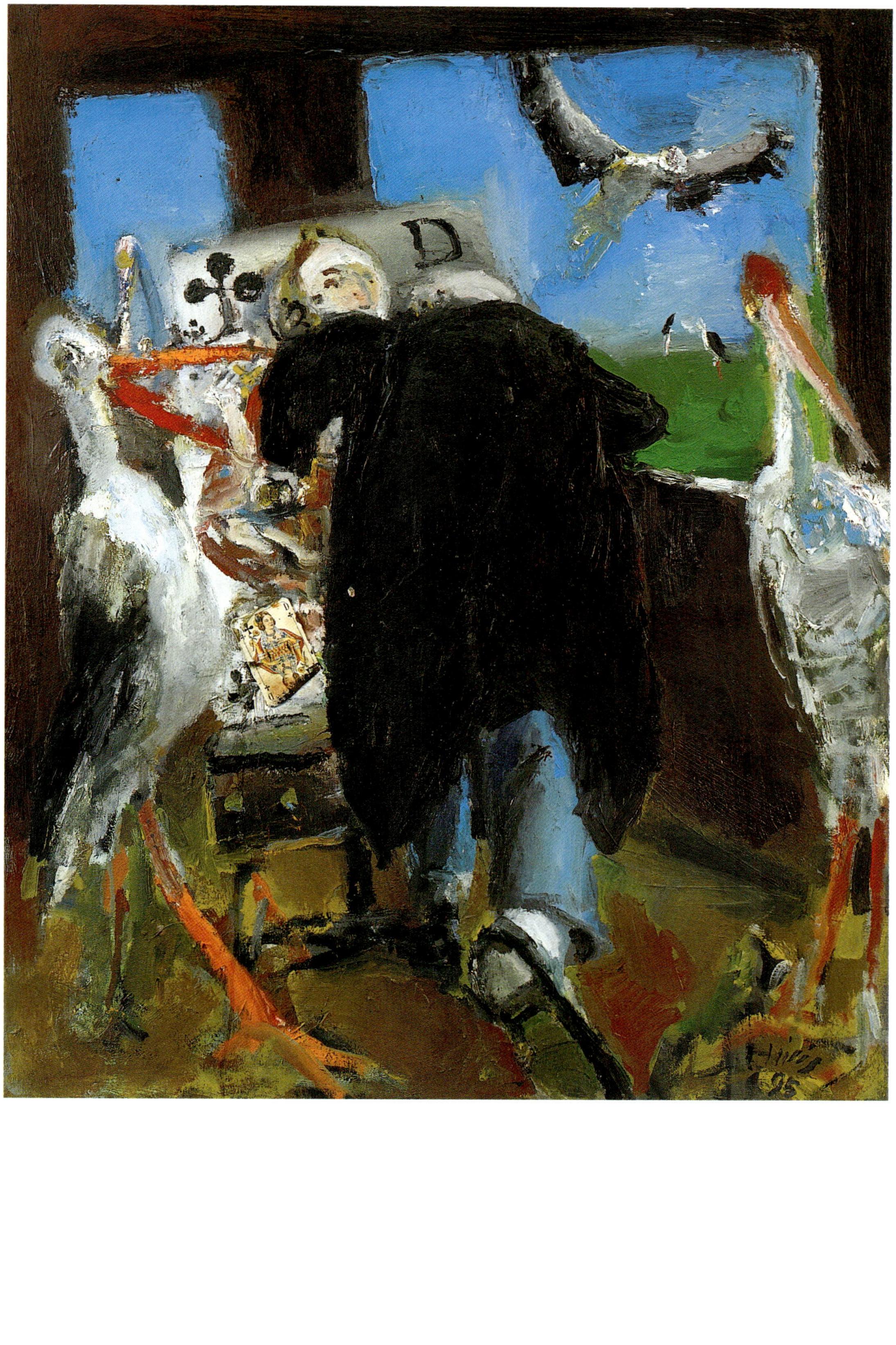


**Aggressiver Nachmittag** · 1995 · Öl auf Leinwand · 100 x 80 cm

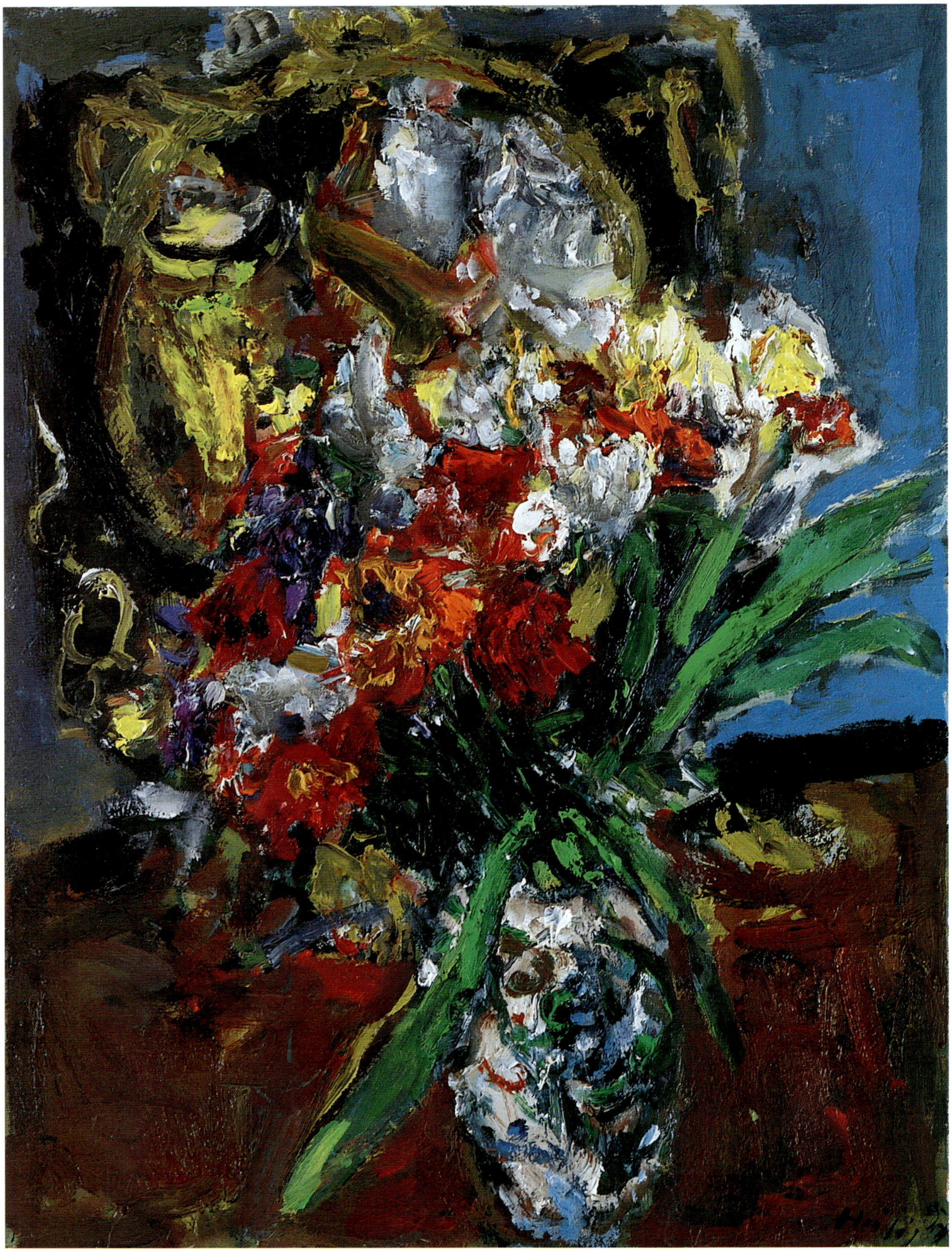



**Blumen vor einem Spiegel** · 1997 · Öl auf Leinwand · 80 x 60 cm

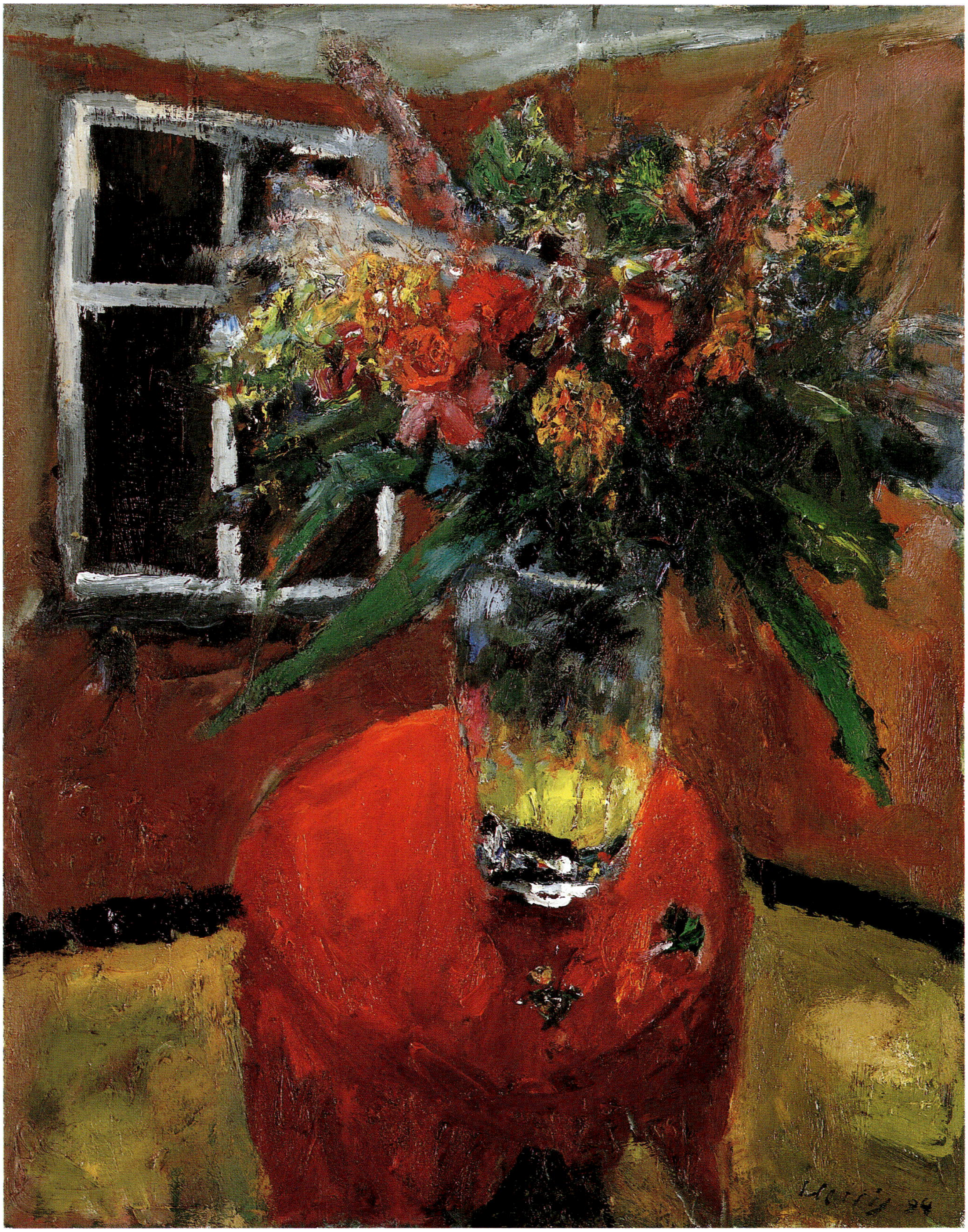

**Nächtliches Stilleben** · 1994 · Öl auf Leinwand · 90 x 70 cm

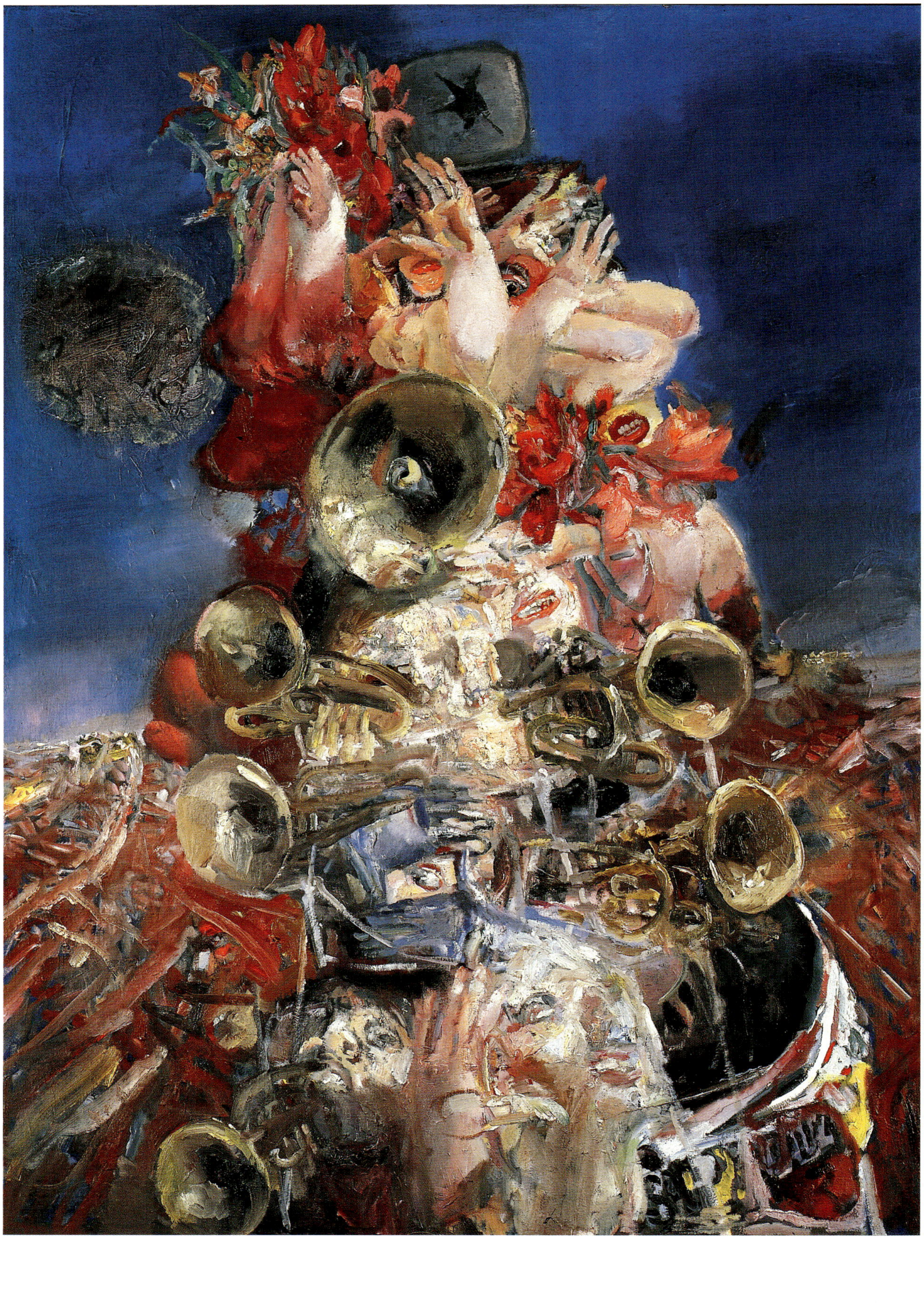



**Als der große Trompeter starb** · 1996 · Öl auf Leinwand · 130 x 100 cm

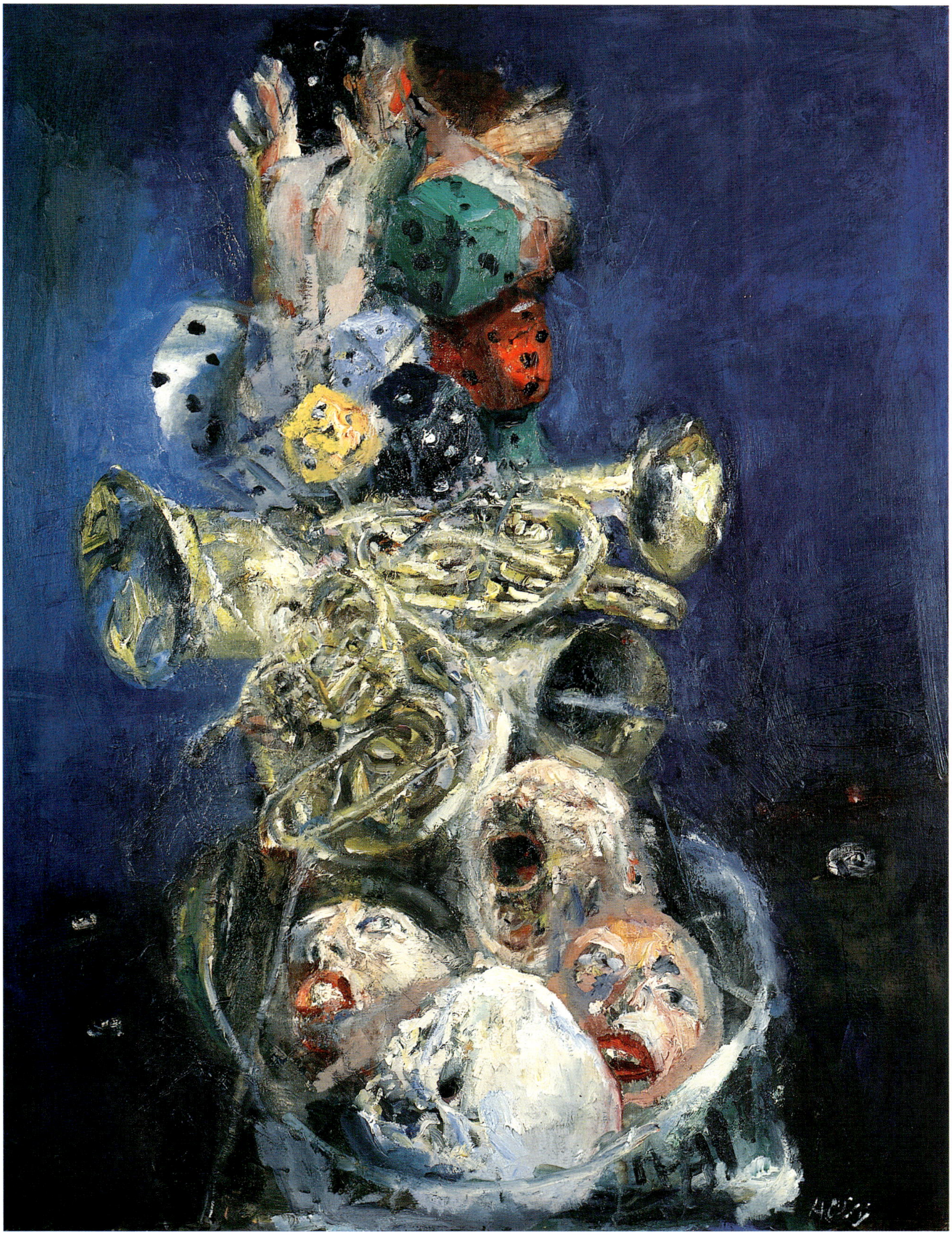

**Das tödliche Würfelspiel** · 1990 · Öl auf Leinwand · 130 x 100 cm

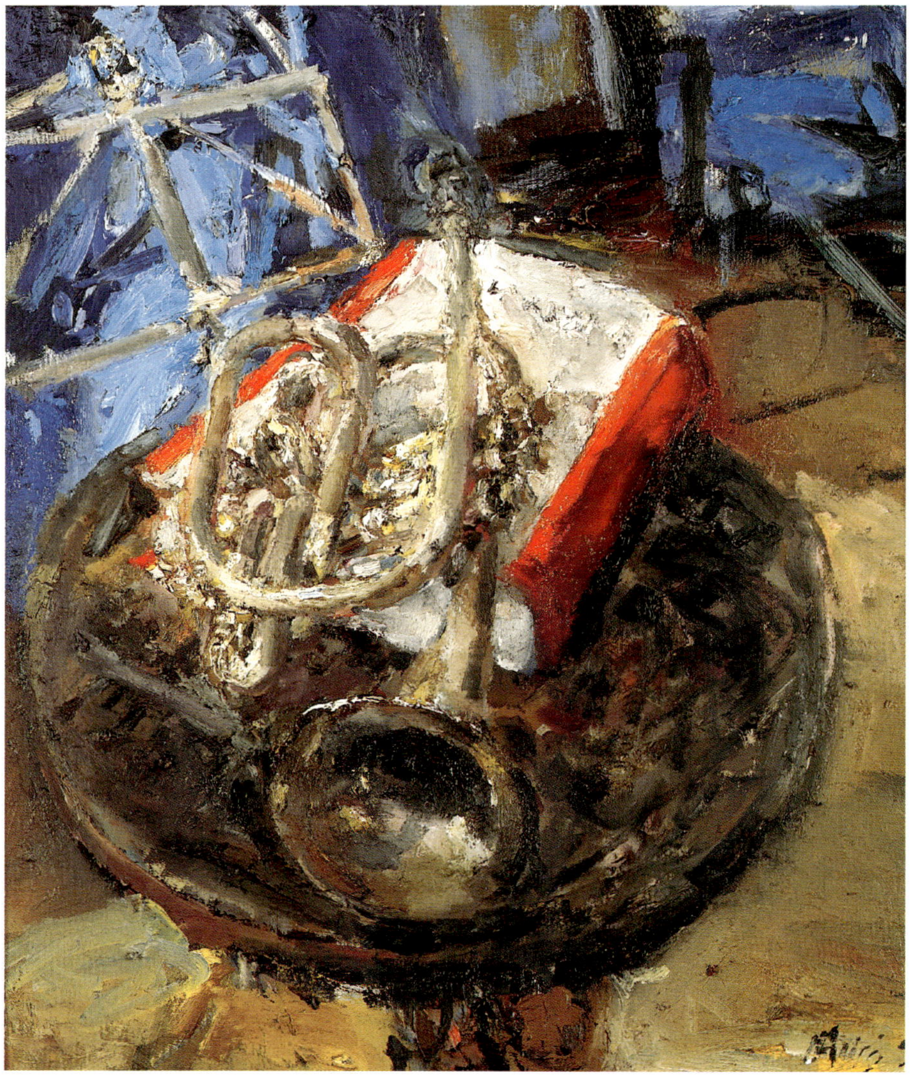



**Trompete für Fritz** · 1990 · Öl auf Leinwand · 75 x 65 cm

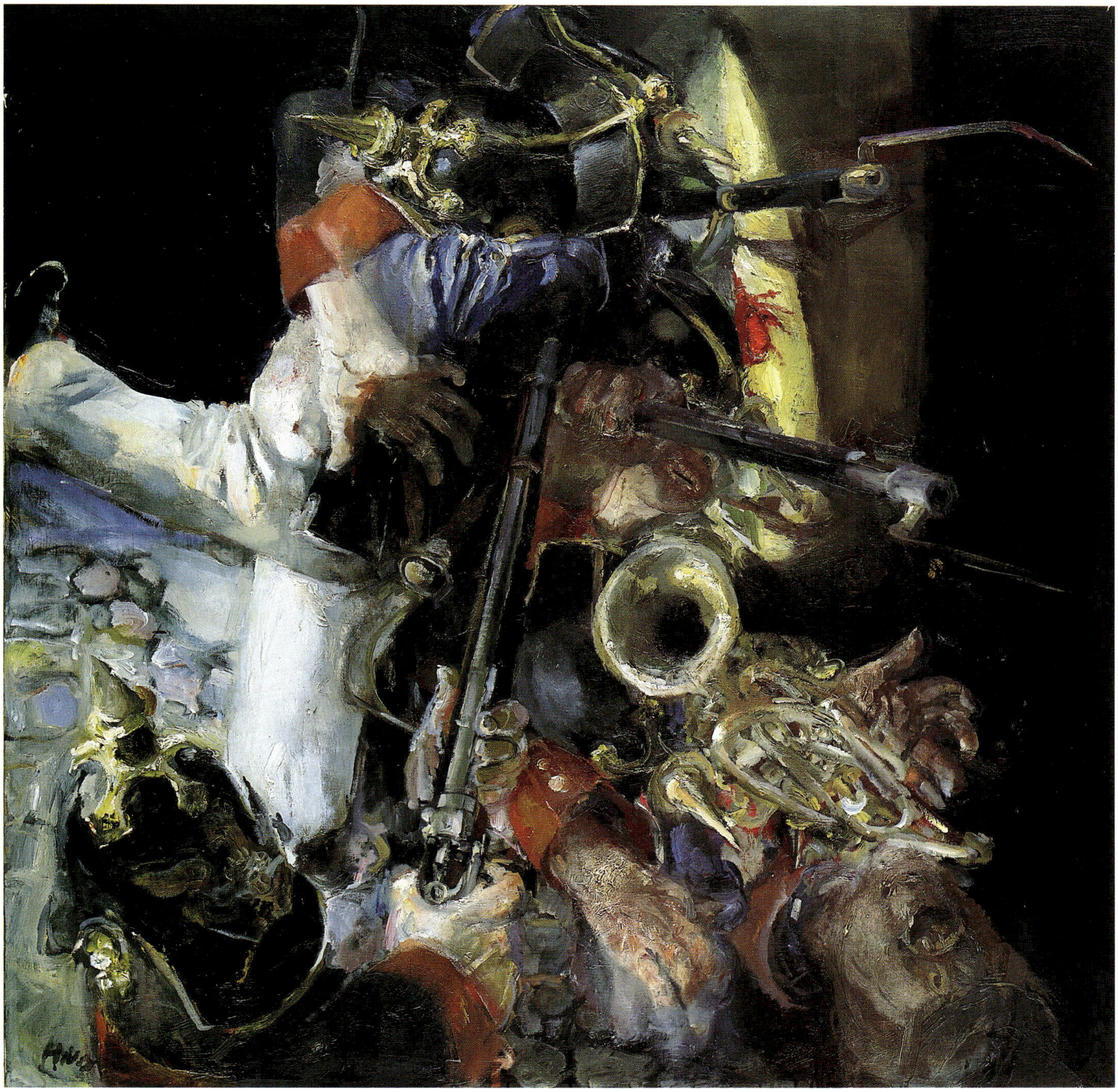

**Preußischer Soldatentanz III** · 1978/86 · Öl auf Leinwand · 120 x 130 cm

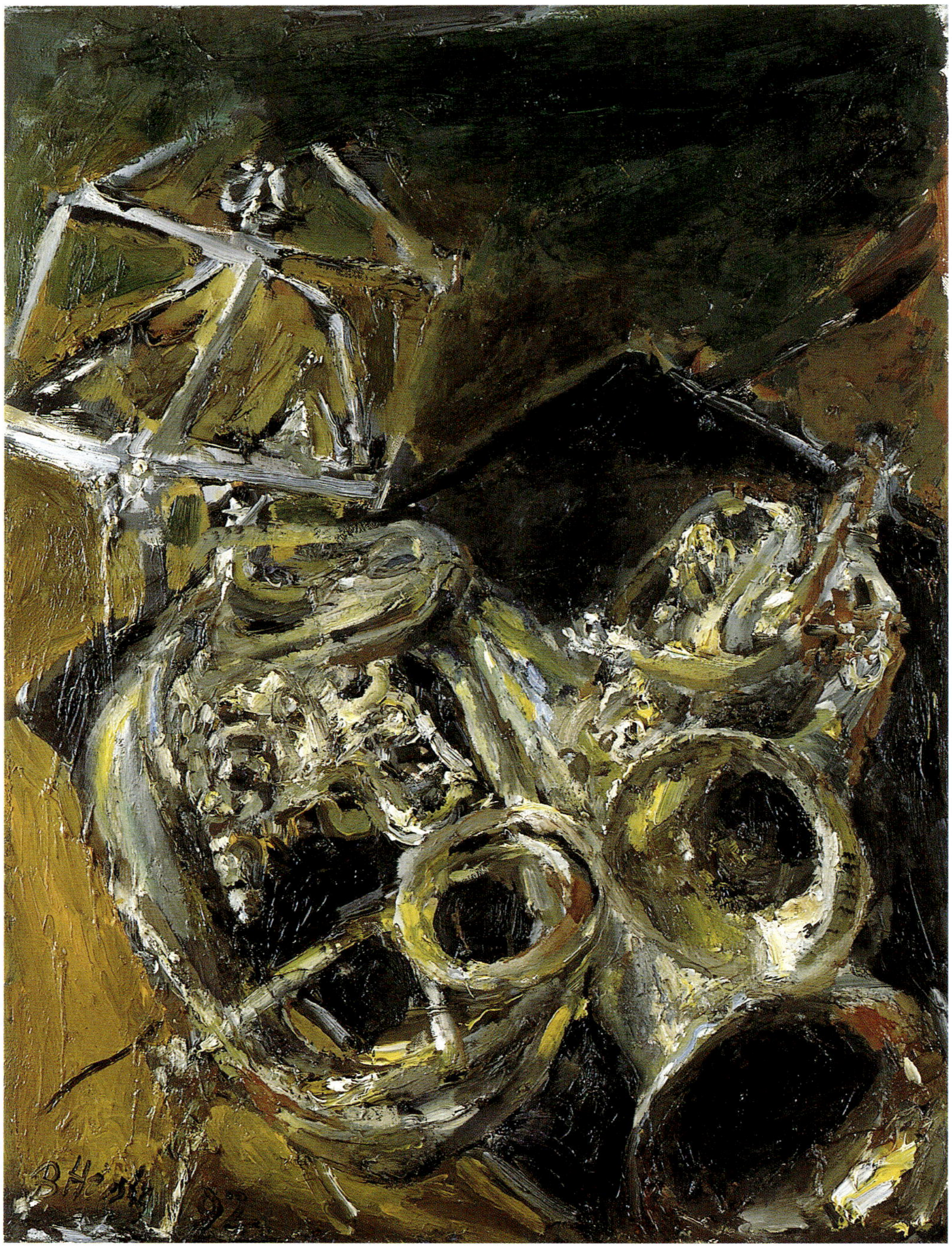



**Blasinstrumente** · 1992 · Öl auf Leinwand · 80 x 60 cm

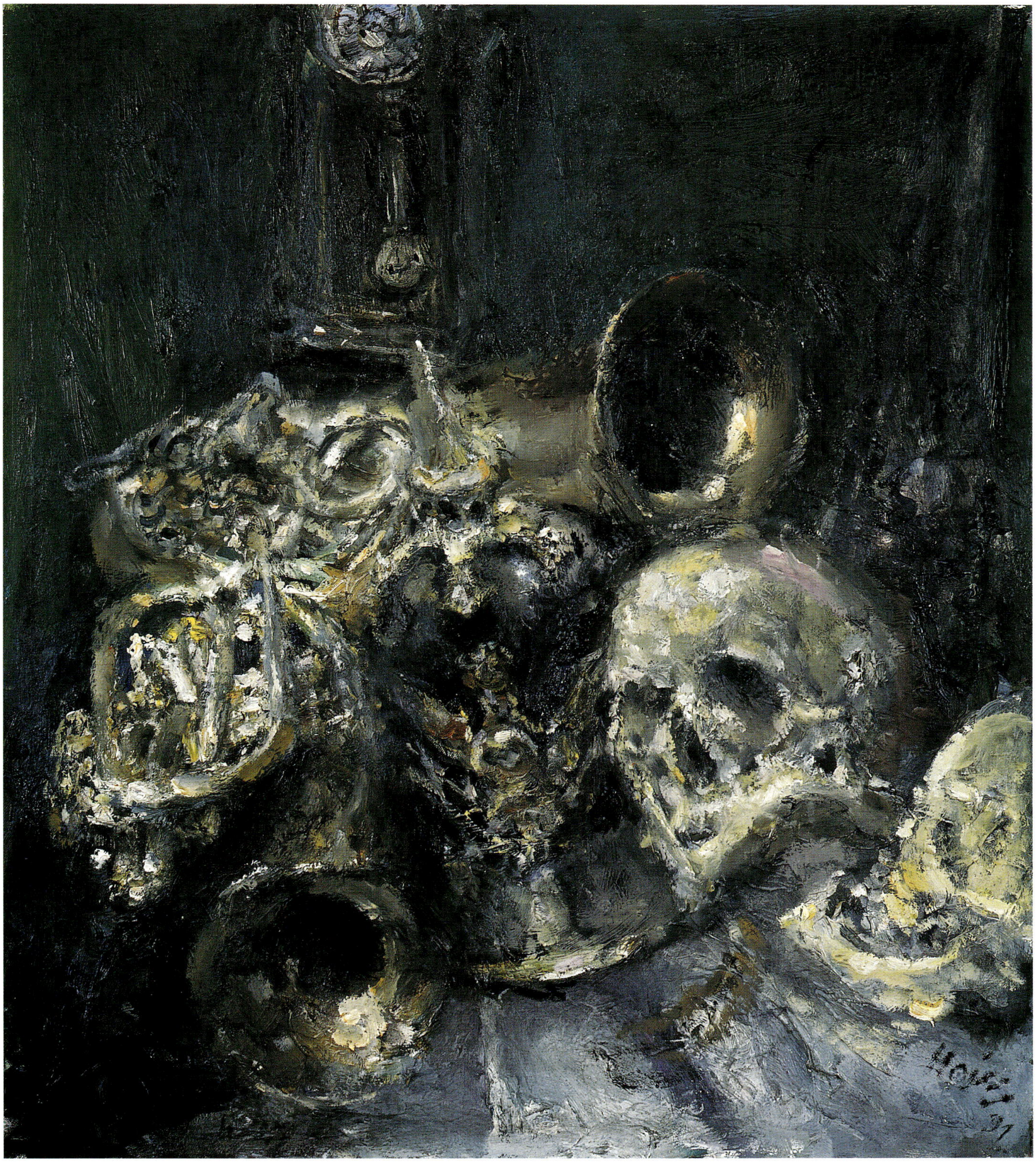

**Preußisches Stilleben** · 1991 · Öl auf Leinwand · 100 x 90 cm

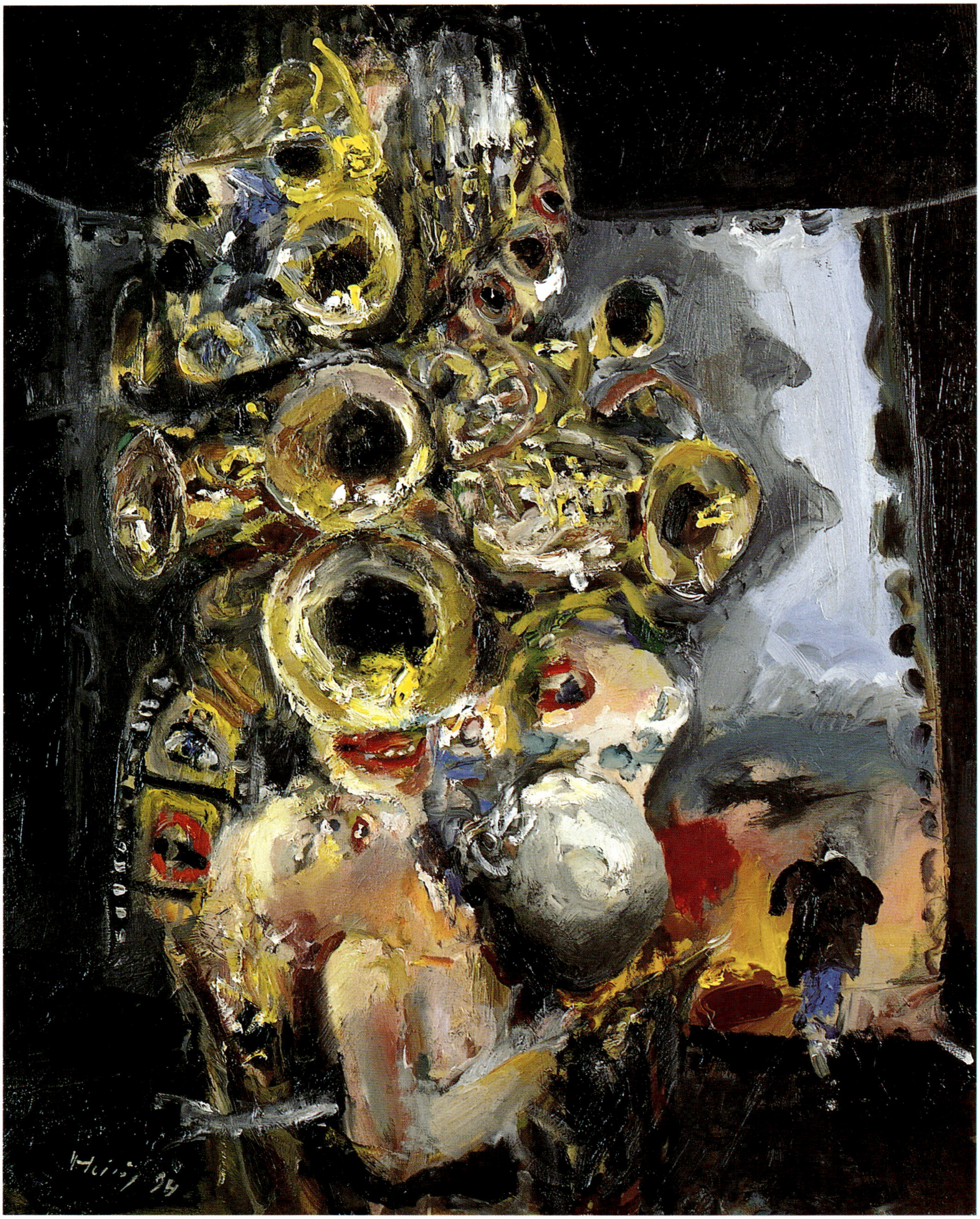

**Die Kinoorgel** · 1994 · Öl auf Leinwand · 100 x 80 cm

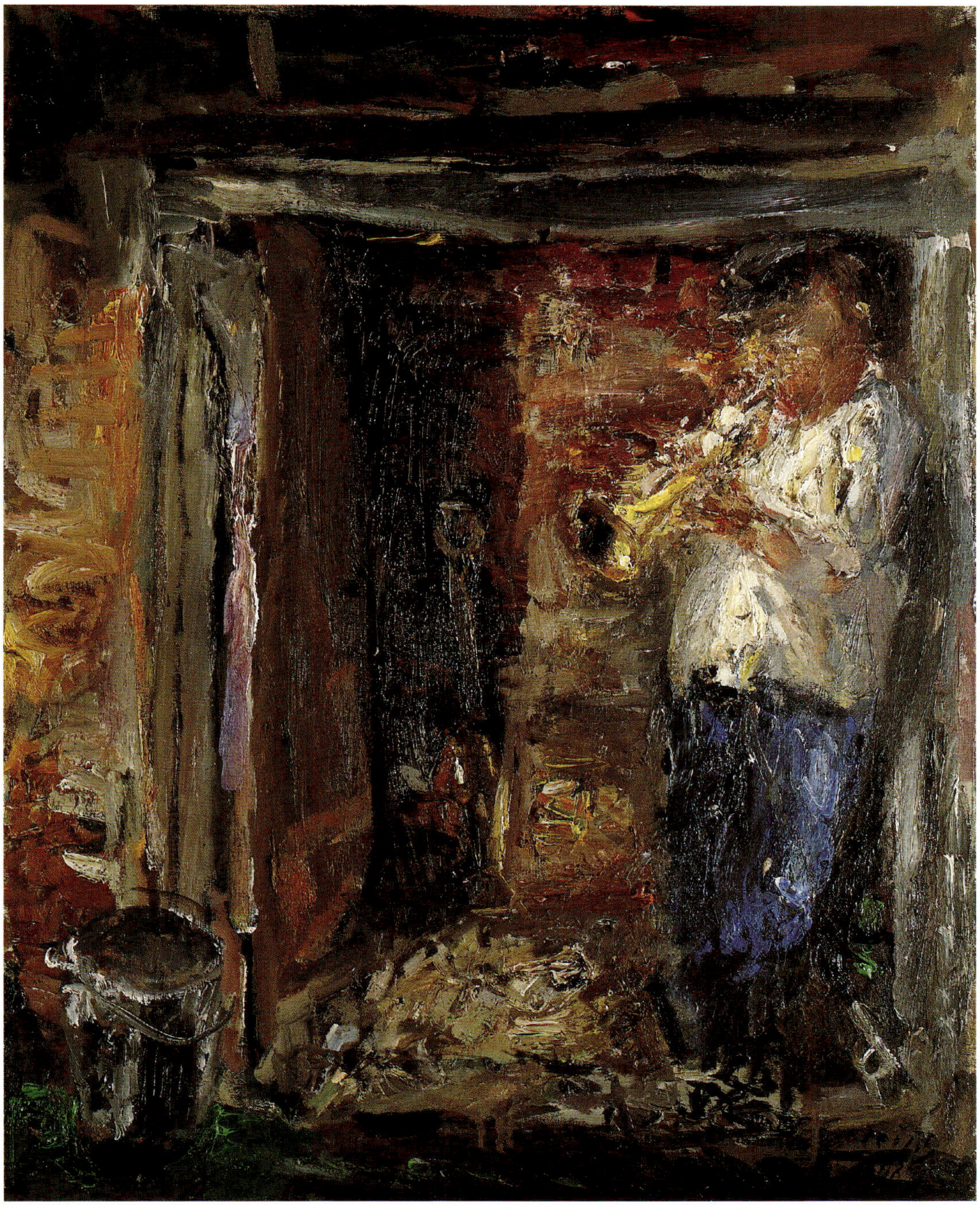

**Musik an der Scheune** · 1996 · Öl auf Leinwand · 100 x 80 cm

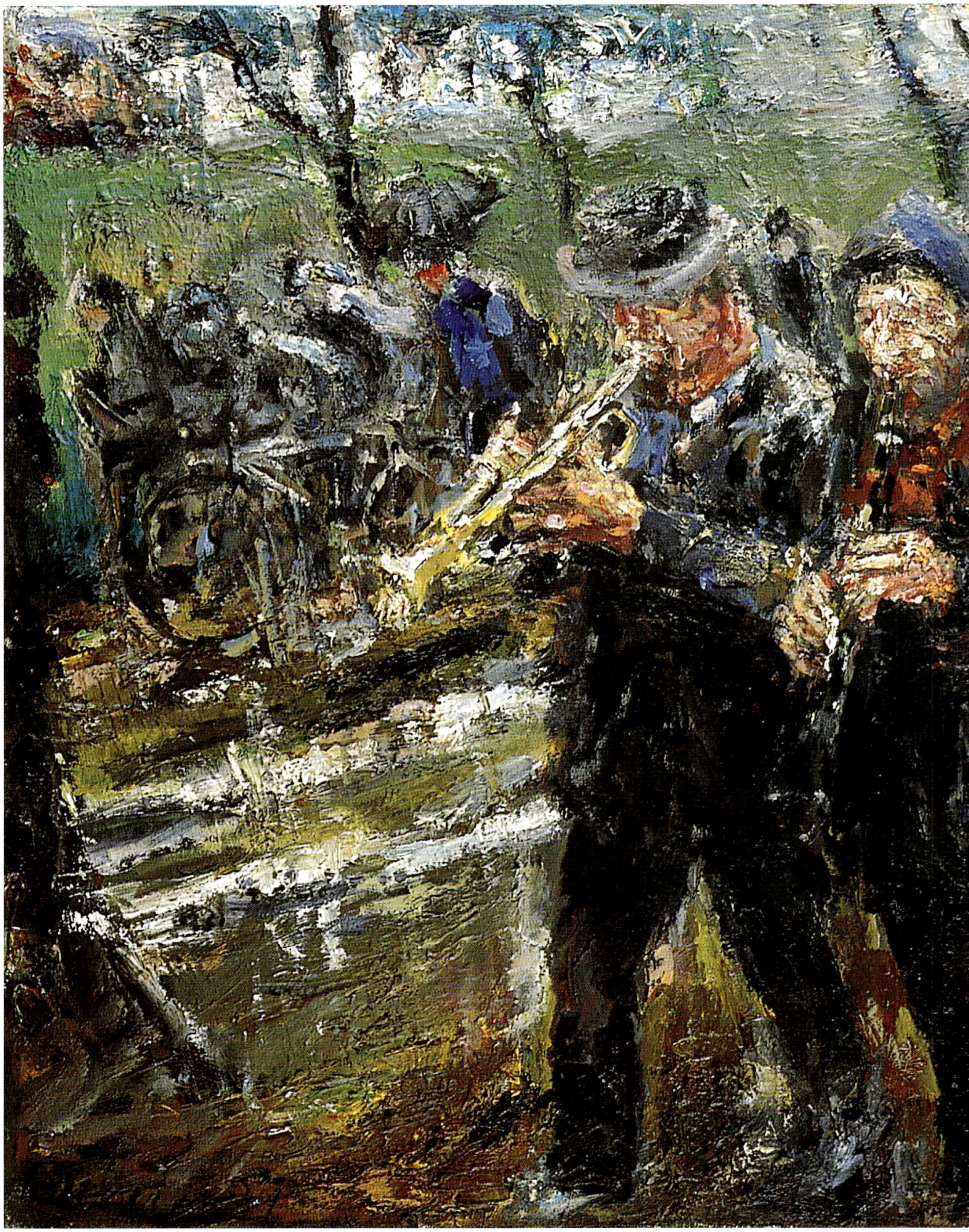

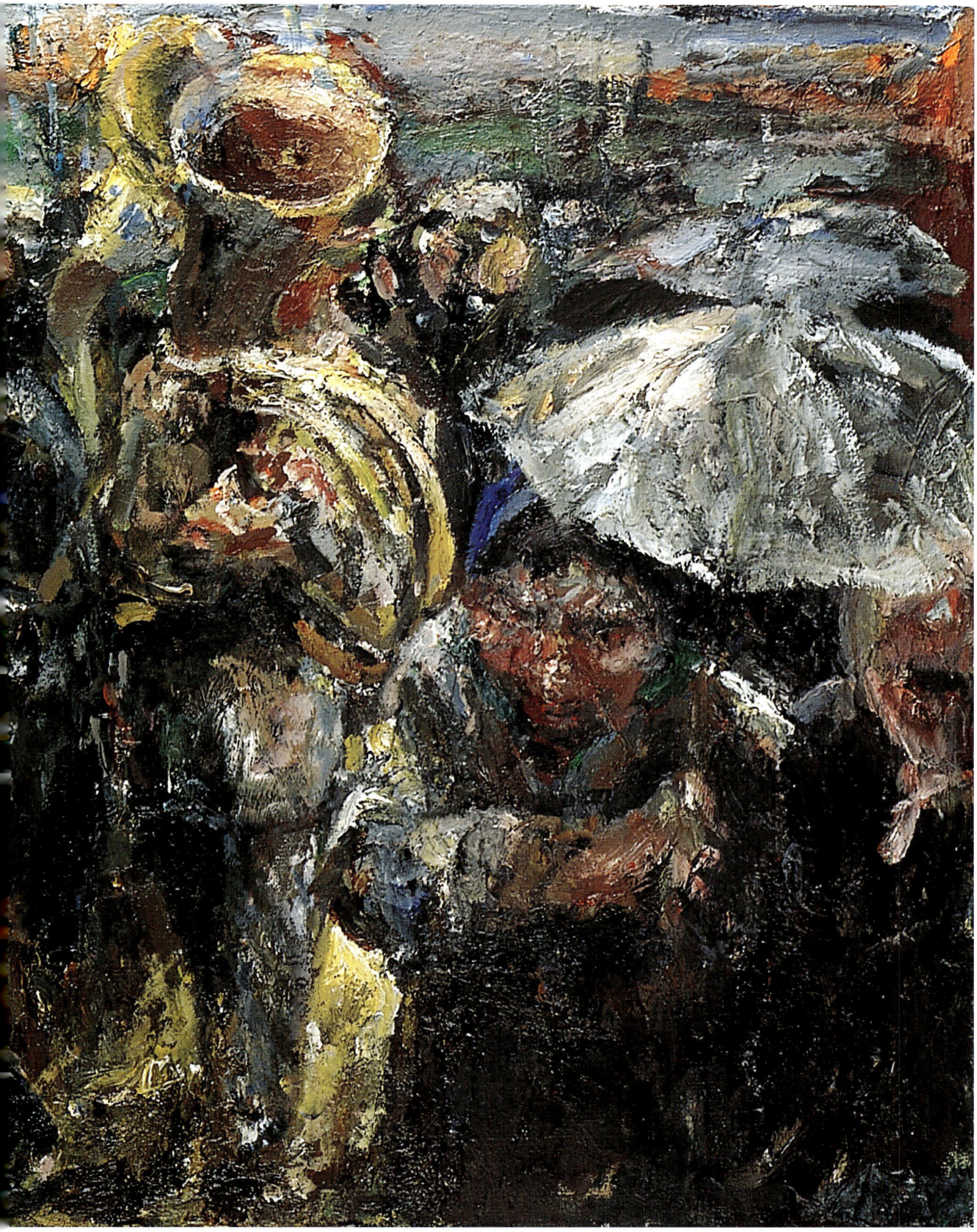

**Begräbnis im Regen** · 1996 · Öl auf Leinwand · 80 x 130 cm

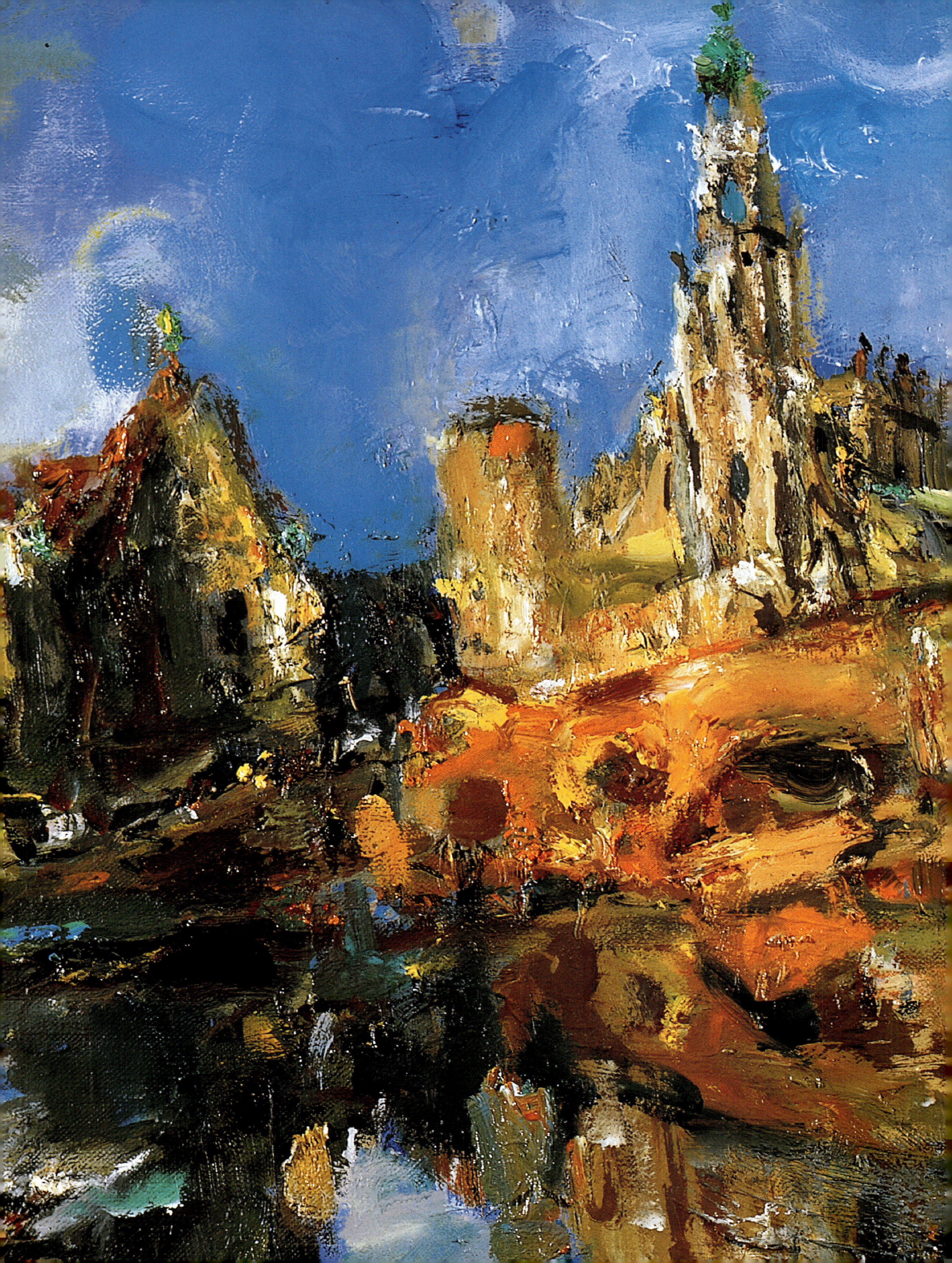

# Landschaften

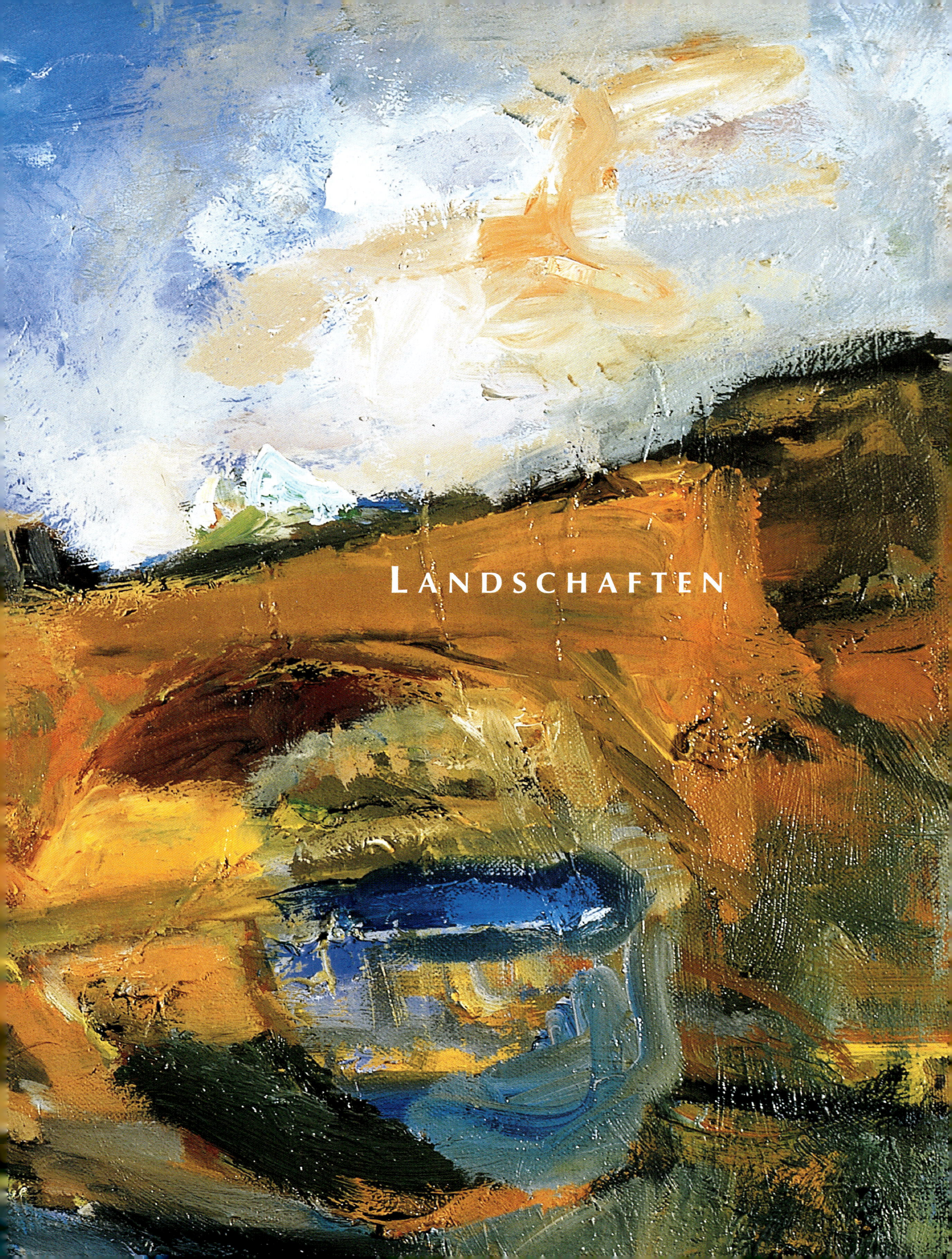

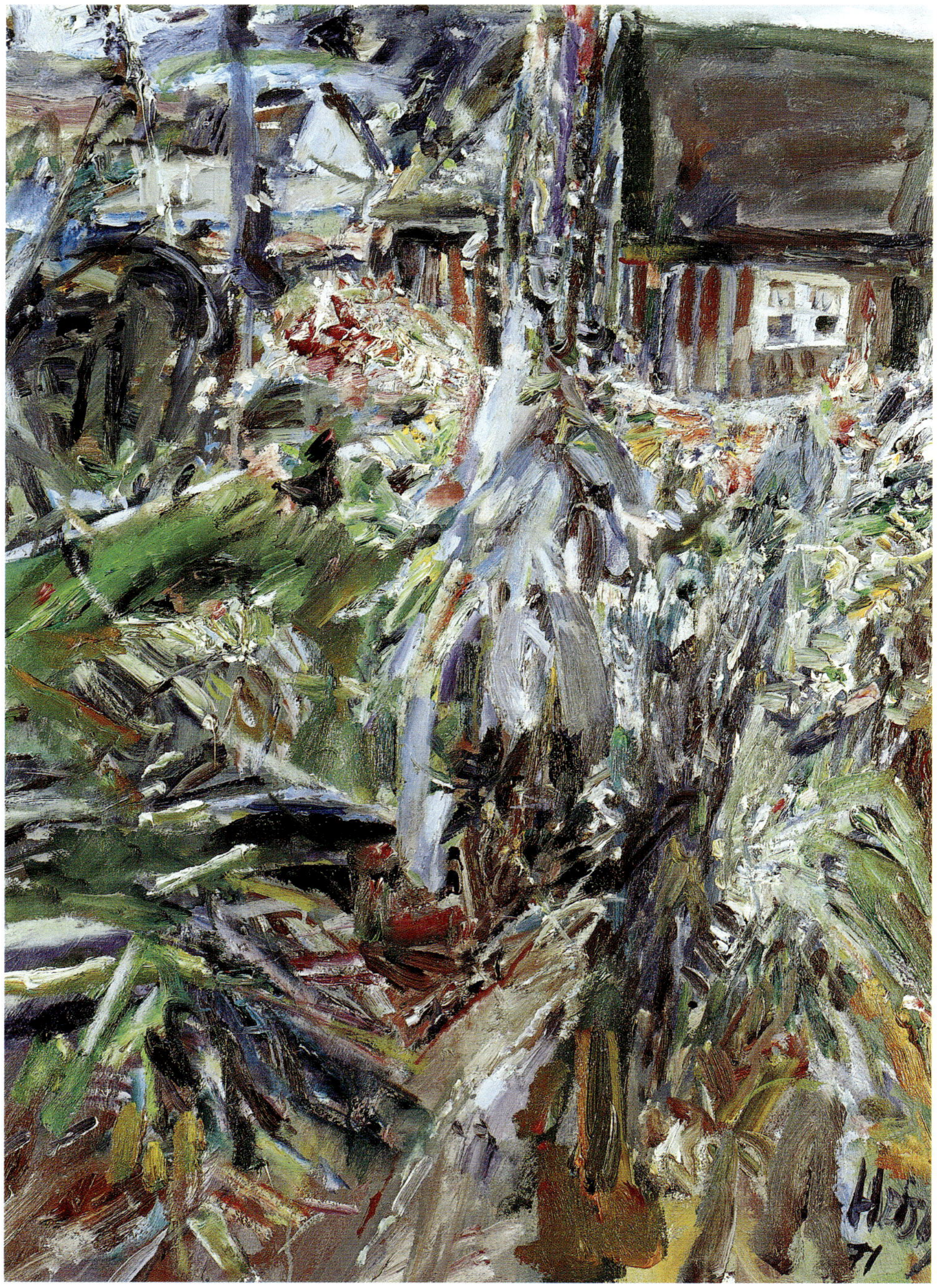

**Garten in Prerow** · 1971 · Öl auf Leinwand · 79 x 60 cm



◁ **Dresden – Augustusbrücke mit Hofkirche und Altstadt** · 1996 · Öl auf Leinwand · 80 x 60 cm (Ausschnitt)

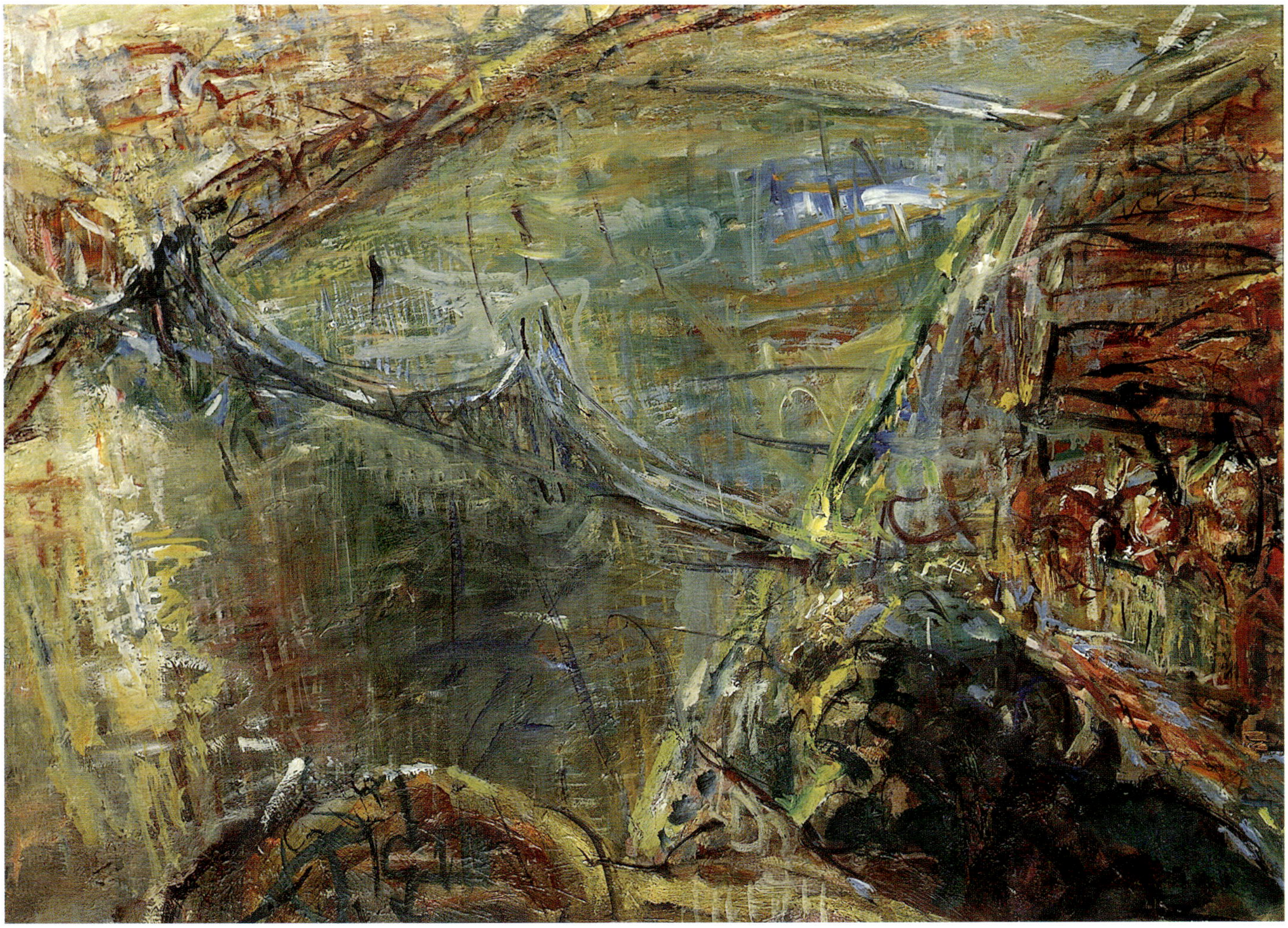

**Budapest am Morgen** · 1972 · Öl auf Hartfaser · 60 x 80 cm

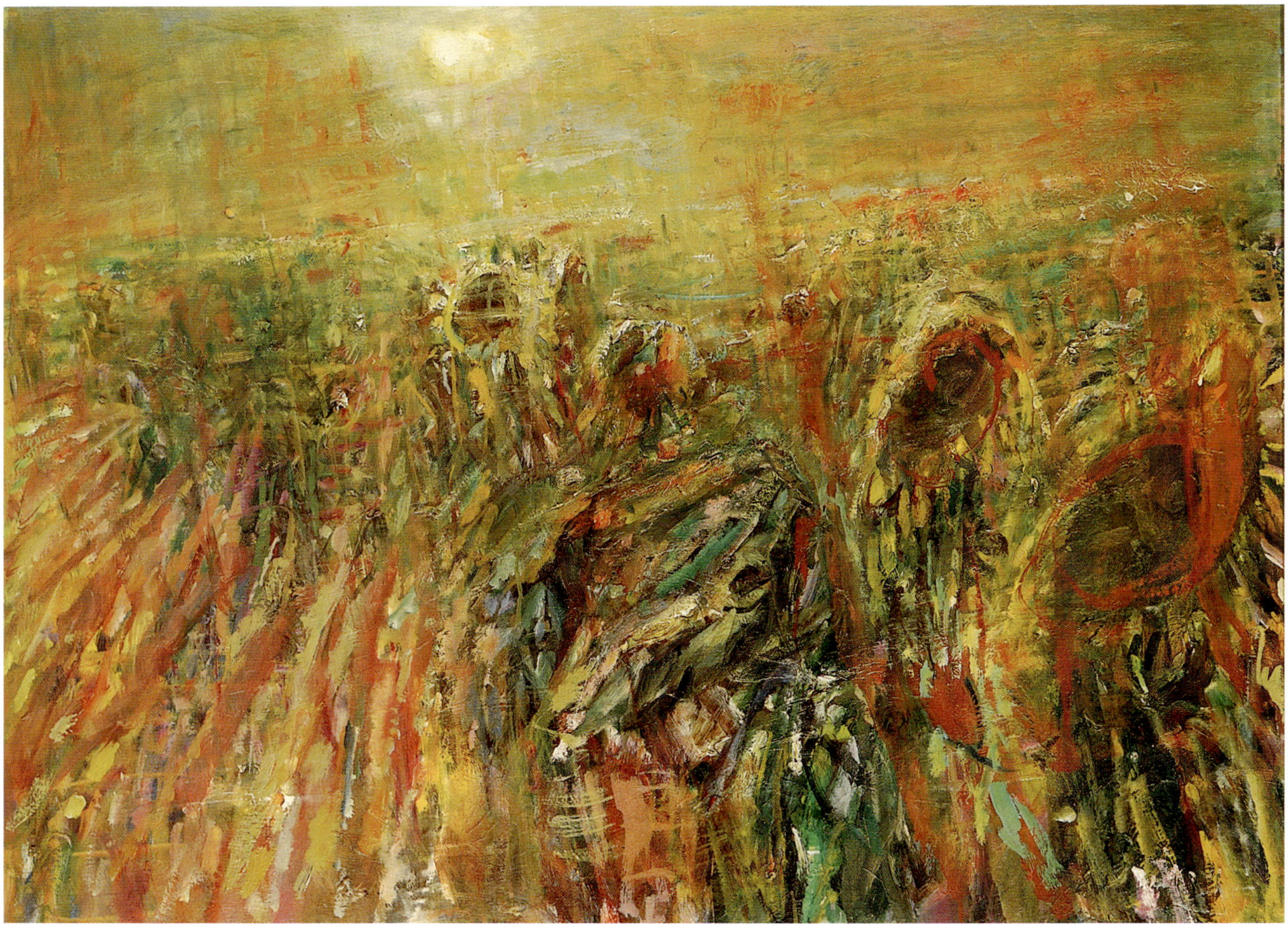



**Sonnenblumenfeld** · 1973 · Öl auf Hartfaser · 60 x 80 cm

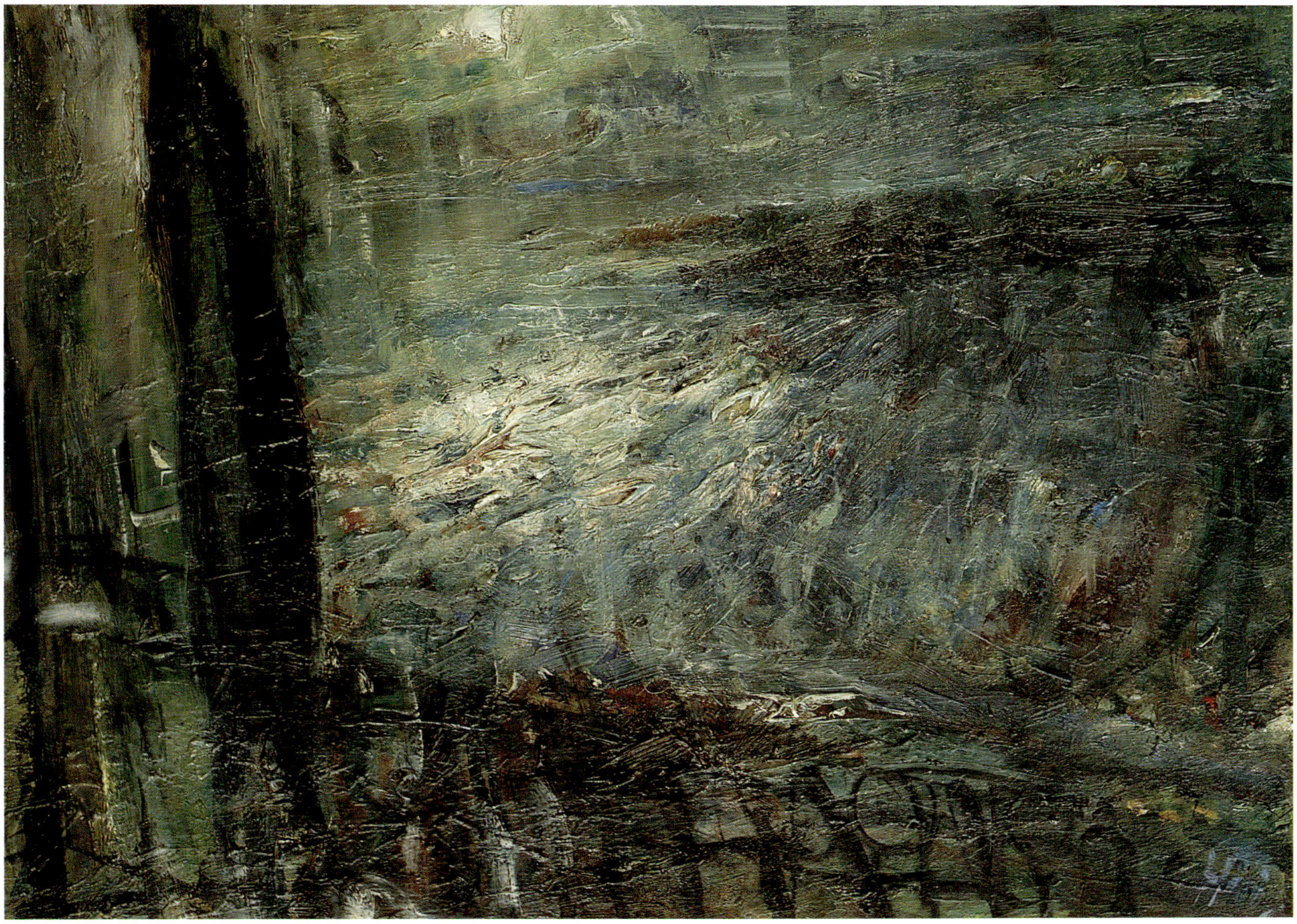

**Regentag im Havelland** · 1990/92 · Öl auf Leinwand · 60 x 80 cm

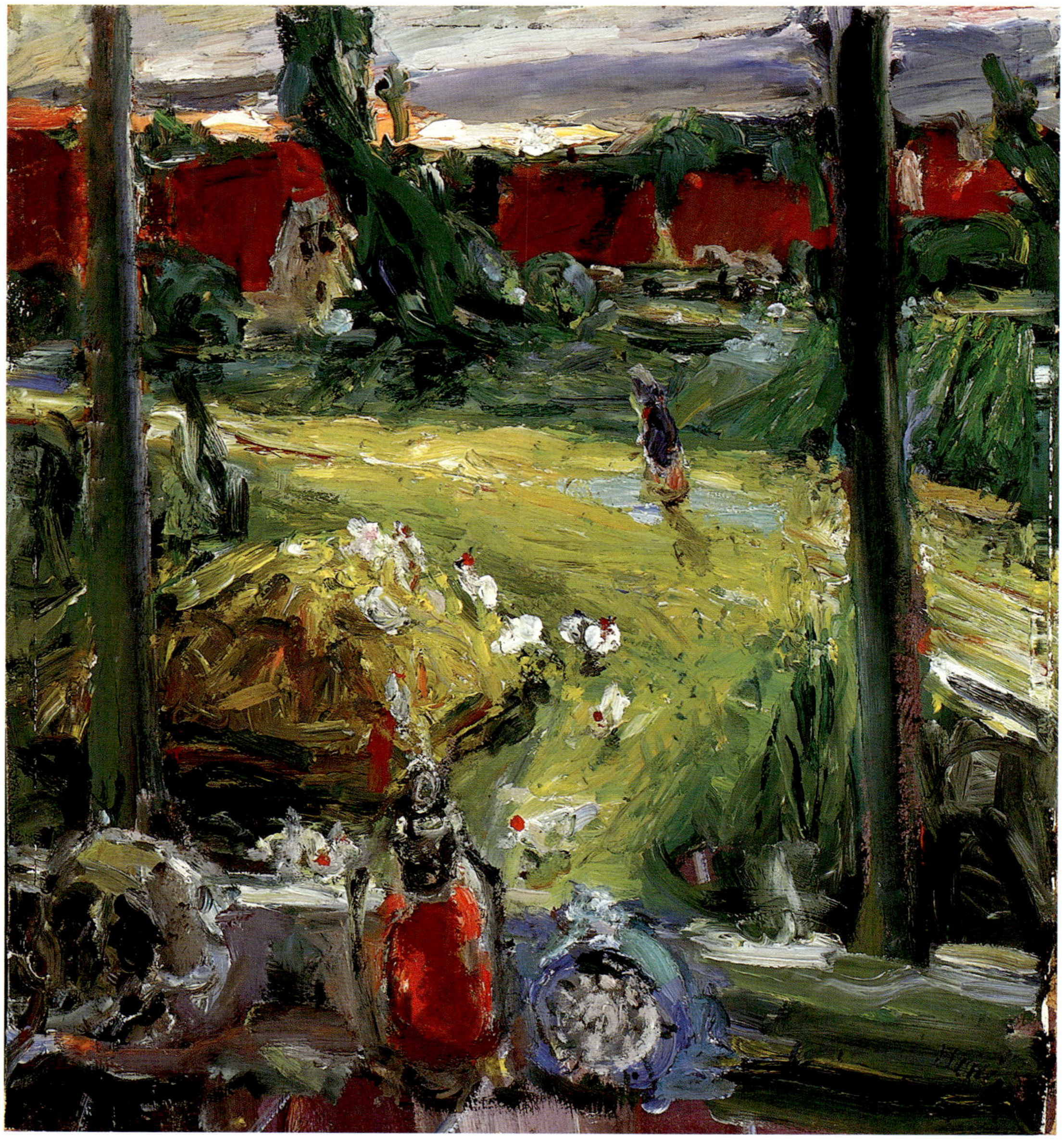



**Die Dorfstraße** · 1988 · Öl auf Hartfaser · 49 x 46 cm

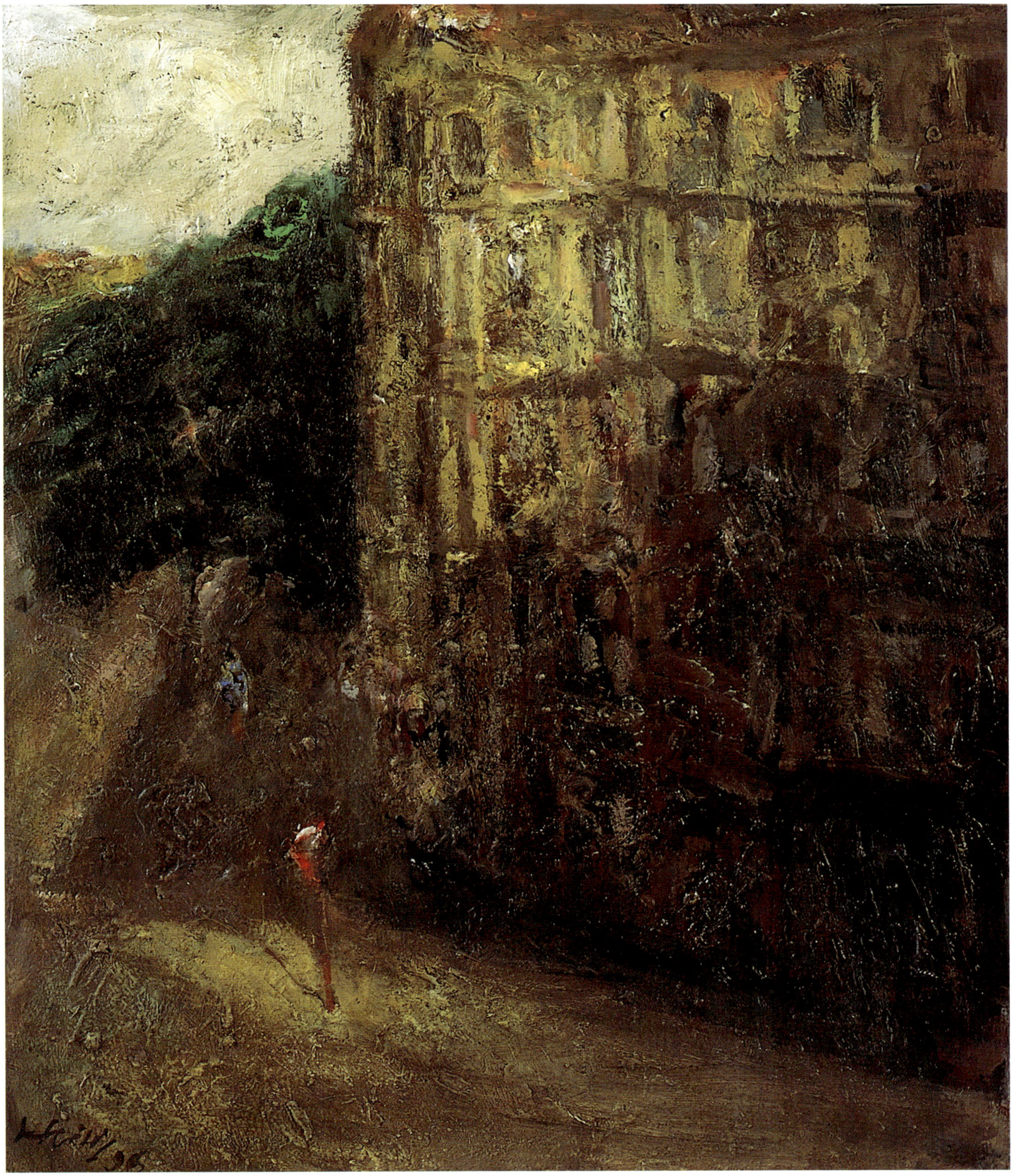

**Altes Leipziger Bürgerhaus** · 1996 · Öl auf Malpappe · 70 x 60 cm

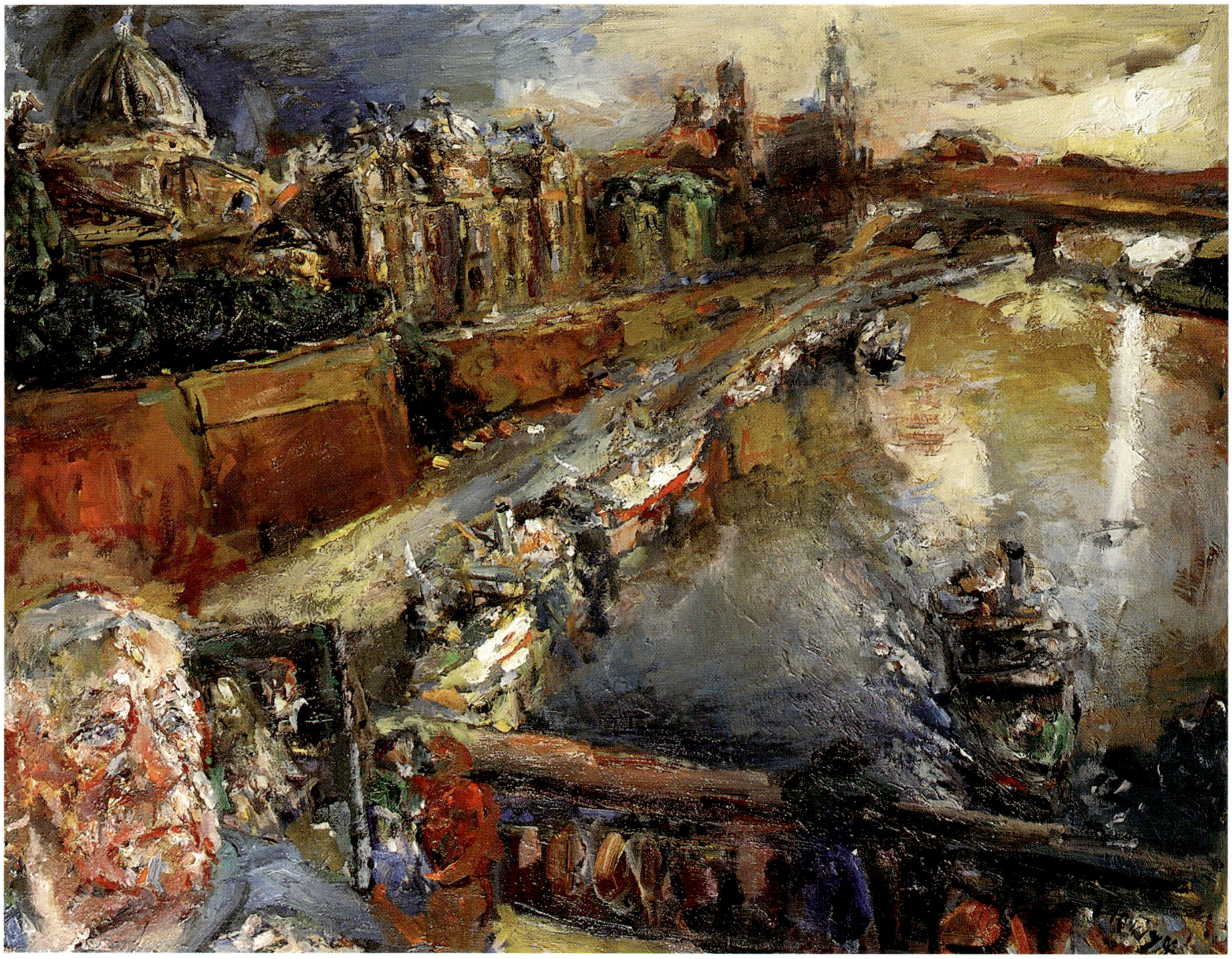

**Dresden** · 1996 · Öl auf Leinwand · 100 x 130 cm

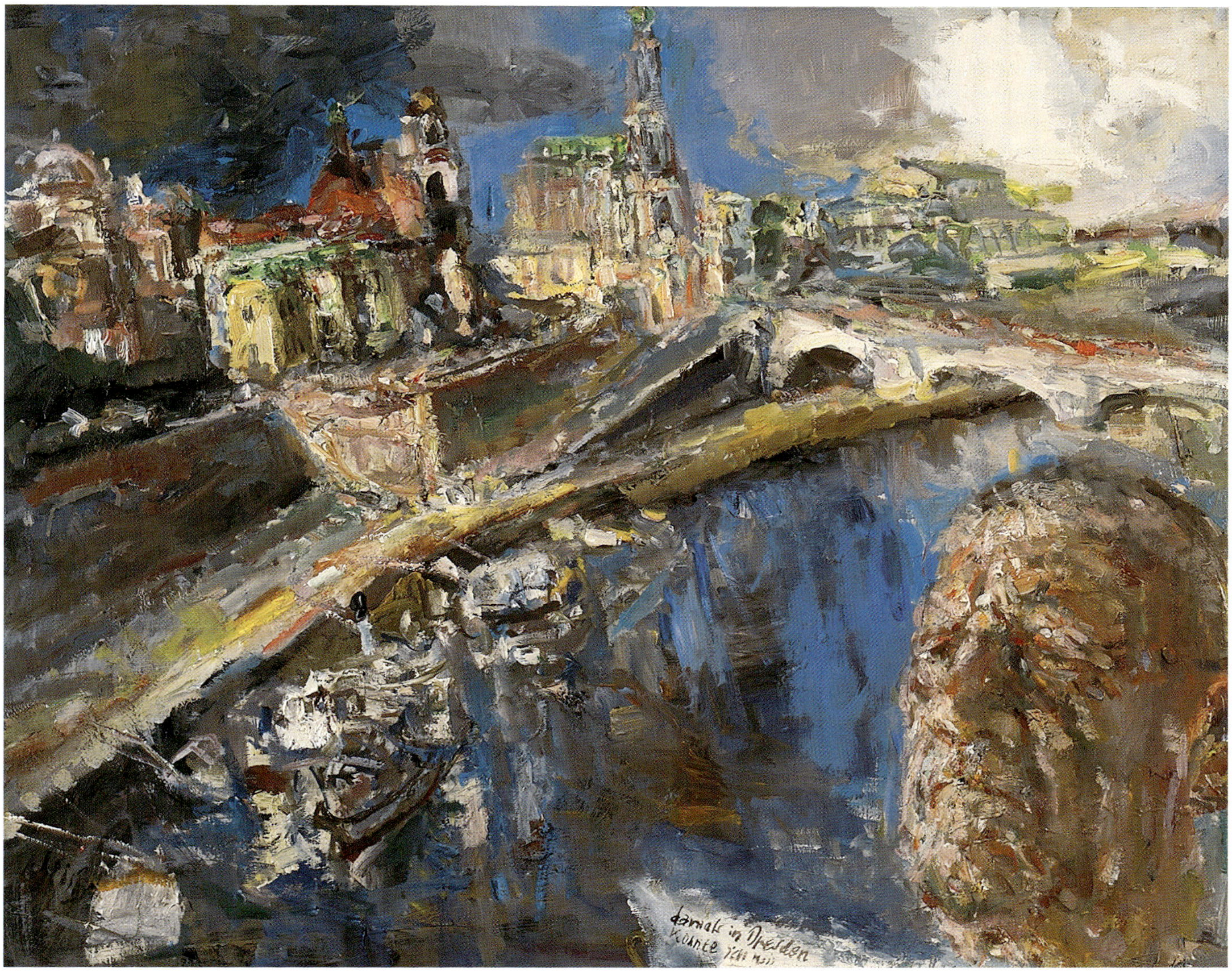


**»Damals in Dresden konnte ich mir fast alles erlauben …«** · 1991 · Öl auf Leinwand · 80 x 100 cm

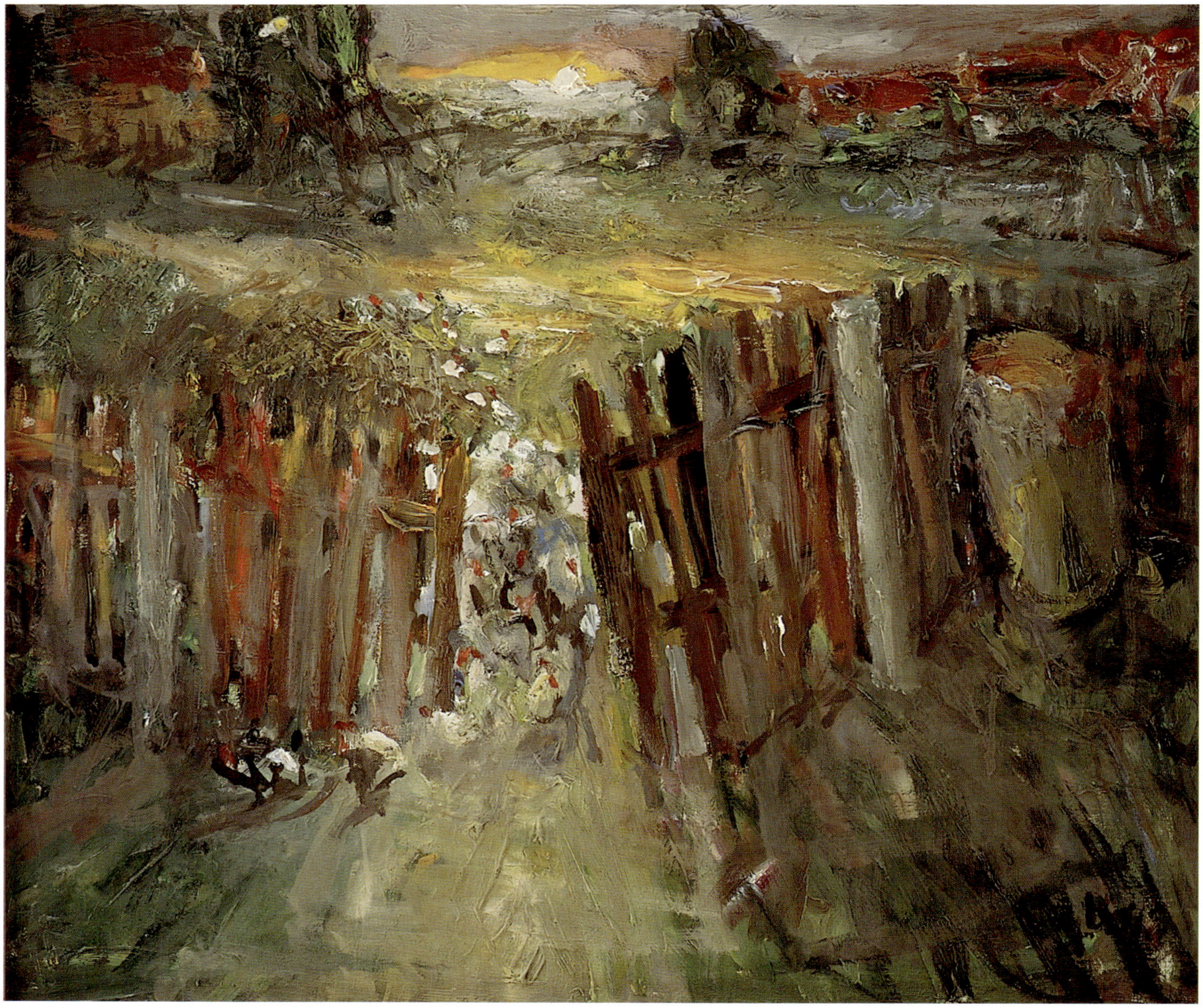



**Invasion der Hühner** · 1991 · Öl auf Leinwand · 60 x 70 cm

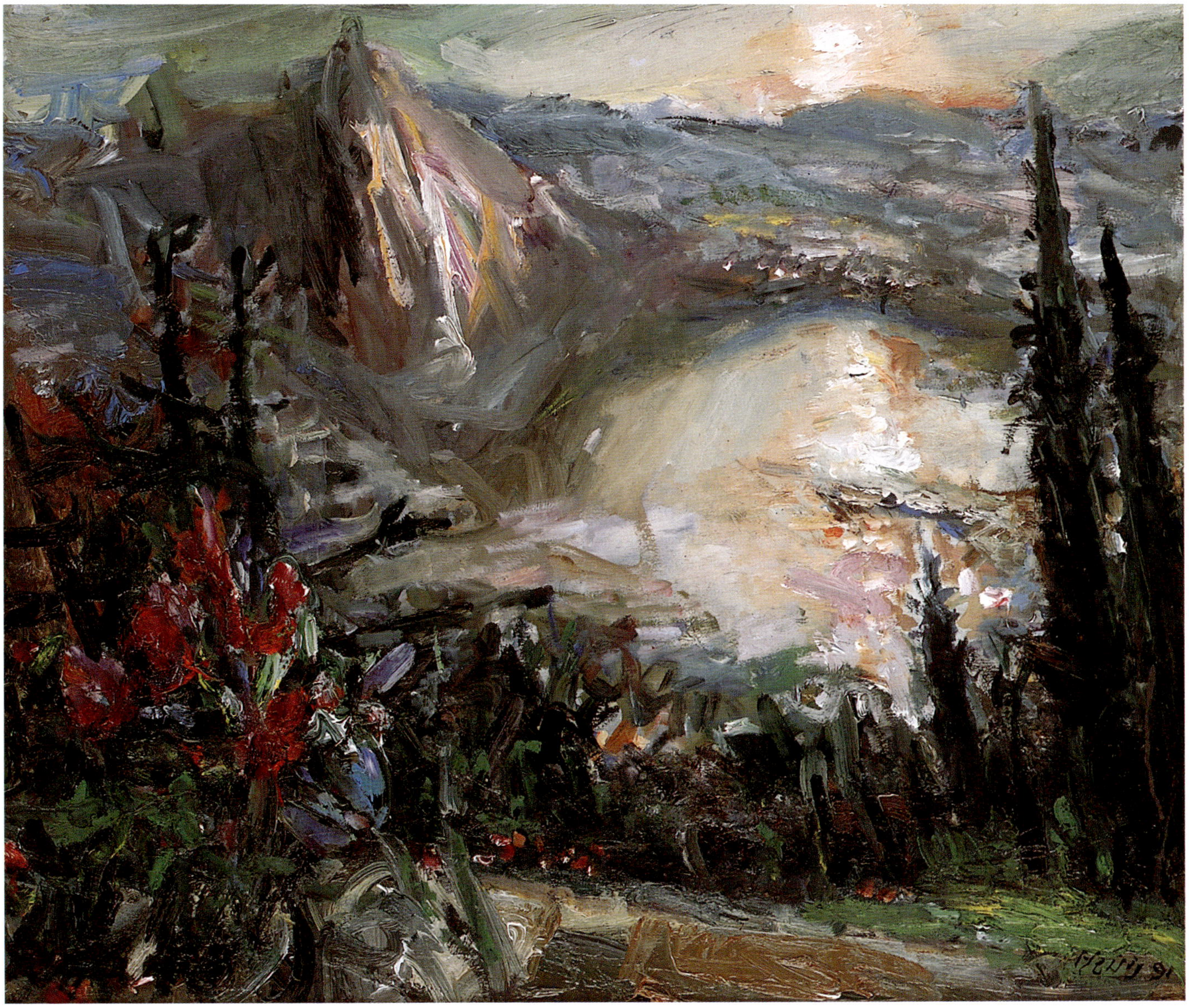

**Lugano am Mittag** · 1990 · Öl auf Leinwand · 70 x 80 cm

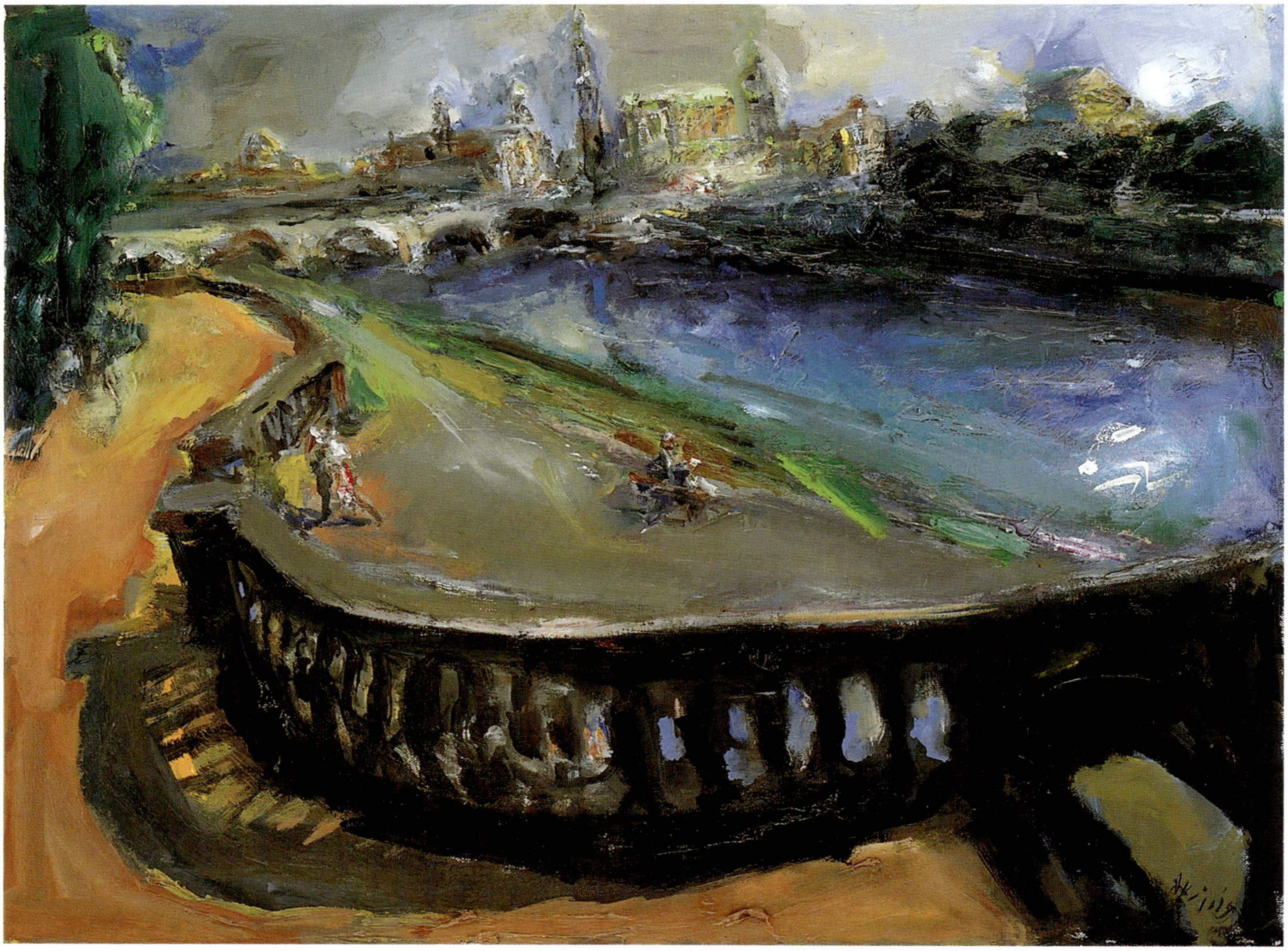



**Dresden, Altstadt** · 1990/95 · Öl auf Leinwand · 80 x 100 cm

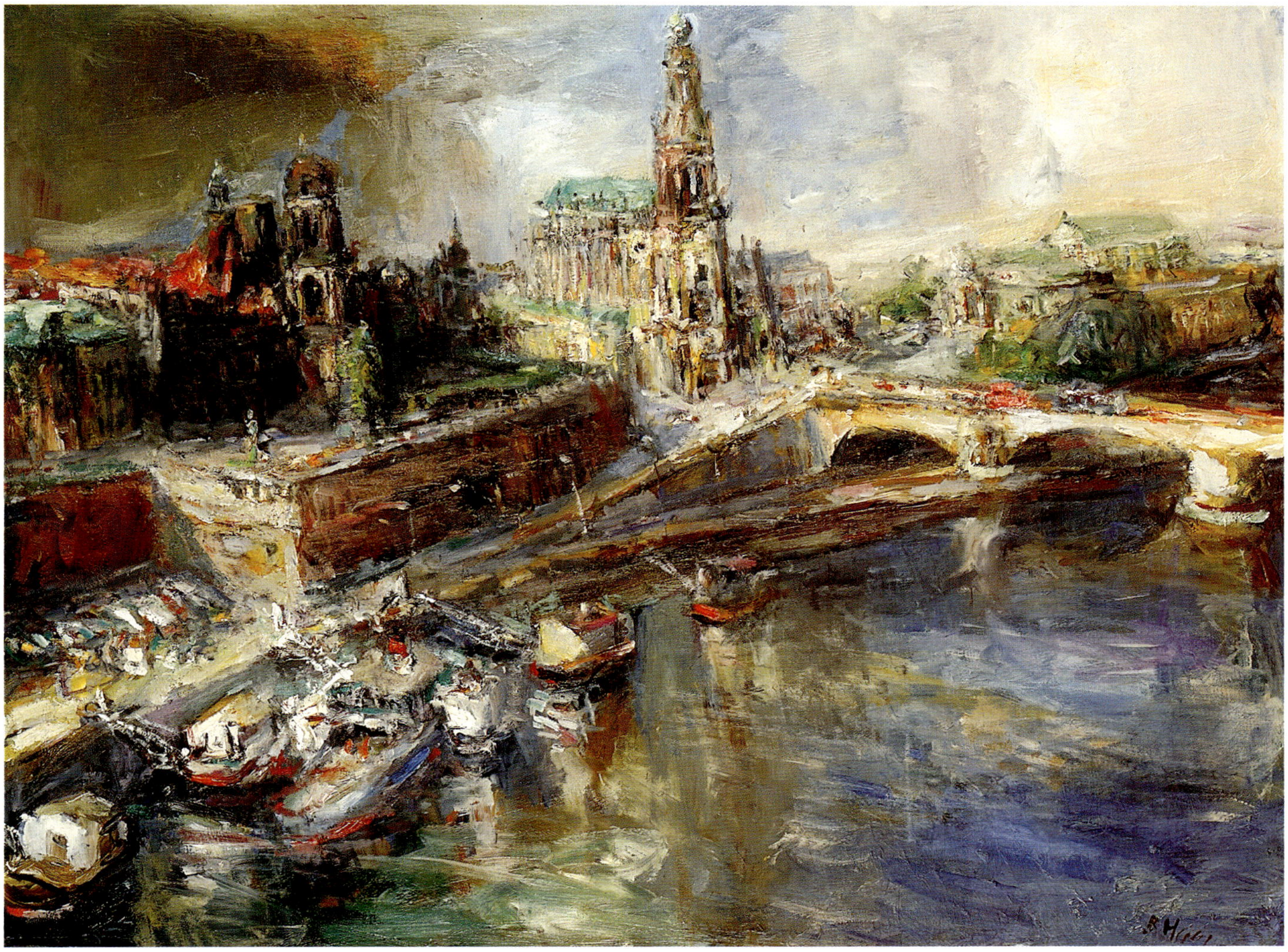

**Dresden, Brühlsche Terrasse** · 1990 · Öl auf Leinwand · 100 x 130 cm

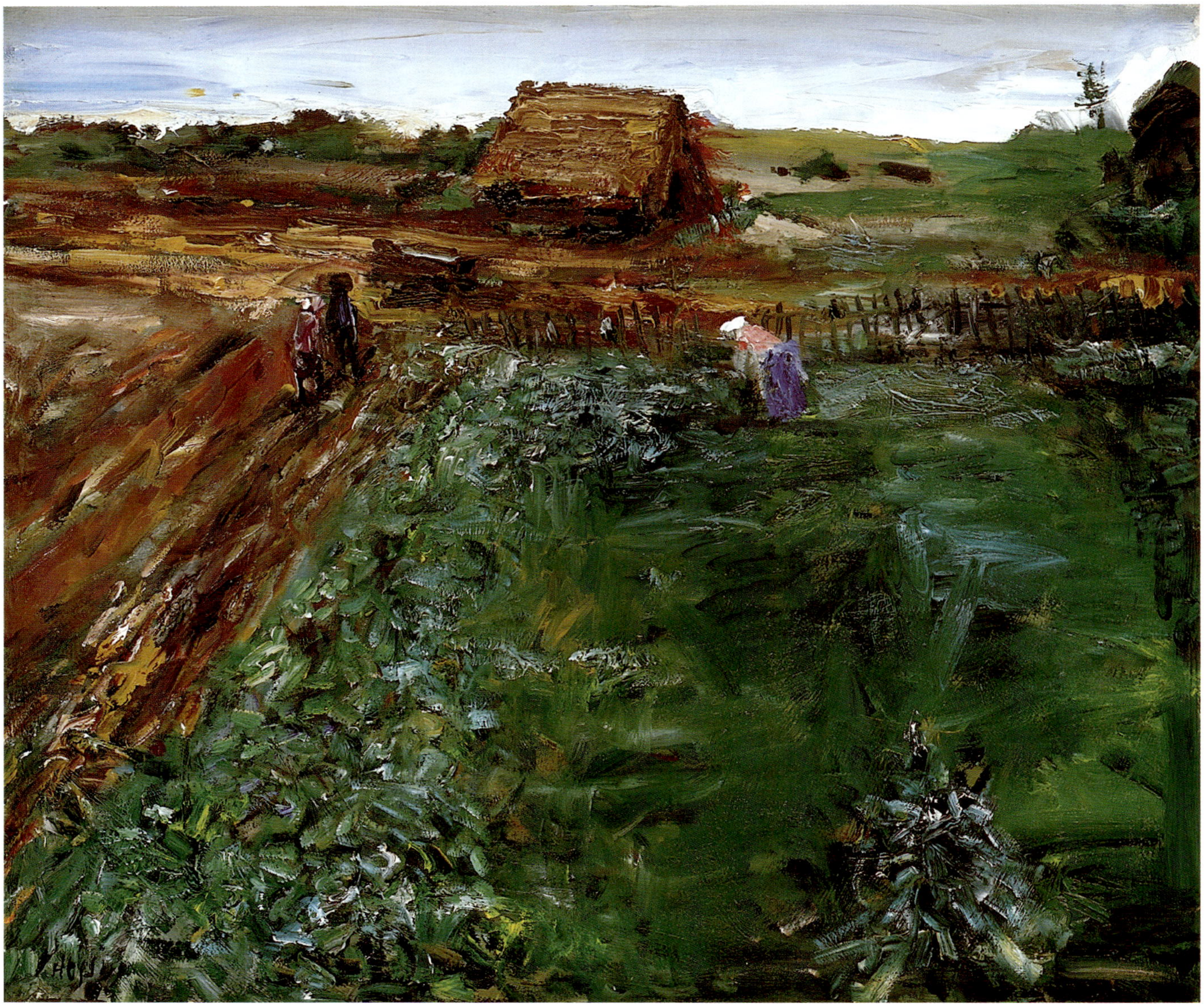

Gärten im Havelland · 1993 · Öl auf Leinwand · 50 x 70 cm

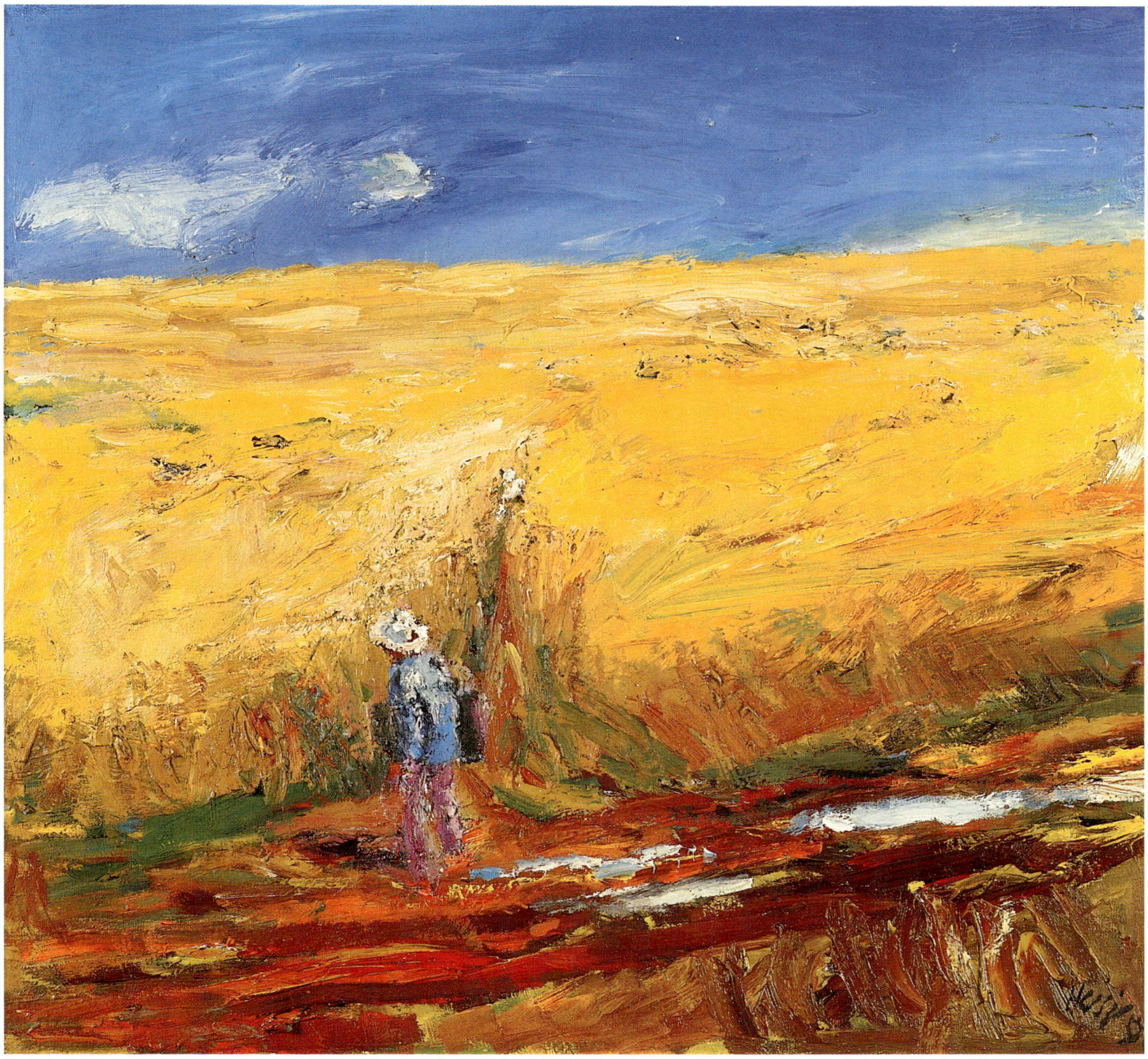

**Maler im Kornfeld** · 1991 · Öl auf Leinwand · 60 x 70 cm

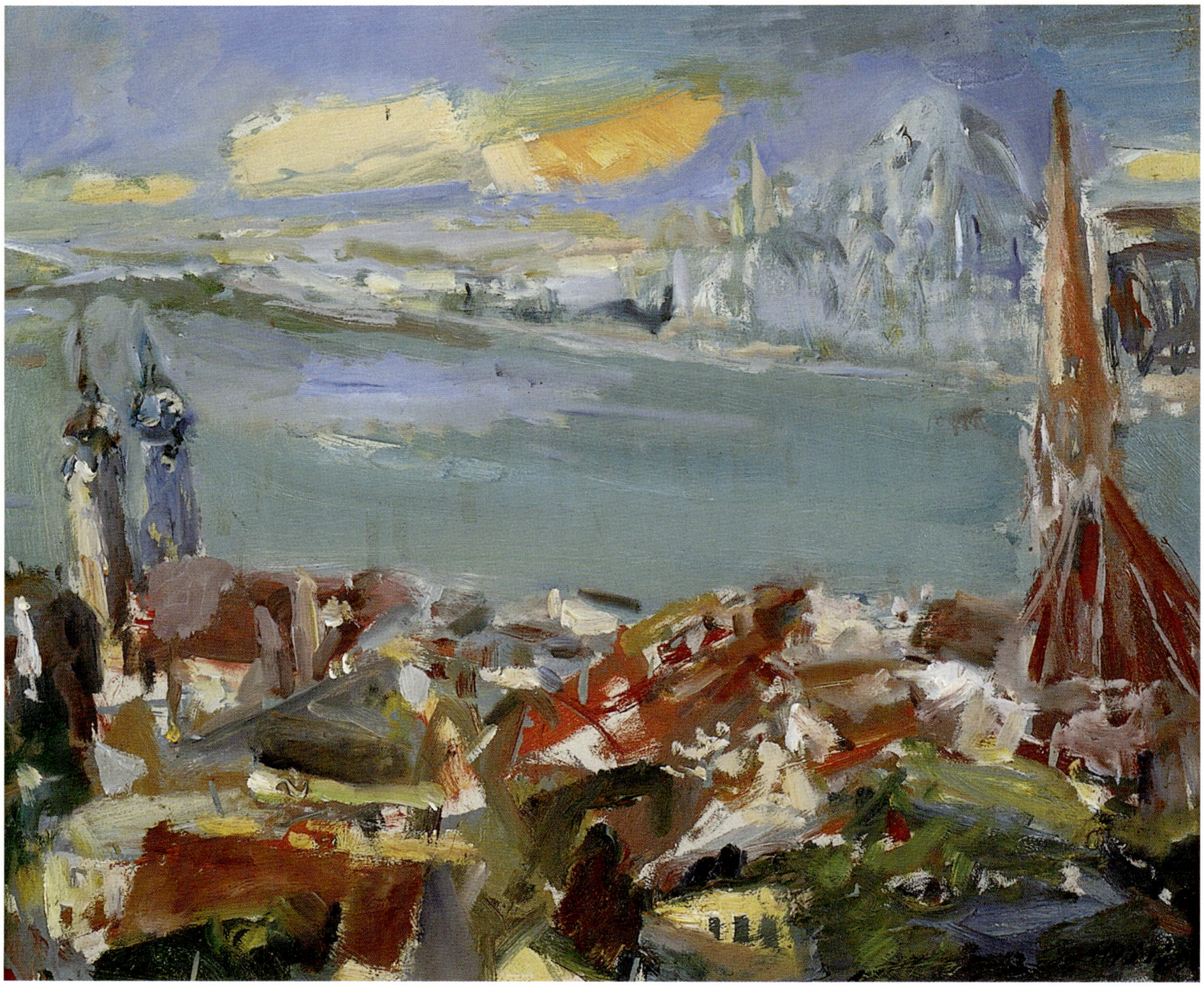



**Budapest** · 1984 · Öl auf Hartfaser · 34,5 x 41 cm

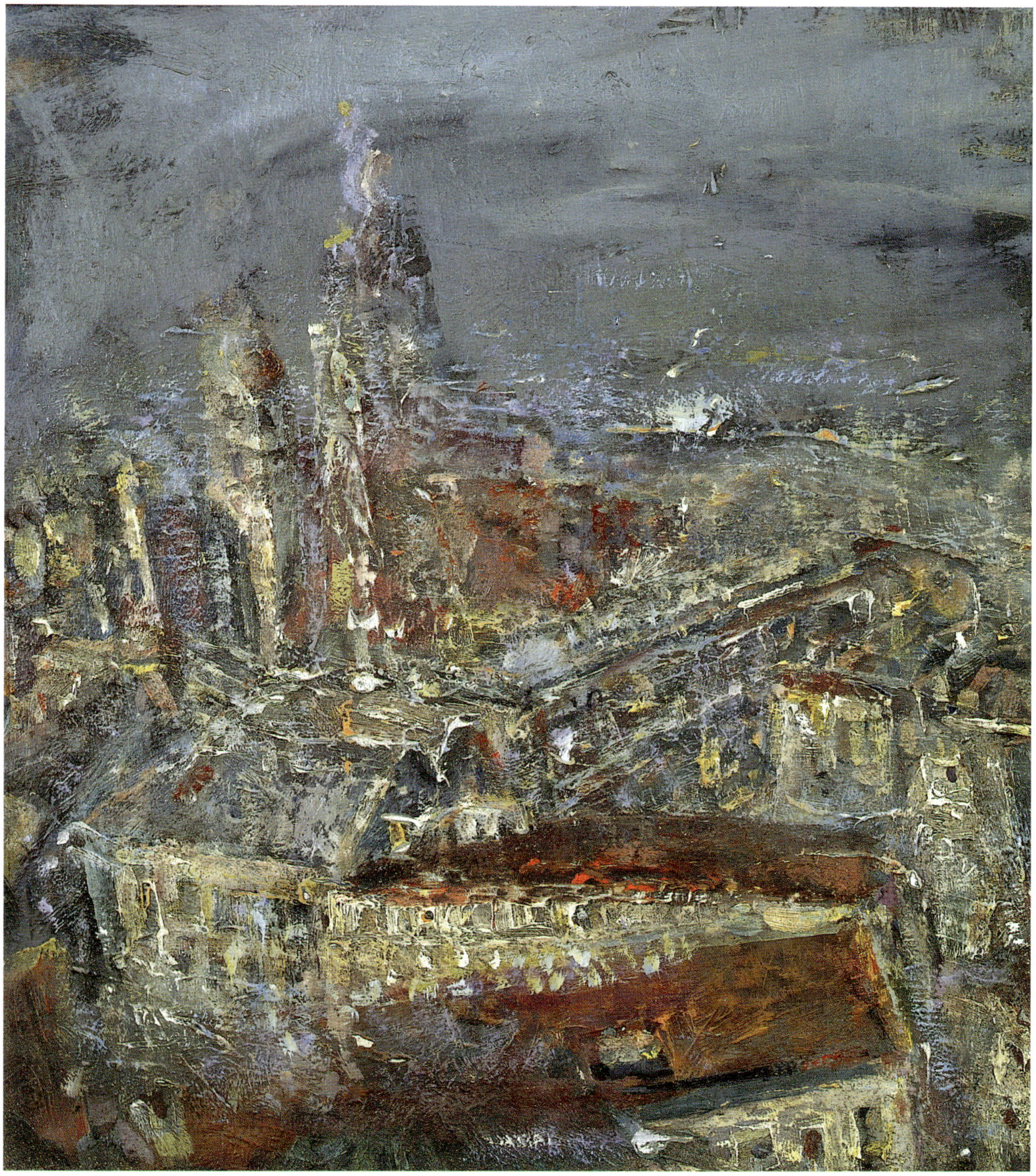

**Vineta** · 1993 · Öl auf Leinwand · 43 x 40 cm

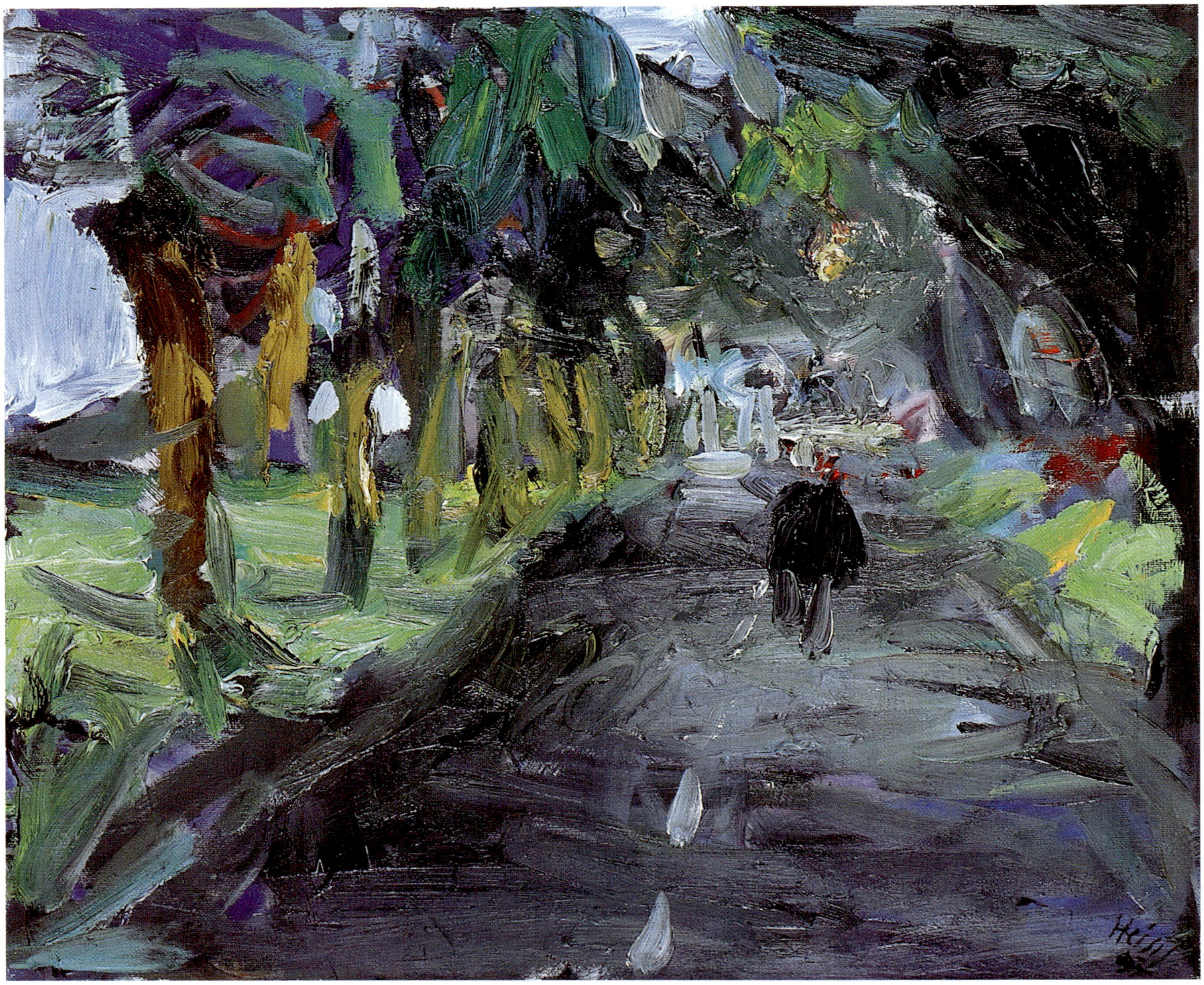

**Straße im Havelland** · 1993 · Öl auf Leinwand · 50 x 60 cm

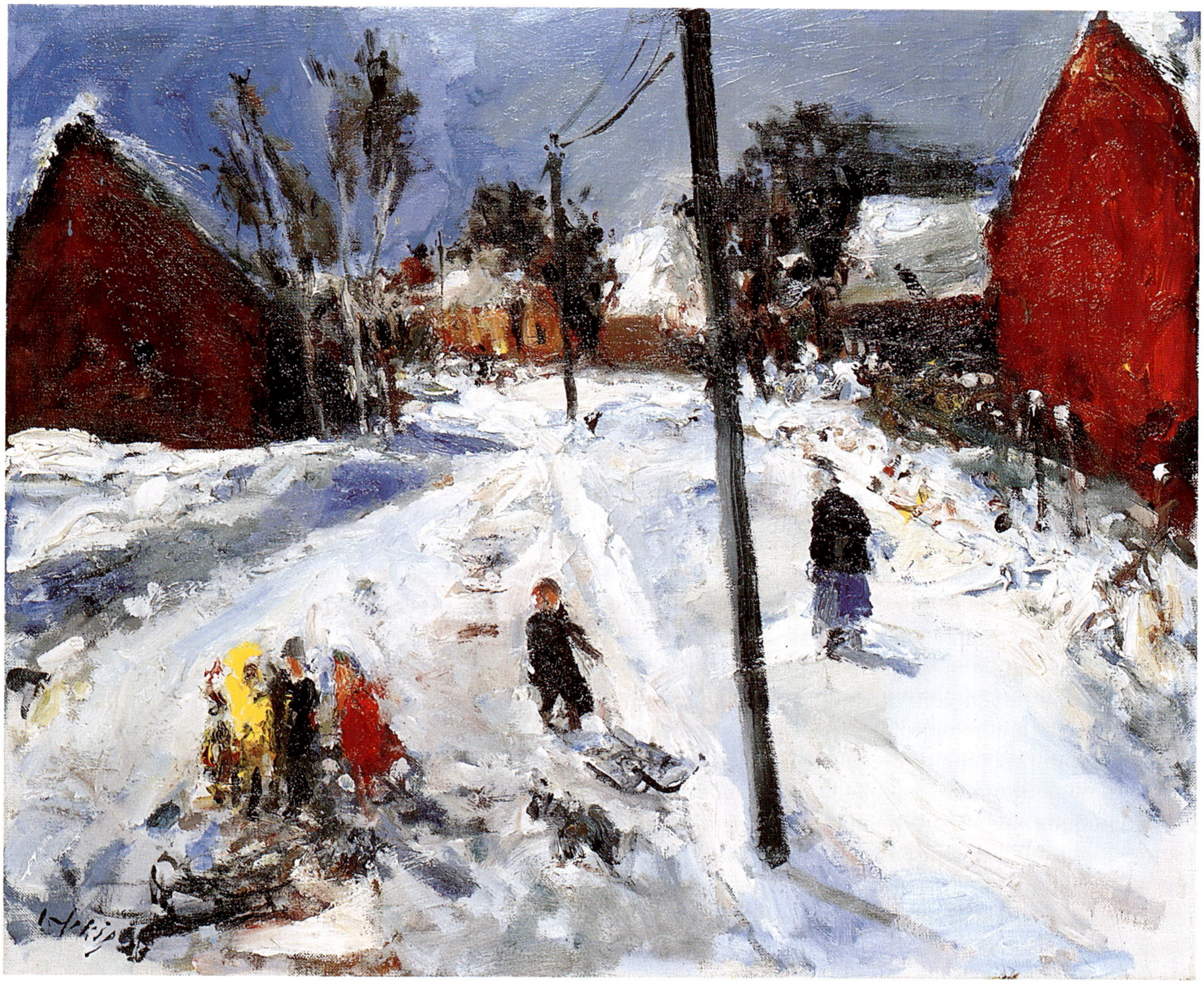

**Wintertage im Havelland** · 1993 · Öl auf Leinwand · 70 x 90 cm

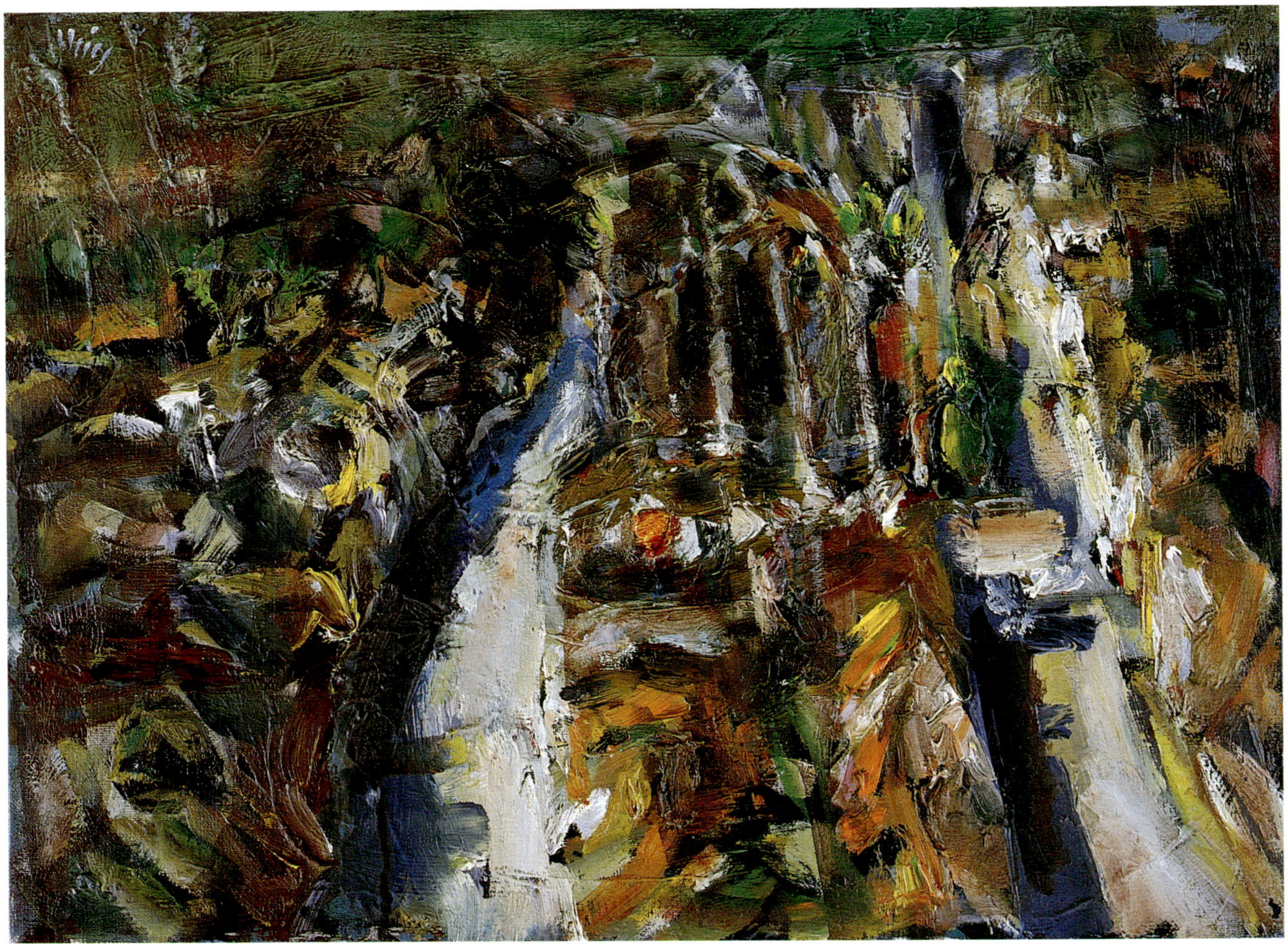

**Tangermünde** · 1994 · Öl auf Leinwand · 29 x 39 cm

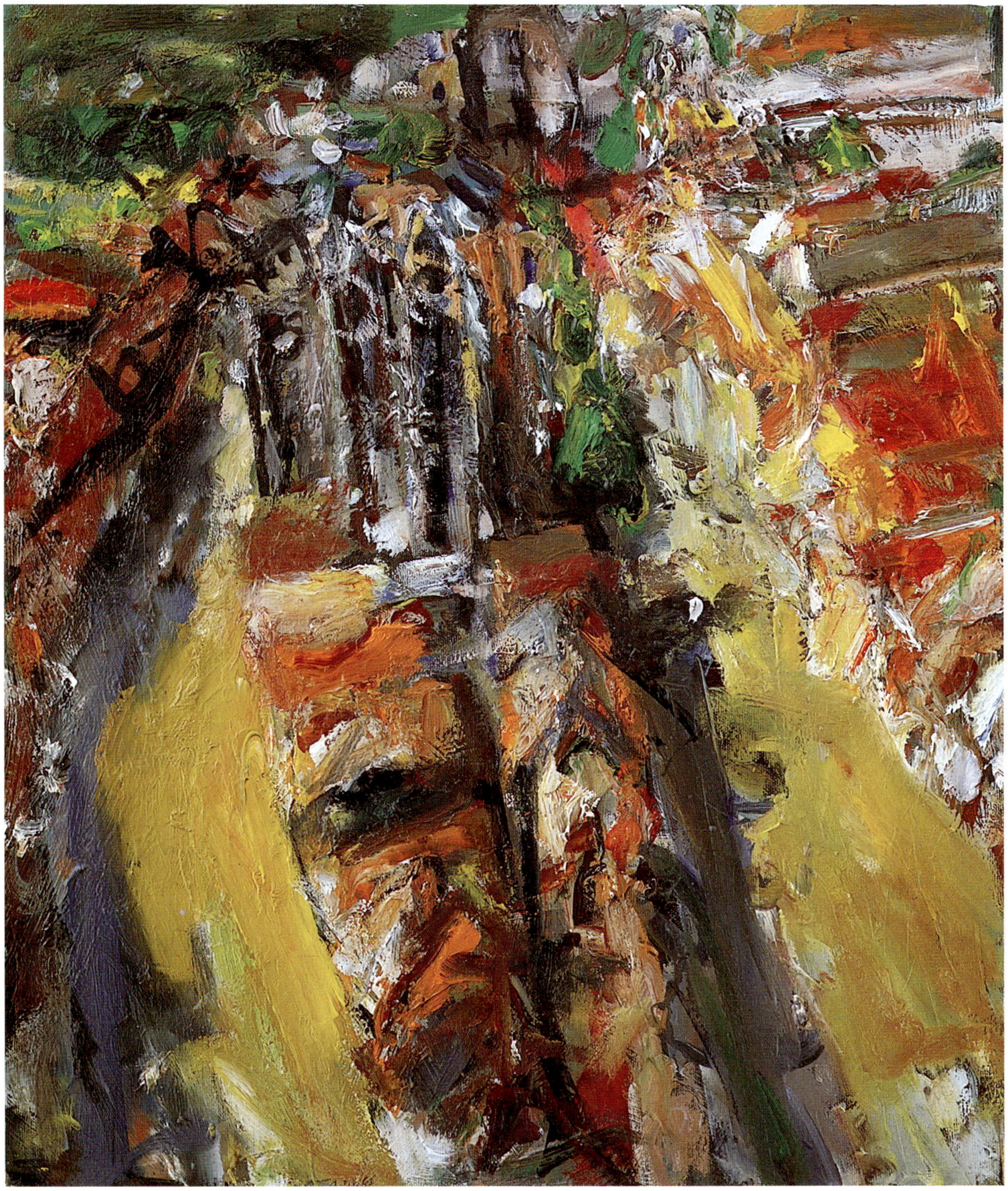

**Tangermünde** · 1995 · Öl auf Leinwand · 60 x 50 cm

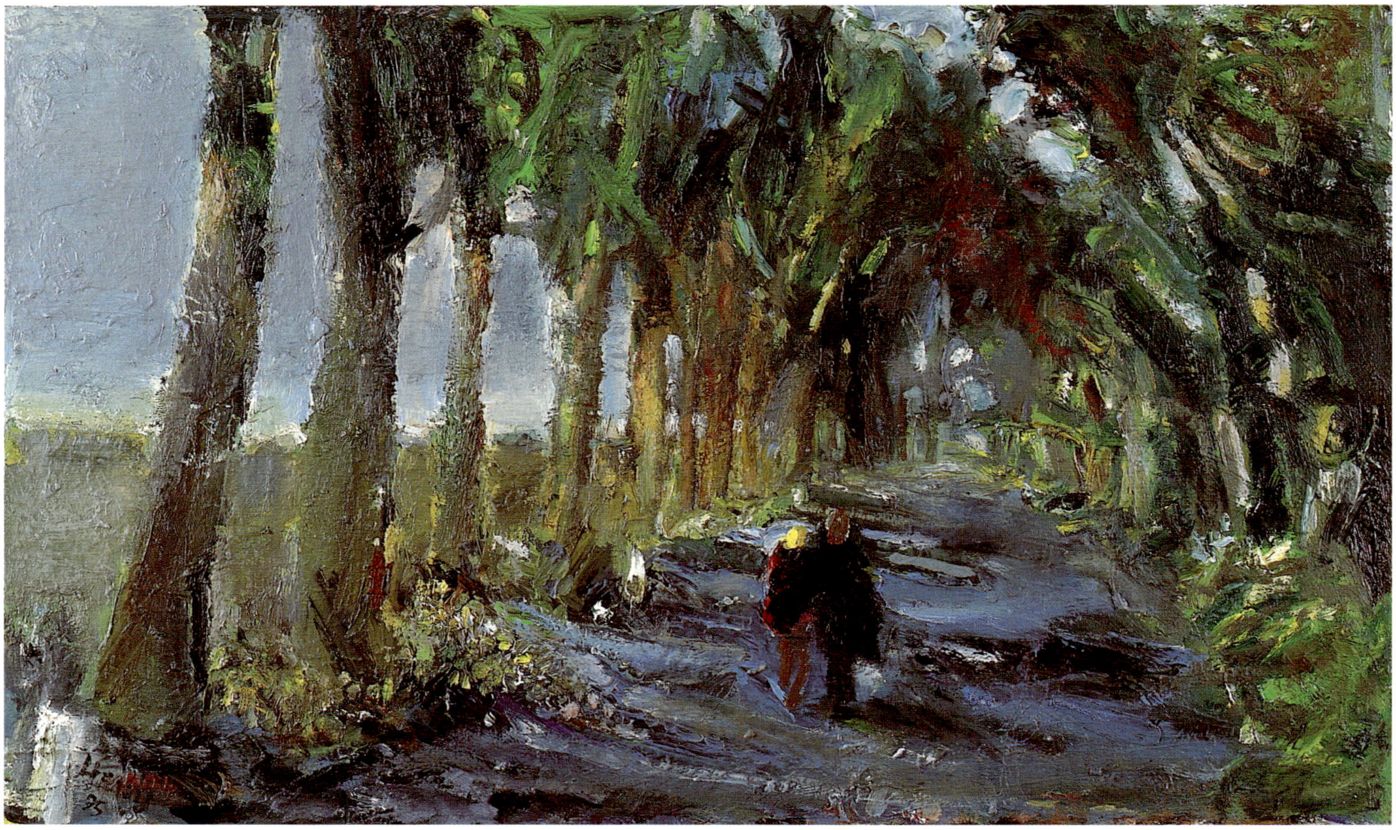



**Spaziergang im Herbst** · 1995 · Öl auf Leinwand · 66 x 110 cm

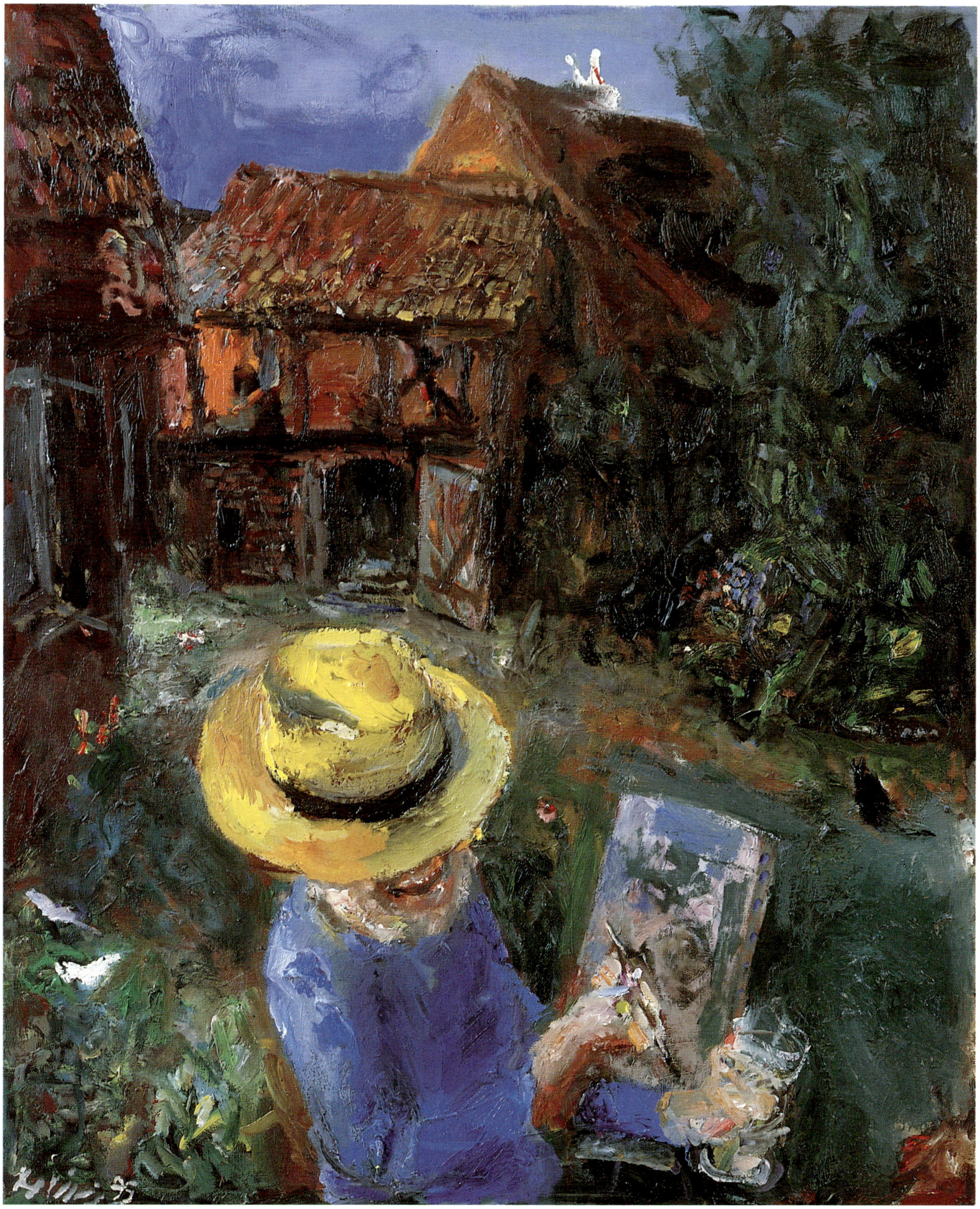

**Alter Maler im Dorf II** · 1995 · Öl auf Leinwand · 100 x 80 cm

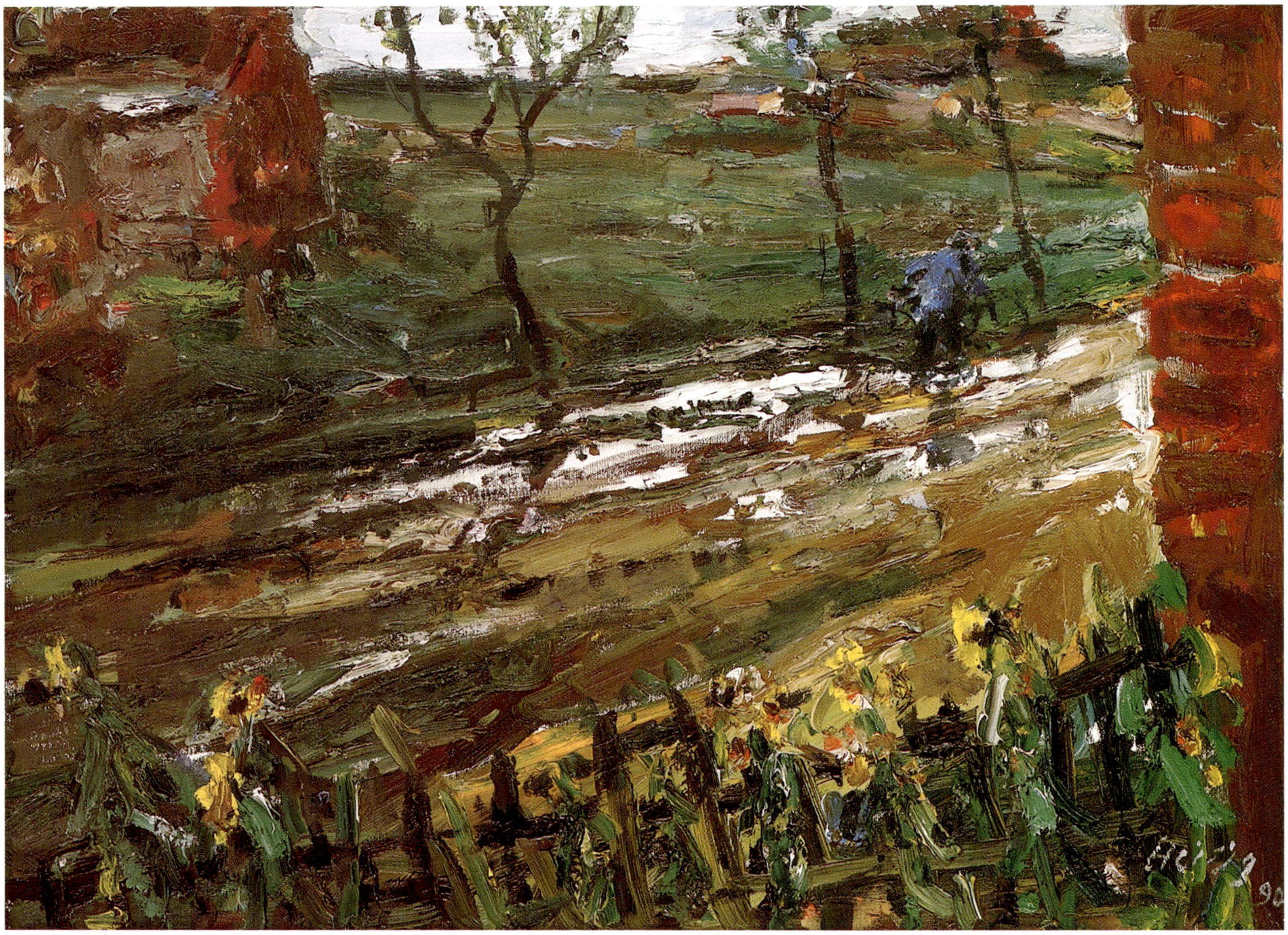

**Regentag im Havelland** · 1990/92 · Öl auf Leinwand · 60 x 80 cm

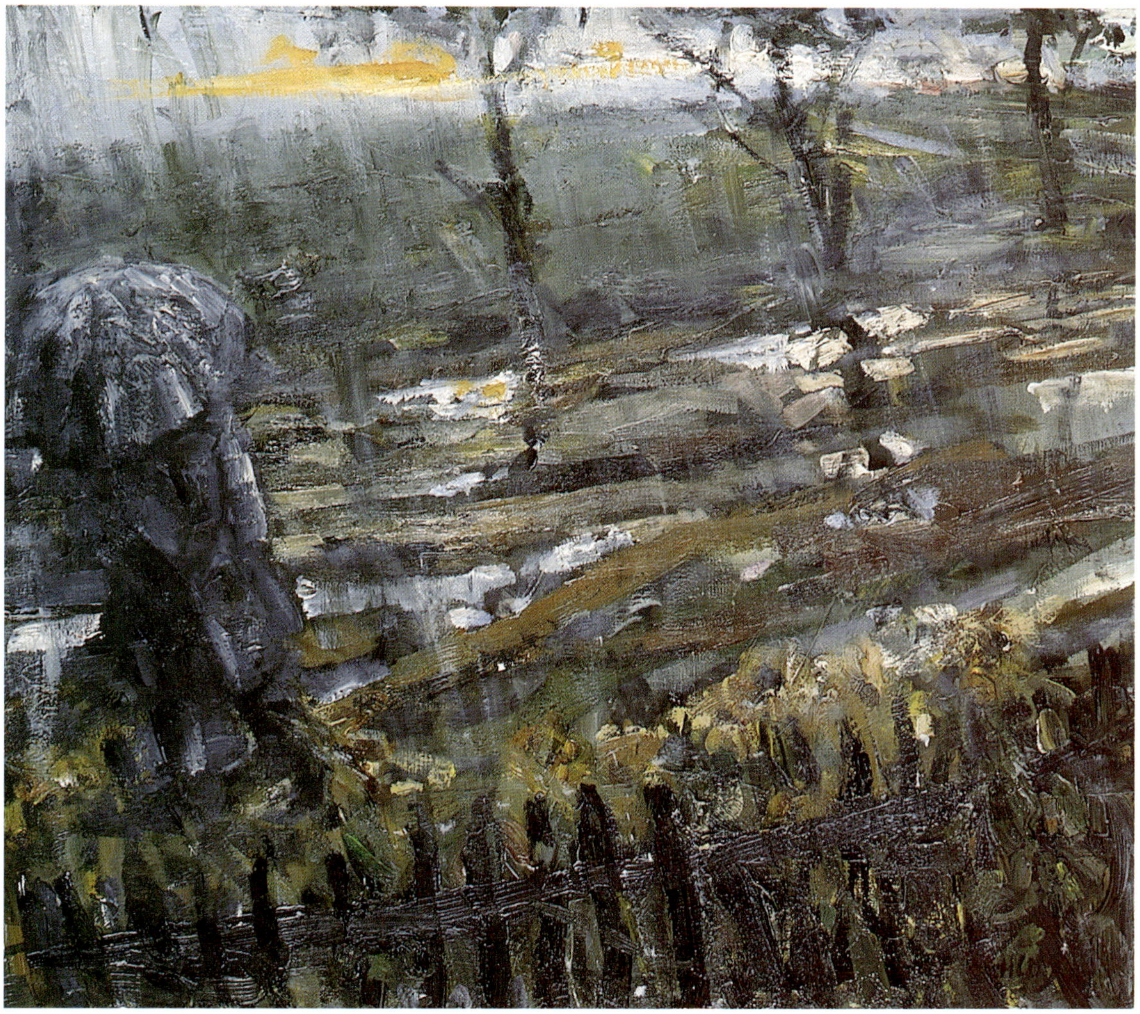

**Regentag** · 1996 · Öl auf Leinwand · 60 x 80 cm

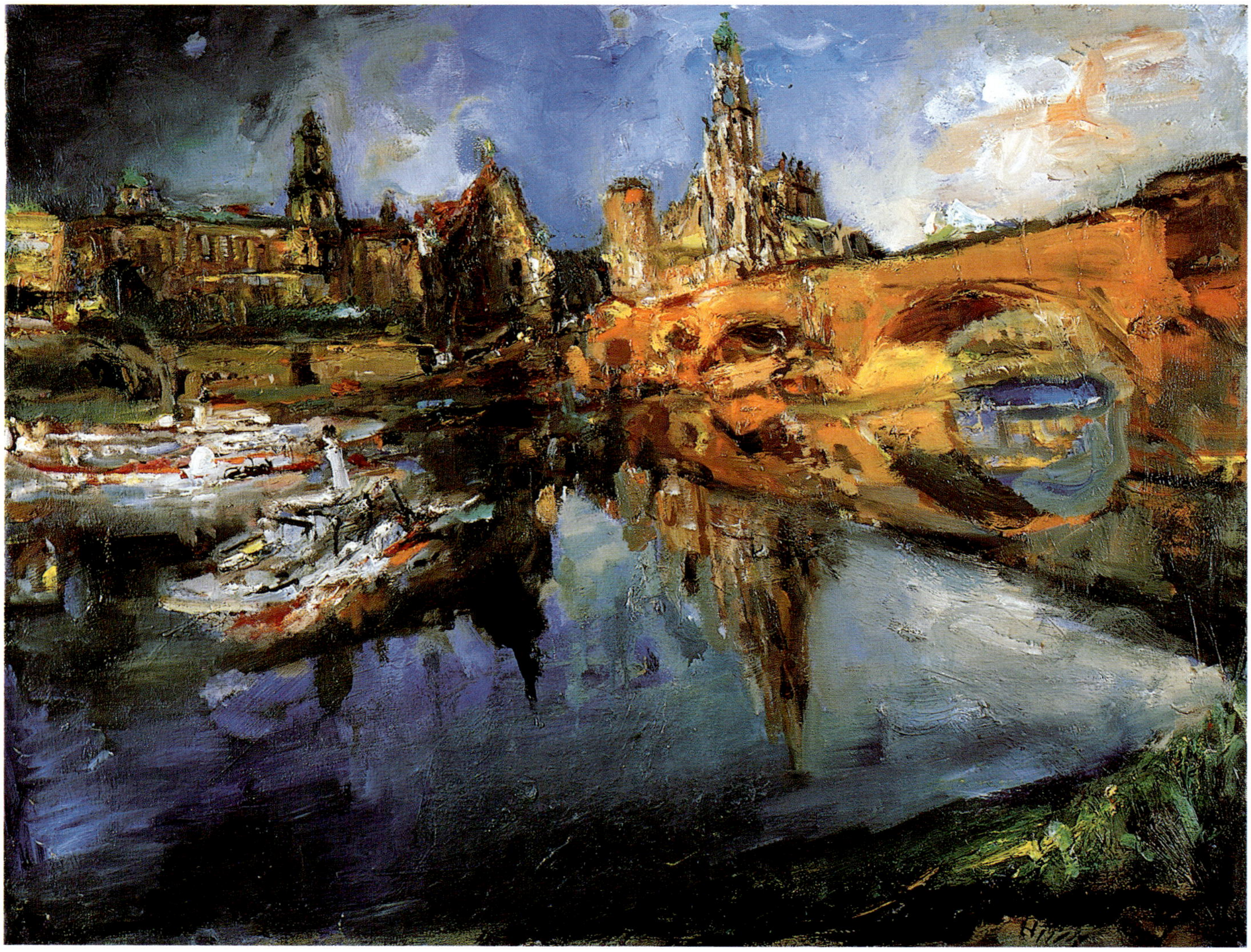



**Dresden – Augustusbrücke mit Hofkirche und Altstadt** · 1996 · Öl auf Leinwand · 80 x 60 cm

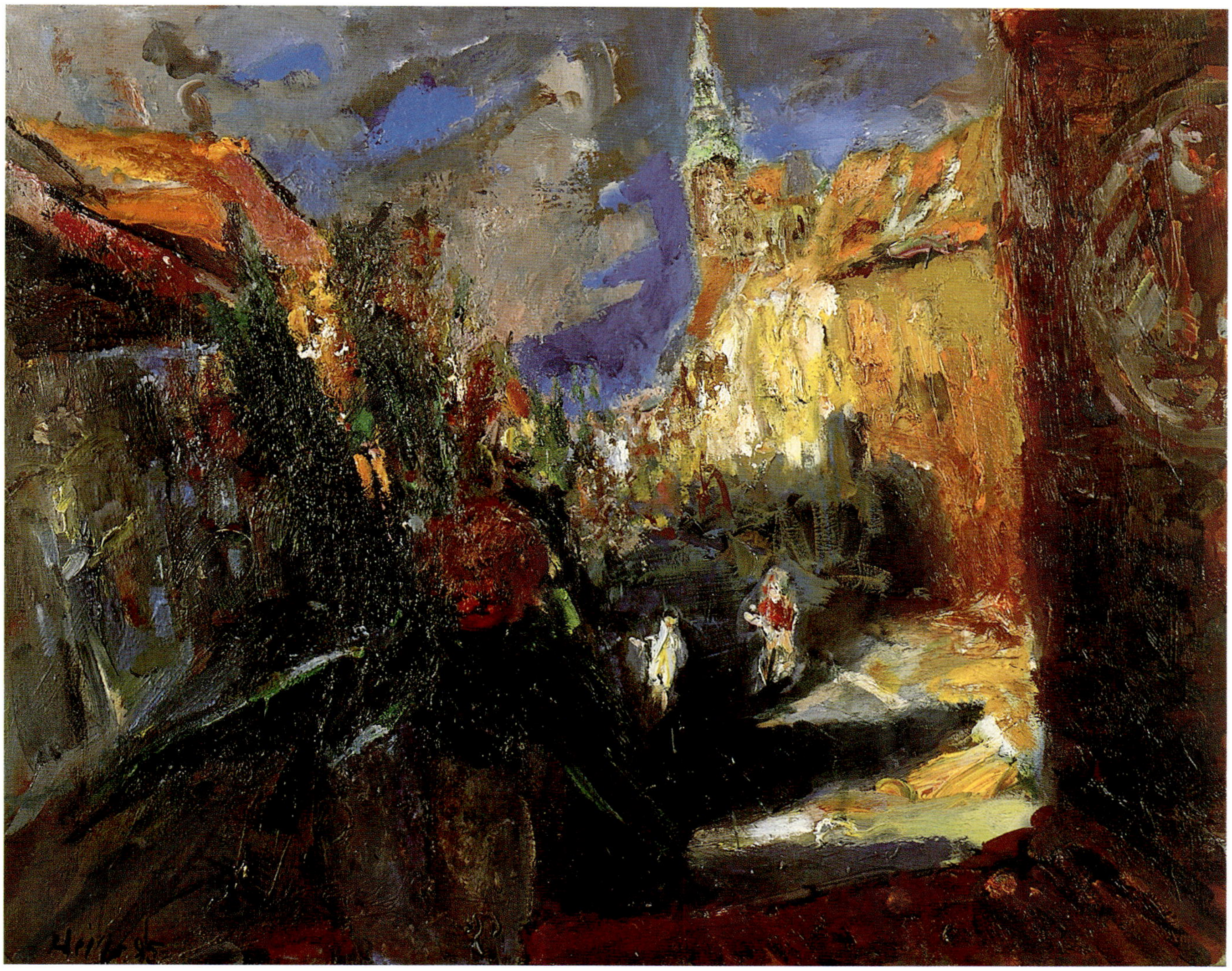

**In Tangermünde** · 1995 · Öl auf Leinwand · 80 x 100 cm

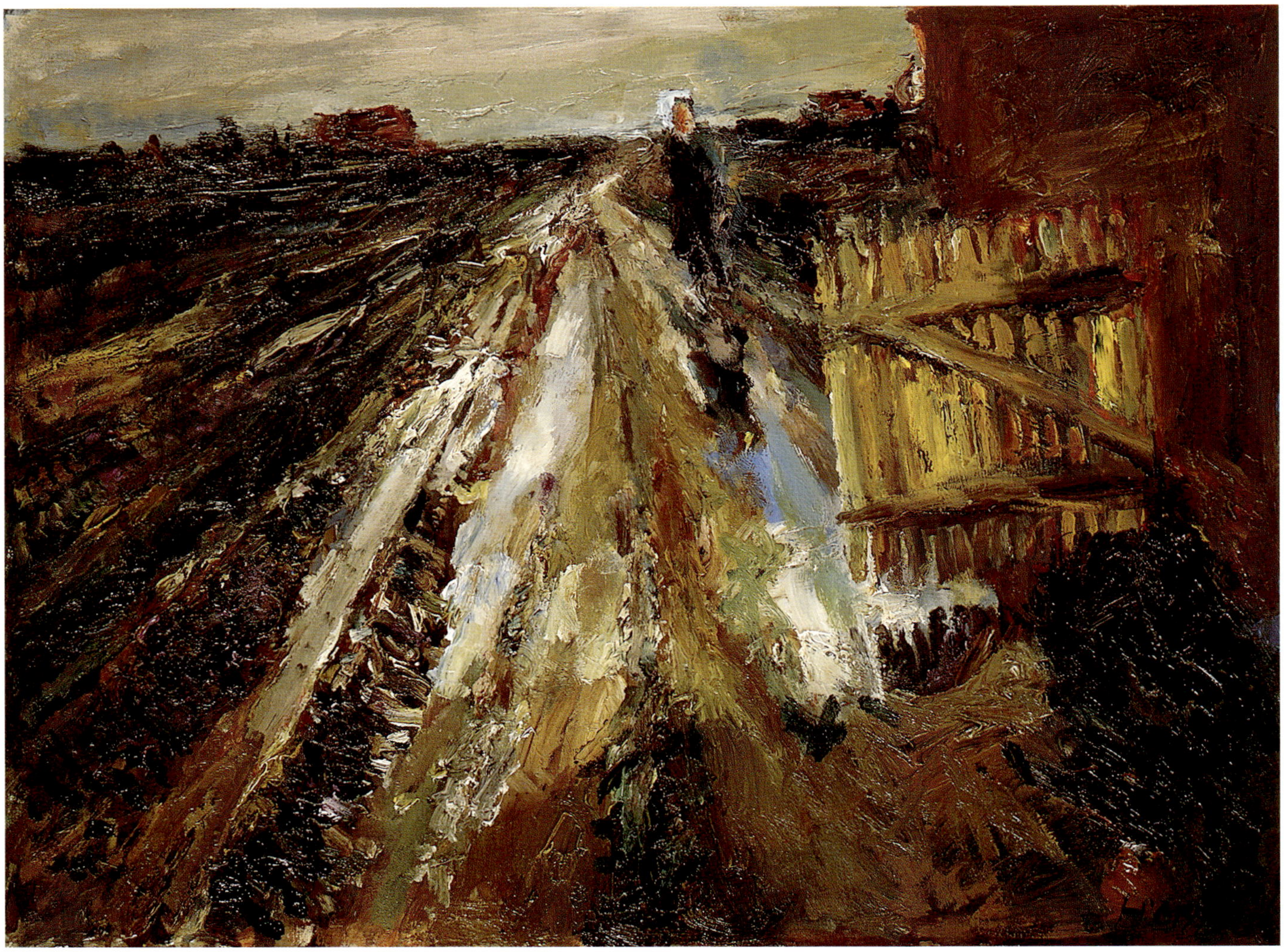

**Wege im Herbst** · 1996 · Öl auf Leinwand · 60 x 80 cm

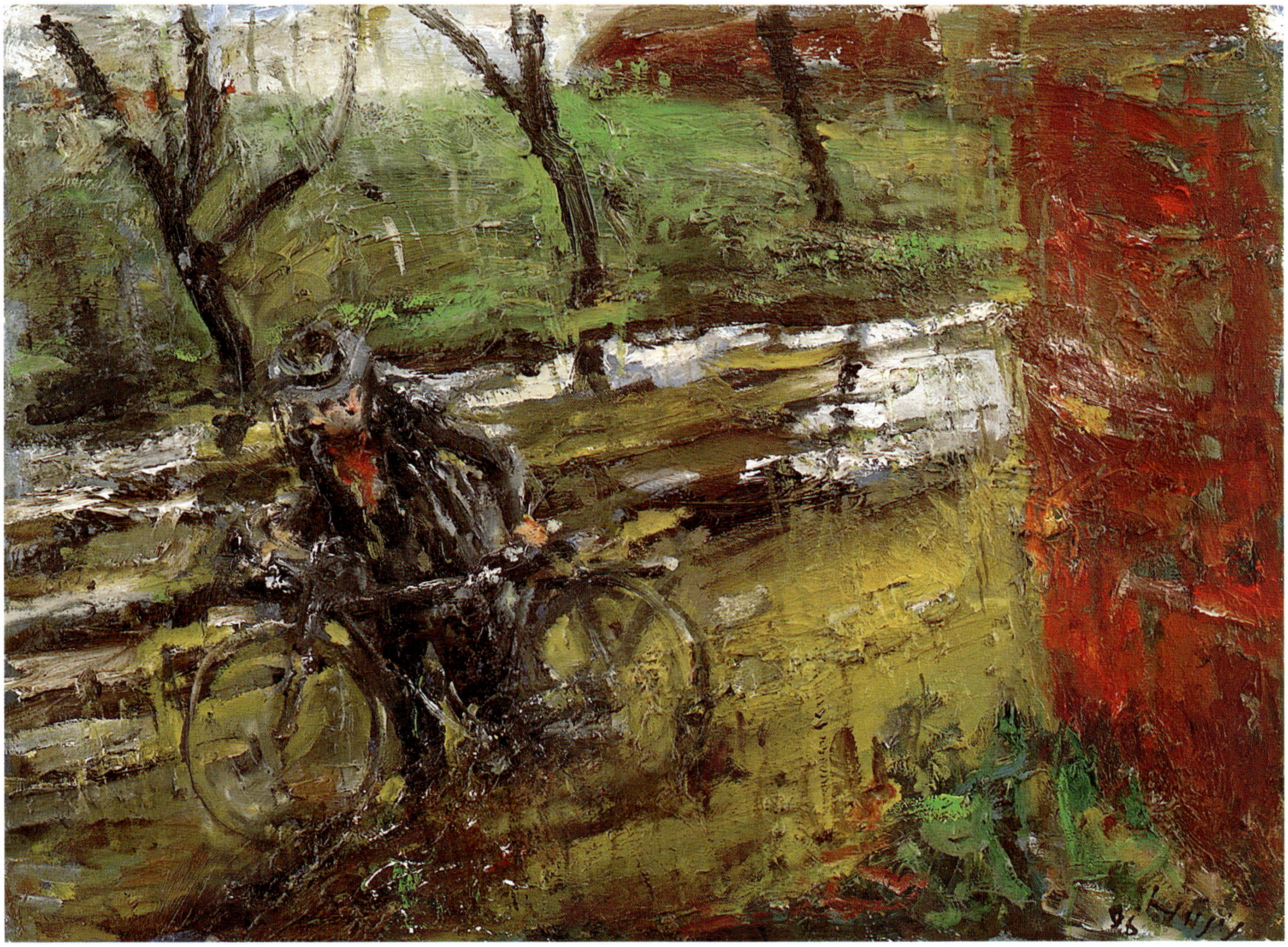

**Regentag** · 1996 · Öl auf Leinwand · 60 x 80 cm

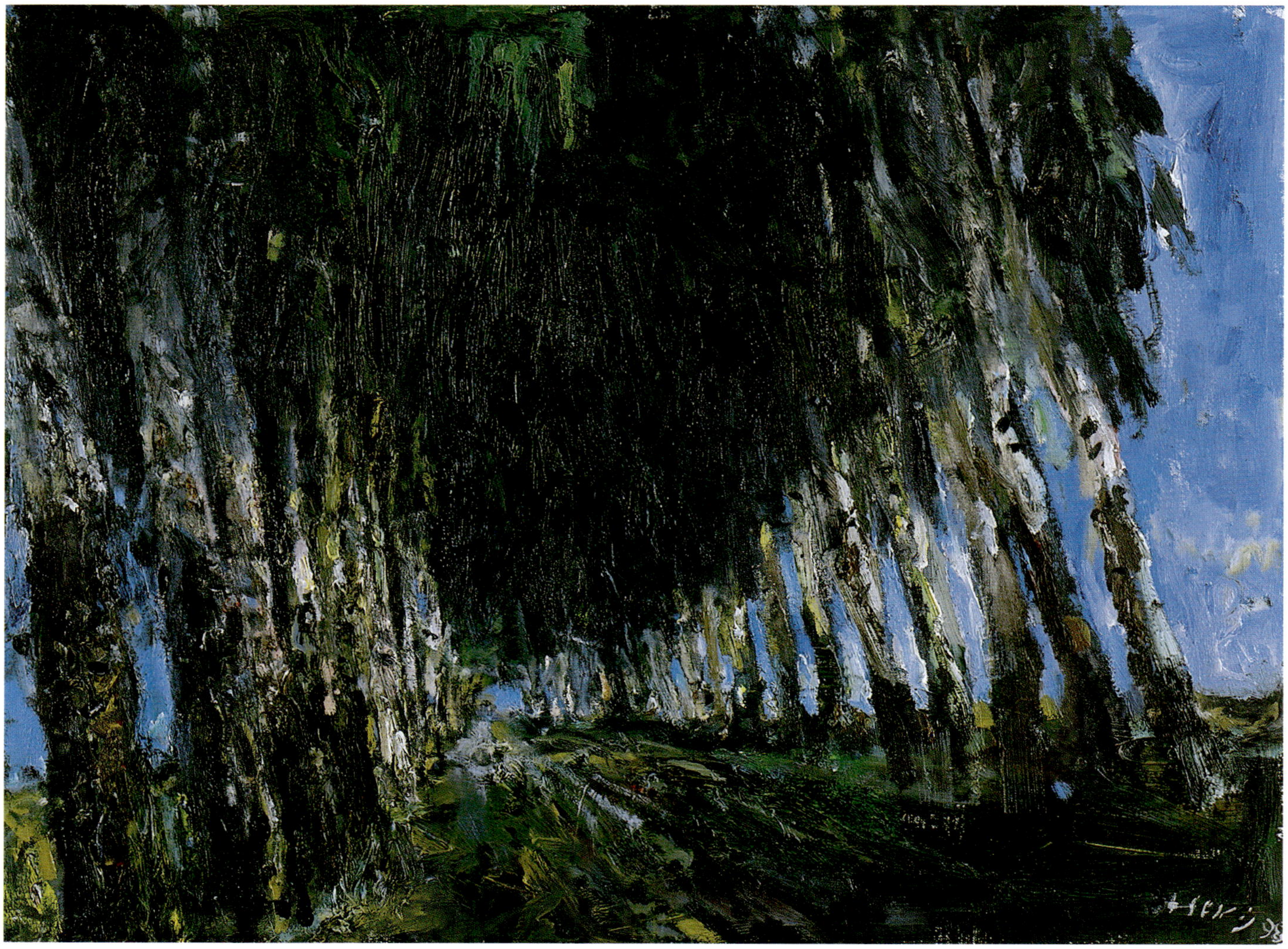



**Birkenallee in Brandenburg** · 1998 · Öl auf Leinwand · 60 x 80 cm

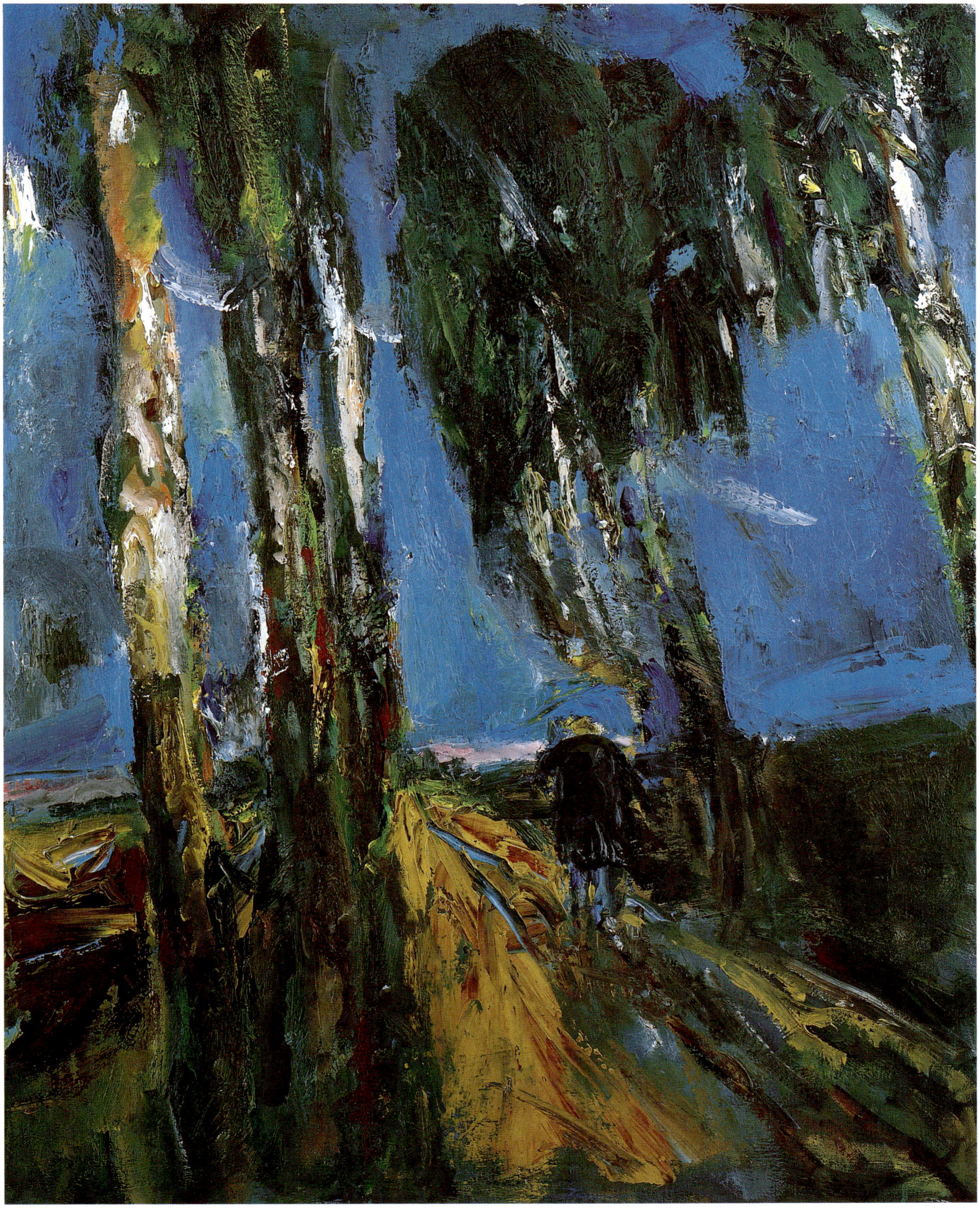

**Weg im Havelland** · 1995 · Öl auf Leinwand · 100 x 80 cm

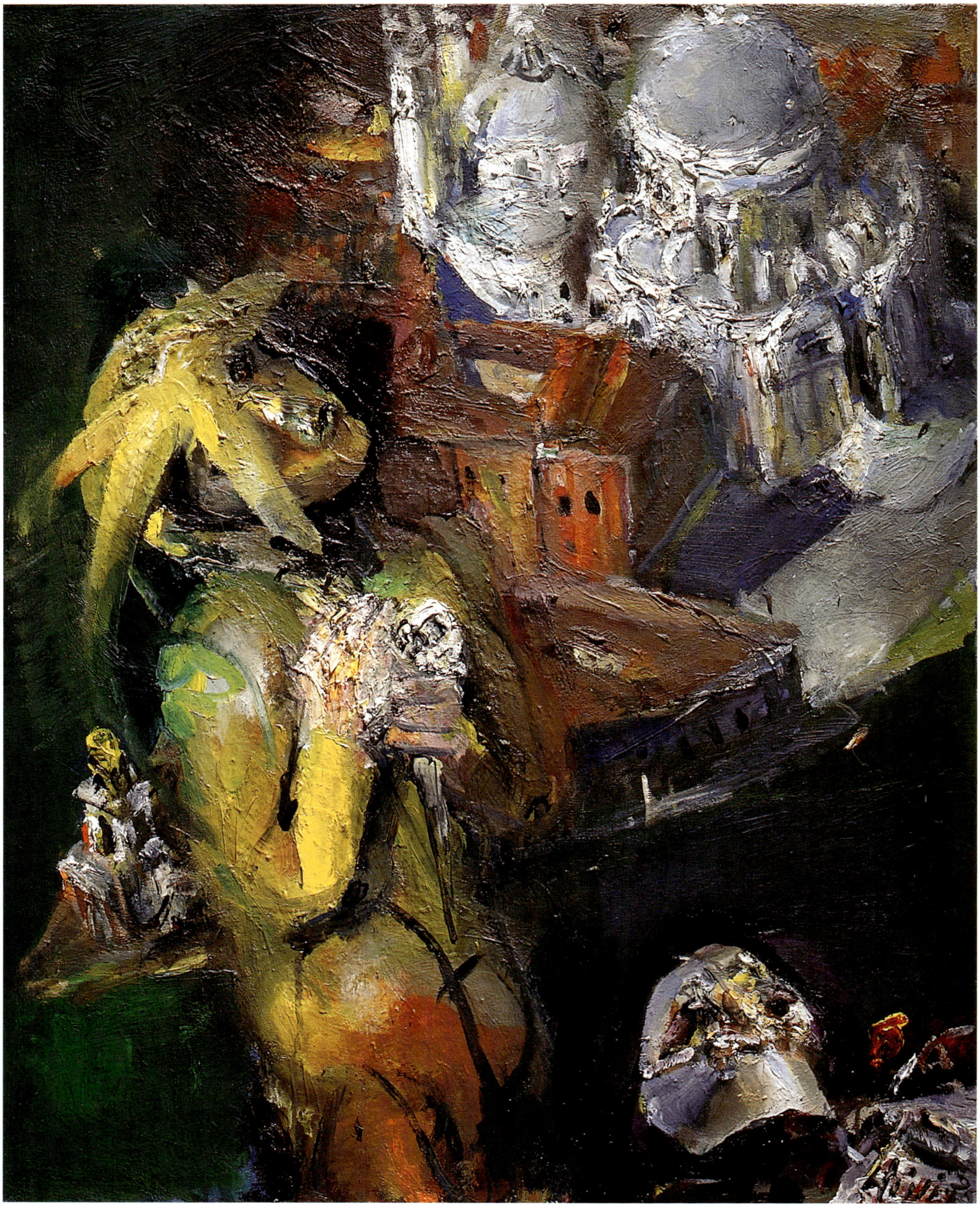

**Gelber Karneval** · 1998 · Öl auf Leinwand · 120 x 90 cm

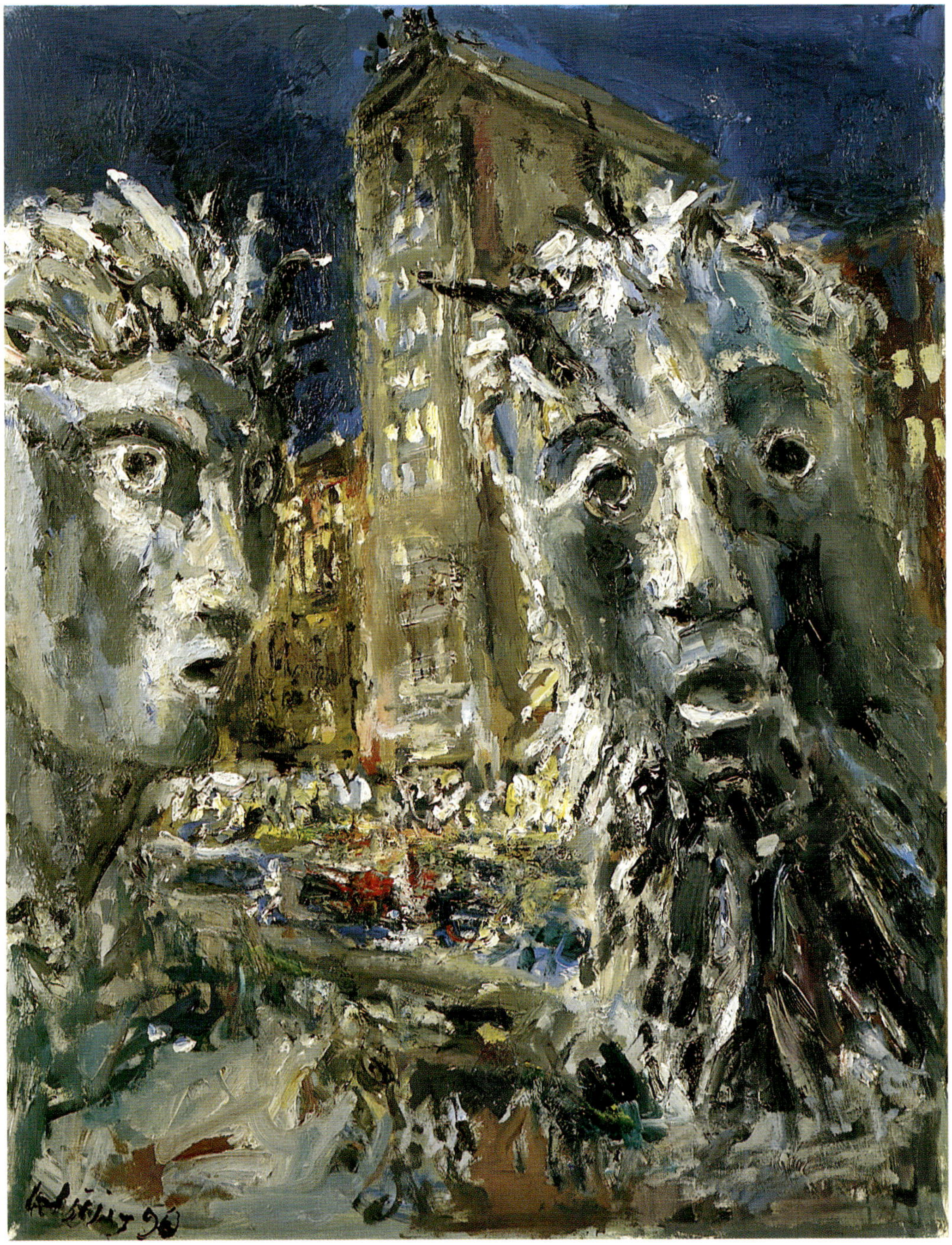

**Die Glockenmänner vom Krochhaus** · 1996 · Öl auf Leinwand · 80 x 60 cm

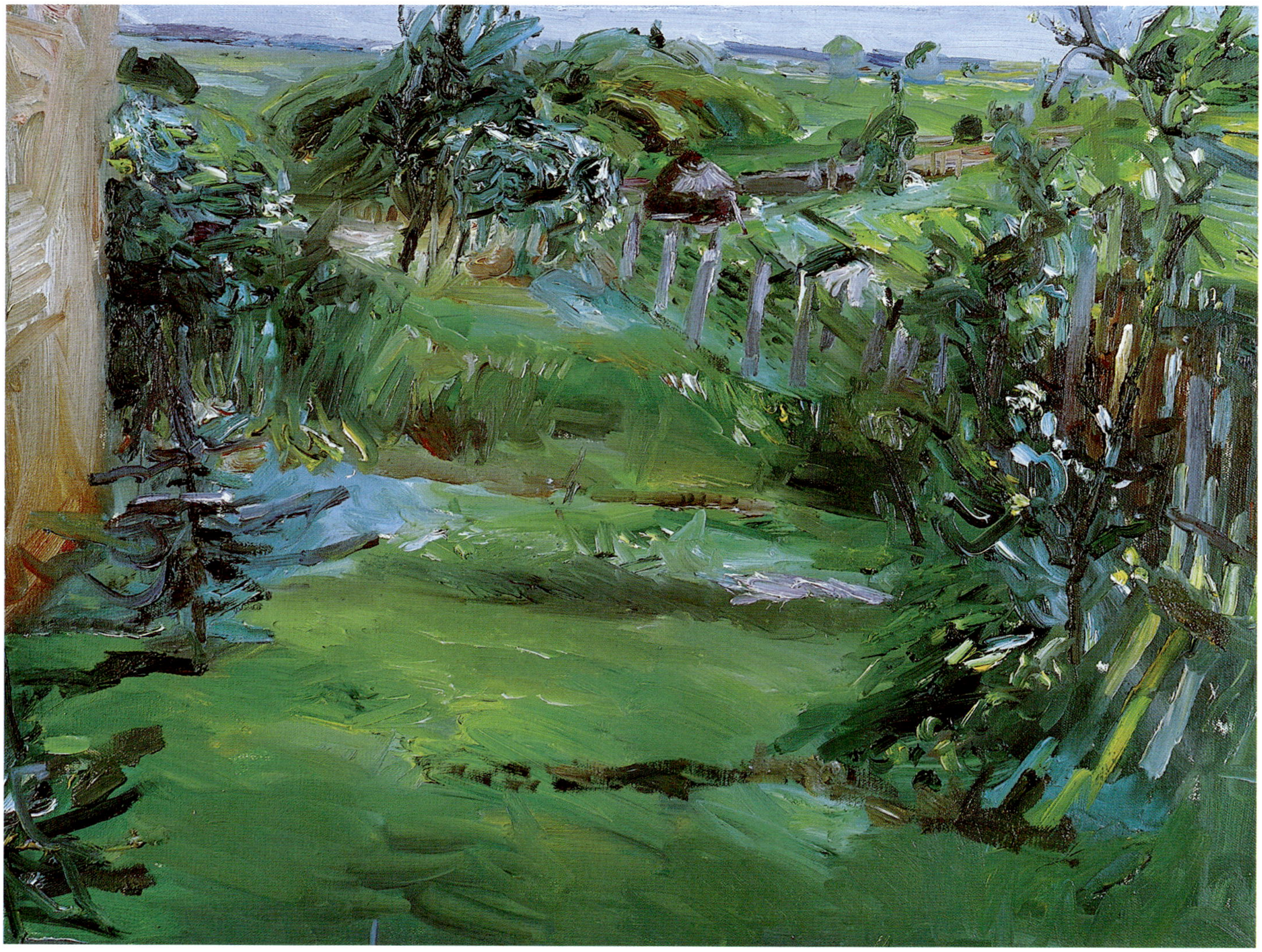



**Dorfstraße in Warnau** · 1984 · Öl auf Leinwand · 60,5 x 80,5 cm

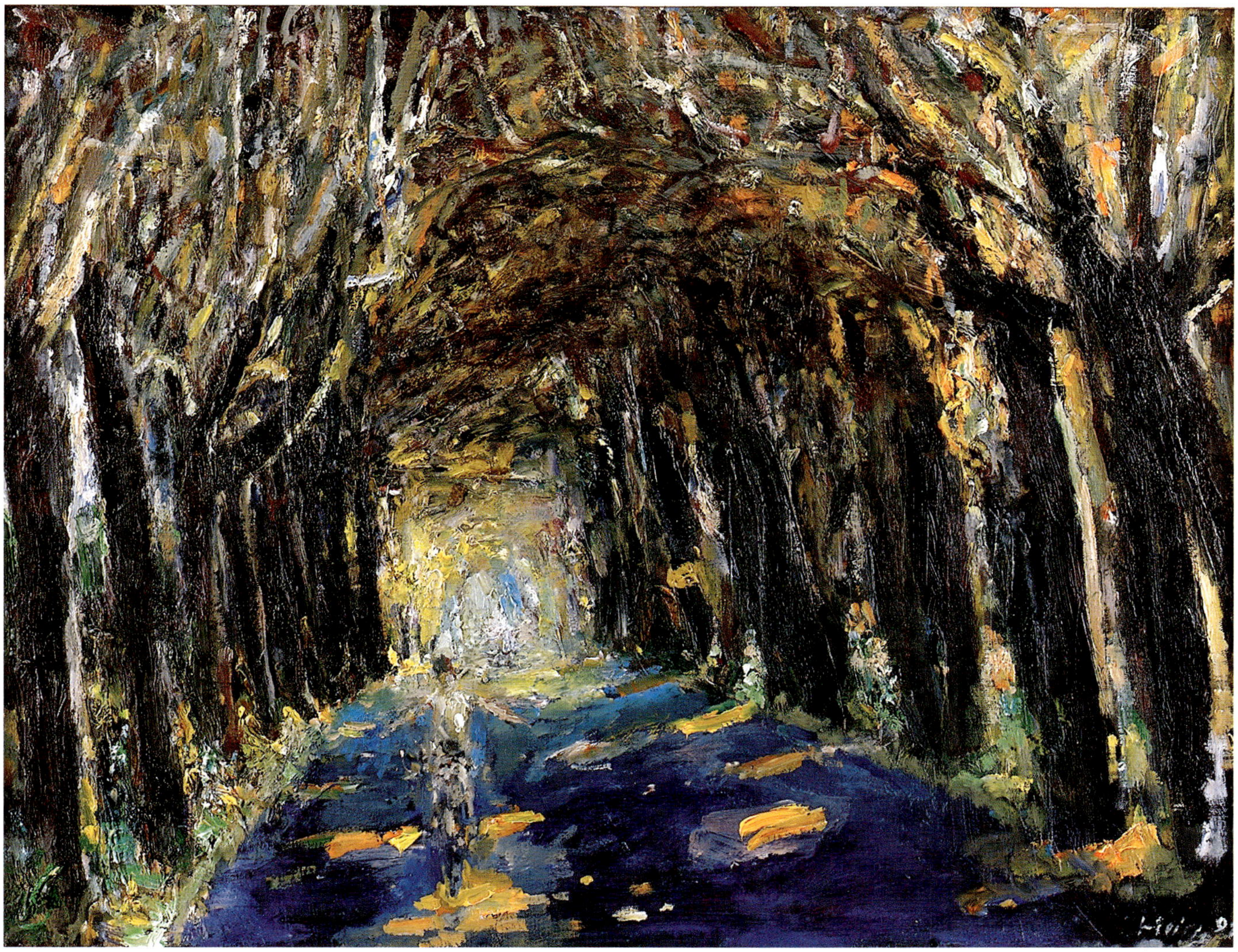

**Allee im Lande Brandenburg** · 1997 · Öl auf Leinwand · 70 x 90 cm

# Literatur

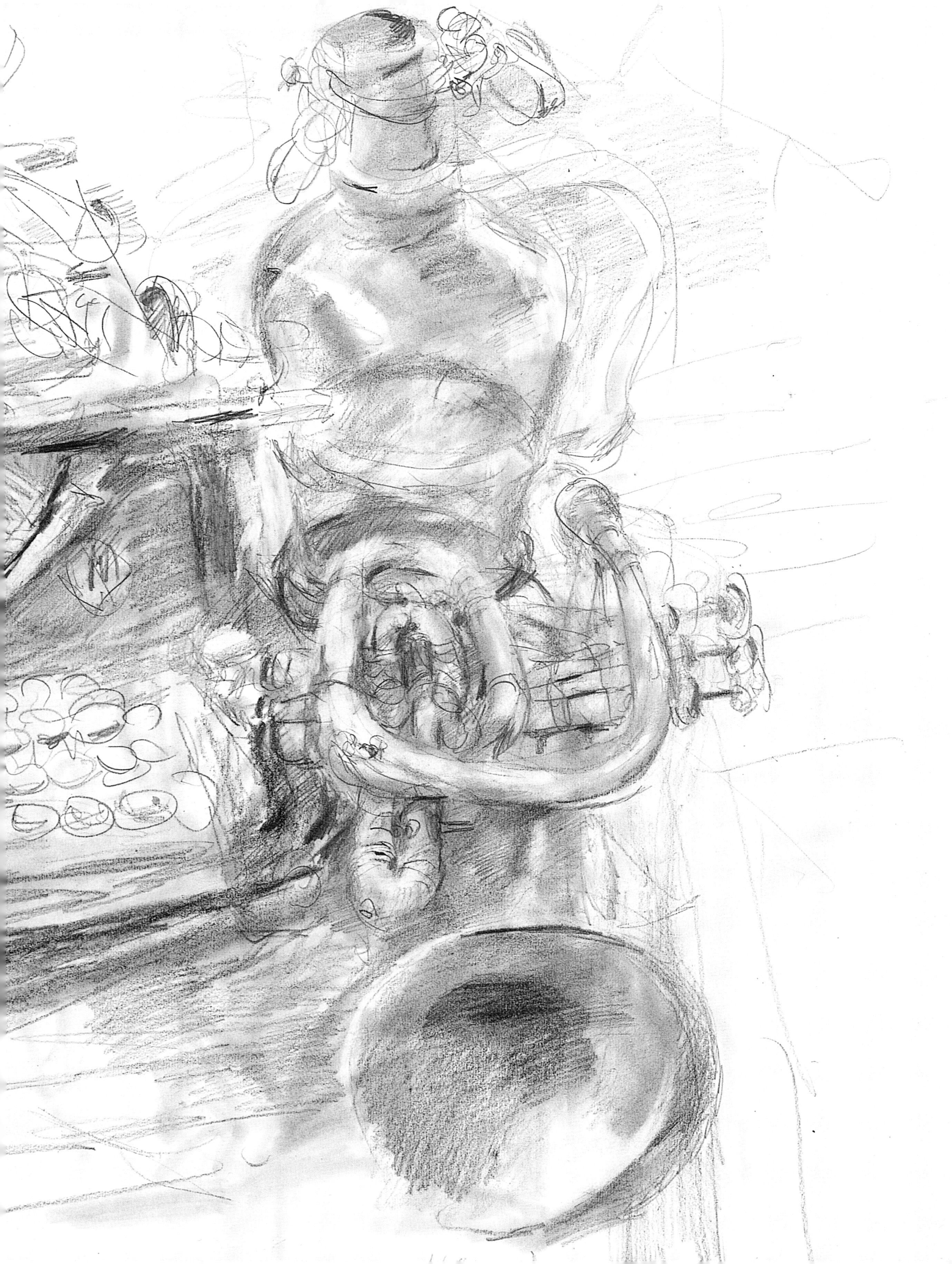

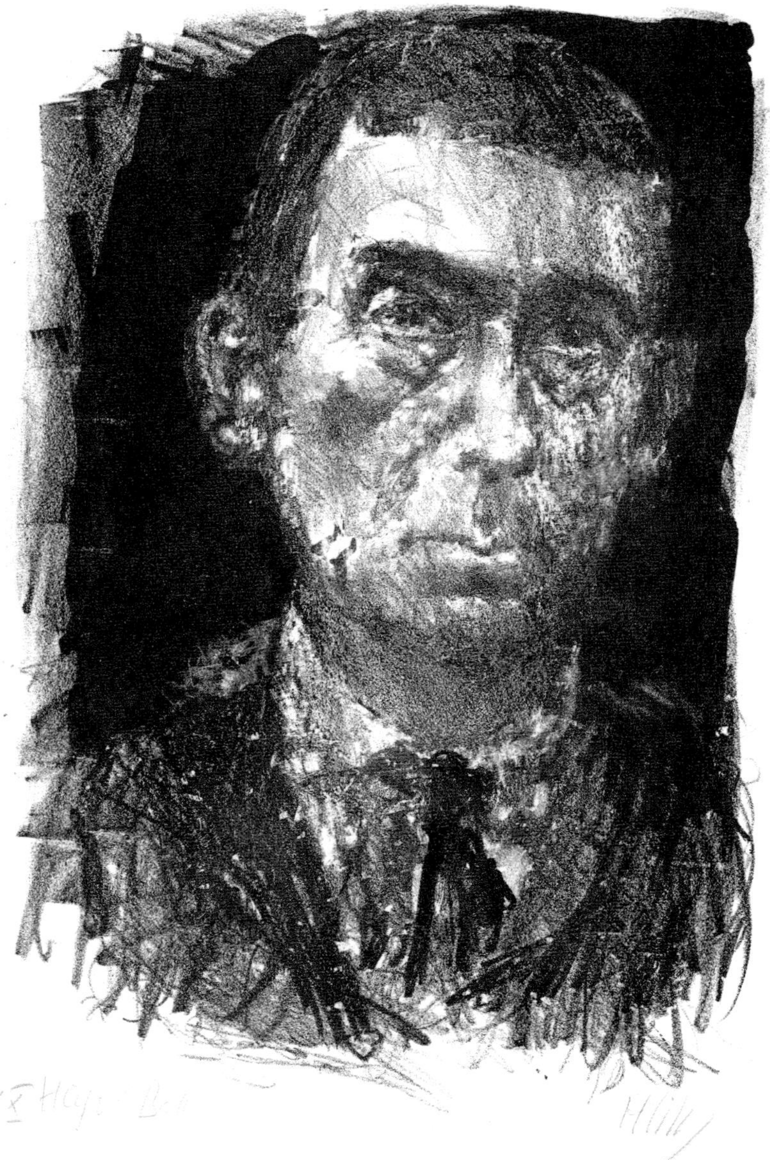

**Hugo Ball** · 1993 · Lithographie (Kreide, Tusche)

◁ **Schreibmaschine, Trompete und Flasche** · 1990 · Bleistiftzeichnung · 52 x 73 cm

Dietulf Sander

# DIE LITHOGRAPHIEN DER NEUNZIGER JAHRE

## Souveränität und Kontinuität im druckgrafischen Œuvre Bernhard Heisigs

Als die Galerie Berlin 1997 eine Ausstellung und zugleich eine Grafikmappe mit 89 Lithographien Bernhard Heisigs präsentierte, befand sich darunter ein Großteil der seit 1990 neu entstandenen Arbeiten des Künstlers. Auch jetzt werden diese Blätter wiederum im Verbund mit einigen exemplarisch ausgewählten älteren und zum Teil sehr bekannt gewordenen Lithographien gezeigt, wobei an der kleinen Auswahl zunächst vor allem die Souveränität und Kontinuität in der Weiterführung der mehr als 45jährigen Beschäftigung Heisigs mit dieser Technik über den gesellschaftlichen Umbruch von 1989 hinaus erkennbar wird. Anreiz genug, einen ersten knappen Exkurs zu wagen, um einige der jüngst entstandenen Blätter in das druckgrafische Œuvre einzuordnen sowie Querverbindungen innerhalb dieses Schaffensgebietes, aber auch hin zu den Gemälden und zu den Zeichnungen Bernhard Heisigs aufzuzeigen.
Zunächst bestätigt sich, daß die Lithographie für Heisig die vertrauteste und seinem Wesen entgegenkommendste Drucktechnik geblieben ist. Die Lithographie, der Steindruck, ermöglicht es dem Künstler, ungehindert vom Material Bildideen rasch zu entwickeln und dauerhaft umzusetzen, an ihnen gestalterische Probleme und inhaltliche Prägnanz zu überprüfen und bei Bedarf – in verhaltenem Maße auch direkt auf dem Stein – auf den Abzügen zeichnerisch Korrekturen vornehmen zu können. Bei Heisigs »gleitender Projektierung« während der Arbeit an einem Bildstoff, die einen Wesensunterschied zwischen Zeichnung, Druckgrafik oder Malerei nicht akzeptiert, wenn es um die Findung der jeweils stimmigsten Bildformulierung geht, kam der Lithographie bisher gleichermaßen als Vorarbeit wie auch als eigenständiger Fassung eine große Bedeutung zu. Geblieben ist ebenfalls der zeichnerisch-impulsive Duktus, die Bevorzugung der Lithokreide mit ihrem nahezu unbegrenzten Nuancenreichtum an Ton- und Strukturwerten, die von lichtem Silbergrau bis zu tiefem Schwarz reichen und durch die gelegentlich mit Feder oder Pinsel aufgebrachte Tusche akzentuiert und konzentriert werden. Die Farbe blieb weiterhin aus dem lithographischen Schaffen ausgespart.
Auffallend ist an dem neu entstandenen Œuvre von etwa 24 Lithographien der enge Bezug zur Literatur. Wenn Bernhard Heisig auch nicht zu den vorrangig auf dem Gebiet der Buchillustration tätigen Künstlern gehört, hat er sich mit den zehn von ihm illustrierten Buchausgaben, einigen unveröffentlichten Illustrationsfolgen sowie weiteren von der Literatur angeregten zeichnerischen und druckgrafischen Einzelblättern dennoch als ein Illustrator von Rang ausgewiesen. Unter den annähernd 600 Druckgrafiken Bernhard Heisigs stellen die dem Bereich der Illustration zuzurechnenden Blätter allein etwa zwei Drittel des Gesamtœuvres.

Vorzugsausgaben neuerer Buchpublikationen wurden auch in den neunziger Jahren mehrfach mit Originalgrafiken von Bernhard Heisig ausgestattet. So erschien 1996 in der Reihe ›Die DDR-Bibliothek‹ im Verlag Faber & Faber, Leipzig, die Buchausgabe von Hanns Eislers Opernlibretto ›Johann Faustus‹ mit einer von zwei dafür entworfenen Lithographien. Sie schließen sich stilistisch der zur Zeit wohl aus vier Lithographien bestehenden Blattfolge ›Faust. I. Teil‹ von 1997 an. Von ihnen stehen wenigstens zwei mit mehreren Gemäldefassungen im Zusammenhang: ›... bin Faust bin deinesgleichen‹ mit ›»Weh, ich ertrag dich nicht« (zu Faust)‹ (1994) sowie ›... bedenk es wohl, wir werden's nicht vergessen‹ mit ›Der Pakt (zu Faust)‹ von 1995.[1] Jede dieser Szenen hatte Heisig bereits für die herausragende Buchausgabe der Goetheschen Tragödie des Reclam-Verlags Leipzig von 1982 illustriert, deren zweiter Teil mit Zeichnungen von Max Beckmann ausgestattet war.

Die beiden lithographischen Portraits des Erzählers und Romanciers Heinrich Mann für die Edition des Romans ›Der Untertan‹ (1992, Büchergilde Gutenberg, Frankfurt am Main/Wien) sowie das des jugendlichen Schriftstellers, Schauspielers und Dramatikers Hugo Ball, 1916 in Zürich Mitbegründer des ›Cabaret Voltaire‹ und der Galerie DADA, erweitern die eindrucksvolle druckgrafische Portraitserie bildender Künstler und Dichter des 20. Jahrhunderts, die Bernhard Heisig in loser Folge zwischen 1965 und 1993 geschaffen hat. Das Portrait Hugo Balls ergänzt die bibliophile Ausgabe seines 1913 in München geschriebenen dramatischen Textes ›Der Henker von Brescia. Drei Akte der Not und Ekstase‹. Nach zeichnerischen Vorarbeiten von 1992/93 entstanden 1993 sechs Lithographien, gedruckt von Christian Müller, Großpösna; noch im selben Jahr erschien der Band als sechster Druck der Sisyphos Presse beim Verlag Faber & Faber, unter den von Bernhard Heisig illustrierten Büchern das einzige mit Originallithographien ausgestattete. Für die bisher genannten Blätter ist die Nutzung aller Möglichkeiten der Lithotechnik charakteristisch. Sie reicht von der groben Körnigkeit der Kreidestruktur über die Kombination von Kreide und Tusche oder der erregt geführten, die Gegenstandsform skizzenhaft umreißenden Strichführung bis zur prägnanteren Detailausformung, die Heisigs beste Werke schon immer auszeichnete. In der szenischen Gestaltung ist eine gesteigerte Expressivität spürbar, eine Ausdruckssteigerung in Gestik und Mimik. Gerade die Ball-Illustrationen haben durch guckkastenartige, kulissenhafte Versatzstücke und drehbühnenartige Unterbauten einen Bühneninszenierungscharakter. Zwar tauchten schon bei den Illustrationen zur ›Dreigroschenoper‹ von Bertolt Brecht solche Elemente auf, doch weisen die Ball-Lithographien auch einen deutlichen Bezug zu den großformatigen zeitkritischen Bildallegorien der achtziger und neunziger Jahre auf.

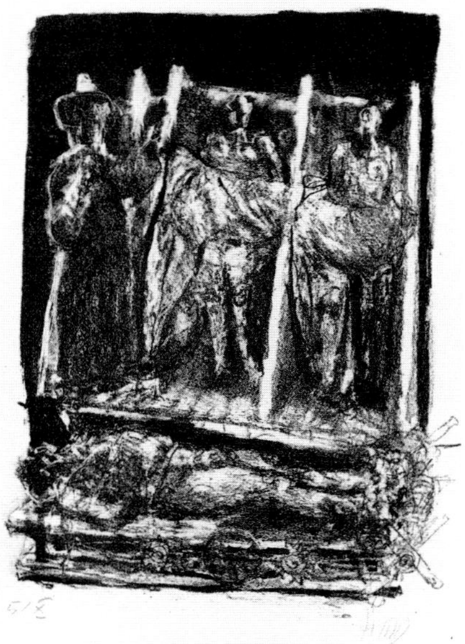

Zu Hugo Ball, Der Henker von Brescia

Unter den neueren Werken gibt es mehrere Blätter, welche die gleichzeitige Arbeit an einem Bildstoff in Malerei, Zeichnung und Grafik beziehungsweise die wiederholte Motivaufnahme auch über mehrere Jahre hinweg verdeutlichen, wobei Illustrationen immer wieder eine besondere Rolle spielten. So finden sich beispielsweise in der Lithographie ›Der Gebeugte (Der Gejagte)‹ von 1990 Berührungspunkte mit den 1949 bis 1951 entstandenen Zeichnungen Heisigs zu Anna Seghers Roman ›Das

1 Vgl. Bernhard Heisig. Geisterbahn, Ausst.-Kat. Galerie Berlin. Berlin 1995–1996, Abb. S. 12–15.

siebte Kreuz‹, denn bereits dort findet sich das Motiv eines die Treppe Emporsteigenden.[2] Im jüngsten Blatt und in den seit 1988 geschaffenen, das Motiv variierenden Gemälden[3] wurde daraus ein alter Mann, gebranntmarkt mit dem gelben Judenstern, der wiederum Parallelen zu den frühen Grafiken und Zeichnungen, aber auch zu neueren Gemälden wie ›Aber Gott sieht zu, Herr Offizier‹ (1984/95) oder ›Zwei deutsche Maler, Felix Nußbaum und Max Liebermann‹ (1992) aufweist.[4]
Auf der Suche nach dem gültigen Bild der Titelfigur für seine Faust-Illustrationen ging Heisig 1981/82 in mehreren Portraitstudien vom eigenen Antlitz aus. Dieser Ansatz führte dazu, daß sich die Faustgestalt nie glich, daß Heisig aber das »Faustische« als Element des Menschseins formte. Zeitgleich schuf er parallel dazu eine Reihe größerer Selbstbildnisse, von denen man einzelnen in dieser Ausstellung begegnet. Es sind – ähnlich dem lithographischen Bildnis Henri Nannens von 1994 – reine Kreidezeichnungen auf Stein. Flüssig im Zeichenstil, wird die engbegrenzte Gesicht-Hals-Partie im malerischen Wechselspiel von hell und dunkel über ein differenziertes System von Halbschatten zu plastischer Wirkung gebracht. Erweitert durch die Arbeiten von 1988, darunter das der ›Alptraum‹-Folge nachträglich zugeordnete Blatt ›Selbst mit Grafik‹, wirkten diese Lithographien – intensive Ausdrucksstudien und charaktervolle Altersbildnisse in einem – auch auf die späten gemalten Selbstbildnisse ein. Mit der jüngsten Lithographie von 1997 liegen nunmehr etwa 36 druckgrafische Eigendarstellungen des Künstlers vor, entstanden seit Mitte der fünfziger Jahre, als er mit der ›Köpfe‹-Folge »in ihrer dynamischen zeichnerischen Struktur und in ihrer nervösen Psychologie [seinen] Anspruch als Portraitist« anmeldete.[5]
Zu den bereits erwähnten Künstlerbildnissen gehören auch die beiden ausgewählten Portraits von Max Beckmann. Die Annäherung an den als geistigen Verwandten empfundenen Max Beckmann ging über drei Fassungen zunächst von einer Fülle sinnbildlicher Bezüge aus, die in den beiden Endfassungen zugunsten einer psychologisch eindringlichen Variante aufgegeben wurde. Nur anfangs bevorzugte Heisig den repräsentativen Typ des Halbfigurenbildes beziehungsweise des Kniestücks, wobei er Beckmann Bildzitate sowohl aus dessen als auch aus seinen eigenen Werken zuordnete. Aber erst in der nahsichtigen Fassung ist die in ihrer Symbolik voll wirksam werdende Figur der Beckmannschen Bronze ›Mann im Dunkeln‹ (1934) »in der Tat durch ihre rigorose Anlage wie prädestiniert, eine absolute Geistes- und Gefühlshaltung konzentriert zu veranschaulichen«. Sie muß »vor dem politischen Hintergrund und der Lebenssituation des Malers [Max Beckmann] als eine sehr persönliche, jedoch zugleich verschlüsselte und allgemeingültige Aussage gesehen werden«.[6]
Unter den Darstellungen zur Zeitgeschichte ragen die ausgestellten Einzelblätter aus der Folge ›Der faschistische Alptraum‹ heraus, nach inhaltlichem Anliegen und künstlerischer Qualität ein grafisches Spitzenwerk des 20. Jahrhunderts. Die Wurzeln des ›Alptraums‹ liegen im persönlichen Kriegserleben des Künstlers. Das Maß der eigenen inneren Betroffenheit bestimmt die Zielrichtung der Folge, sich die damalige Bewußtseinslage seiner Generation und deren Nachwirkungen klar zu machen. Mit

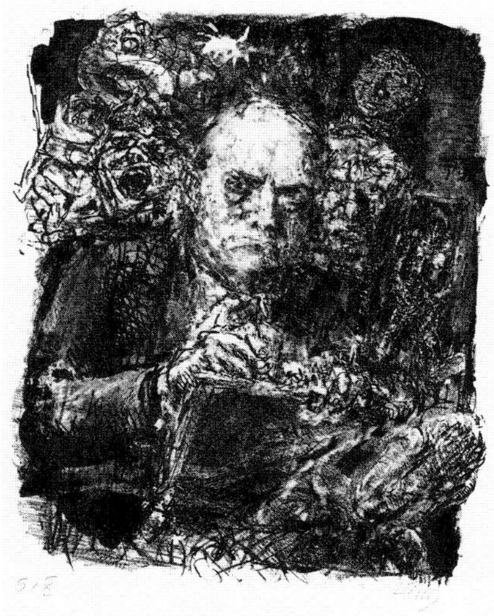

Max Beckmann, 1983

2 Vgl. Sammlung Handzeichnungen der DDR in der Kunstgalerie Gera, Ausst.-Kat. Jahrgang 1987, Bd. 5, Abb. S. 15, bzw. Buchausgabe, Leipzig 1988, Abb. S. 88.

3 Vgl. u. a. Bernhard Heisig Retrospektive, 1989–1990, Ausst.-Kat. Berlinische Galerie u.a., München 1989, Abb. Kat.-Nr. 118.

4 Vgl. Bernhard Heisig. Geisterbahn, Ausst.-Kat. Galerie Berlin. Berlin 1995–1996, Abb. S. 69 und 73 bzw. Abb. S. 68.

5 Lothar Lang: Malerei und Graphik in der DDR, Leipzig 1978, S. 59.

6 Andreas Franzke: Max Beckmanns Skulpturen, in: Max Beckmann, Köln 1984, S. 96/97.

diesen Blättern, gleichermaßen eindringlich in der formalen Gestaltung wie in der gedanklichen Konzeption bei der Darstellung komplizierter zeitgeschichtlicher Prozesse, vollzog Bernhard Heisig in seinem Werk Mitte der sechziger Jahre den Schritt zum Sinnbildhaften. Das Gesamtprojekt ›Der faschistische Alptraum‹ liegt in zwei Mappenwerken von 1996 beziehungsweise 1976 vor sowie in einer Fülle von Zustandsdrucken, Varianten, verworfenen Darstellungen und einer kleinen Gruppe seit 1980 neu geschaffener Lithographien. Die Blätter der Folge sind kaum Zustandsschilderungen, sondern sie haben meist allegorisch-metaphorischen Charakter. Mit dem hier stellvertretend für das Gesamtwerk herausgehobenen Blatt ›Alptraum‹ eröffnete Heisig die Mappe I und bezog sich damit auf Francisco de Goya, mit dessen Folge ›Desastres de la Guerra‹ (1810–1823) sein Werk immer wieder verglichen wurde. Darüber hinaus erinnert Heisigs Arbeit an traditionelle Höllensturz-Darstellungen oder an Alptraum-Szenen von der Romantik über den Symbolismus der Jahrhundertwende, etwa Max Klinger, bis zum Surrealismus. Doch ein wesentlicher Unterschied zu den Bildern dieser Epochen tritt in der von ihm vorgenommenen Umdeutung solcher Szenen zutage: Nicht einem »normalen« Menschen eröffnet sich vorübergehend eine beklemmende Traumwelt, sondern der so Bedrängte ist bereits das Produkt des Alptraums, welcher längst Realität geworden ist. Nicht minder eindringlich ist sein Blatt ›Christus fährt mit‹, angeregt durch Dalton Trumbos Film ›Jonny zieht in den Krieg‹ (1971), und die unter dem Einfluß Bruegelscher Werke daraus auch in Gemälden weiterentwickelten Fassungen von 1988.

Für Heisigs malerisches Werk sind ab 1970 zunehmend großformatige Bildallegorien charakteristisch, die in einer Fülle von (Selbst-)Zitaten und Motivkombinationen Vergangenes und Gegenwärtiges zu zeitkritischen Sinnbildern verbinden. Seit der ›Alptraum‹-Folge findet sich in der Druckgrafik Entsprechendes, wovon im Alterswerk der neunziger Jahre die 1990 entstandenen Fassungen des ›Leerstückes‹ (1990) zeugen, die Bildelemente verschiedener Gemälde wie ›Alles im Namen des Volkes‹ (1989) und ›Das Ende der großen Belehrung III‹ (1990) miteinander verknüpfen.

Trat auch in den neunziger Jahren die Druckgrafik etwas hinter der intensiv betriebenen malerischen und zeichnerischen Tätigkeit zurück, ihre künstlerische Qualität und ihren Stellenwert innerhalb des Heisigschen Gesamtwerkes hat sie behalten.

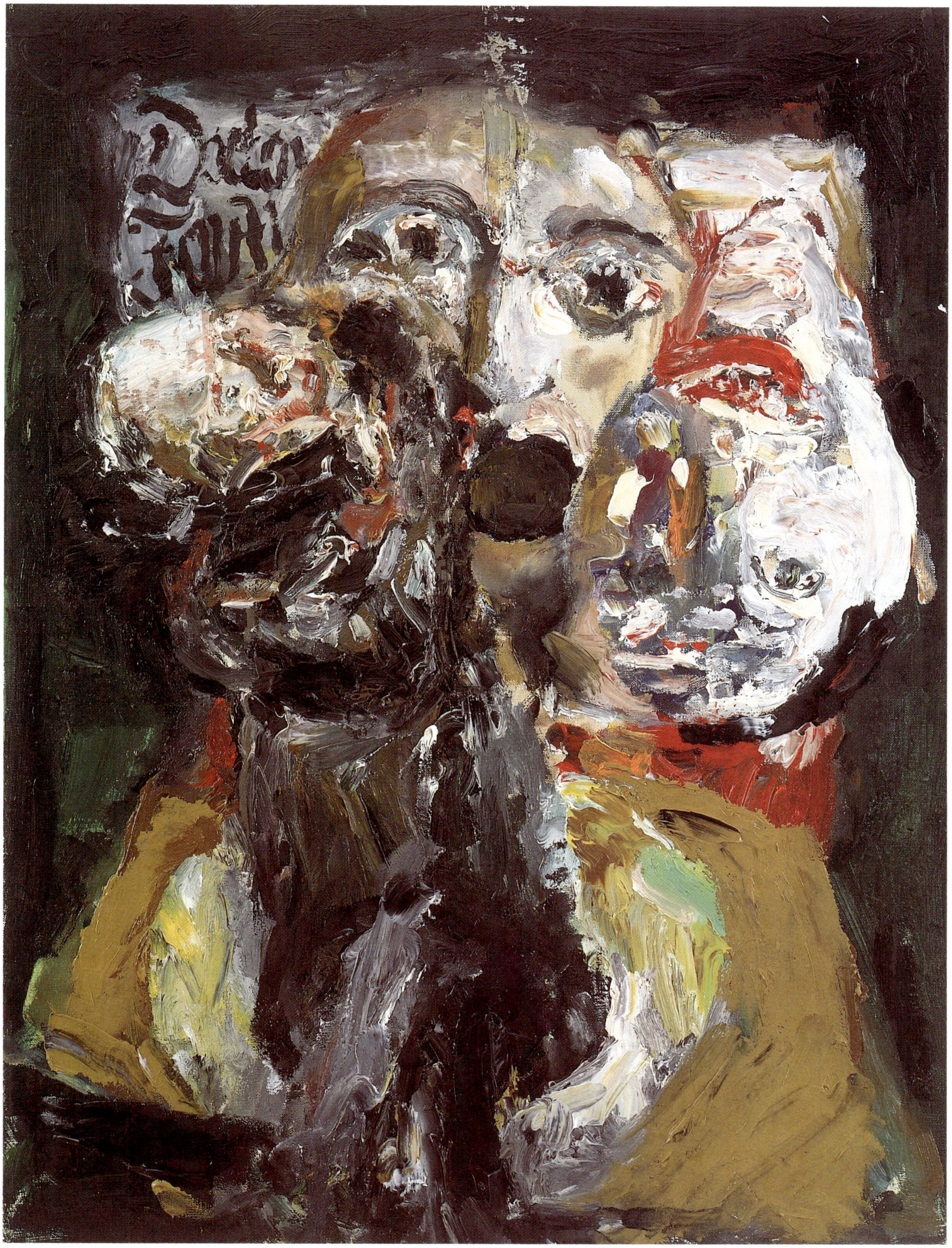

**»Weh, ich ertrag Dich nicht« (zu Faust)** · 1997 · Öl auf Leinwand · 80 x 60 cm (mit der linken Hand gemalt)

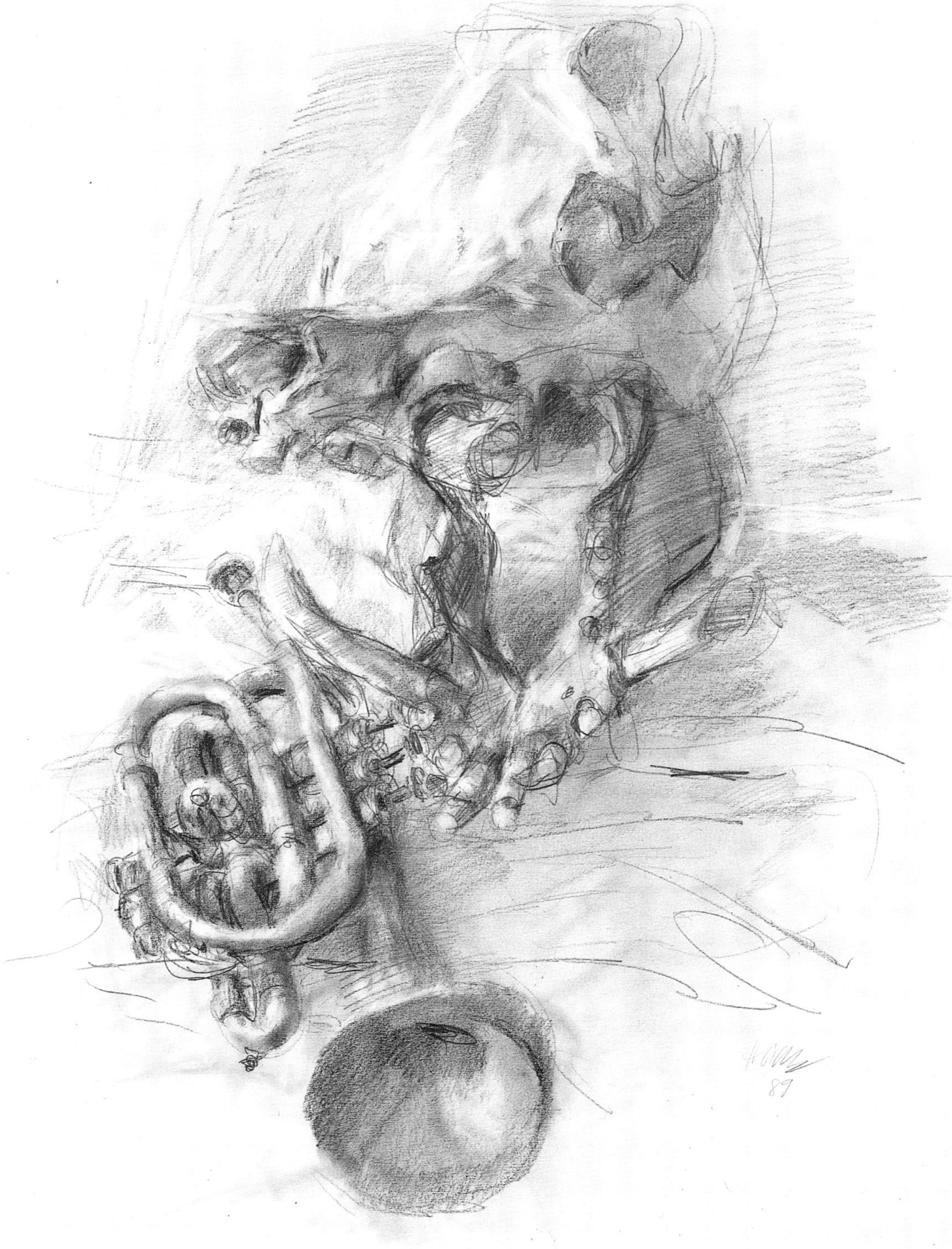



**Stilleben mit Trompete** · 1989 · Bleistiftzeichnung · 67 x 51 cm

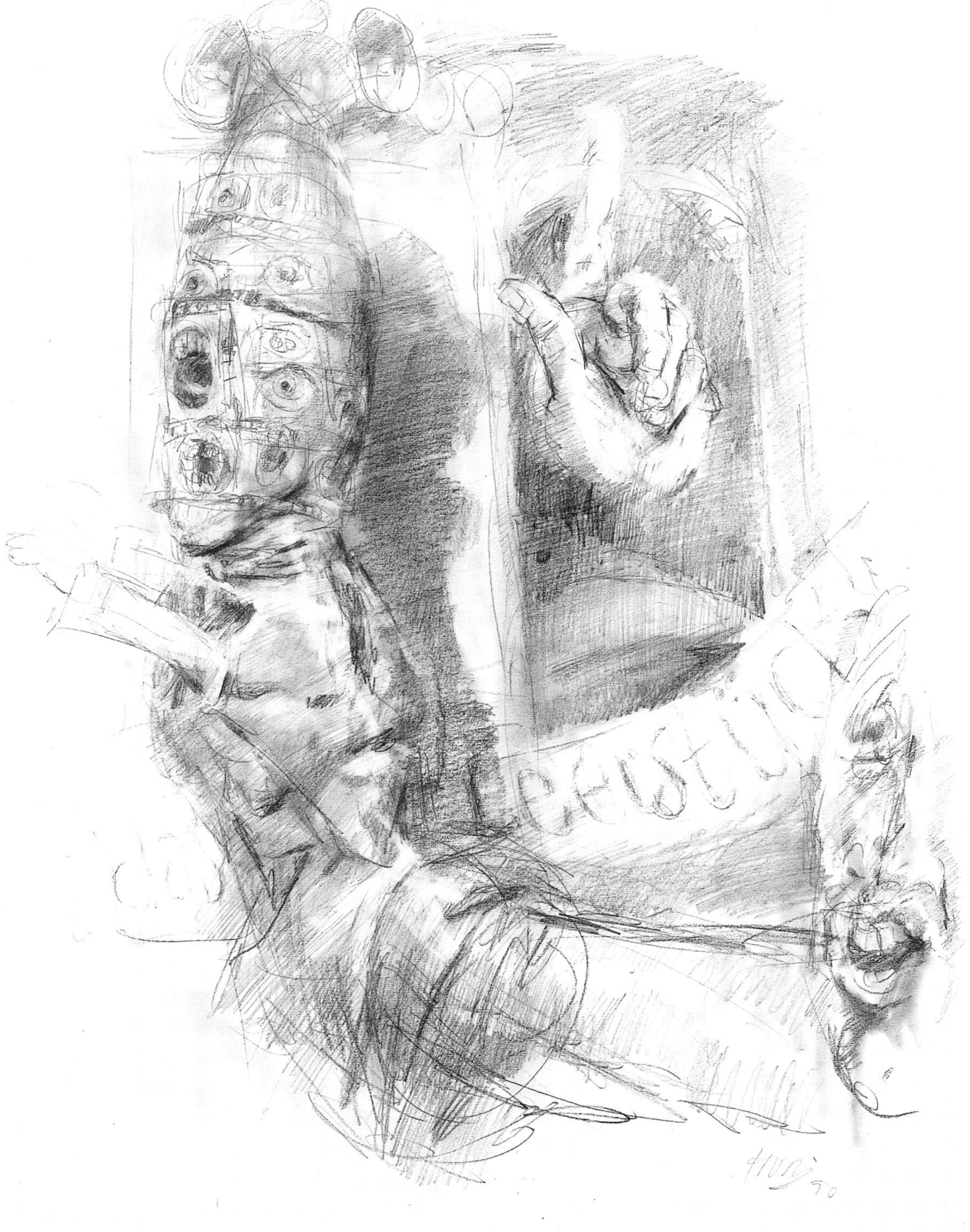

**Das Leerstück** · 1990 · Bleistiftzeichnung · 73 x 51 cm

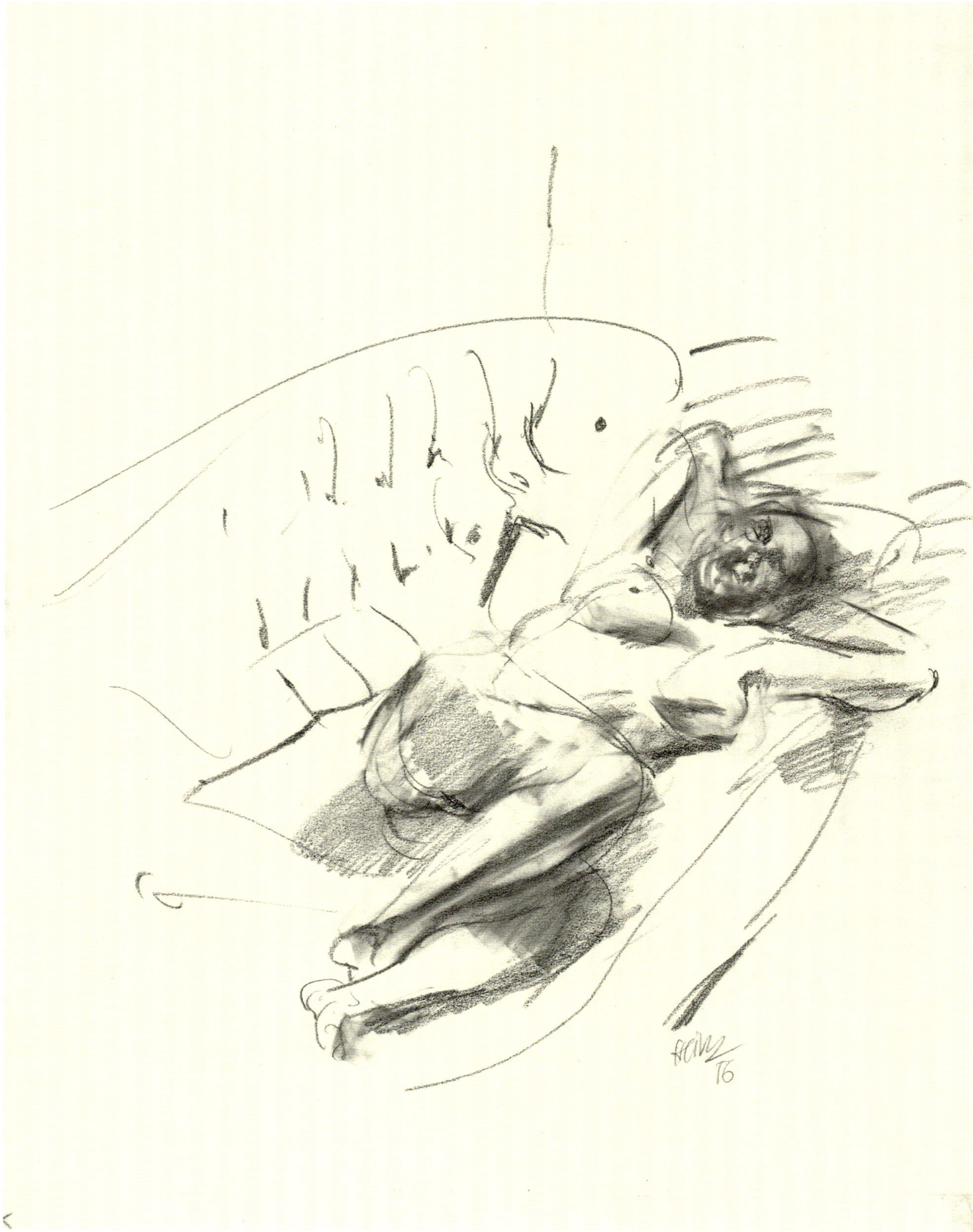



**Akt** · 1976 · Bleistiftzeichnung · 59 x 40 cm

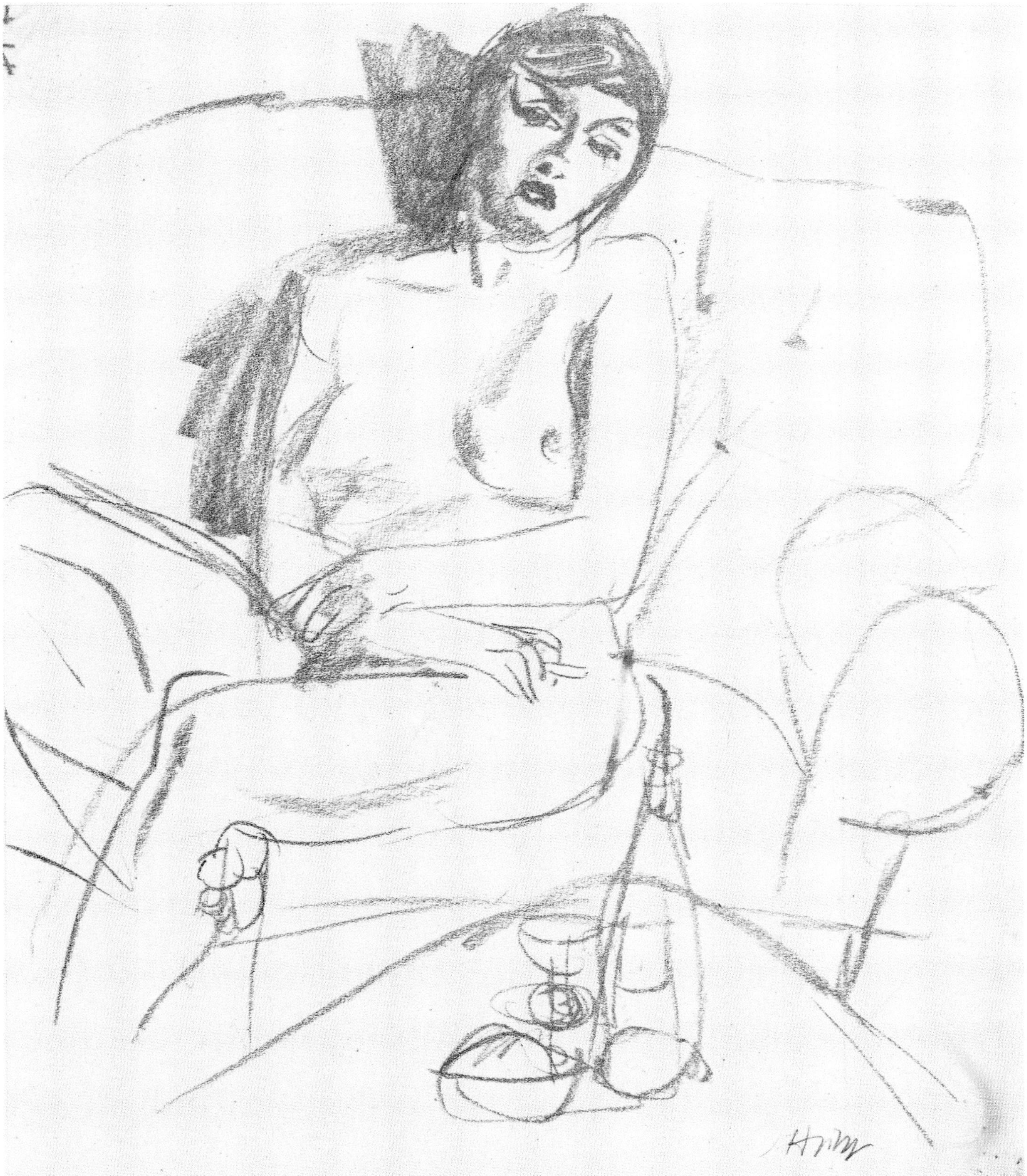

**Akt mit Zigarette** · 1969 · Bleistiftzeichnung · 34 x 29 cm

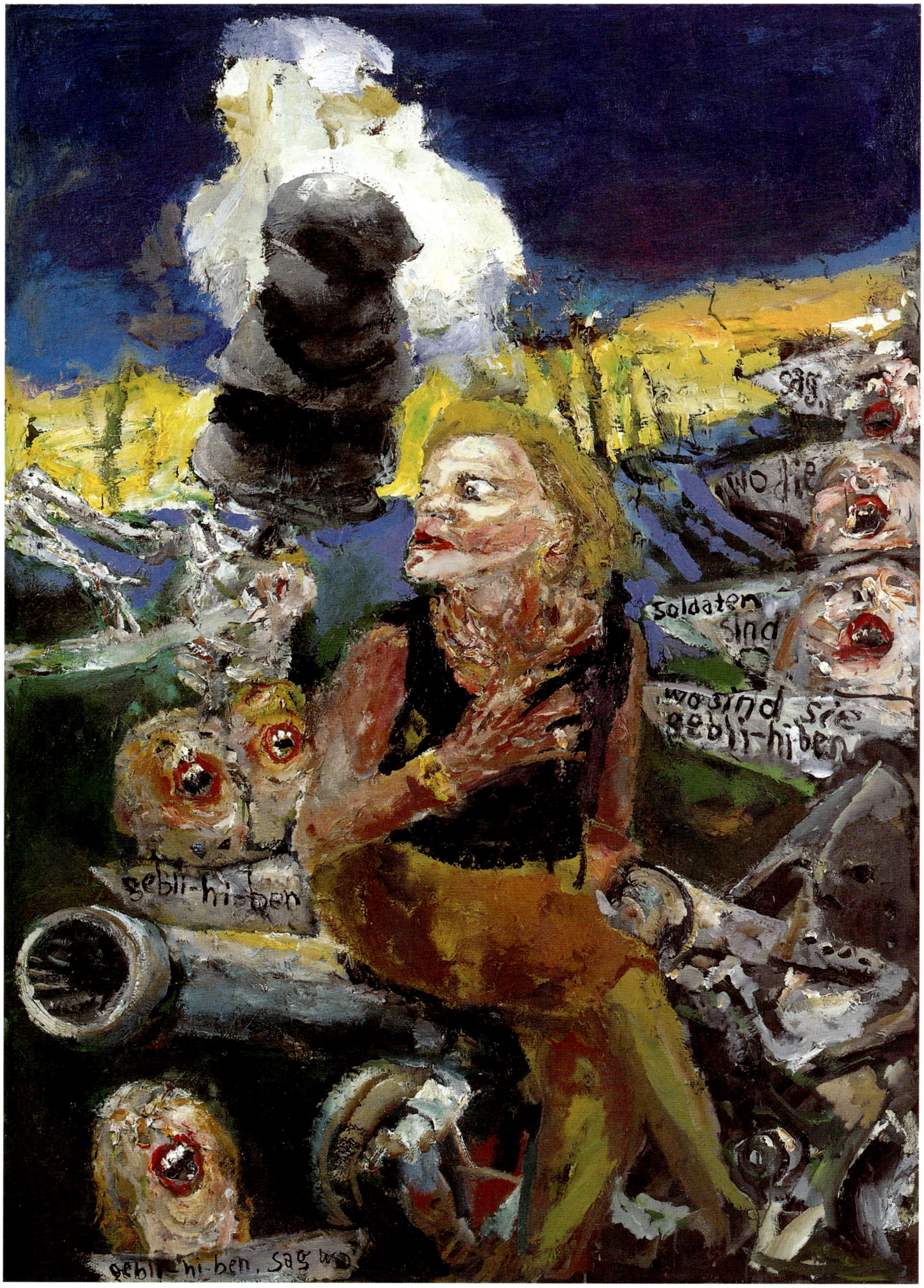
sag
wo die
soldaten sind
wo sind sie gebli-hi-ben
gebli-hi-ben
gebli-hi-ben, sag



**Der erfolgreiche Antikriegssong** · 1975 · Öl auf Hartfaser · 164 x 118 cm

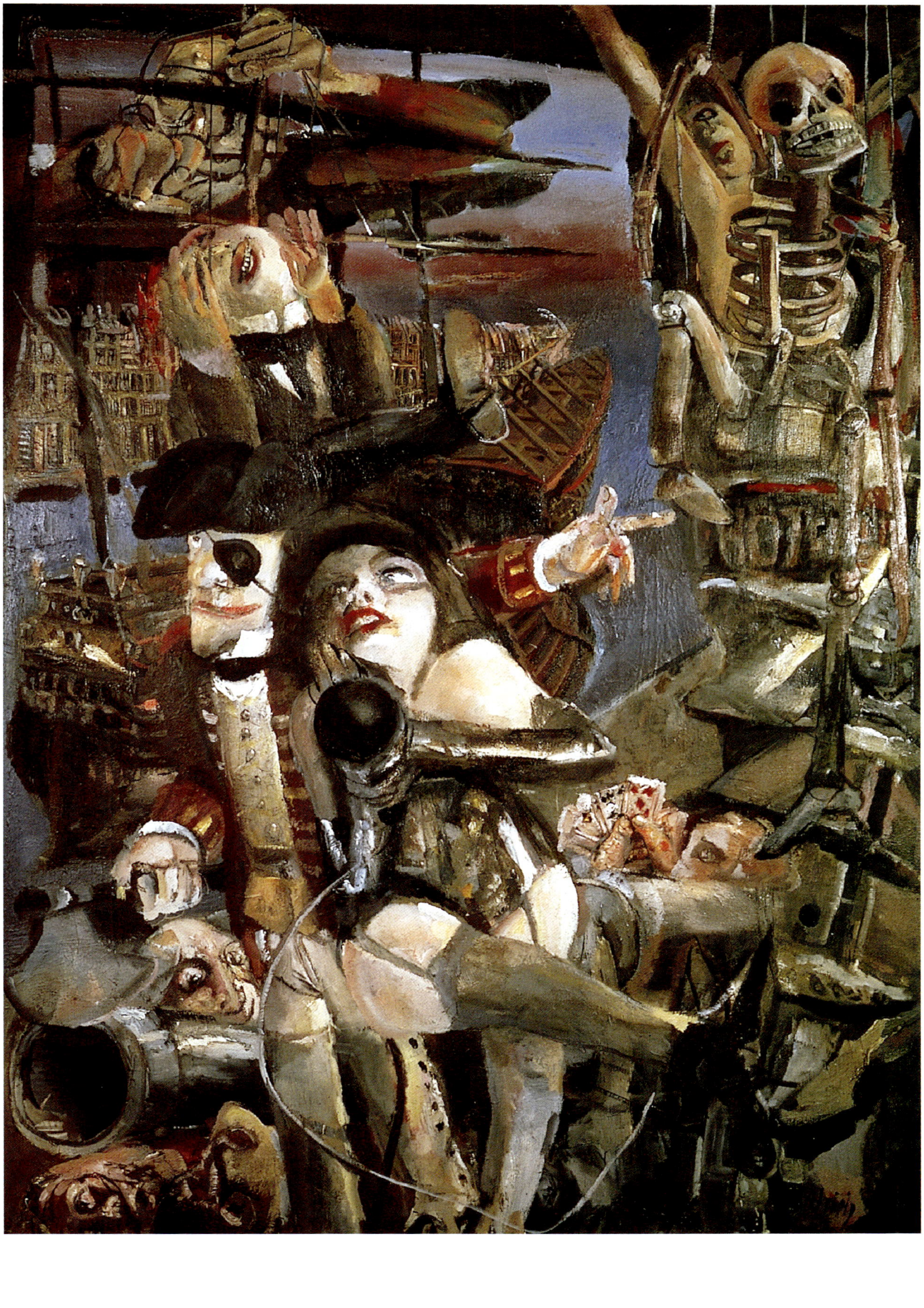

**Seeräuberjenny** · 1979/80 · Öl auf Leinwand · 250 x 200 cm

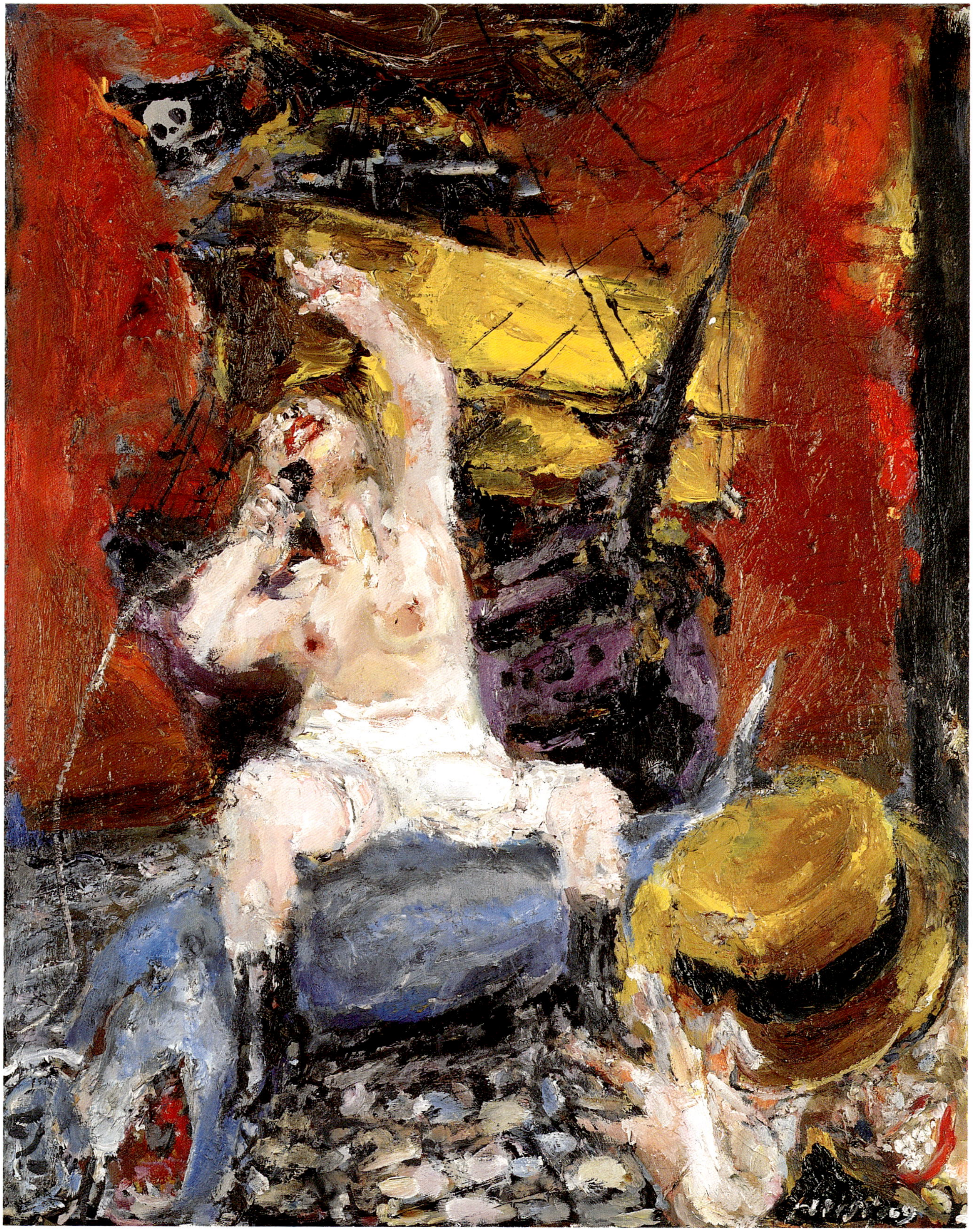

**Seeräuberjenny** · 1996 · Öl auf Leinwand · 90 x 70 cm

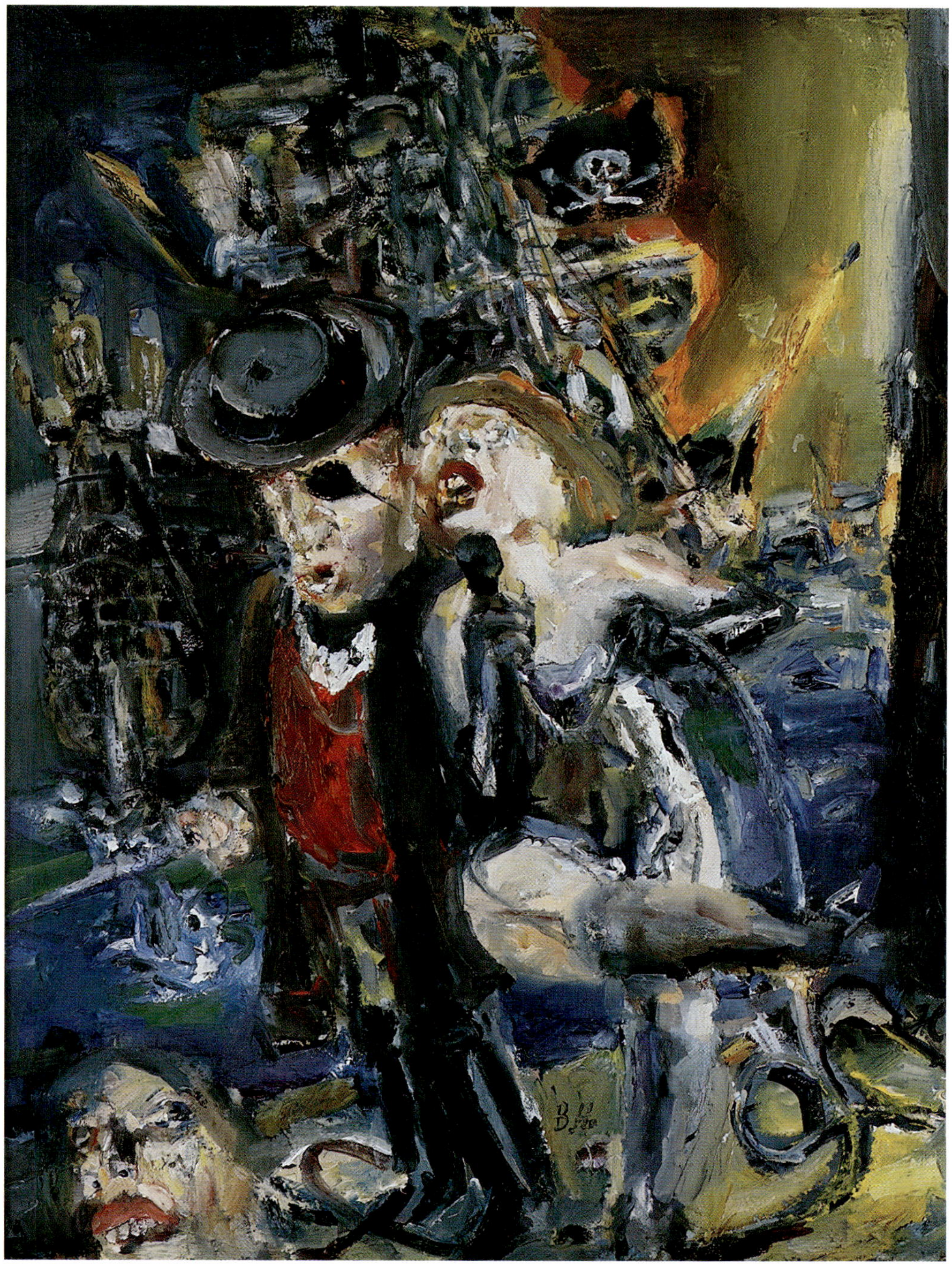

**Seeräuberjenny I** · 1988 · Öl auf Leinwand · 80 x 60 cm

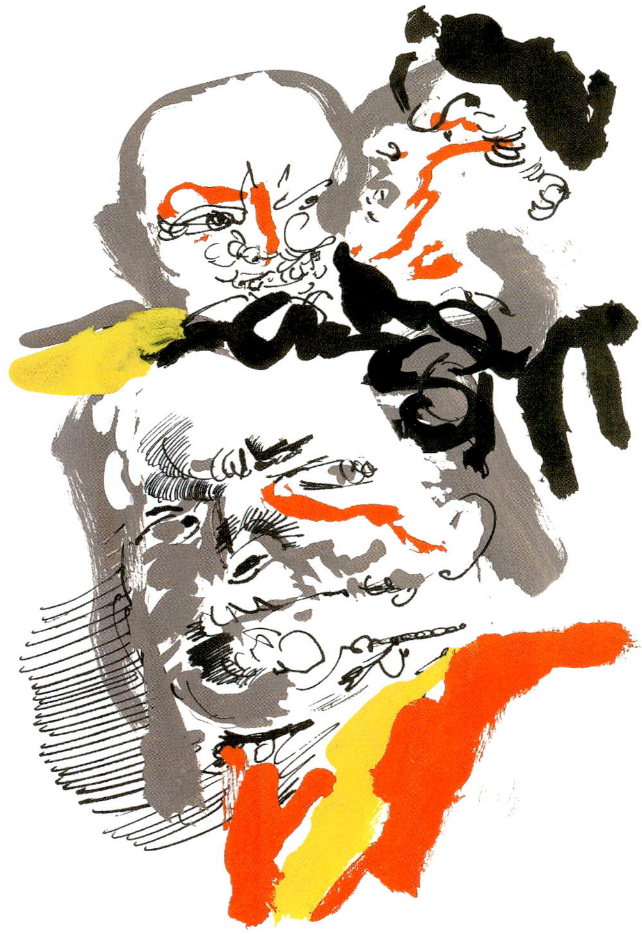

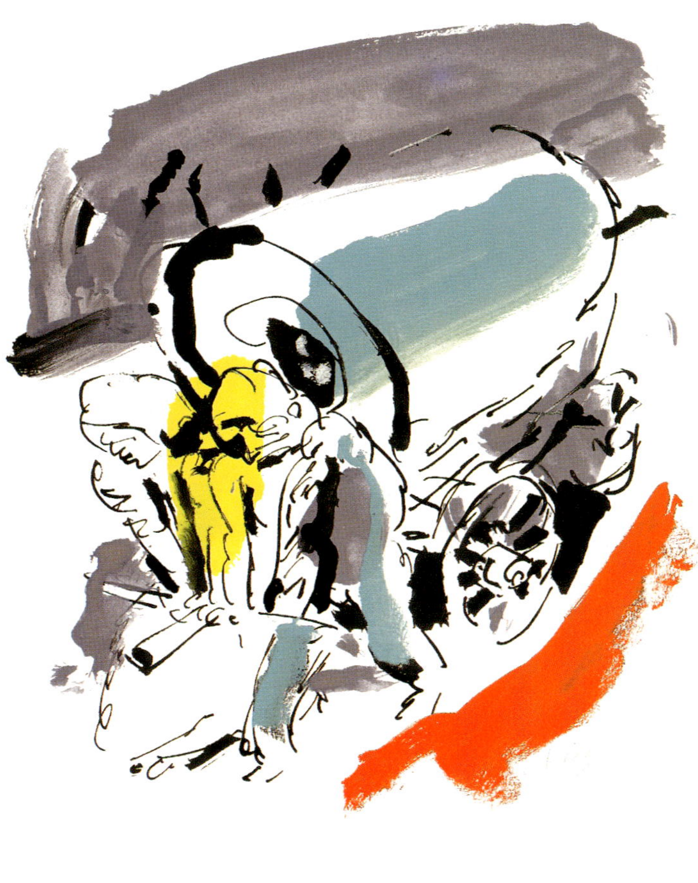

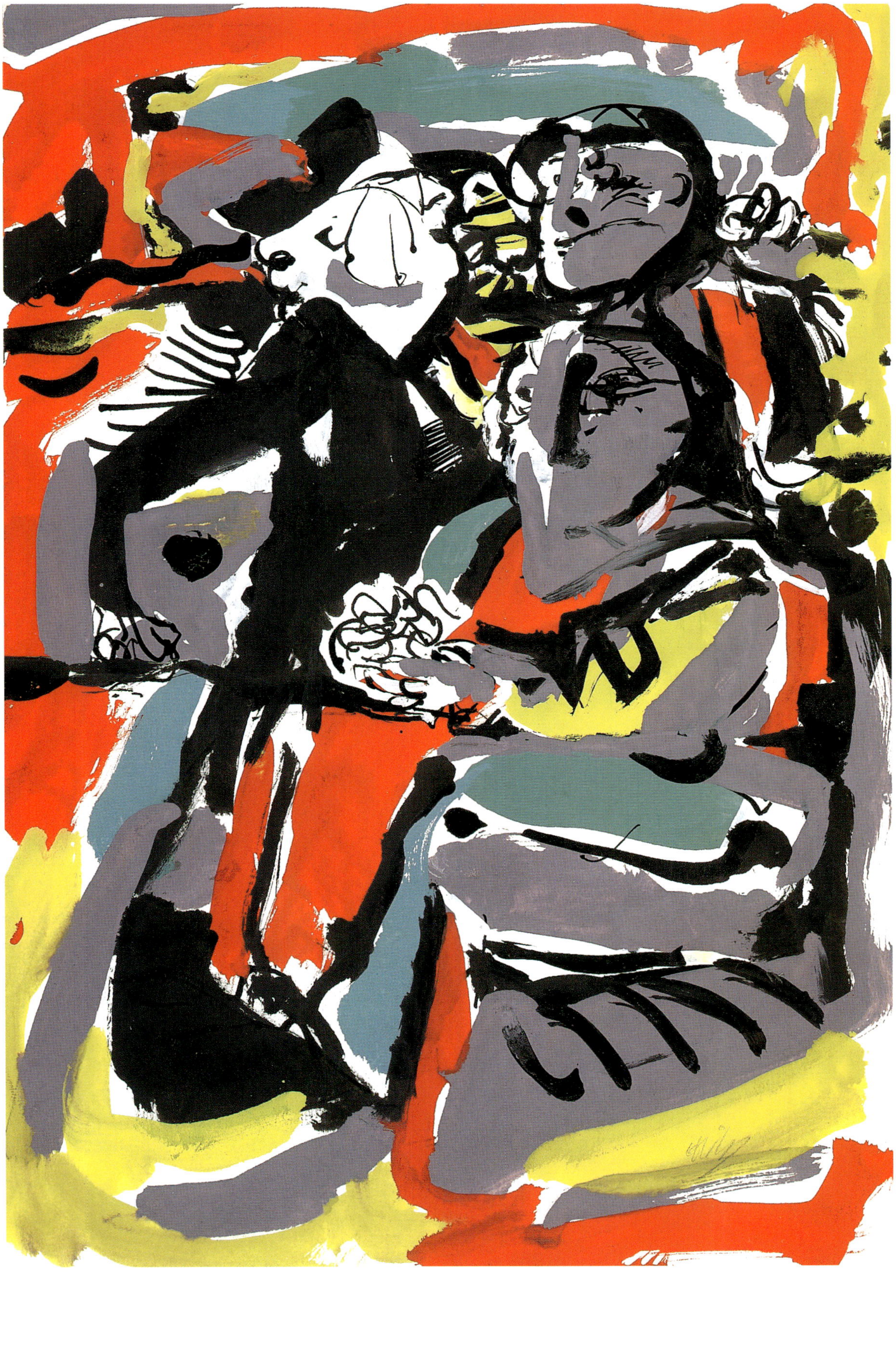

Illustrationen zu Bertolt Brecht, Mutter Courage und ihre Kinder · 1964

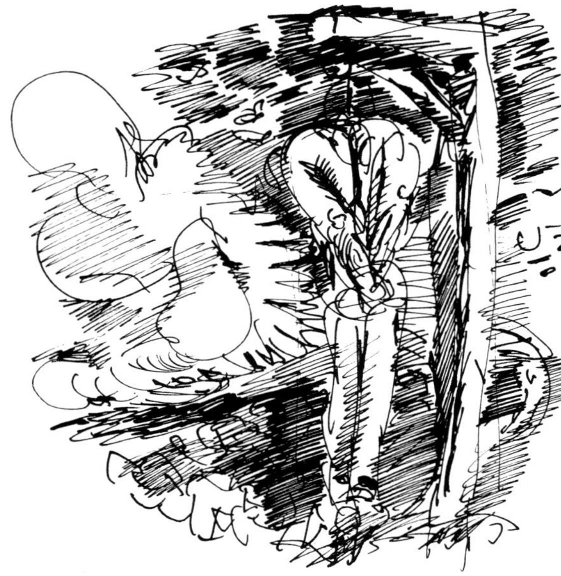

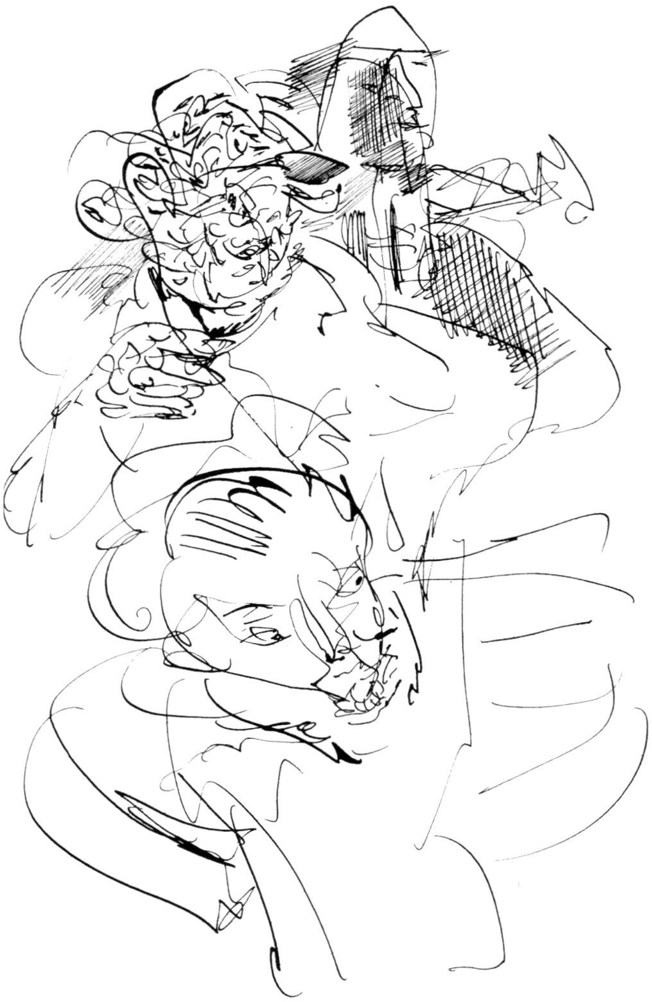

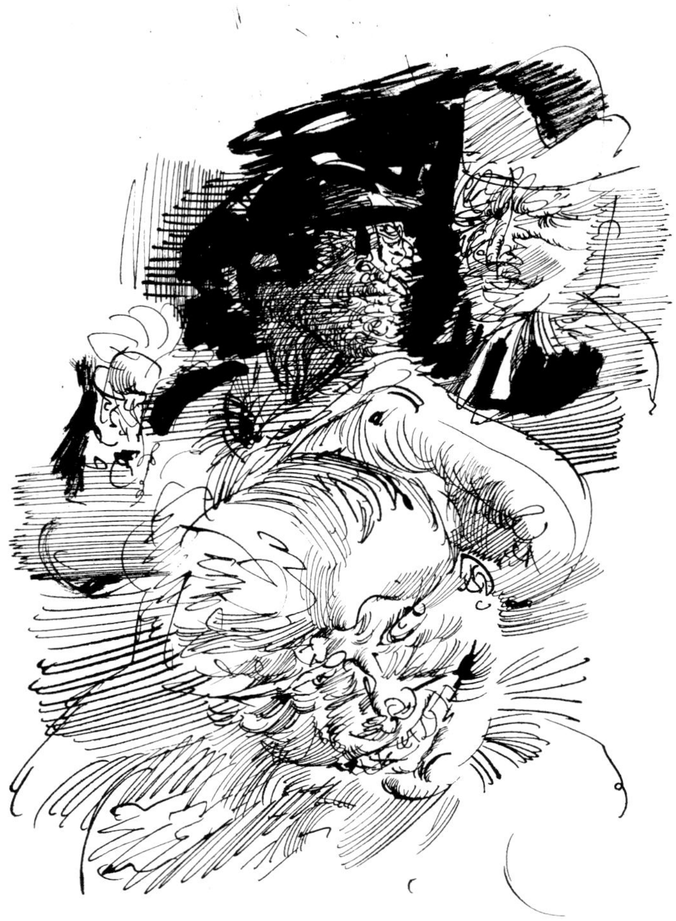

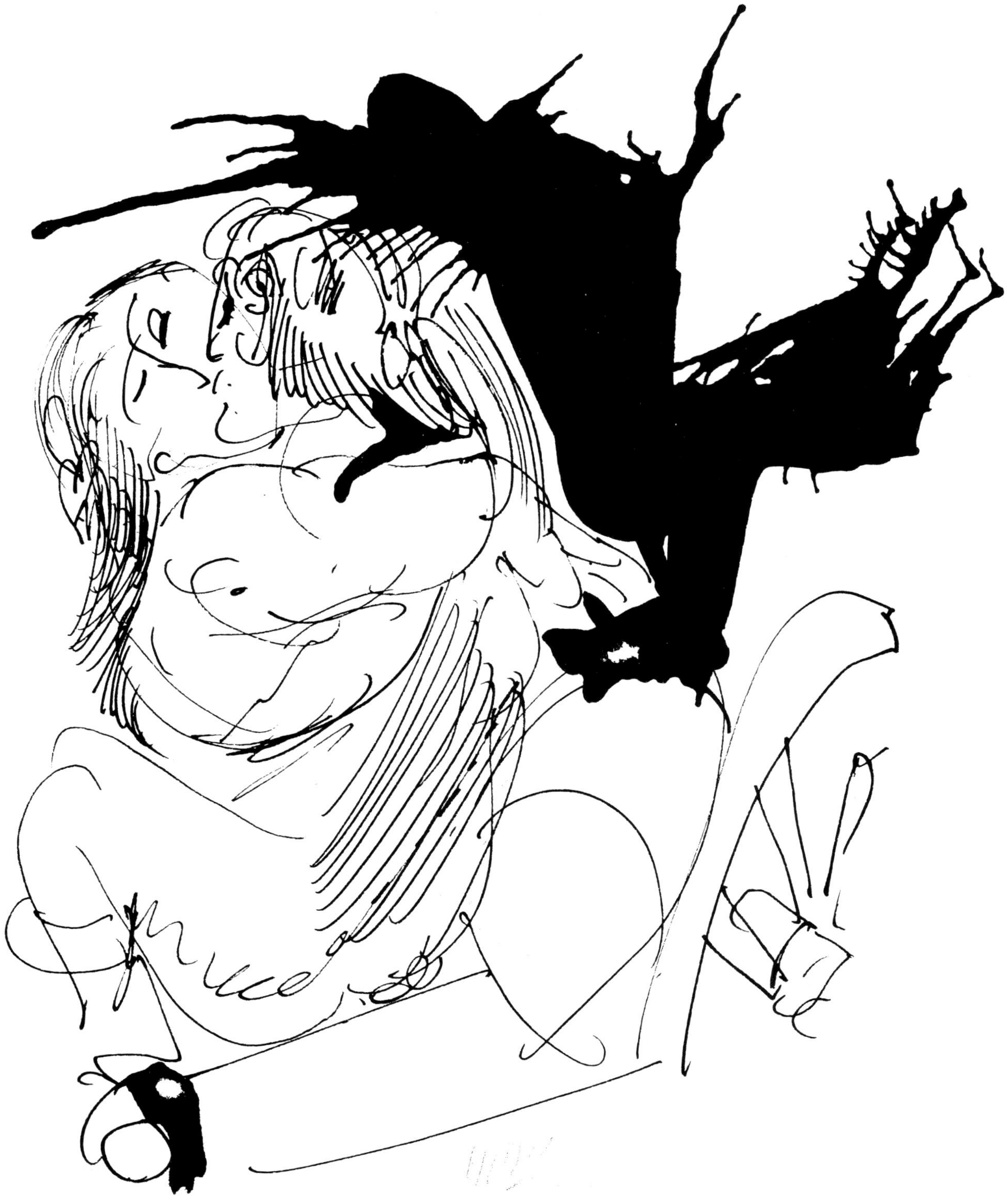

Illustrationen zu Bertolt Brecht, Mutter Courage und ihre Kinder · 1964

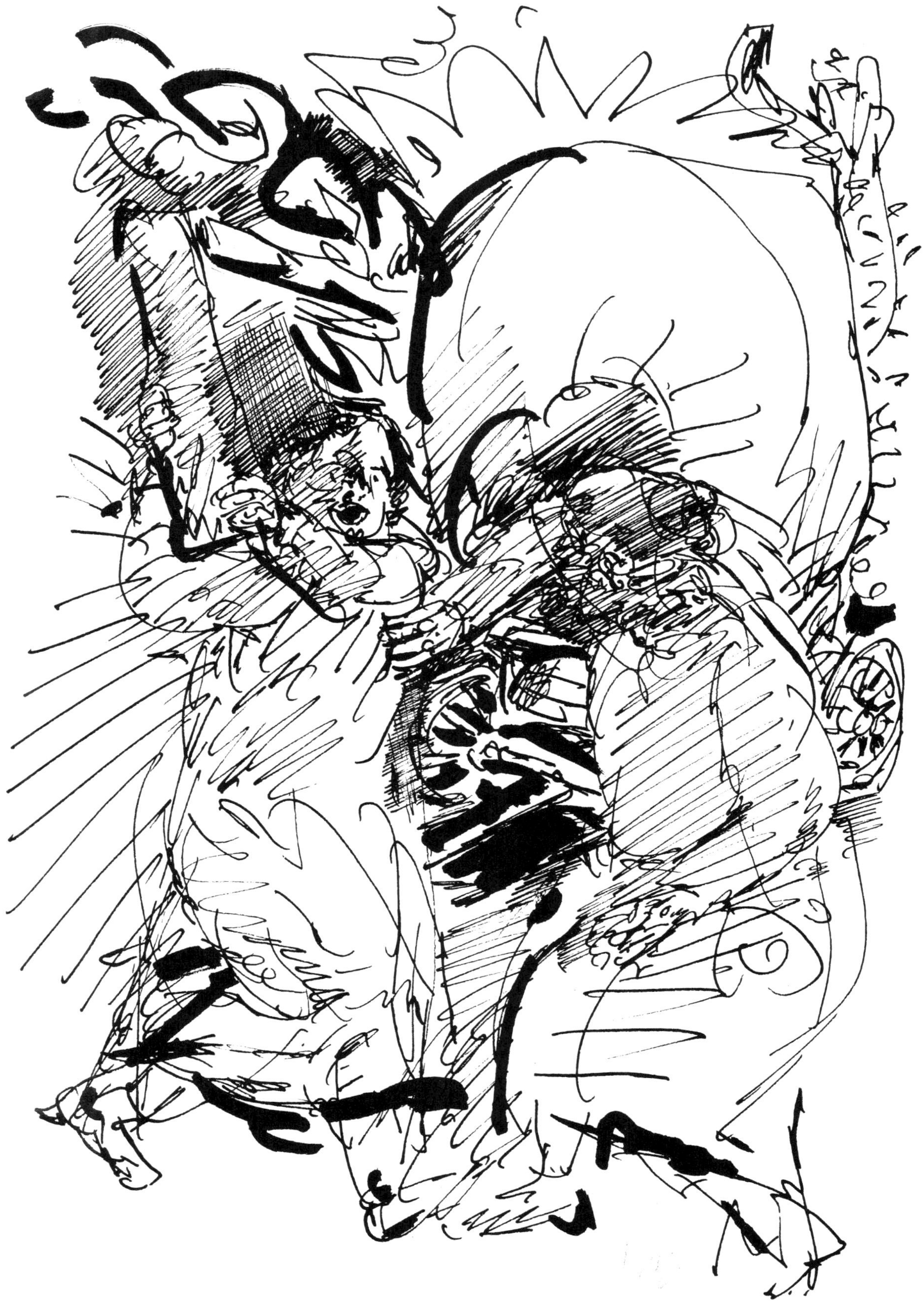

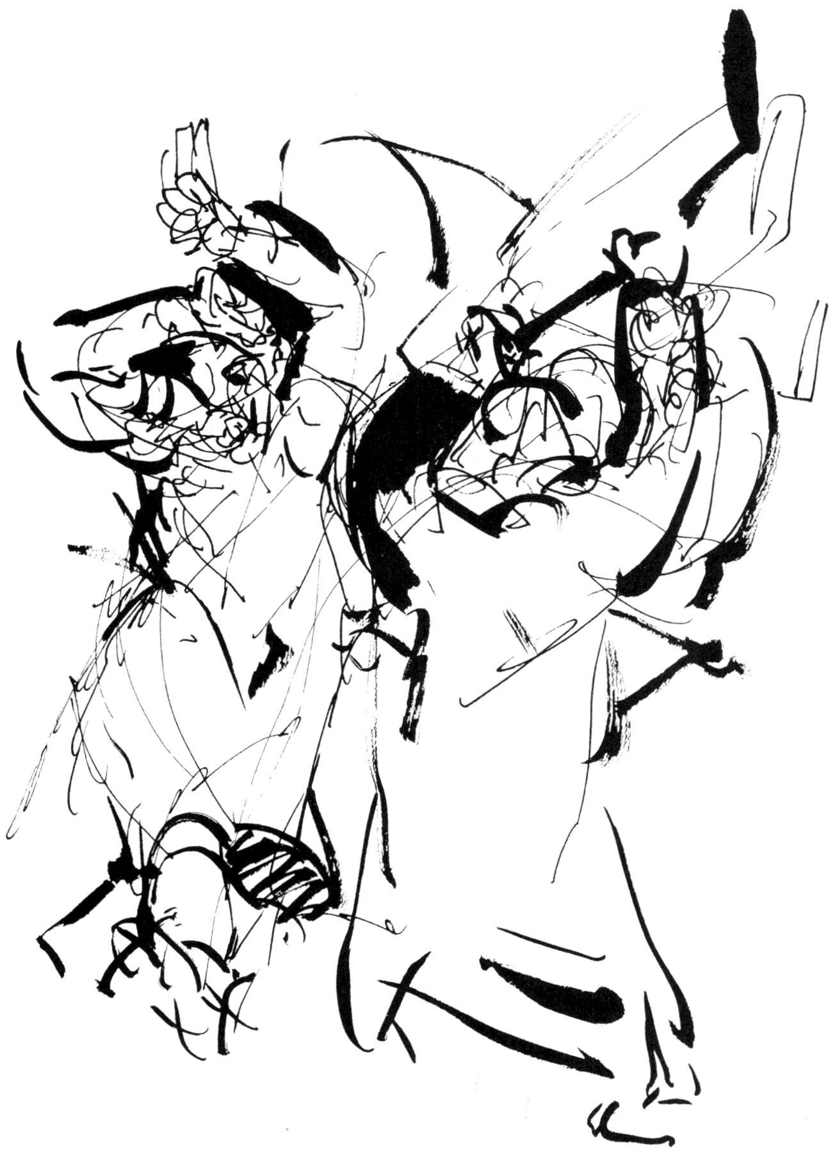

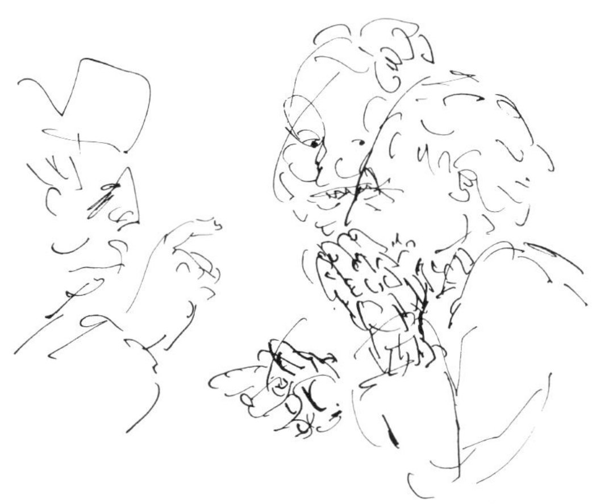

**Illustrationen zu Bertolt Brecht, Mutter Courage und ihre Kinder** · 1964

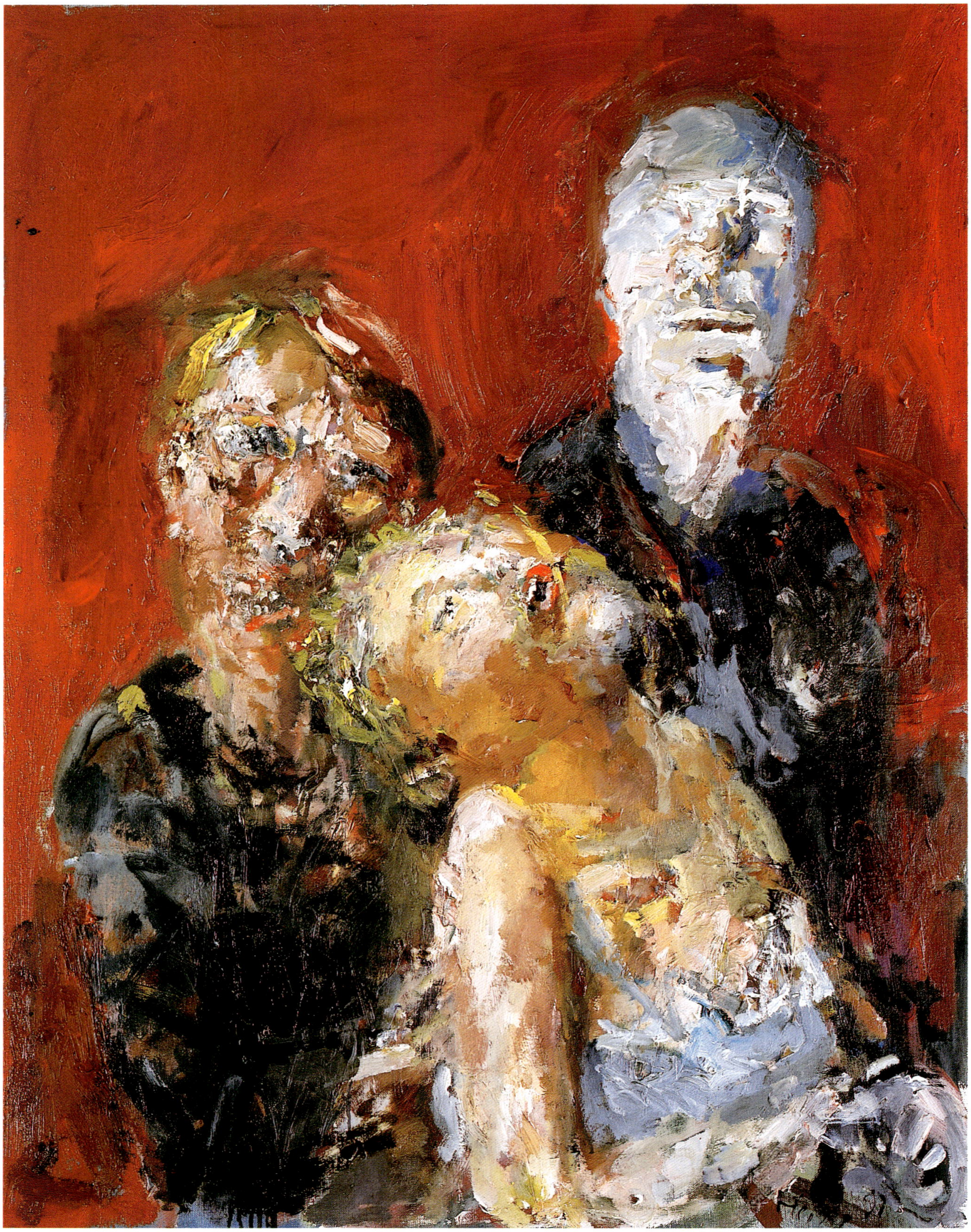

 **»… und heute Nacht? – Was geht's Dich an – hab' ich doch meine Freude dran« (zu Faust)** · 1997 · Öl auf Leinwand · 90 x 70 cm

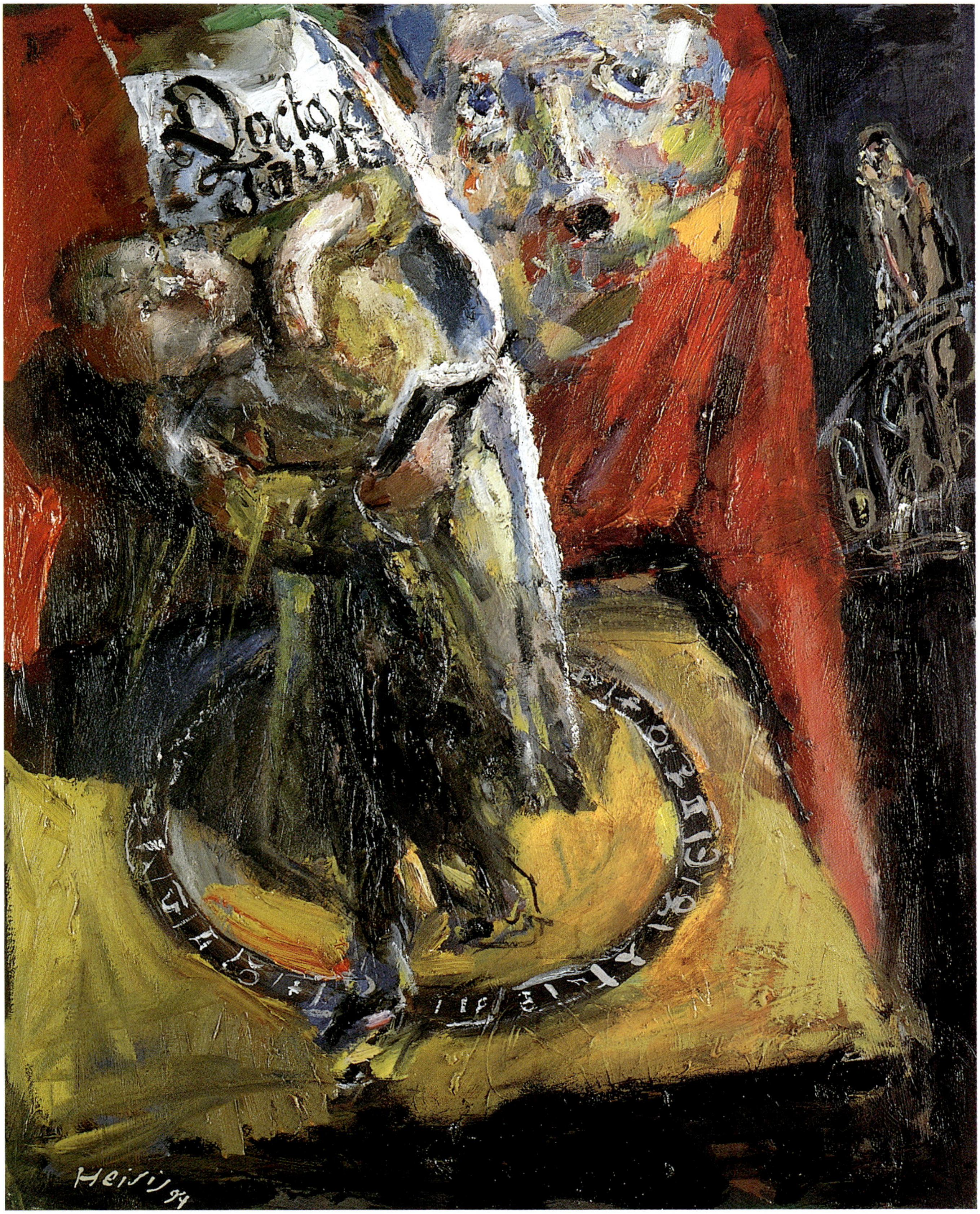


**»Weh, ich ertrag Dich nicht« (zu Faust)** · 1994 · Öl auf Leinwand · 100 x 80 cm

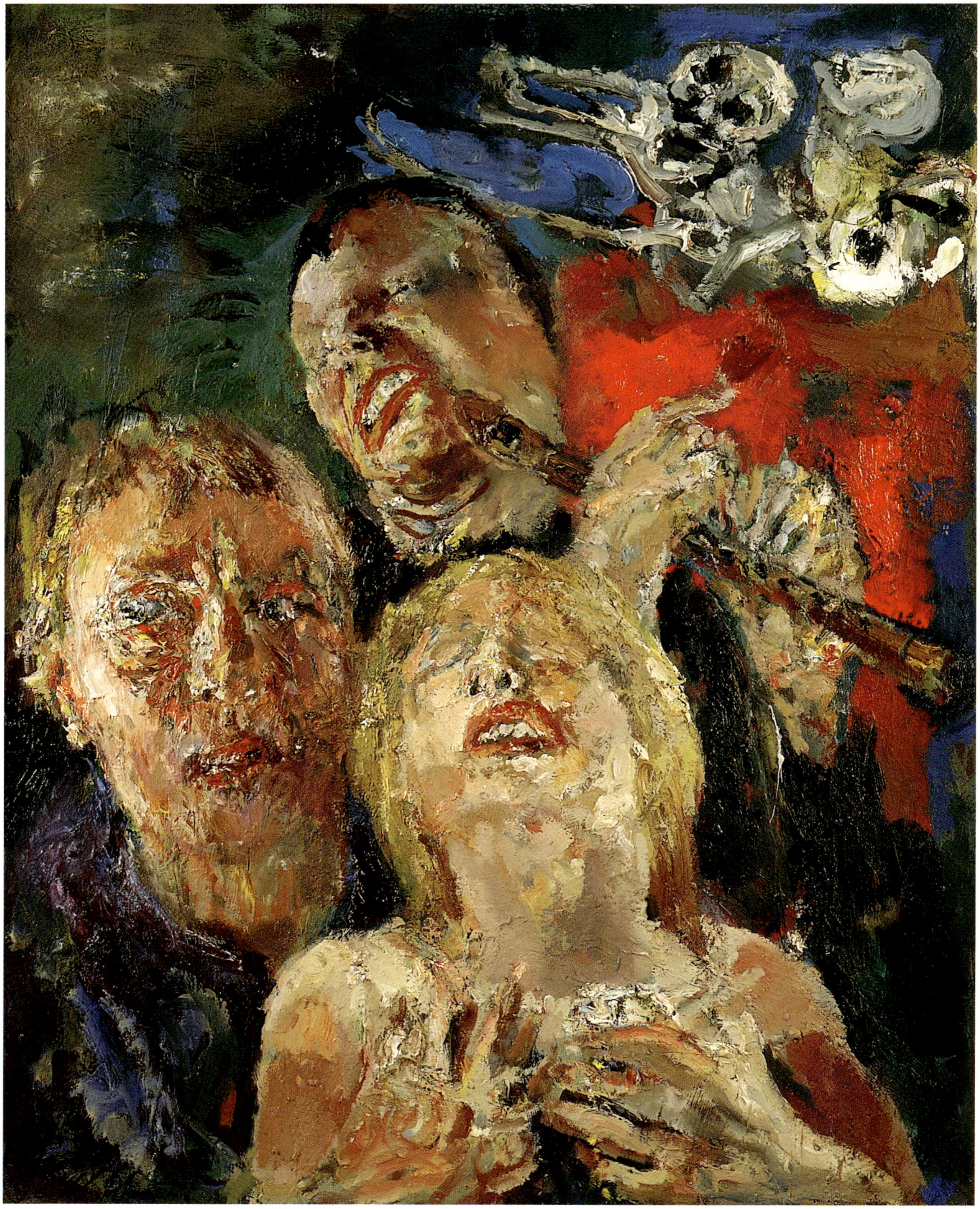



**»Sie ist die Erste nicht …« (zu Faust)** · 1995 · Öl auf Leinwand · 100 x 80 cm

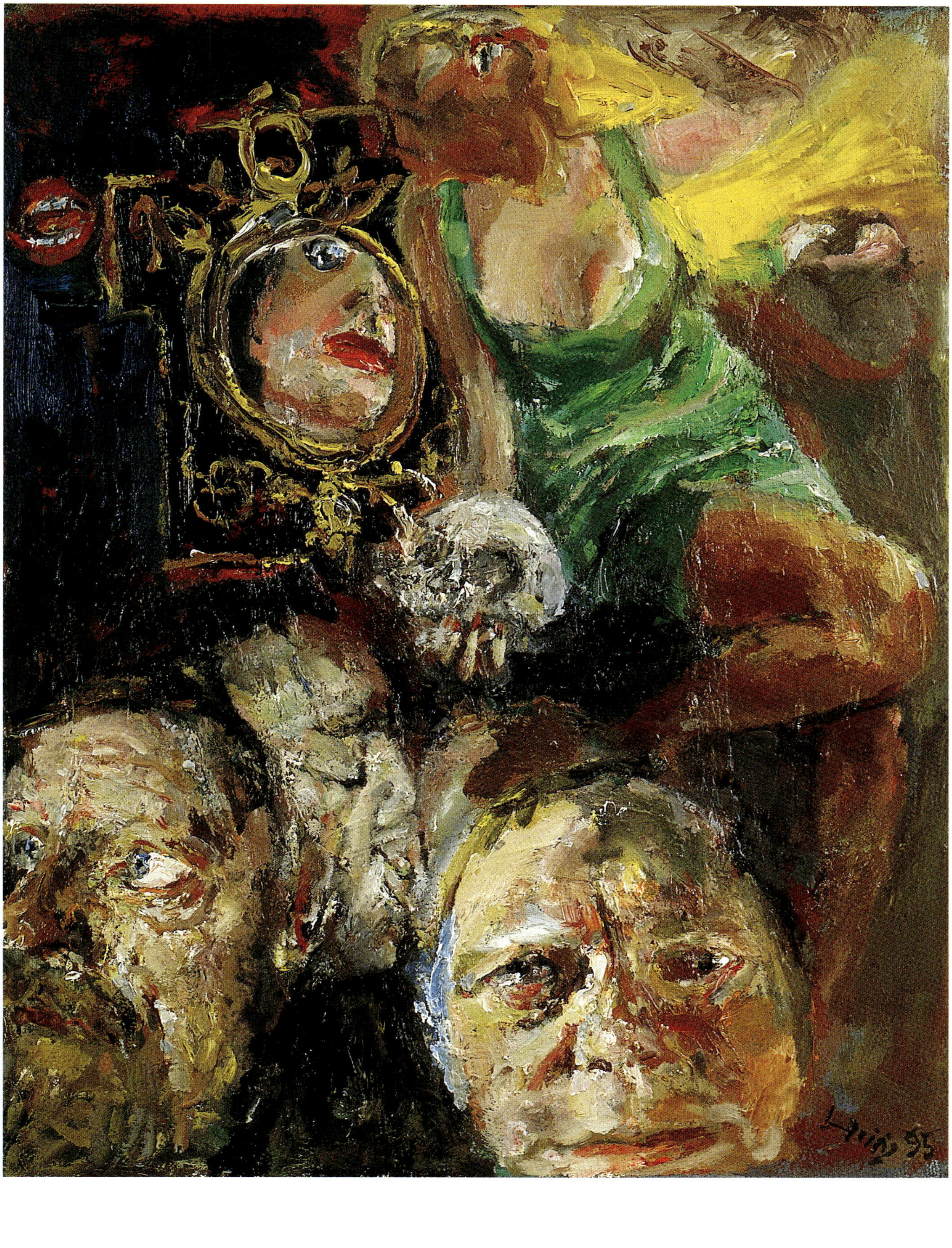

**Die Hexenküche** · 1995 · Öl auf Leinwand · 100 x 80 cm

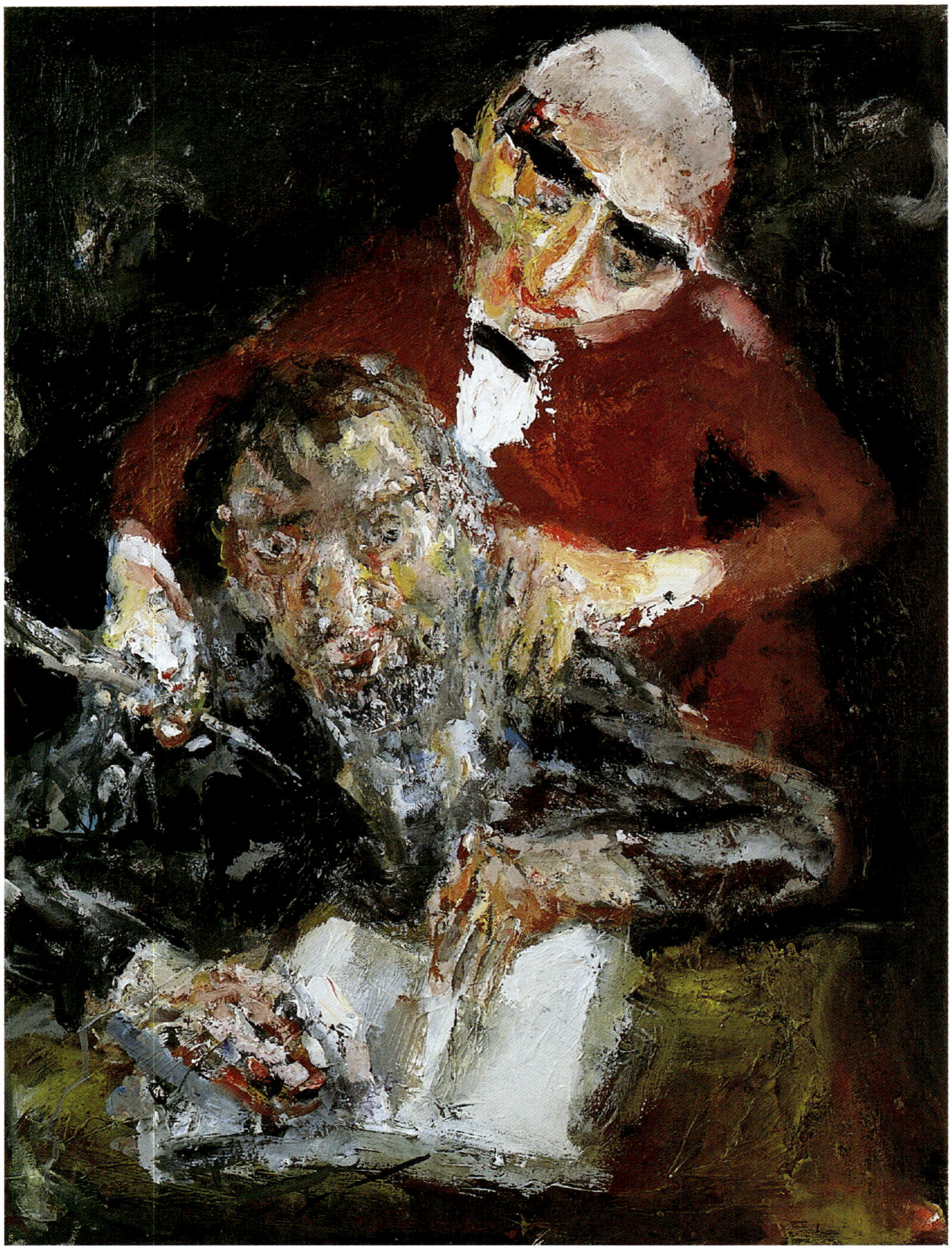



**Der Pakt (zu Faust)** (zweite Fassung) · 1995 · Öl auf Leinwand · 80 x 60 cm

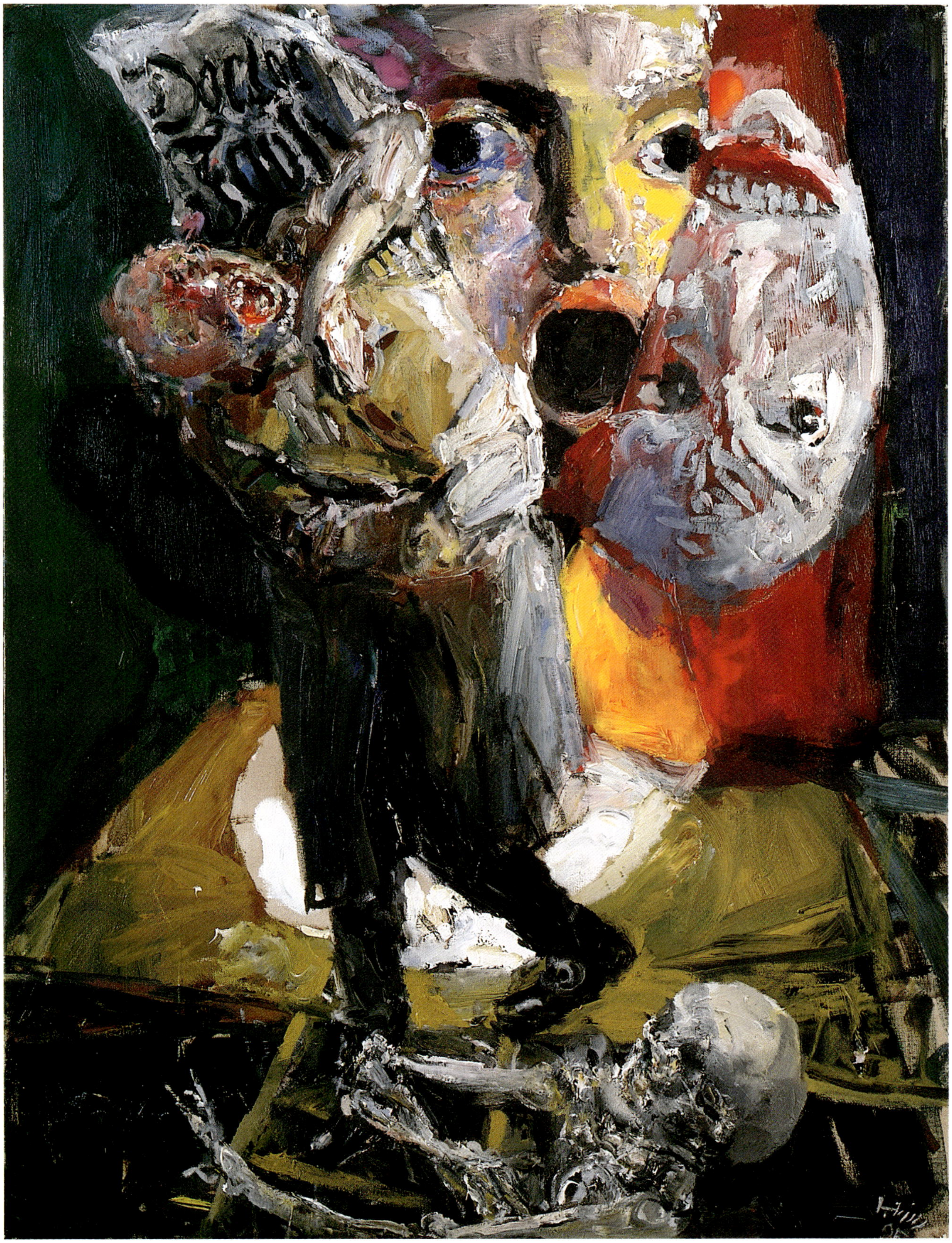

**»Weh, ich ertrag Dich nicht« (zu Faust)** · 1995 · Öl auf Leinwand · 120 x 90 cm

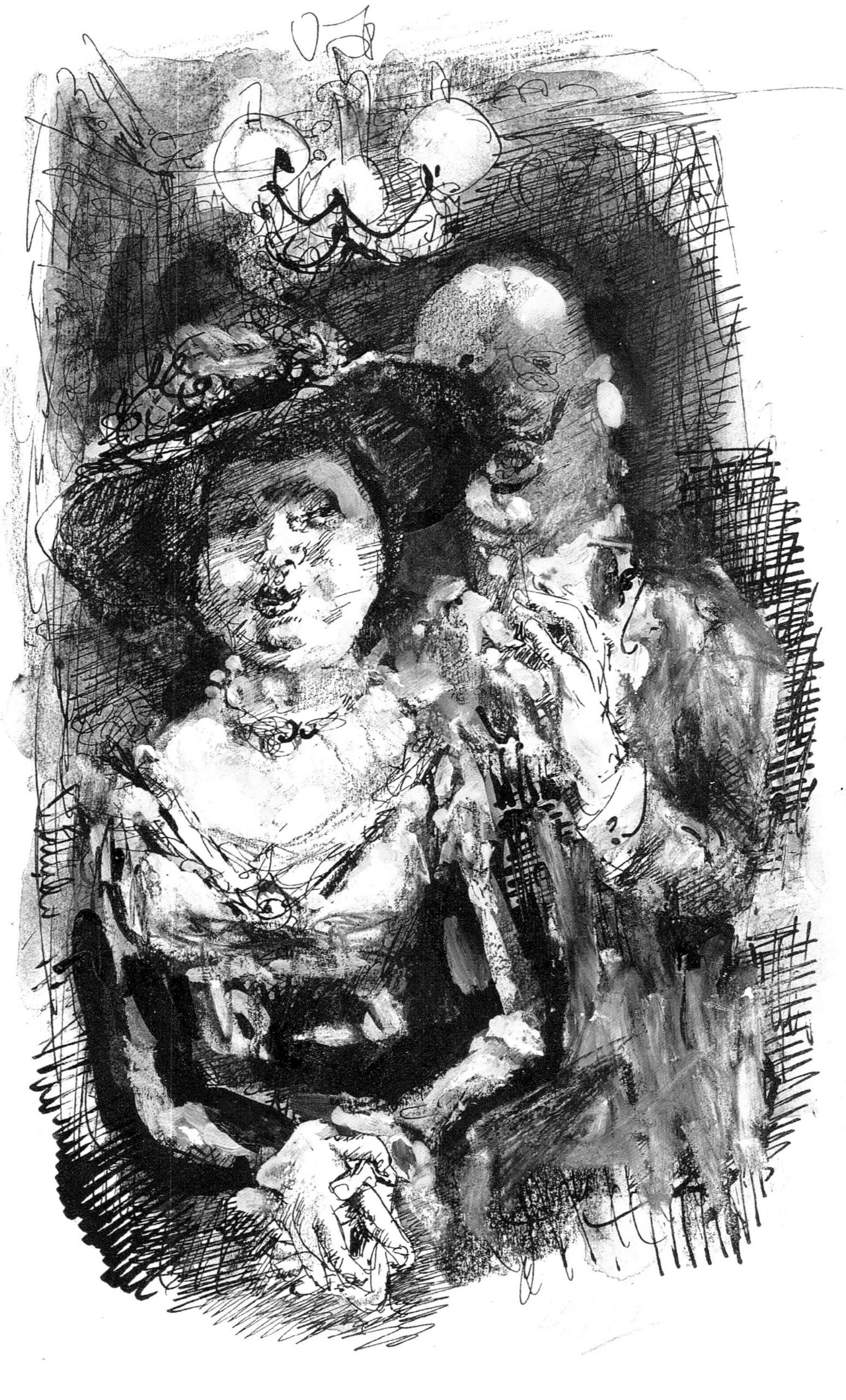



**Illustrationen zu Heinrich Mann, Der Untertan** · 1991/92

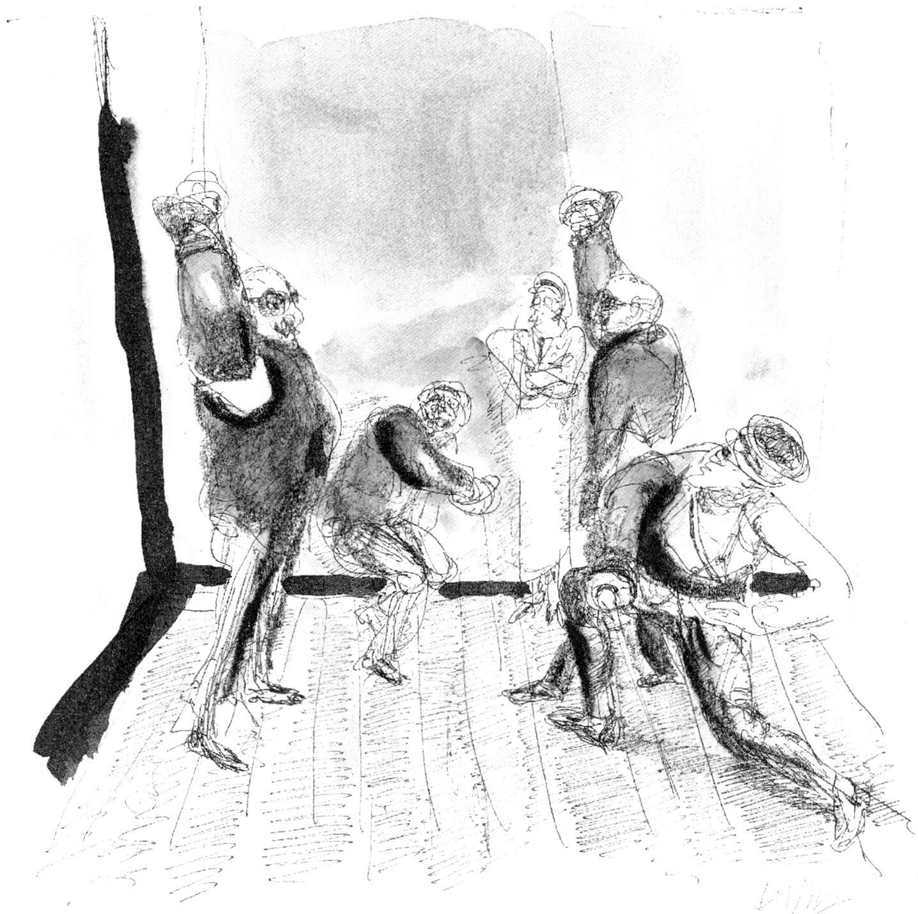

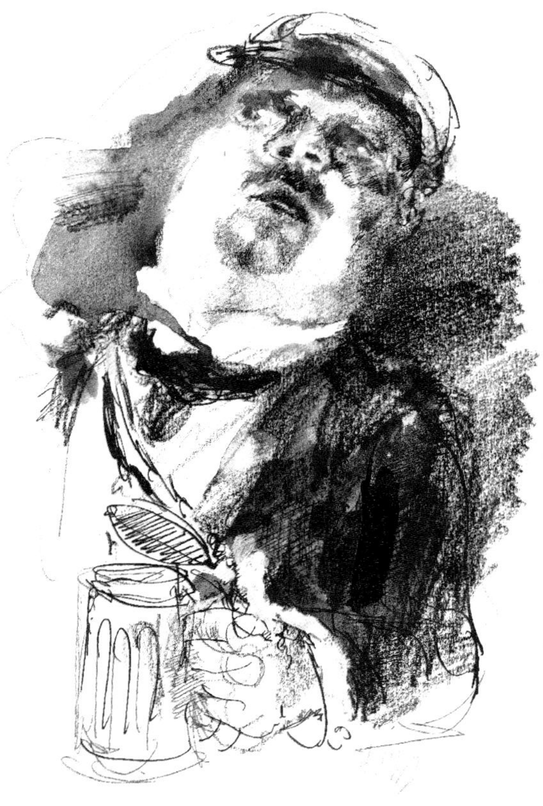

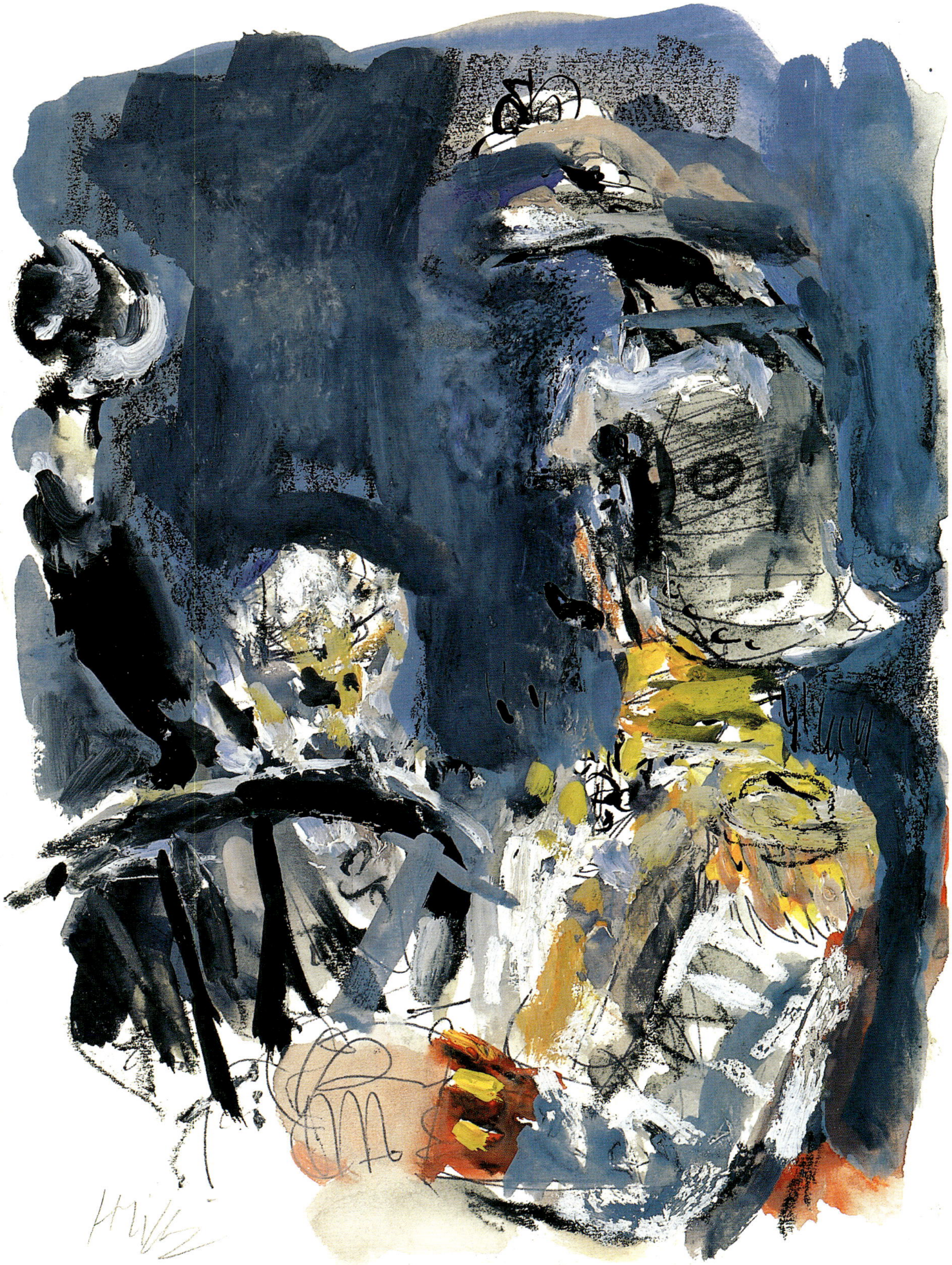

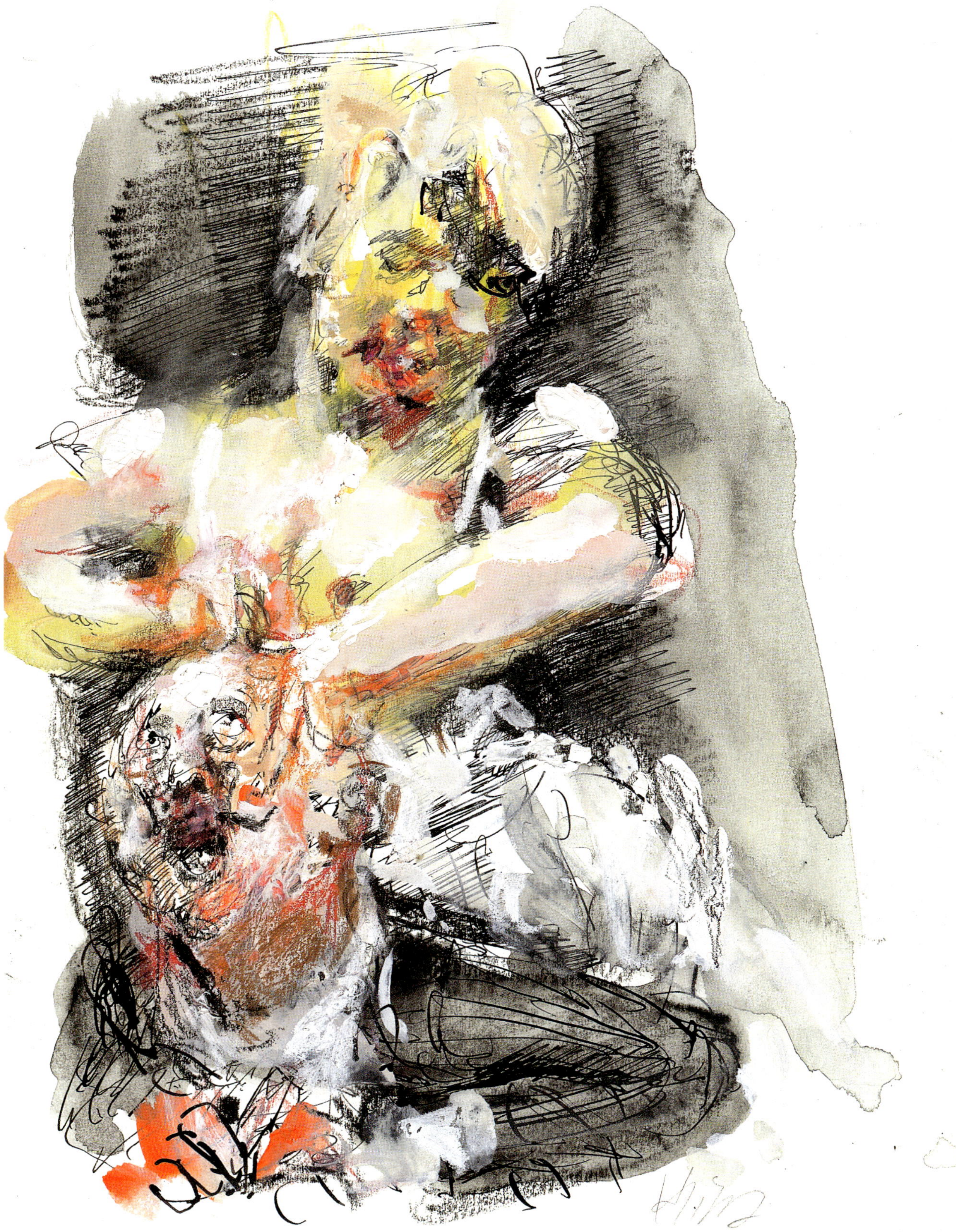

Illustrationen zu Heinrich Mann, Der Untertan · 1991/92

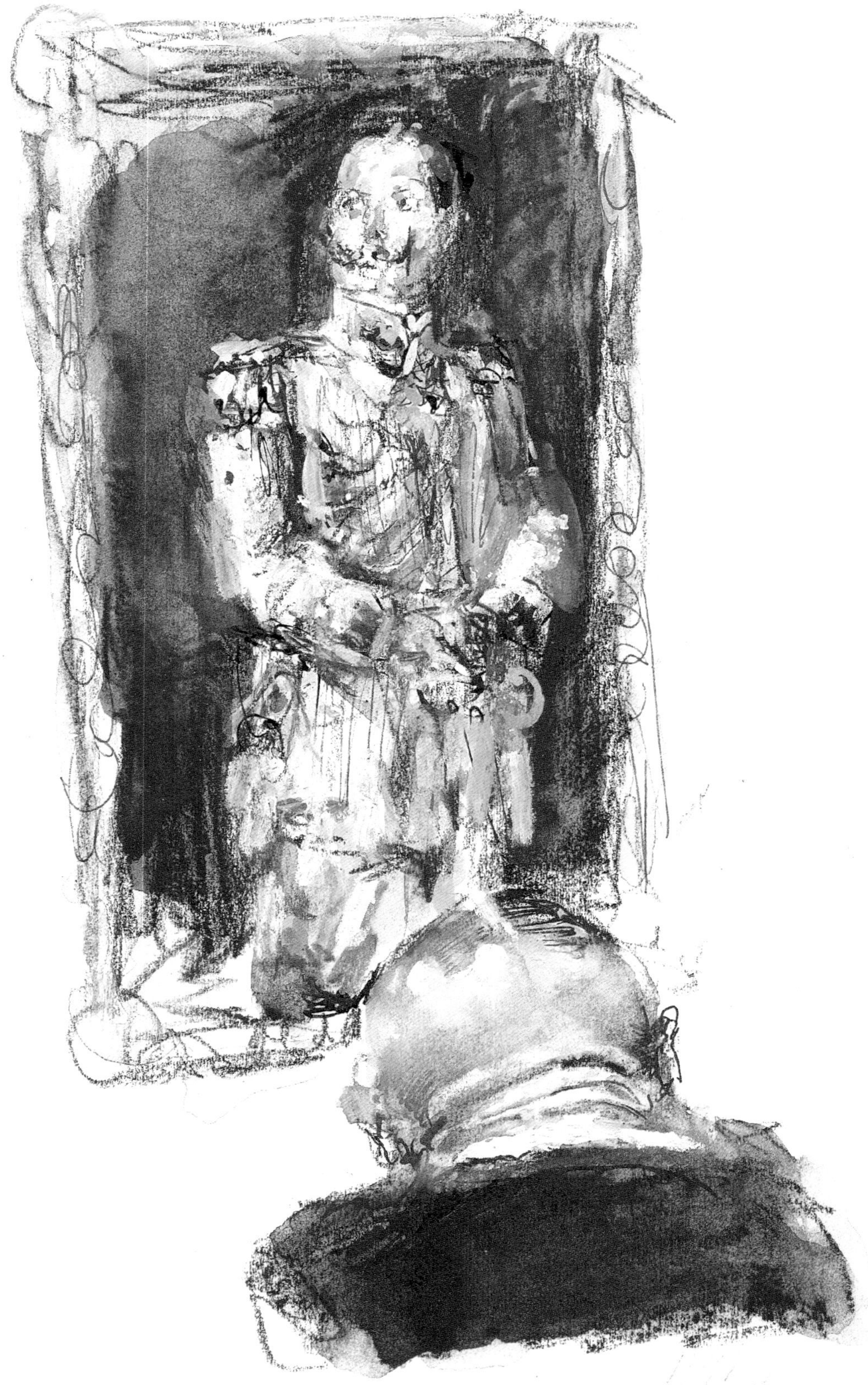

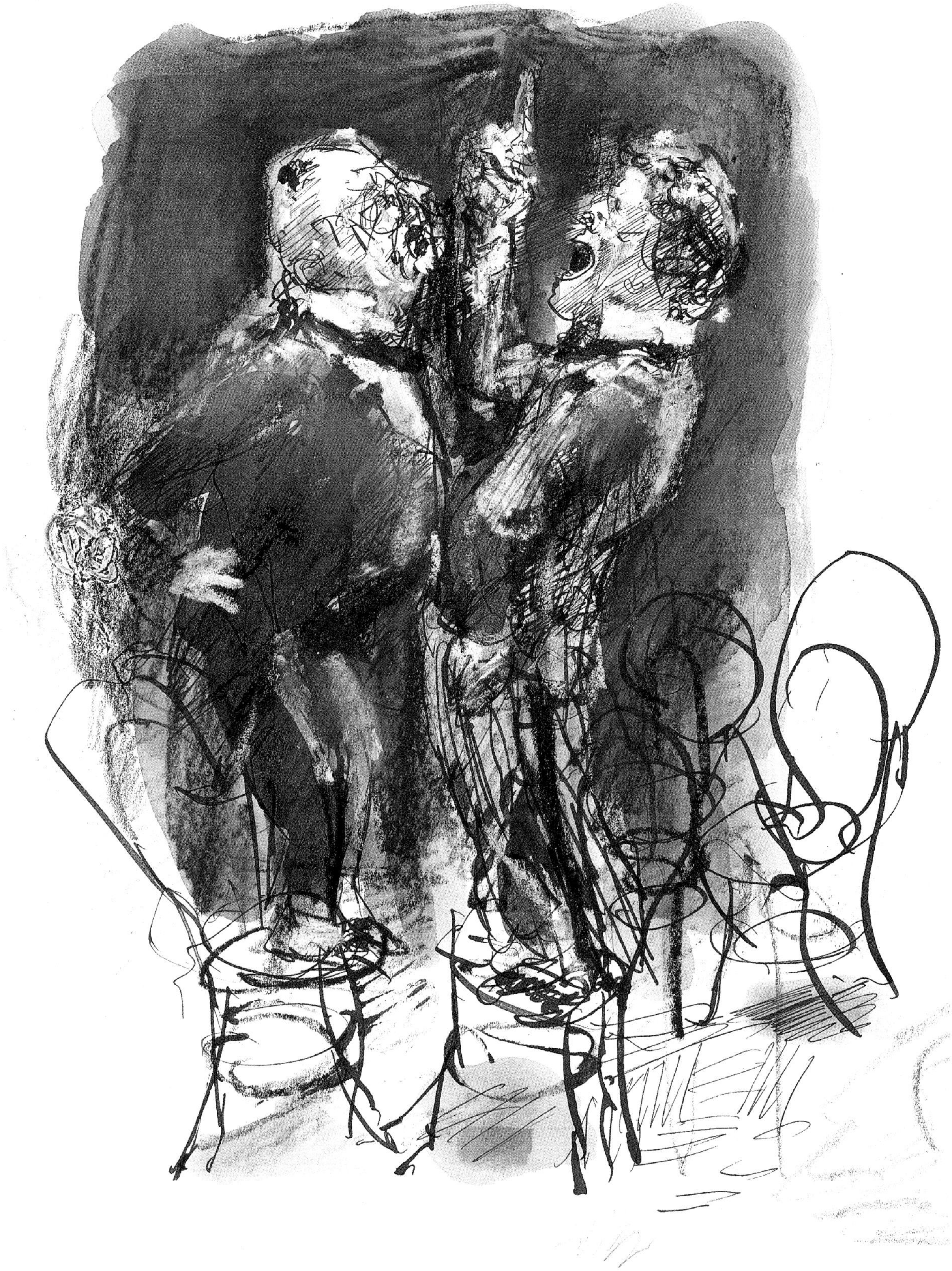

**Illustrationen zu Heinrich Mann, Der Untertan** · 1991/92

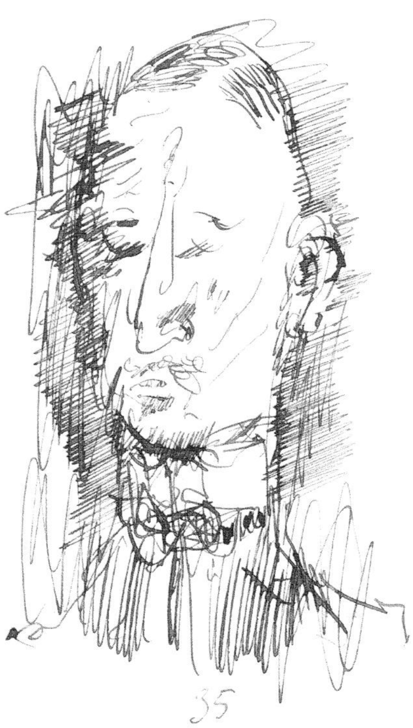

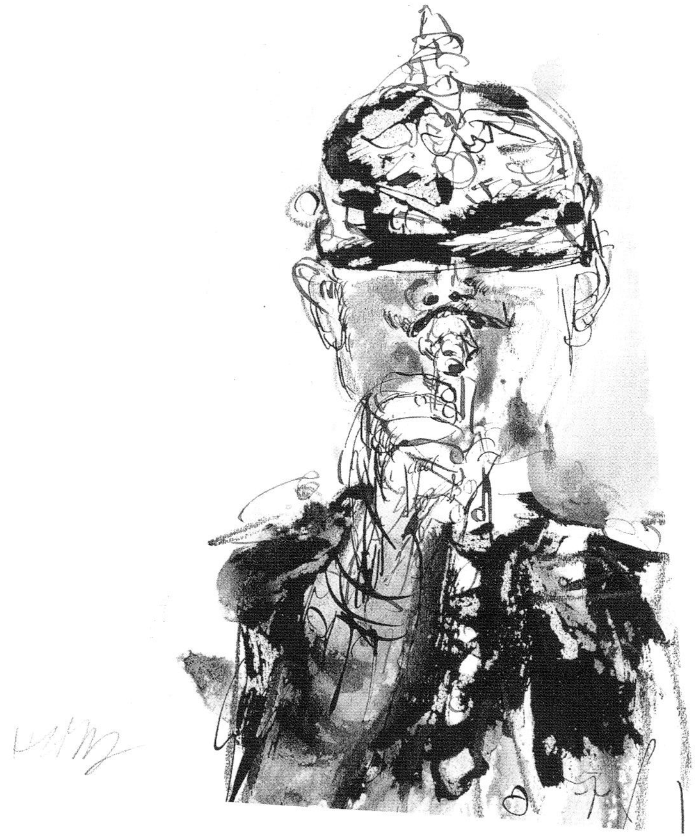

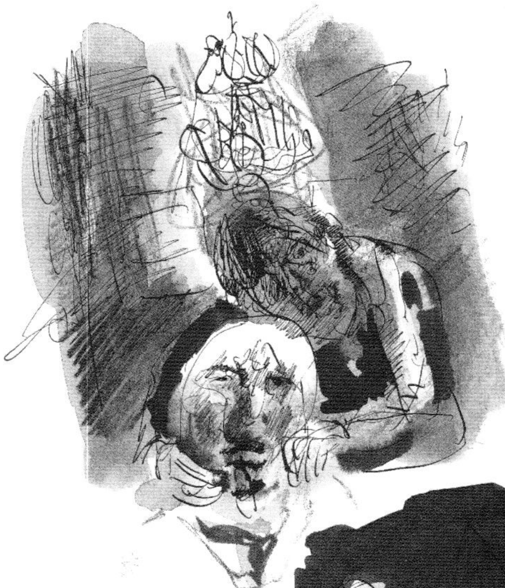

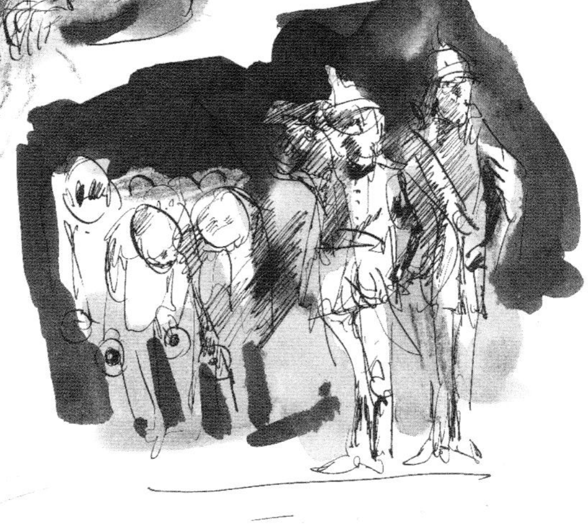

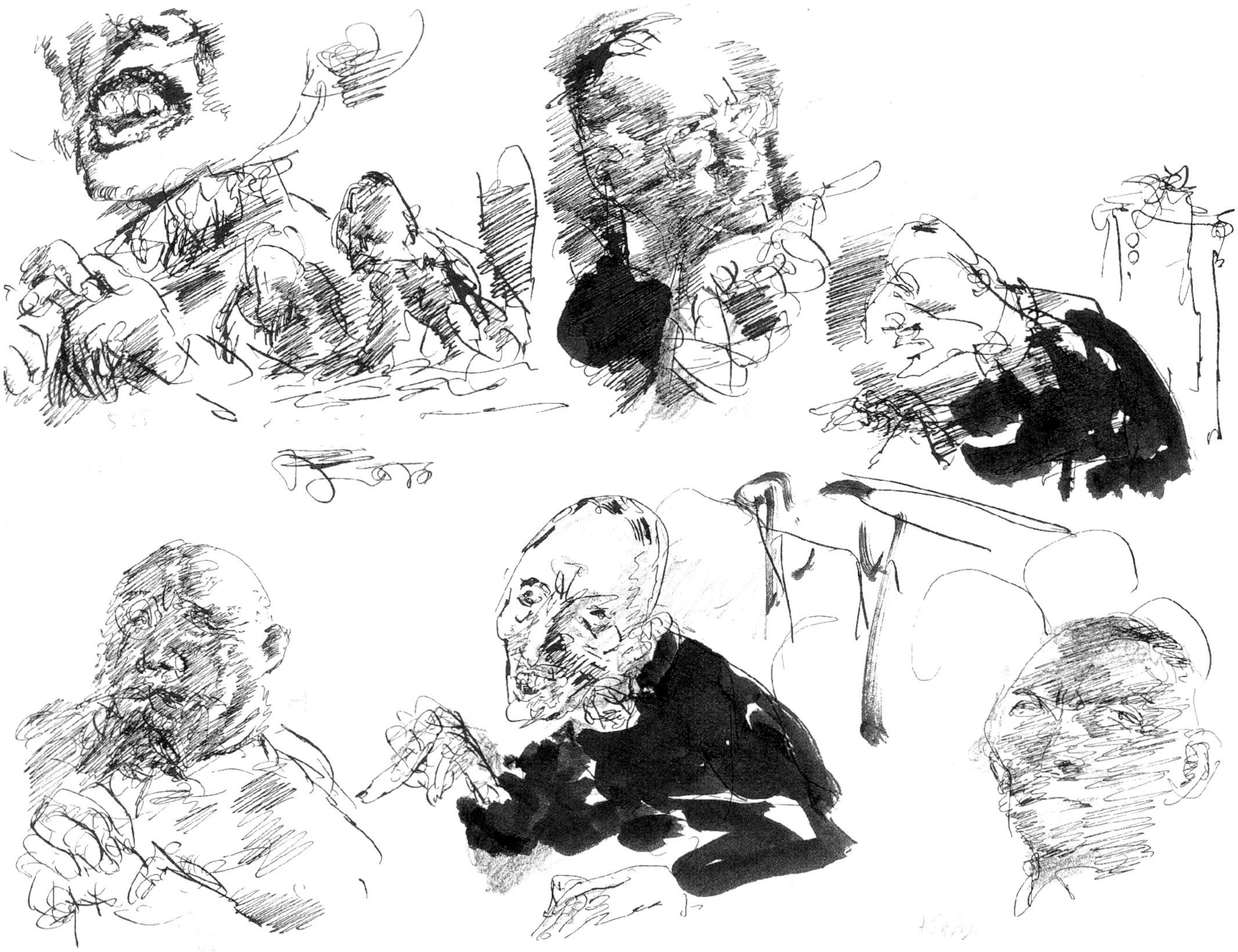

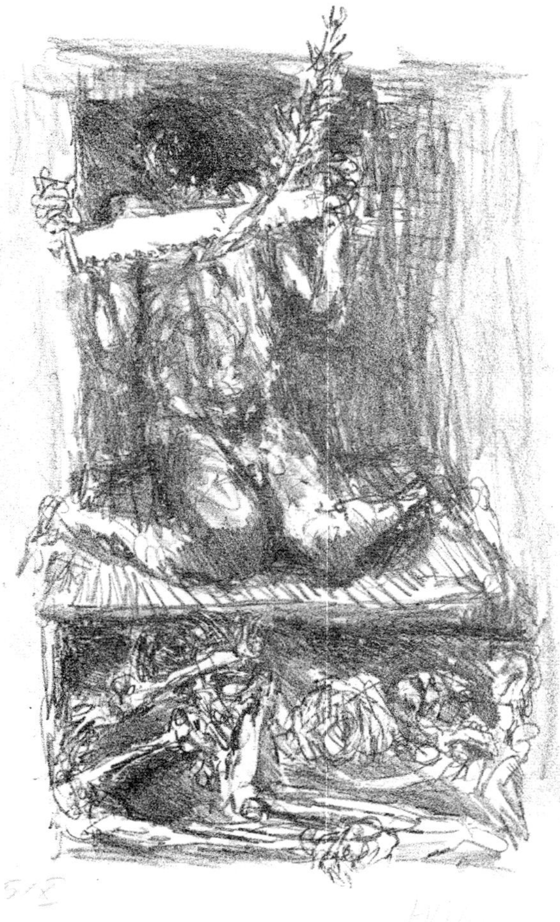

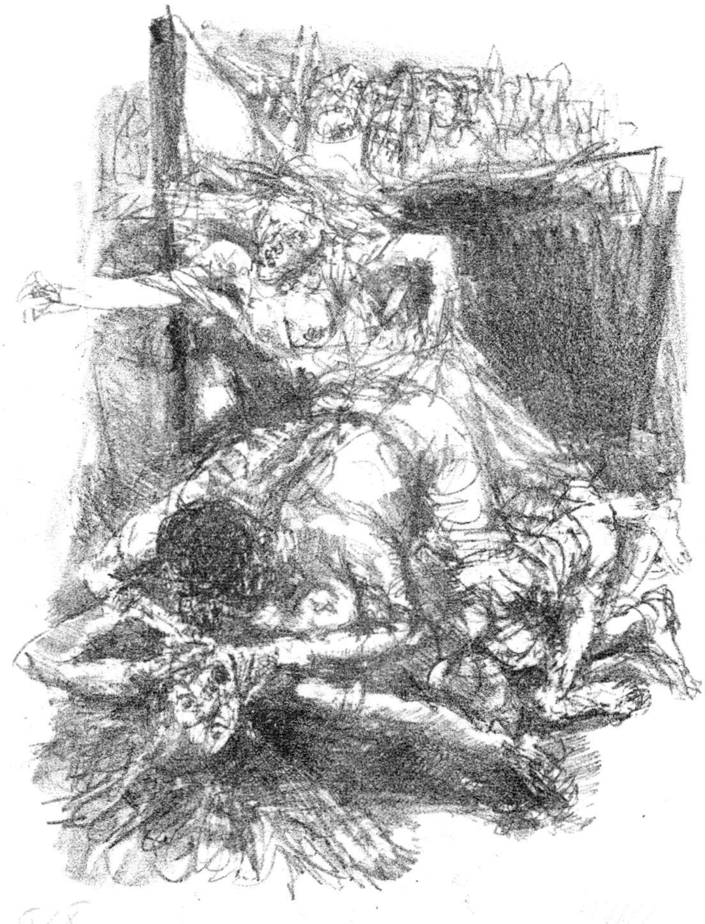

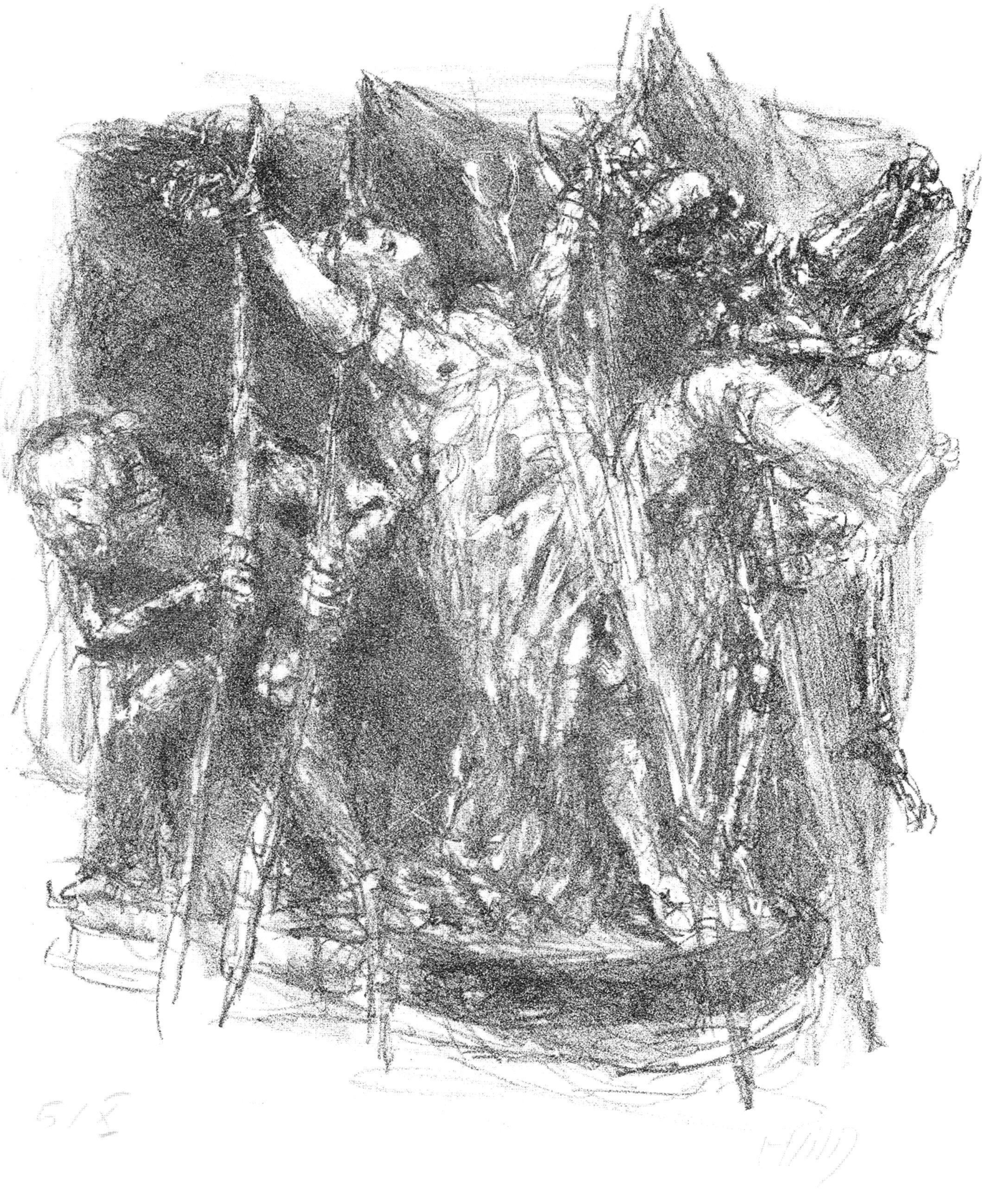

**Zu Hugo Ball, Der Henker von Brescia** · 1993 · Lithographie (Kreide, Tusche) · Buchausgabe 41 x 32 cm

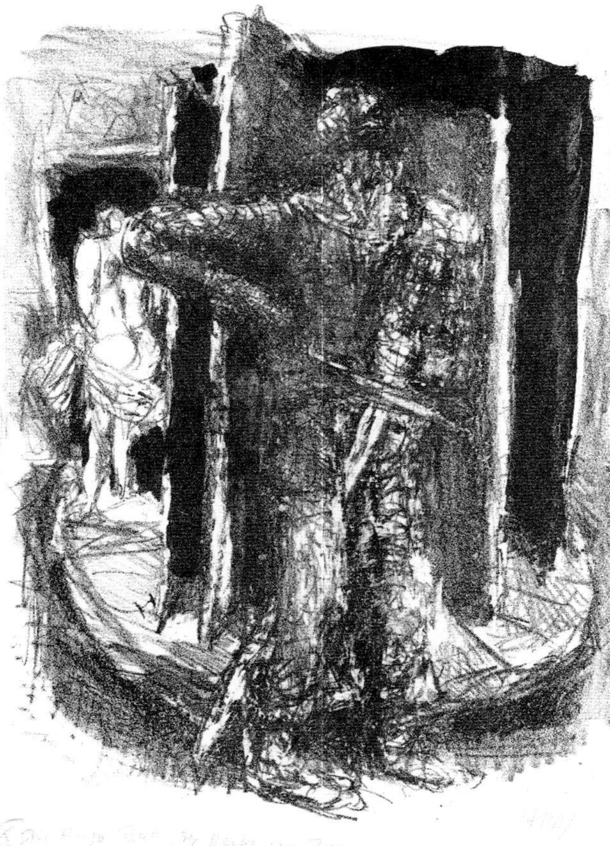

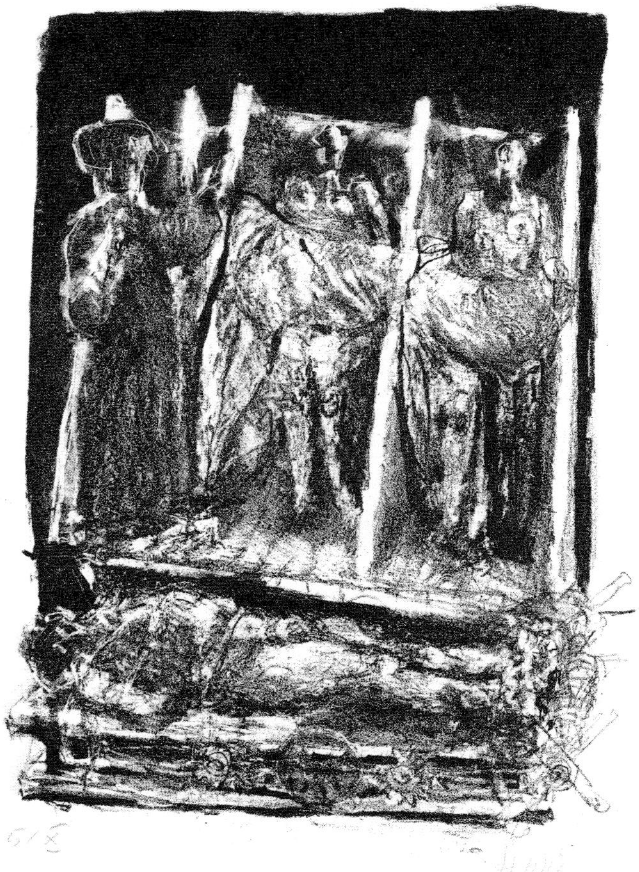

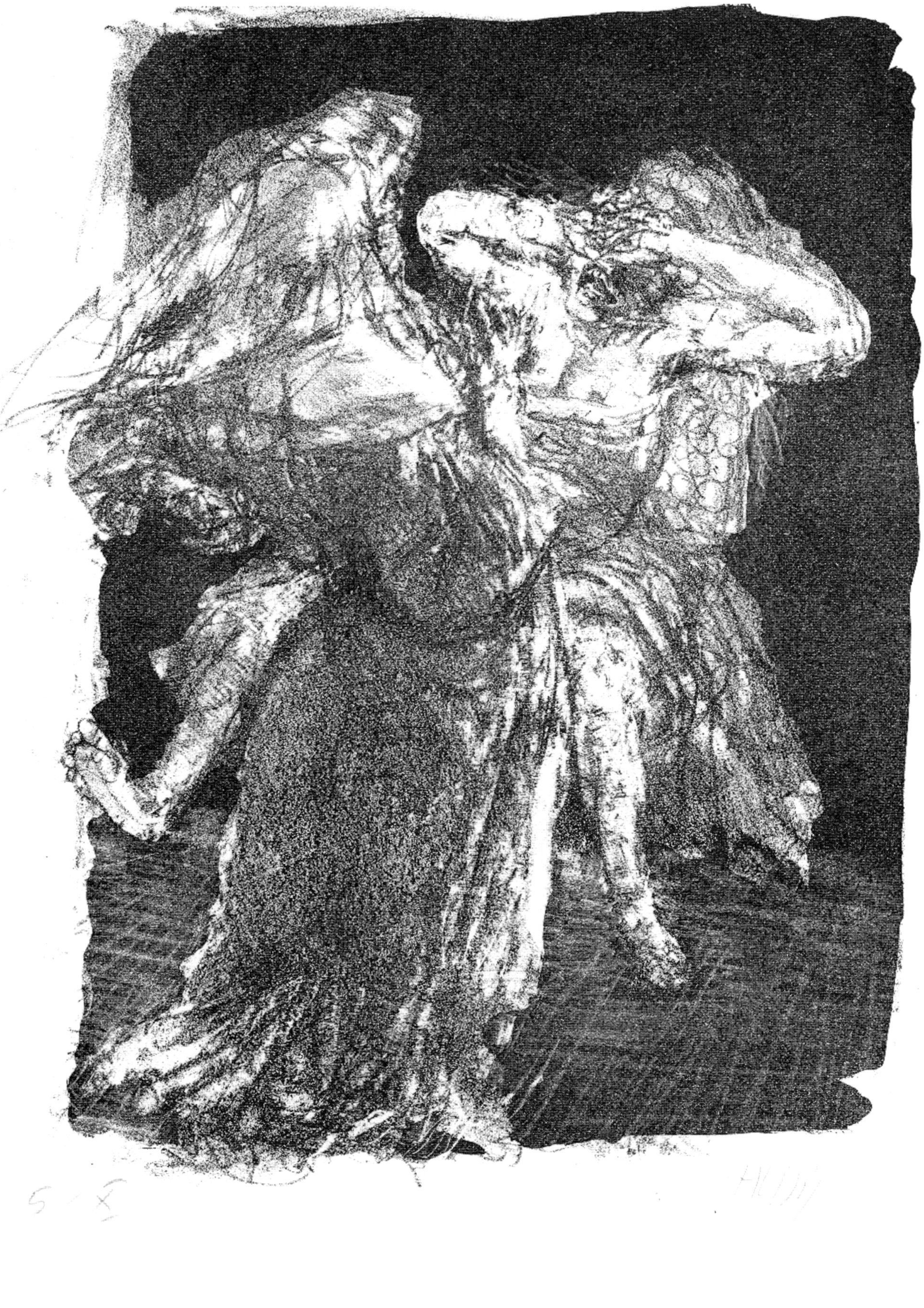

**Zu Hugo Ball, Der Henker von Brescia** · 1993 · Lithographie (Kreide, Tusche) · Buchausgabe 41 x 32 cm

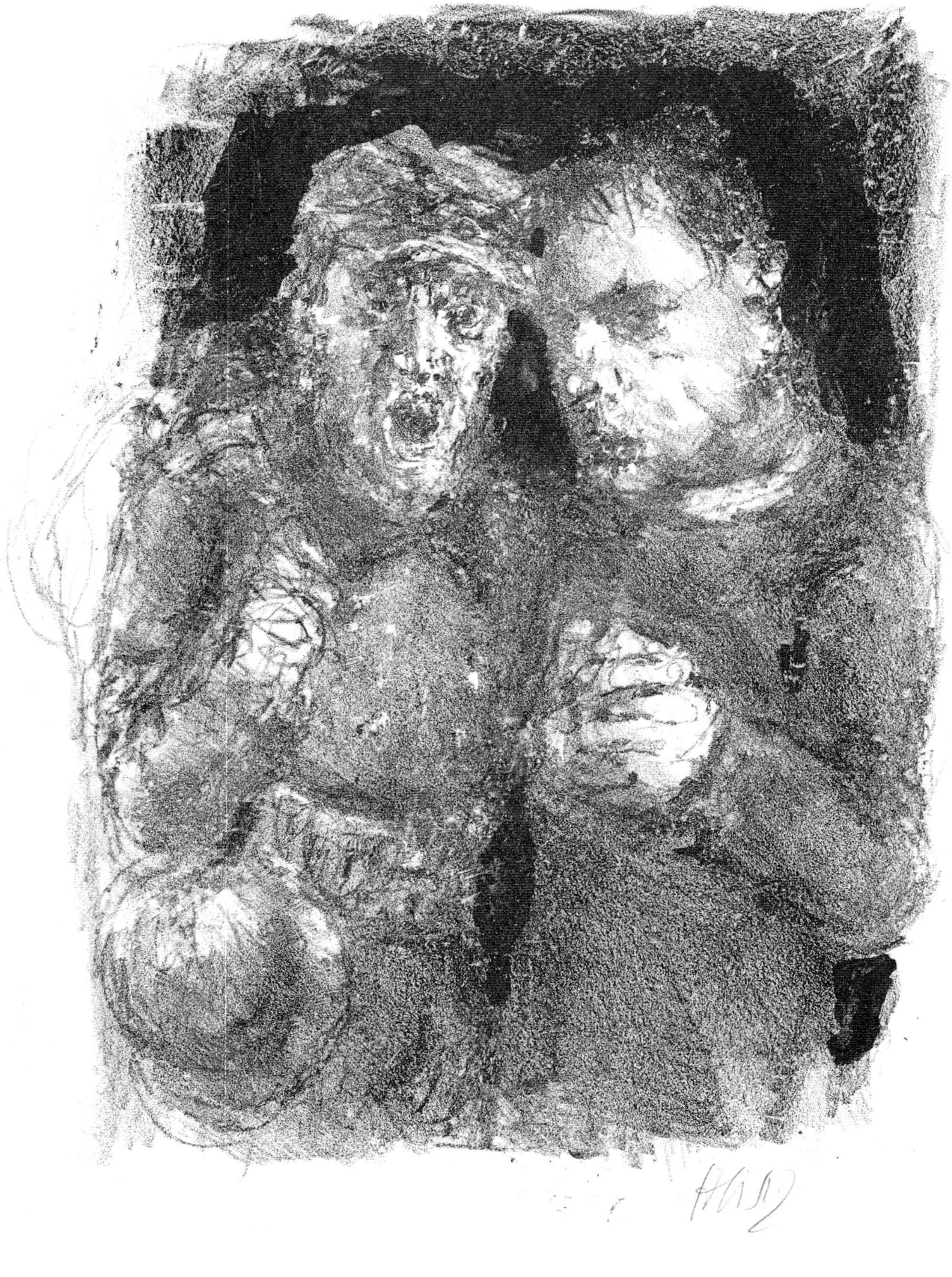

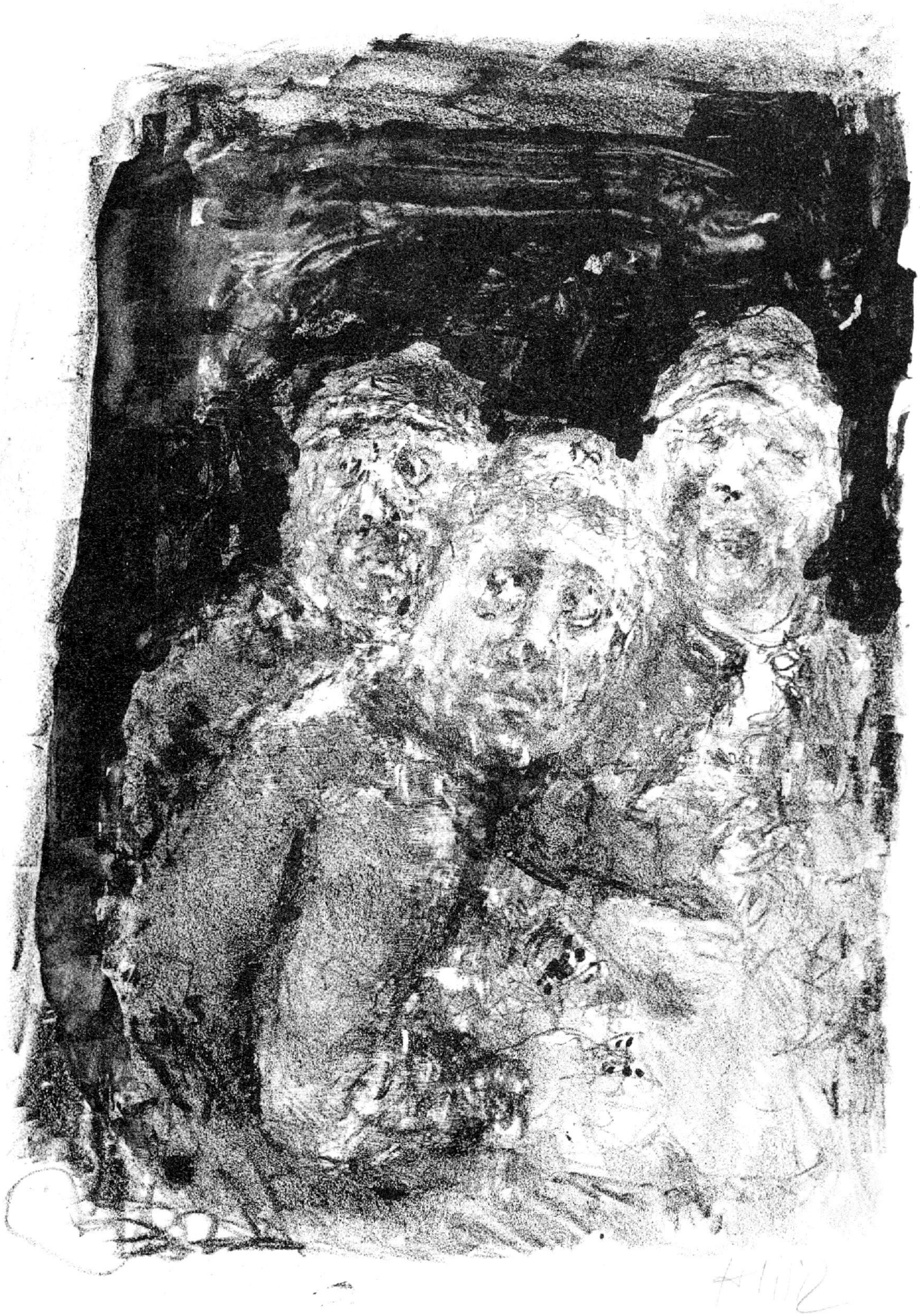

**Zu Heinrich Böll, Der Zug war pünktlich** · 1998 · Lithographie (Kreide, Tusche)

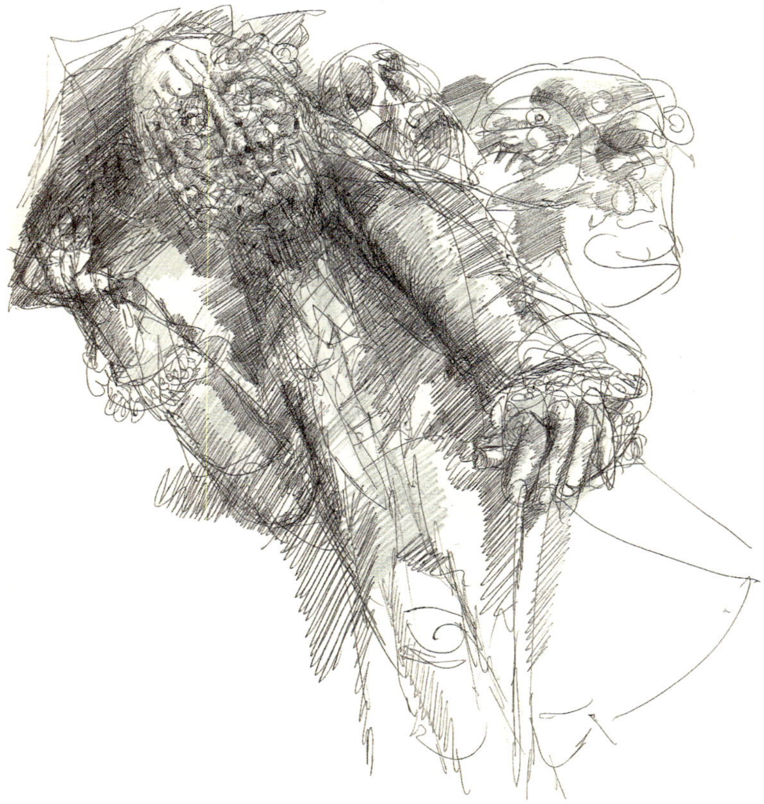

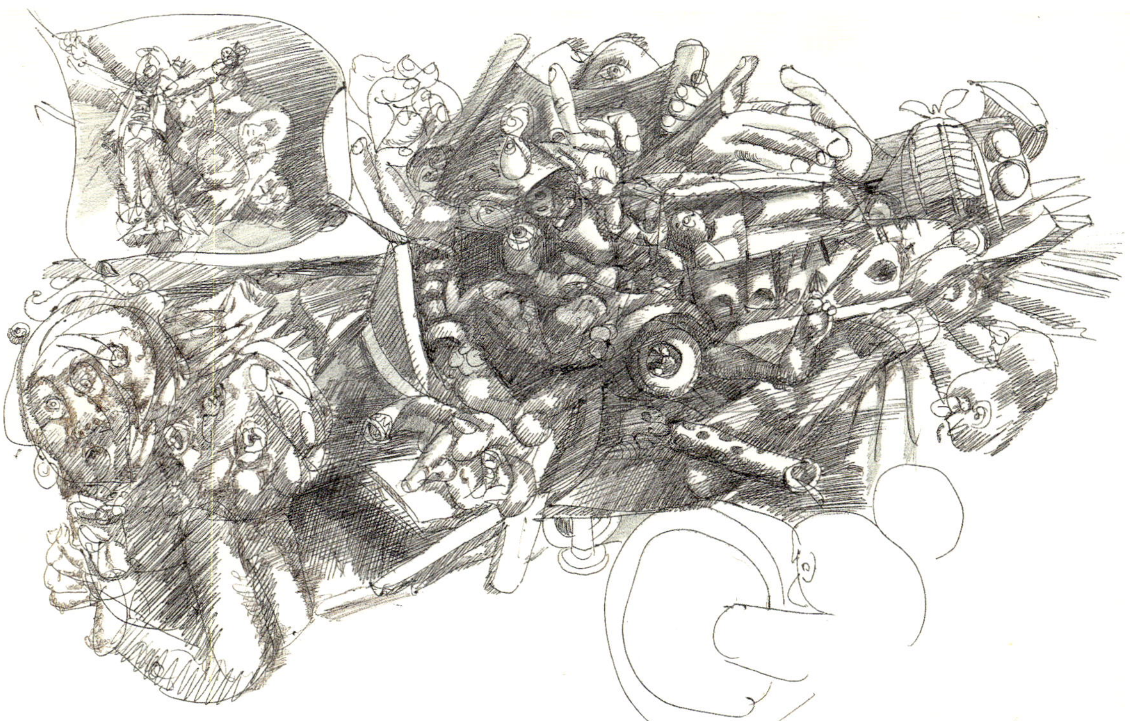

**1925** Geboren am 31. März in Breslau. Der Vater ist Maler, trägt aber auch mit anderen Tätigkeiten zum Unterhalt der Familie bei; die Mutter arbeitet in einer chemischen Reinigung; Bernhard Heisig wächst ohne weitere Geschwister auf. Erste künstlerische Unterweisungen durch den Vater.

**1941–1942** Tod des Vaters. Er stirbt im April an den Folgen eines Arbeitsunfalls. Beendigung der Oberschule mit dem Abschluß Mittlere Reife. Ab 1. Oktober Studium der Gebrauchsgrafik an der Meisterschule des Deutschen Handwerks, Breslau (früher Kunstgewerbeschule). Die Lehrer sind Wilhelm Rall (Gebrauchsgrafik) und Eberhard Holscher (Zeichnen).

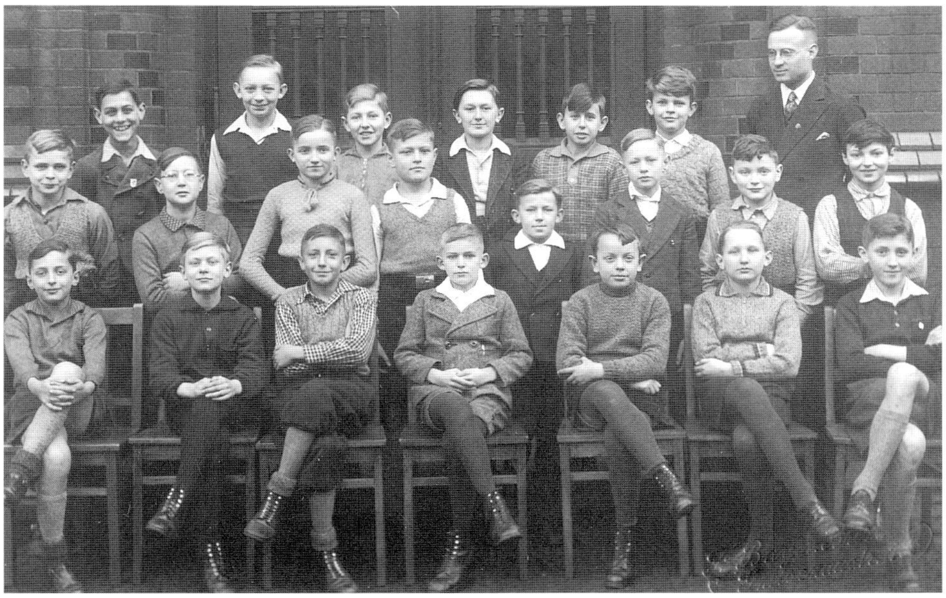

Schulklasse in Breslau
Bernhard Heisig: obere Reihe, dritter von rechts

Meldung zur Panzertruppe als Kriegsfreiwilliger; Einberufung zur Grundausbildung Anfang September 1942.

**1943–1945** Zuteilung zur 12. SS-Panzer-Division Hitler-Jugend nach Beendigung der Ausbildung. Schwere Kopfverletzung auf dem Weg an die Westfront durch einen Tieffliegerangriff. Ausbildung als Fahrer; Teilnahme an den Kämpfen der Invasionsfront, später an der Ardennenschlacht. Einlieferung ins Lazarett mit Erfrierungen; danach Verlegung zu einem Ersatztruppenteil in Breslau.

**1945** Abkommandierung zur Festungsbesatzung von Breslau. Erneute Verwundung bei den Kämpfen um die »Festung« Breslau; sowjetische Kriegsgefangenschaft bei Kriegsende. Entlassung als Kriegsinvalide im Herbst.

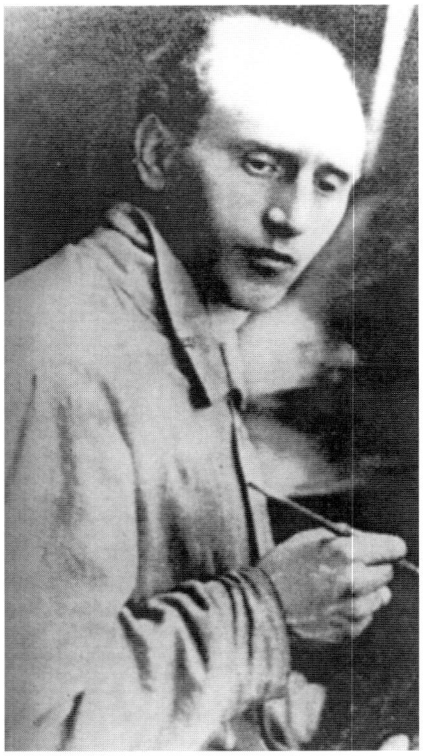

Der Vater, Walter Heisig

**1946** Rückkehr zur Mutter nach Breslau (jetzt poln. Wrocław). Arbeit als Gebrauchsgrafiker im polnischen Amt für Information und Propaganda; anschließend Zusammenarbeit mit polnischen Kollegen in der Künstlergenossenschaft Paleta; erstmals Diskussionen über moderne Kunst.
Aussiedlung mit der Mutter nach Zeitz (Sachsen).

**1947–1948** Tätigkeit in einer Werkstatt für Kriegsversehrte, später Arbeit in grafischen Betrieben in Weißenfels und Gera.
Wiederaufnahme des Studiums an der Leipziger Kunstgewerbeschule bei Walter Münze Anfang Oktober 1948. Beitritt zur SED.

**1949** Fortsetzung des Studiums an der Leipziger Akademie für graphische Künste und Buchgewerbe (jetzt: Staatliche Hochschule für Grafik und Buchkunst, Leipzig) ab Oktober; die wichtigsten Lehrer sind Max Schwimmer und Walter Münze.

**1950** Beitritt zum Verband Bildender Künstler Deutschlands (VBKD).

**1951** Abbruch des Studiums im Sommer nach Max Schwimmers Wechsel von Leipzig nach Dresden im Zusammenhang mit der ›Formalismus-Debatte‹.
Heirat mit Brunhilde Eisler, die an der Kunstgewerbeschule Mode studiert. Freiberufliche künstlerische Arbeit in Leipzig, unter anderem Ausführung baugebundener und werbegrafischer Aufträge für Messen und Ausstellungen.

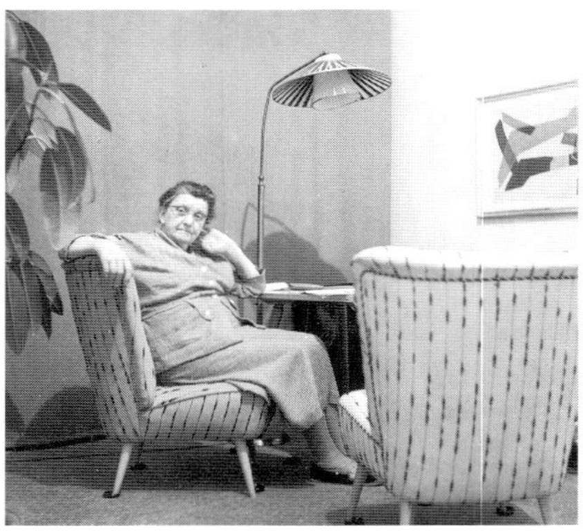

Die Mutter, Hildegard Heisig

**1953** Ablehnung der zur Teilnahme an der ›Dritten Deutschen Kunstausstellung‹ in Dresden eingereichten Arbeiten.
Geburt des Sohnes Johannes.

**1954** Antritt einer Assistentenstelle an der Staatlichen Hochschule für Grafik und Buchkunst, Leipzig.
Geburt des Sohnes Walter.

**1956** Antritt einer Dozentur an der Staatlichen Hochschule für Grafik und Buchkunst, Leipzig, Fachklasse für Grafik, im September; bis 1959 zugleich Vorsitzender des Verbandes Bildender Künstler (VBK), Bezirk Leipzig.
Scheidung der Ehe mit Brunhilde Heisig.

**1958** Ablehnung der für die ›IV. Deutsche Kunstausstellung‹ in Dresden eingereichten Arbeiten außer einer Portraitzeichnung der Mutter.

**1959** Diskussionsbeitrag auf dem IV. Kongreß des Verbandes Bildender Künstler im Dezember, Formulierung seiner Position des Bejahens eines gesellschaftlichen Auftrages der Kunst bei gleichzeitiger Ablehnung vorgegebener Regelwerke und Vorbilder.

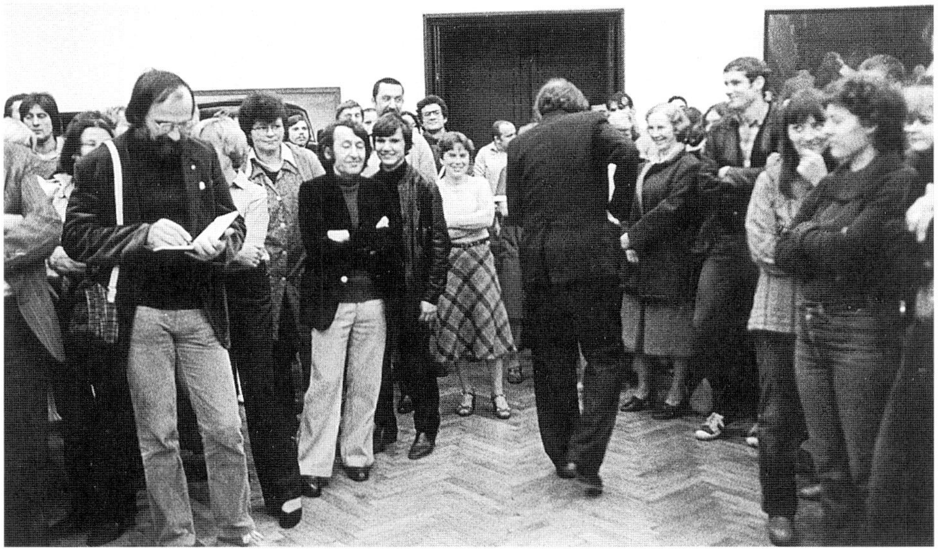

In der Hochschule für Grafik- und Buchkunst, Leipzig

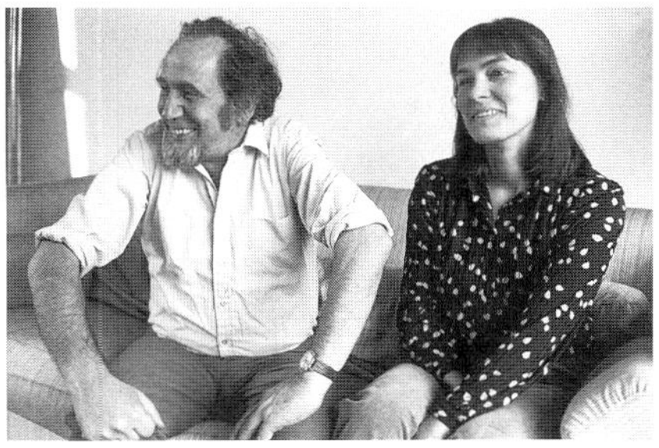

Mit Gudrun Brüne

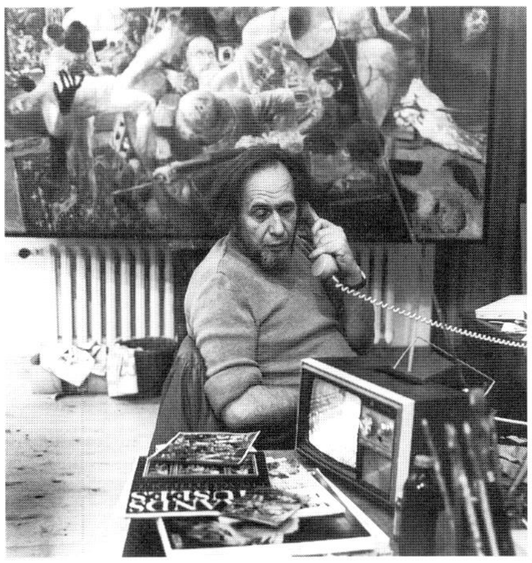

Maler und Rektor

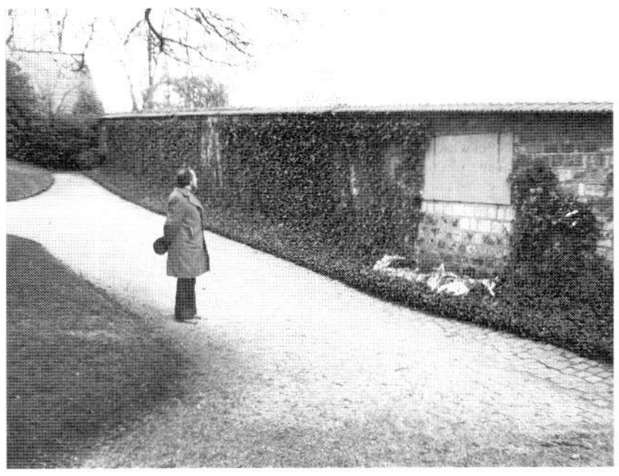

An der Mauer der Kommunarden in Paris

**1961** Ernennung zum Professor und Wahl zum Rektor der Staatlichen Hochschule für Grafik und Buchkunst, Leipzig. Einrichtung einer Klasse für farbige Gestaltung, die nun eine Ausbildung auch in freier Malerei ermöglicht.
Bekanntschaft mit der späteren Lebensgefährtin, der Malerin Gudrun Brüne.

**1964** Kritischer Redebeitrag auf dem V. Kongreß des Verbandes Bildender Künstler im März zur offiziellen Kulturpolitik der Bevormundung der Künstler; Entwurf seines Bildes einer realistischen Kunst.
Absetzung als Rektor der Leipziger Hochschule wegen »Nichterfüllung der erzieherischen Aufgaben gegenüber den Studenten« unter Beibehaltung des Lehramtes.

**1965** Preis des Illustratoren-Wettbewerbs für die Illustrationen zu ›Mutter Courage und ihre Kinder‹ von Bertolt Brecht.
Verleihung der Goldmedaille für Grafik auf der Internationalen Buchkunstausstellung in Leipzig für die Lithographie ›Der faschistische Alptraum‹ durch ein internationales Preisgericht.
Offizielle Angriffe wegen des auf der 7. Leipziger Bezirkskunstausstellung gezeigten Kommune-Bildes, Vorwurf des »Geschichtspessimismus«.

**1966** Ausstellungen im Museum der bildenden Künste, Leipzig, im Angermuseum, Erfurt, und im Kunstverein in Würzburg.

**1968** Kündigung der Lehrtätigkeit an der Staatlichen Hochschule für Grafik und Buchkunst, Leipzig, wegen des zunehmenden politischen Dogmatismus, der mit steigendem Druck auf die Person Heisigs verbunden ist.
Ausstellungen in der Galerie Kunst der Zeit, Leipzig, und im Kulturhaus der Freundschaft, Borna.

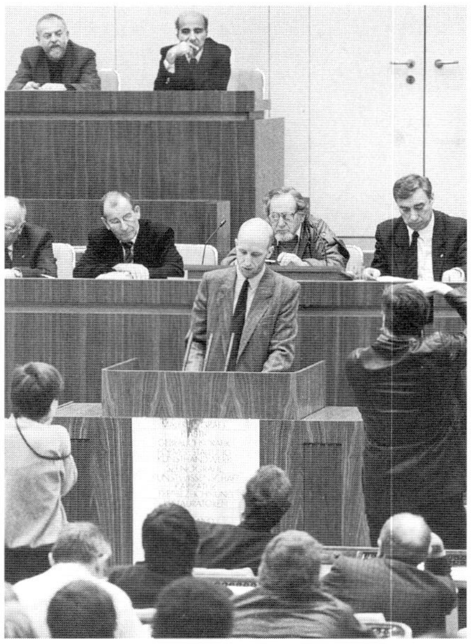

Johannes Heisig (Rednerpult) und Bernhard Heisig auf dem X. Kongreß des Verbandes Bildender Künstler der DDR, November 1988

**1970–1972** Zunehmende offizielle Anerkennung im Zuge der kulturpolitischen Umorientierung zu Beginn der siebziger Jahre infolge der Übernahme von Führungspositionen in SED und Staat durch Erich Honecker (1971).
Preise (Auswahl): Kunstpreis der Stadt Leipzig (1970), Preis der Intergraphik (1971), Kunstpreis des FDGB (Freier Deutscher Gewerkschaftsbund, 1972), Nationalpreis der DDR II. Klasse (1972).

**1972** Wahl zum Ordentlichen Mitglied der Akademie der Künste der DDR.
Erneuter Vorsitz des Bezirksverbandes Leipzig des Verbandes Bildender Künstler bis 1974.
Ausstellungen im Staatlichen Museum Schwerin und im Klub der Kulturschaffenden ›Johannes R. Becher‹, Berlin.

**1973** Erste umfassende Einzelausstellung in der Gemäldegalerie Neue Meister, Dresden, im Museum der bildenden Künste, Leipzig, und im Alten Museum, Berlin.
Erwerb eines kleinen Hauses in Warnau, Havelland, durch Gudrun Brüne; Anbau eines Ateliers in den Sommermonaten als Arbeitsdomizil von Bernhard Heisig und Gudrun Brüne.

**1974** Wahl zu einem der sechs Vizepräsidenten des Verbandes Bildender Künstler.
Vaterländischer Verdienstorden in Gold; Theodor-Körner-Preis der Nationalen Volksarmee.
Ausstellungen im Museum Junge Kunst, Frankfurt/Oder, in der Staatlichen Galerie, Moskau, und in der Galleria Alzaia, Rom.

**1975** Verleihung der Johannes R. Becher-Medaille in Gold durch den Kulturbund.

**1976** Erneute Berufung zum Rektor an die Staatliche Hochschule für Grafik und Buchkunst, Leipzig; zugleich Leiter der Fachklasse für Malerei und Grafik.
Ausstellung im Kulturpalast, Poznan.

**1977** Teilnahme an der ›documenta 6‹ in Kassel.

**1978–1981** Nationalpreis der DDR I. Klasse. Wahl zum Ersten Stellvertreter des Präsidenten des Verbandes Bildender Künstler.
Tod der Mutter.
Ausstellungen in der Galerie am Sachsenplatz, Leipzig, 1978, im Kulturhistorischen Museum, Magdeburg, 1978, und im Staatlichen Museum, Burgk, 1981.
Einladungen zur Teilnahme an Gruppen- und Einzelausstellungen in der Bundesrepublik Deutschland (Auswahl): ›Internationaler Realismus‹ heute in Hamburg, 1978; Frankfurter Kunstverein, Frankfurt/Main, und Galerie Hertz, Bremen, 1980; erste Einzelausstellung in der Galerie Brusberg in Hannover, 1981.

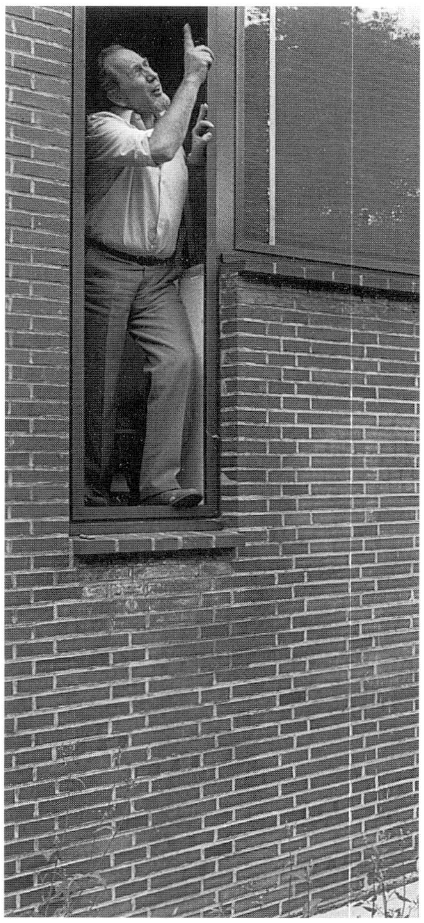

Atelier in Leipzig

Museen und Sammler aus Frankfurt, Hamburg, Hannover, Kiel, Kassel, Lübeck, Mainz, Oldenburg, Regensburg und Westberlin erwerben Arbeiten von Bernhard Heisig. In der Sammlung Peter Ludwig ist Heisig seit den siebziger Jahren vertreten.

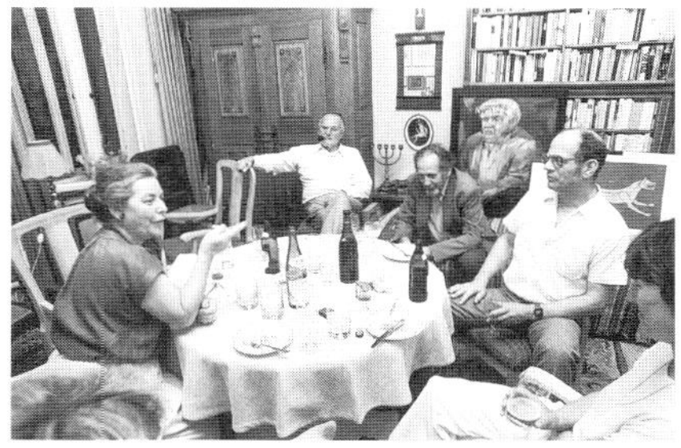

Mit Peter und Maja Beckmann in Leipzig

**1982–1983** Verleihung des Titels ›Verdienter Hochschullehrer der DDR‹, 1982.
Beteiligung an der Ausstellung ›Zeitvergleich – Malerei und Grafik aus der DDR‹ in sechs westdeutschen Museen und Kunstvereinen in Hamburg, Stuttgart, Düsseldorf, München, Nürnberg und Hannover (zusammen mit Gerhard Altenbourg, Carlfriedrich Claus und Hartwig Ebersbach, Sighard Gille, Gerhard Kettner, Gregor Torsten Kozik, Walter Libuda, Wolfgang Mattheuer, Willi Sitte, Volker Stelzmann, Werner Tübke und Hans Vent).
Auftrag zu einem Portrait des Altbundeskanzlers Helmut Schmidt (seit 1986 in der Galerie des Bundeskanzleramtes, Bonn).
Verleihung der Hans-Grundig-Medaille.

**1984** Ausstellungen in der Galerie Brusberg, Berlin, und im Kulturpalast Maxhütte, Unterwellenborn.

**1985** Ausstellungen im Museum der bildenden Künste, Leipzig, anläßlich des 60. Geburtstages, anschließend Krimski Kai, Moskau, und im Ausstellungszentrum am Fernsehturm, Berlin.
Verleihung der Ehrenspange zum Vaterländischen Verdienstorden.

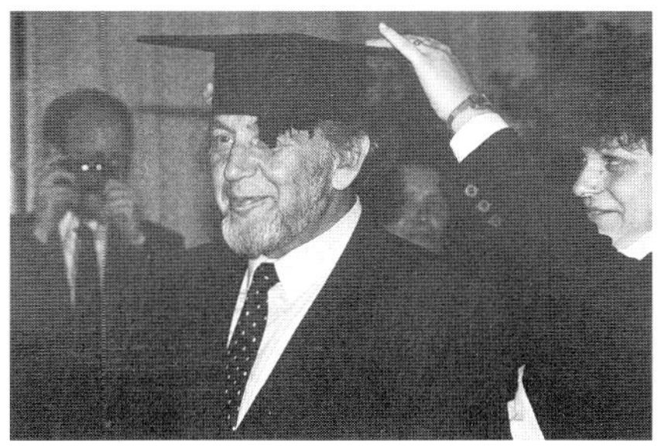

Verleihung der Ehrendoktorwürde

**1987** Übergabe des Rektorenamtes der Staatlichen Hochschule für Grafik und Buchkunst, Leipzig, an Arno Rink; Beibehaltung des Lehramtes als Leiter einer Fachklasse und als Mentor einiger Meisterschüler bis 1990.
Ernennung zum Ehrendoktor der Philosophie durch die Karl-Marx-Universität Leipzig.

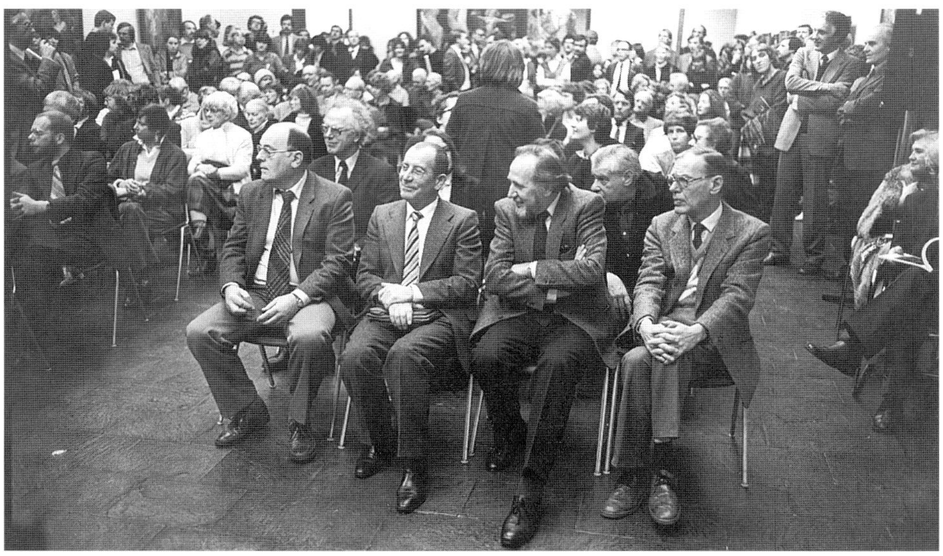

Eröffnung der Ausstellung ›Zeitgeist‹, 1982 in Hamburg mit Wolfgang Mattheur, Willi Sitte und Werner Tübke (v. l. n. r.)

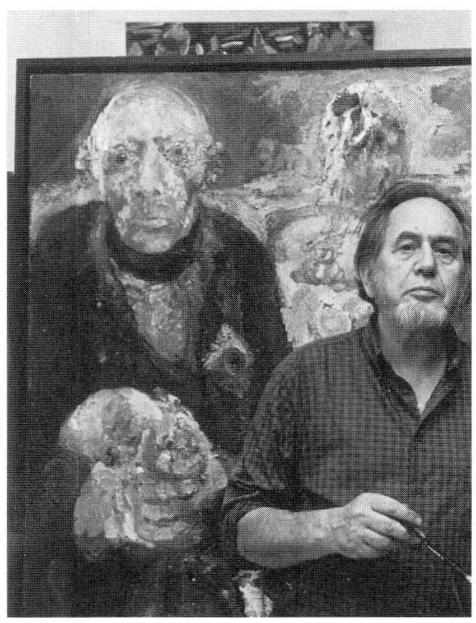

Im Leipziger Atelier

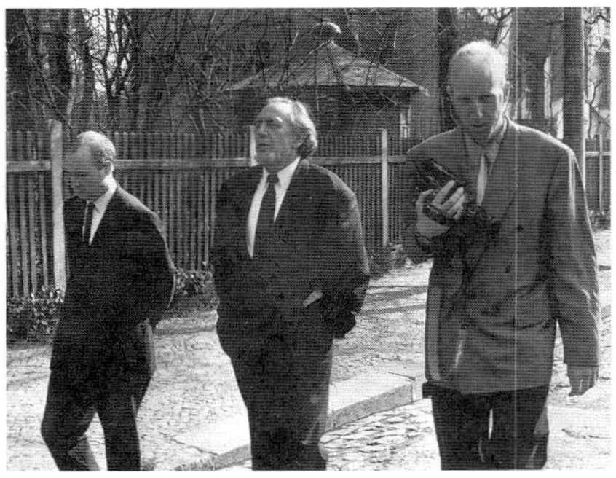

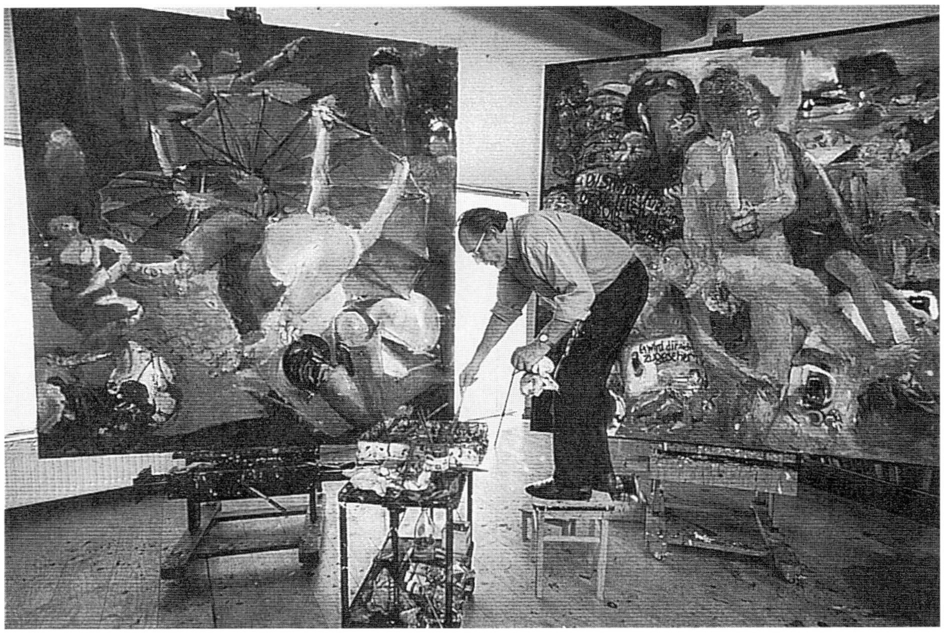

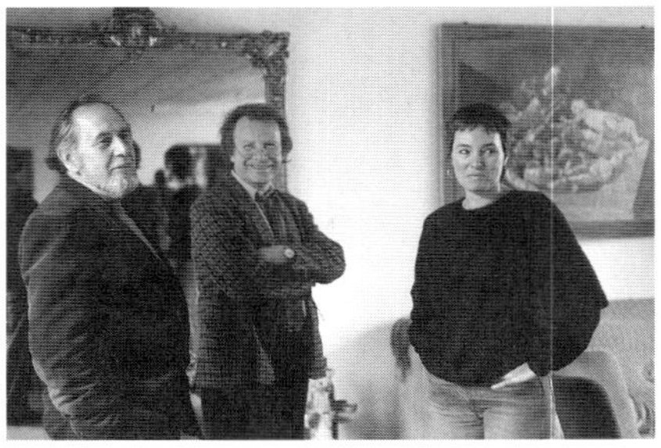

oben: Mit den Söhnen Walter und Johannes
rechts: Im Atelier in Strodehne
unten: Mit seiner Frau Gudrun Brüne
und Werner Filmer

Ausstellungen im Ausstellungszentrum der Universität Leipzig und in der Kunsthalle Friedrich Netzel, Worpswede, zusammen mit Gudrun Brüne.

**1988** Ausstellung in der Galerie Unter den Linden, Berlin.
Beteiligung an der Ausstellung ›Zeitvergleich '88 – 13 Maler aus der DDR‹ in Westberlin.

**1989** Austritt aus der SED. Rückgabe der Nationalpreise und der damit verbundenen Dotationen.
Ausstellung im Kunstkabinett, Frankfurt/Main; ›Bernhard Heisig Retrospektive‹ in der Berlinischen Galerie und im Martin-Gropius-Bau, Westberlin.

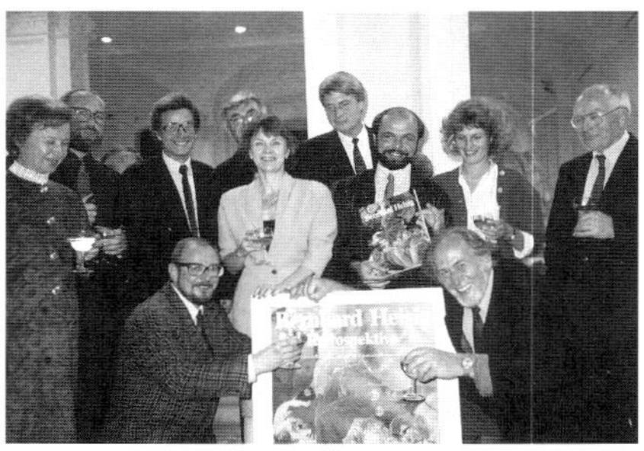

Eröffnung der Retrospektive
in der Berlinischen Galerie, 1989

**1990** ›Bernhard Heisig Retrospektive‹ im Rheinischen Landesmuseum Bonn und in den Bayerischen Staatsgemäldesammlungen, München. Ausstellung des Teiles ›Grafik und Illustration‹ der Retrospektive im Sprengel Museum Hannover und in Oberhausen in der Städtischen Galerie, Ludwig-Institut für Kunst der DDR, Schloß Oberhausen.
Ausstellung ›Bernhard Heisig der Maler‹ im Alten Museum, Ostberlin.

**1991** Austritt aus der Akademie der Künste zu Berlin.
Heirat mit der Malerin Gudrun Brüne.

**1992** Übersiedlung nach Strodehne, Havelland, wo Bernhard Heisig und seine Frau Gudrun Brüne heute leben und arbeiten.
Ausstellung ›Zeit zu leben. Max Beckmann, Minna Beckmann-Tube, Bernhard Heisig‹ in der Galerie Berlin, Berlin. Erstmalige Ausstellung des elfteiligen Polyptychons ›Zeit zu leben‹.

**1994** Ausstellung ›Zeiten zu leben‹ im Daniel-Pöppelmann-Haus, Herford, in der Städtischen Galerie Haus Seel, Siegen, im Landesmuseum für Kunst und Kulturgeschichte, Oldenburg, und im Städtischen Kunstmuseum Spendhaus Reutlingen.

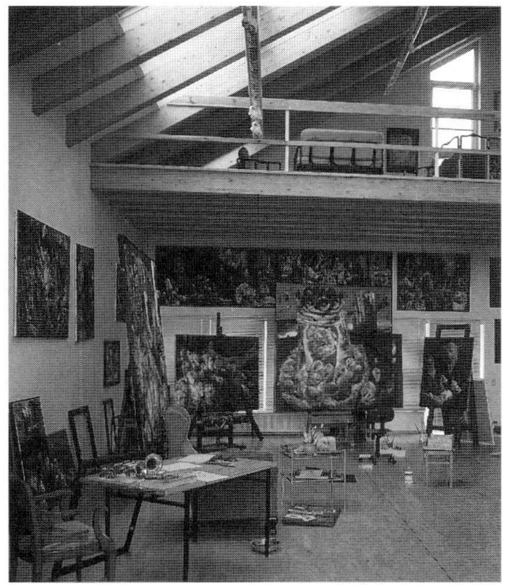

Atelier in Strodehne

**1995** Ausstellung ›Bernhard Heisig. Begegnung mit Bildern‹ in der Galerie Brusberg, Berlin; Einzelausstellung in der Worthington-Gallery, Chicago.
Ausstellung ›Bernhard Heisig. Geisterbahn‹ in der Galerie Berlin, Berlin.

**1997** Anfertigung eines Portraits von Kurt Masur im Auftrag der Stadt Leipzig.
Komplizierter Bruch der rechten Hand, Bernhard Heisig malt für längere Zeit mit der linken Hand.
Ausstellung ›Lithographien 1963–1997‹ in der Galerie Berlin, Berlin; Veröffentlichung einer Mappe mit 89 lithographischen Blättern.
Einladung zu einem Beitrag für die künstlerische Ausgestaltung des Reichstagsgebäudes in Berlin auf Beschluß des Kunstausschusses des Bundestages.
Ausstellungsbeteiligung ›Ostwind – Fünf deutsche Maler‹ im Kunstforum, Berlin, zusammen mit Gerhard Altenbourg, Wolfgang Mattheuer, Harald Metzkes und Werner Tübke.

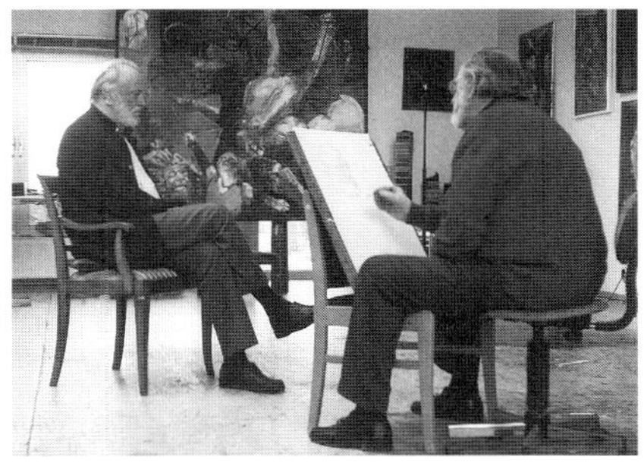

Bernhard Heisig zeichnet Kurt Masur

**1998–1999** Öffentlich geführte Auseinandersetzungen um die Auftragsvergabe für die Gemäldegalerie im Reichstag, die sich an der Einladung Heisigs entzündet.
Bestätigung des Entwurfs für das Reichstagsbild durch die Kommission.
Verleihung der Hans-Meid-Medaille für Illustration.
Ausstellung ›Bilder aus vier Jahrzehnten‹ im Sinclair-Haus der Altana, Bad Homburg, im Von der Heydt-Museum, Wuppertal, und in der Galerie Berlin, Berlin.

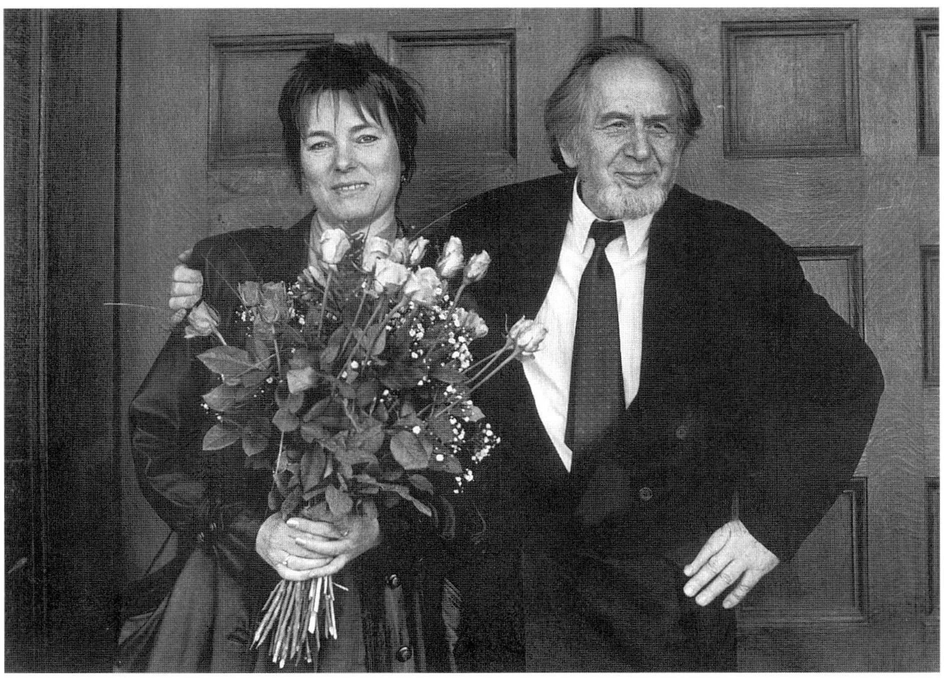

Hochzeit mit der langjährigen Lebensgefährtin Gudrun Brüne, 1991

## ABBILDUNGSVERZEICHNIS

### BILDNISSE

## ZEITGESCHICHTE

## STILLEBEN



## LANDSCHAFTEN

**Straße im Havelland** · 1993
Öl auf Leinwand, 50 x 60 cm,
Privatbesitz, *S. 244*
**Tangermünde** · 1994
Öl auf Leinwand, 29 x 39 cm,
Privatbesitz, *S. 246*
**Tangermünde** · 1995
Öl auf Leinwand, 60 x 50 cm,
Privatbesitz, *S. 247*
**Vineta** · 1993
Öl auf Leinwand, 43 x 40 cm,
Privatbesitz, *S. 243*
**Weg im Havelland** · 1995
Öl auf Leinwand, 100 x 80 cm,
Privatbesitz, *S. 257*
**Wege im Herbst** · 1996
Öl auf Leinwand, 60 x 80 cm,
Privatbesitz, *S. 254*
**Wintertage im Havelland** · 1993
Öl auf Leinwand, 70 x 90 cm,
Privatbesitz, *S. 245*

## LITERATUR

**Akt** · 1976
Bleistiftzeichnung, 59 x 40 cm,
Besitz des Künstlers, *S. 272*
**Akt mit Zigarette** · 1969
Bleistiftzeichnung, 34 x 29 cm,
Besitz des Künstlers, *S. 273*
**Das Leerstück** · 1990
Bleistiftzeichnung, 73 x 51 cm,
Besitz des Künstlers, *S. 271*
**Der erfolgreiche Antikriegssong** · 1975
Öl auf Hartfaser, 164 x 118 cm,
Besitz des Künstlers, *S. 274*
**Der Pakt (zu Faust)** (zweite Fassung) · 1995
Öl auf Leinwand, 80 x 60 cm, Privatbesitz,
*S. 288*
**Die Hexenküche** · 1995
Öl auf Leinwand, 100 x 80 cm,
Privatbesitz, *S. 287*
**Illustrationen zu Bertolt Brecht, Mutter Courage und ihre Kinder** · 1964
*S. 278–283*
**Illustrationen zu Heinrich Mann, Der Untertan** · 1991/92
Besitz des Künstlers, *S. 290–297*
**Schreibmaschine, Trompete und Flasche**
1990
Bleistiftzeichnung, 52 x 73 cm,
*S. 262/263*
**Seeräuberjenny** · 1996
Öl auf Leinwand, 90 x 70 cm,
Privatbesitz, *S. 276*
**Seeräuberjenny** · 1979/80
Öl auf Leinwand, 250 x 200 cm,
Sprengel Museum, Hannover, *S. 275*
**Seeräuberjenny I** · 1988
Öl auf Leinwand, 80 x 60 cm,
Privatbesitz, *S. 277*
**»Sie ist die Erste nicht ...« (zu Faust)** · 1995
Öl auf Leinwand, 100 x 80 cm,
Privatbesitz, *S. 286*
**Stilleben mit Trompete** · 1989
Bleistiftzeichnung, 67 x 51 cm,
Besitz des Künstlers, *S. 270*
**»... und heute Nacht? – Was geht's Dich an – hab' ich doch meine Freude dran« (zu Faust)** · 1997
Öl auf Leinwand, 90 x 70 cm,
Privatbesitz, *S. 284*
**»Weh, ich ertrag Dich nicht« (zu Faust)** · 1994
Öl auf Leinwand, 100 x 80 cm,
Privatbesitz, *S. 285*
**»Weh, ich ertrag Dich nicht« (zu Faust)** · 1995
Öl auf Leinwand, 120 x 90 cm,
Privatbesitz, *S. 289*
**»Weh, ich ertrag Dich nicht« (zu Faust)**
1997
Öl auf Leinwand, 80 x 60 cm
(mit der linken Hand gemalt)
Besitz des Künstlers, *S. 269*
**Zu Heinrich Böll, Der Zug war pünktlich**
1998
Lithographien, (Kreide, Tusche),
*S. 302/303*
**Zu Hugo Ball, Der Henker von Brescia**
1993
Lithographie (Kreide, Tusche),
Buchausgabe 41 x 32 cm,
*S. 264, 298–301*

# BIBLIOGRAPHIE

(Auswahl)


**1. Illustrationen zur Literatur**

*Nationales Dokument: Die geschichtliche Aufgabe der Deutschen Demokratischen Republik und die Zukunft Deutschlands*, Leipzig 1963

Bertolt Brecht: *Mutter Courage und ihre Kinder*, Leipzig 1965

J. J. Christoffel v. Grimmelshausen: *Trutz Simplex oder ausführliche und wundersame Lebensbeschreibungen der Erzbetrügerin und Landstörtzerin Courasche*, Leipzig 1969

Lorenzo Da Ponte: *Memoiren*, Berlin/DDR 1970

Bertolt Brecht: *Dreigroschenoper*, Berlin/DDR 1978

Ludwig Renn: *Krieg*, Leipzig 1979

Johann Wolfgang Goethe: *Faust* (Erster Teil), Leipzig 1982

Anna Seghers: *Das siebte Kreuz*, Leipzig 1988

Heinrich Mann: *Der Untertan*, Frankfurt am Main, Wien 1992

Hugo Ball: *Der Henker von Brescia*, Leipzig 1993

Hanns Eisler: *Johann Faustus*, Leipzig 1996

Heinrich Böll: *Der Zug war pünktlich*, Leipzig 1998

**2. Aufsätze, Reden, Interviews**

*Ein Blick in die Ausstellung Leipziger Künstler*, in: Leipziger Volkszeitung, 22. Januar 1953

*Volksliedhafte Malerei der Romantik. Ludwig Richter. Aquarelle und Zeichnungen im Museum der bildenden Künste*, in: Union, Leipzig, 12. Dezember 1953

*Zur Kunstausstellung in Leipzig 1954*, in: Bildende Kunst, Berlin 1954, Heft 5/6, S. 81–83

*Zur Leipziger Bezirkskunstausstellung 1955*, in: Bildende Kunst, Berlin 1955, Heft 6, S. 476/477

*Junge Künstler in Leipzig*, in: Bildende Kunst, Berlin 1956, Heft 3, S. 127–131

*Leipziger Bezirkskunstausstellung 1956*, in: Bildende Kunst, Berlin 1957, Heft 1, S. 66/67

*Atelier-Ausstellung in Leipzig*, in: Bildende Kunst, Berlin 1957, Heft 3, S. 168

-e e-: *Volksverbundene, optimistische Kunst. Zur V. Kunstausstellung des Verbandes Bildender Künstler im Grassi-Museum*, in: Union, Leipzig, 20. Juni 1959

*So etwas wie Inseln. Es gibt weder eine Kunst noch Kunstlehrer ›an sich‹* ( aus der Rede des IV. Kongreß des VBKD), in: Sonntag, Berlin, 51/1959

*Es gibt keine Kunst an sich*, in: Bildende Kunst, Berlin 1960, Heft 4, S. 213–218

*Möglichkeiten der Illustration und die Bereitschaft zum Thema*, in: Beiträge zu Grafik und Buchgestaltung, Sonderdruck zur 200-Jahr-Feier der Hochschule für Grafik und Buchkunst Leipzig Oktober 1964, Leipzig o. J.

*Über die Kunst der Illustration*, in: Marginalien, Blätter der Pirckheimer-Gesellschaft, Hrsg. Kulturbund der DDR, Berlin 1965, Nr. 18, S. 42–58

*Wo bleibt der sozialistische Kunsthandel?*, in: Bildende Kunst, Berlin 1972, Heft 1, S. 44/45

*Auftraggeber und Partei in einem*, in: Neues Deutschland, Berlin, 5. Juli 1972

*Beitrag zum Podiumsgespräch im Rahmen der Brecht-Woche der DDR* (9.–15. Februar 1973), in: Brecht 73, Berlin 1973, S. 237

*Picasso*, in: Leipziger Volkszeitung, 11. April 1973

*Wie weiter nach dem VII.?*, (Interview) in: Leipziger Volkszeitung, 27. April 1973

*Warum ich den ›Brigadier‹ malte*, in: Kulturelles Leben, Berlin 1973, Nr. 10, S. 11

*Zum Gemälde ›Der Brigadier‹*, in: Kunsterziehung, Berlin 1973, Nr. 2

*Dank an den Lehrer*, in: Leipziger Volkszeitung, 9. Dezember 1973

*Identifikation und keine Besserwisserei*, in: Leipziger Volkszeitung, 13./14. April 1974

*Herausforderung und gegenseitige Achtung*, (Diskussionsbeitrag auf der Bezirksdelegiertenkonferenz des VBK-DDR), in: Leipziger Volkszeitung, 27. April 1974

*Das Problem des künstlerischen Informationsflusses*, (Referat auf dem VII. Kongreß des VBK-DDR), in: Bildende Kunst, Berlin 1974, Heft 11, S. 560–562

*Drei Fragen an Prof. Bernhard Heisig*, in: Mitteilungen, Hrsg. Verband Bildender Künstler, Berlin 1974, Nr. 4

*Vergnügen bereiten und Ratschläge geben* (Interview mit Judith Bauer), in: Leipziger Volkszeitung, 28. Mai 1974

*Rot hab' ich sehr gerne. Kontrastsituationen. Prof. Bernhard Heisig über Künstlerausbildung, die Rolle des Künstlerverbandes, über die bildende Kunst der DDR und über seine eigene*, (Gespräch mit Norbert Stratmann), in: tendenzen, München 1975, Nr. 104, S. 11 ff.

*Kritiker der vom Kapitalismus diktierten Lebensform. Zum 25. Todestag Max Beckmanns*, in: Bildende Kunst, Berlin 1975, Heft 11, S. 544–547

*In Leipzig soll er nicht vergessen sein. Zum 25. Todestag Max Beckmanns*, in: Leipziger Volkszeitung. 27./28. Dezember 1975

*Bernhard Heisig*, in: Henry Schumann, Ateliergespräche, Leipzig 1976, S. 107–127

*Die Entscheidung zur aktuellen künstlerischen Form treffen* (Interview mit Beate Lerchner), in: Leipziger Volkszeitung, 12. August 1976

*Es ist doch schrecklich, immer recht haben zu müssen* (Interview), in: Sächsische Zeitung, Dresden, 20. August 1976

*Kunst wendet sich an den ganzen Menschen*, in: Thüringer Tageblatt, Erfurt, 22. September 1976

*Professor Ernst Hassebrauk 1905–1974. Leipziger Bildnisse. Zeichnungen 1927–1932* (Geleitwort), Ausstellungsfaltblatt, Wort und Werk, Leipzig, November 1976

*Otto Dix. Untermhaus*, in: Leipziger Volkszeitung, 2. Dezember 1976 (auch in: Bernhard Heisig Retrospektive, 1989–1990. Eine Ausstellung des Zentrums für Kunstausstellungen der DDR, Kat. hrsg. v. Jörn Merkert und Peter Pachnicke. Berlin (West), Berlinische Galerie Martin-Gropius-Bau; Bonn, Rheinisches Landesmuseum: München, Bayerische Staatsgemäldesammlungen, Staatsgalerie moderner Kunst; (Graphik und Illustration:) Hannover, Sprengel Museum; Oberhausen, Städtische Galerie Schloß Oberhausen, Ludwig-Institut für Kunst der DDR, 1989–1990, Prestel-Verlag München 1989, S. 399)

*Bernhard Heisig im Gespräch mit Renate Hartleb* (Tonbandprotokoll von 1976), in: Karl Max Kober: *Bernhard Heisig*, Dresden 1981, S. 199 und in: Dietulf Sander (Hrsg.): *Bernhard Heisig, Der faschistische Alptraum. Lithographien und Texte*, Leipzig 1989, S. 110–115

*Zwei Diskussionsbeiträge zur 9. Tagung des Zentralvorstandes des VBK-DDR, Magdeburg, 22./23.11.1976*, in: Positionen und neue Fragestellungen zum Wesen und zu den Kriterien des sozialistischen Realismus, Berlin 1977, S. 52, 75

*Getätschelt werden ist langweilig. Bernhard Heisig über künstlerischen Nachwuchs* (Interview mit Reinhart Grahl), in: Sonntag, Berlin 1977, Nr. 8

*Mit großem Einsatz für unsere Kunst* (Interview mit Karl Max Kober) in: Neues Deutschland, Berlin, 16. März 1977

*Interview* in: Horst Wackerbarth (Hrsg.): Materialien zu documenta 6, Kassel 1977, S. 27–29; *Kritiker als Partner,* in: Sonntag, Berlin 1978, Nr. 3

*Vordringen zu neuen Einsichten in die Wahrheit des Lebens* (Interview mit Hannelore Nedo und Günter Hofmann) in: Leipziger Volkszeitung, 18./19. November 1978

*Bernhard Heisig im Gespräch mit Lothar Lang* (Tonbandprotokoll von 1978) in: Karl Max Kober: *Bernhard Heisig,* Dresden 1981, S. 202

*Beitrag auf dem VIII. Kongreß des VBK-DDR (21–23. November 1978)* in: Dokumentation über den VIII. Kongreß des VBK-DDR, Berlin, 1979, S. 41 f.

*Woher kommen wir, wer sind wir, wohin gehen wir?* (Diskussionsbeitrag im Plenum des VIII. Kongreß des VBK-DDR), in: Bildende Kunst, Berlin 1979, Heft 3, S. 107/108

*Max Beckmann. Die Verantwortung zur Form,* in: Kat. z. Ausst. Der Zeichner und Grafiker Max Beckmann, Kunstverein, Hamburg, 1979

*Aus unscheinbaren kleinen Flecken ein graues Kriegsbild zusammengetupft* (Interview mit Renate Florstedt) in: Leipziger Volkszeitung, 21./22. April 1979

*Wie es der Künstler sieht: Bernhard Heisig zu Schaffensproblemen,* in: Kunsterziehung, Berlin 1981, Nr. 5

*Malerei: Juryarbeit beendet* (Interview) in: Leipziger Volkszeitung, 27. Mai 1982

*Nachtrag zum 30. Jahrestag des VBK-DDR,* in: Bildende Kunst, Berlin 1982, Heft 9, S. 420–423

*Aspekte sowjetischer Kunst in Köln und Aachen,* in: Bildende Kunst, Berlin 1983, Heft 1, S. 39–41

*Kritik an den Kritikern,* in: ART, Hamburg 1983, Nr. 7, S. 122/123 (auch in: Bernhard Heisig, Retrospektive, 1989–1990, S. 397 f.)

*Gespräch über die IX.,* in: Weimarer Beiträge, 1983, Nr. 8

*Aus einem Diskussionsbeitrag auf dem IX. Kongreß des VBK,* in: Leipziger Volkszeitung, 17. November 1983

*Aus dem Diskussionsbeitrag zum IX. Kongreß des VBK,* in: Sonntag, Berlin 1983, Nr. 48

*Im Betrachter den Partner sehen* (Diskussionsbeitrag beim IX. Kongreß des VBK) in: Neues Deutschland, Berlin, 16. November 1983

*Bernhard Heisig,* Diskussionsbeitrag ebendort, in: Dokumentation IX. Kongreß des VBK-DDR (Berlin 15.–17. November 1983), Berlin 1983, S. 80 ff.

*Begegnungen mit der Armee habe ich oft ...,* in: Volksarmee, Berlin 1983, Nr. 47

*Er schaut vielen hier über die Schulter. Über Max Beckmann,* in: ART, Hamburg 1984, Nr. 2, S. 38

*Ruhig mal die Zähne zeigen,* in: tendenzen, München 1984, Nr. 145, S. 73 ff.

*Beckmann – der letzte große Bildermacher der Moderne,* in: Bildende Kunst, Berlin 1984, Heft 3, S. 116–119 (auch in: Bernhard Heisig Retrospektive, 1989–1990, S. 398 f.)

*Rembrandt hatte auch nicht immer recht. Der Leipziger Maler Bernhard Heisig über die Bedingungen der Kunst in der DDR,* in: Der Spiegel, Hamburg 1984, Nr. 27, S. 147–154

*Die Kunst braucht Vereinbarungen* (Bernhard Heisig im Gespräch mit Wolfgang Draeger) in: DU, Zürich 1987, Heft 9, S. 18–27

*Laudatio auf Wolfgang Mattheuer anläßlich seiner Ausstellung im Museum der bildenden Künste Leipzig 1987,* in: Ausst.-Kat. »Zeitvergleich '88 – 13 Maler aus der DDR«, Berliner Festspiele GmbH, Galerie Brusberg Berlin, Staatlicher Kunsthandel der DDR im Neuen Kunstquartier des T.I.P., Berlin (West) 1988, S. 144–149

*Fragebogen Bernhard Heisig, Maler,* in: Frankfurter Allgemeine Zeitung (Beilage), Frankfurt/M., 25. August 1989

*Erfolg macht manches möglich. ›Die historische und die tägliche Wahrheit interessieren mich sehr‹.* (Interview mit Reinhart Grahl), in: Sonntag, Berlin 1989, Nr. 41

*Erklärung zur Rückgabe der Nationalpreise vom 5.12.1989,* in: Neues Deutschland, Berliner Ausgabe, 6. Dezember 1989

*Die Kunst wird ständig zum Protest gedrängt* (Gespräch mit Lothar Schmidt-Mühlisch), in: Die Welt, Hamburg, 27. August 1990

*Deutsche Kunst doppelt – Vier Fragen zur Lage der geteilten Kunst-Nation,* in: Die ZEIT, Hamburg, 31. August 1990, S. 56

*Über Beckmann* (Vortrag anläßlich der ersten Peter-Beckmann-Vorlesung in der Techn. Universität, München, Klinikum »Rechts der Isar«, am 10. Juli 1991), Erstveröffentlichung in: Ausst.-Kat. Zeit zu leben, Galerie Berlin, 1992, S. 32– 40; Nachdruck in: Bernhard Heisig. Zeiten zu leben. Malerei, 1994–1995, S. 13–15 (Überschrift: »Über Beckmann«)

*Nicht mehr so oft beim Malen in den Nahkampf. Abschied von Leipzig ohne Groll: Gudrun Brüne und Bernhard Heisig ziehen ins Havelland.* (Gespräch mit Meinhard Michael), in: Leipziger Volkszeitung, 16. Dezember 1992

*Was kann die Kunst in dieser Welt? Ein Künstler, eine Kunsthistorikerin und ein Museumsdirektor zu den Perspektiven der Kunst heute* ( Gespräch Bernhard Heisig, Antje von Graevenitz und Jean-Christophe Ammann), in: Der Tagesspiegel (Beilage), Berlin, 24./26. Dezember 1992

*Beim Atmen spürt man hier noch die Jahreszeit. Gespräch mit dem Maler Bernhard Heisig, der aus Leipzig in das Havelland übersiedelte* (mit Norbert Stein), in: Märkische Allgemeine, Potsdam, 8. April 1994

*Geisterbahn. Gespräch Horst Locher, Rüdiger Küttner mit Bernhard Heisig am 7. Juli 1995,* in: Bernhard Heisig. Geisterbahn. Ausst.-Kat. Galerie Berlin. Berlin 1995–1996, S. 17–29

*Als ich auch noch einen Computer malen sollte ... (Rede beim 100. Kongreß der deutschen Gesellschaft für innere Medizin am 14. April 1994),* Erstveröffentlichung in: Ausst.-Kat. Bernhard Heisig. Geisterbahn. Galerie Berlin 1995–1996, S. 119–123

*Gespräch zwischen Bernhard Heisig und Vera Schreck in der Galerie Toennissen,* in: Bernhard Heisig. Grafik und Zeichnungen, 1996

*Äußerungen 1978-1997,* in: Ausst.-Kat. ›Ostwind‹ – Fünf deutsche Maler aus der Sammlung der GrundkreditBank. Kunstforum der GrundkreditBank, Berlin 1997–1998, S. 106–109
*Gewalt ohne Ende. ›Mein Photo des Jahrhunderts‹: der Maler Bernhard Heisig über das Bild eines weinenden Flakhelfers,* in: ZEIT-Magazin, Hamburg, 10. Juni 1998, S. 10

**3. Monographien, Kataloge von Einzelausstellungen, Laudationes**

*Bernhard Heisig,* Ausst.-Kat. Staatliche Hochschule für Grafik und Buchkunst, Leipzig, 1963

*Bernhard Heisig. Gemälde, Zeichnungen, Lithographien,* Ausst.-Kat. Gemäldegalerie Neue Meister, Dresden und Museum der bildenden Künste, Leipzig, 1973

Wolfgang Mattheuer: *Rede zur Eröffnung der Bernhard-Heisig-Ausstellung* im Museum der bildenden Künste, Leipzig, 30. August 1973, in: Reihe *Künstler über Künstler,* Museum der bildenden Künste Leipzig (Hrsg.), Leipzig, 1974

*Bernhard Heisig. Malerei, Grafik,* Ausst.-Kat. Galerie Junge Kunst, Frankfurt/Oder, 1974

*Bernhard Heisig,* Ausst.-Kat. Staatliche Galerie, Moskau, 1974

Renate Hartleb: *Bernhard Heisig – Maler und Werk,* Dresden 1975

*Bernhard Heisig,* Ausst.-Kat. Kulturpalast Poznan, 1976

*Bernhard Heisig,* Ausst.-Kat. Kulturhistorisches Museum, Magdeburg, 1978

*Bernhard Heisig, Druckgrafik und Zeichnungen,* Ausst.-Kat. Staatliche Galerie Moritzburg, Halle und Galerie der Hochschule für Grafik und Buchkunst, Leipzig, 1979–1980.

*Bernhard Heisig. Bilder aus den siebziger Jahren,* Faltblatt zur Ausst. der Galerie Michael Hertz, Bremen, 1980

Bernhard Heisig: *Die Beharrlichkeit des Vergessens und andere Bilder,* Faltblatt zur Ausst. des Frankfurter Kunstvereins, 1980

Karl Max Kober: *Bernhard Heisig,* Dresden 1981

*Bernhard Heisig, Leipzig: Druckgrafik,* Ausst.-Kat. Kulturbund der DDR, Klub der Intelligenz »Pablo Neruda«, Karl-Marx-Stadt, 1981

*Bernhard Heisig,* Ausst.-Kat. Staatliches Museum Schloß Burgk, Neue Galerie, 1981

*Bernhard Heisig: Lob der gelegentlichen Unvernunft (1979/80),* Informationsblatt, Behnhaus-Museum für Kunst und Kulturgeschichte der Hansestadt Lübeck, 1982

*Bernhard Heisig. Malerei, Graphik, Zeichnungen,* Ausst.-Kat. Museum der bildenden Künste Leipzig, 1985

*›Die Geraer Arbeiter am 15. März 1920‹. Bernhard Heisig,* Ausst.-Kat. Kunstgalerie Gera, 1985

*Bernhard Heisig. Grafik/Zeichnung/Malerei,* Ausst.-Kat. Zentrales Haus der Deutsch-Sowjetischen Freundschaft, Berlin/DDR, 1986

*Bernhard Heisig,* Ausst.-Kat. Ausstellungszentrum am Krimski-Kai, Moskau, 1987

*Bernhard Heisig. Gemälde, Zeichnungen, Druckgrafik,* Ausst.-Kat. Karl-Marx-Universität, Leipzig, Ausstellungszentrum, 1987

*Bernhard Heisig. Zeichnungen zum Roman von Anna Seghers ›Das siebte Kreuz‹* (Sammlung Handzeichnungen der DDR in der Kunstgalerie, Gera, Bd. 5), Kunstgalerie Gera, 1987

*Bernhard Heisig – Gudrun Brüne: Landschaften, Stilleben, Porträts,* Faltblatt zur Ausst. der Kunsthalle Friedrich Netzel, Worpswede, 1987

Bernfried Lichtnau: *Der Beitrag Bernhard Heisigs zur Weiterentwicklung der Historienmalerei in der bildenden Kunst der Deutschen Demokratischen Republik. Bestimmung der Funktions- und Gestaltungsdifferenzierung historisch-thematischer Kompositionen,* Dissertation, Ernst-Moritz-Arndt-Universität Greifswald, 1988

*Bernhard Heisig. Gemälde,* Ausst.-Kat. Frankfurter Kunstkabinett Hanna Bekker vom Rath, Frankfurt/M., 1989

Dietulf Sander (Hrsg.): *Bernhard Heisig. Der faschistische Alptraum. Lithographien und Texte,* Leipzig, 1989

*Bernhard Heisig Retrospektive, 1989–1990* = Bernhard Heisig Retrospektive. Eine Ausstellung des Zentrums für Kunstausstellungen der DDR. Ausst.-Kat. hrsg. v. Jörn Merkert und Peter Pachnicke. Berlinische Galerie Martin-Gropius-Bau, Berlin(West); Rheinisches Landesmuseum Bonn; Bayerische Staatsgemäldesammlungen, Staatsgalerie moderner Kunst, München; (Graphik und Illustration:) Sprengel Museum, Hannover; Städtische Galerie Schloß Oberhausen, Ludwig-Institut für Kunst der DDR, 1989–1990, Prestel-Verlag München 1989

*Bernhard Heisig, der Maler,* Ausst.-Kat. Nationalgalerie der Staatlichen Museen zu Berlin in Zusammenarbeit mit dem Zentrum für Kunstausstellungen der DDR, Berlin, 1990

*Zeit zu leben, 1992* = Zeit zu leben. Max Beckmann, Minna Beckmann-Tube, Bernhard Heisig. Ausst.-Kat. Berlin, Galerie Berlin, 1992

*Bernhard Heisig. Zeiten zu leben. Malerei, 1994–1995* = Bernhard Heisig. Zeiten zu leben. Malerei. Ausst.-Kat. hrsg. v. Theodor Helmert-Corvey. Herforder Kunstverein e.V., Daniel-Pöppelmann-Haus, Herford; Städtische Galerie, Haus Seel, Siegen; Landesmuseum Oldenburg; Hans-Thoma-Gesellschaft – Kunstverein Reutlingen und Städtisches Kunstmuseum Spendhaus, Reutlingen, Galerie Berlin, 1994–1995, Kerber Verlag, Bielefeld und Daniel-Pöppelmann-Haus Herford 1994

*Bernhard Heisig »Begegnung mit Bildern«, 1995* = Bernhard Heisig »Begegnung mit Bildern«, Ausst.-Kat. Galerie Brusberg, Berlin, 1995 (Brusberg Dokumente 35)

*Bernhard Heisig. Geisterbahn. 1995–1996* = Bernhard Heisig. Geisterbahn. Ausst.-Kat. hrsg. v. Rüdiger Küttner, Galerie BERLIN, Berlin 1995–1996. GALERIE BERLIN. ARS NICOLAI, Berlin 1995

*Bernhard Heisig. Grafik und Zeichnungen, 1996* = Bernhard Heisig. Grafik und Zeichnungen, Ausst.-Kat. Galerie Toennissen, Köln, 1996, Bild + Kunst, Bonn 1996

*Bernhard Heisig. Herbstspaziergang, Bilder 1995/96 und Texte,* Faltblatt zur Ausst. der Universität Leipzig im Ausstellungs-Zentrum KROCH-HAUS, Leipzig 1996–1997

*Bernhard Heisig. Lithographien 1963–1997.* Hrsg. v. Rüdiger Küttner, Galerie BERLIN, Berlin, 1997

#### 4. Zeitungsartikel und Zeitschriftenaufsätze

Joachim Uhlitzsch: *Auf dem Wege zur sozialistischen Kunst,* in: Leipziger Volkszeitung, 25. Juni 1959

Horst Jähner: *Genrebild kein Stiefkind mehr,* in: Sonntag, Berlin 1959, Nr. 31

Joachim Uhlitzsch: *Auf dem richtigen Wege. Zu einigen Werken der VI. Kunstausstellung im Bezirk Leipzig,* in: Bildende Kunst, Berlin 1962, Heft 2, S. 59–68

Günter Meißner: *Architekturbezogen und originell,* in: Bildende Kunst, Berlin 1965, Heft 10, S. 527 ff.
ders.: *Ein Bild der Commune,* in: Leipziger Volkszeitung, 30. Oktober 1965
ders.: *Um die Vertiefung realistischer Aussage,* in: Bildende Kunst, Berlin 1966, Heft 2, S. 73–78

Harald Olbrich: *Ästhetische Subjektivität oder Subjektivismus?,* in: Bildende Kunst, Berlin 1966, Heft 5, S. 272–273

Gerhard Winkler: *Im Westen nichts Neues. Zu den Graphiken des Leipziger Meisters Bernhard Heisig,* in: tendenzen, München 1966, Nr. 40

*Ausstellung mit Werken Prof. Bernhard Heisigs,* in: Aufwärts (Ausgabe Buna), Februar 1968

Volker Frank: *Der Maler Prof. Heisig. Ausstellung bei ›Kunst der Zeit‹,* in: Sächsisches Tageblatt, Dresden, 27. März 1968

*Heisig malte Dimitroff,* in: Sächsisches Tageblatt, Dresden, 15. April 1970

Ursula Schüler: *Pariser Kommune auf der Staffelei,* in: Azet, 9. Januar 1971

Gerhard *Winkler:* Bernhard Heisig. *Der Brigadier,* in: Leipziger Volkszeitung, 23. April 1971

Harald Olbrich: *Voll schöpferischer Unrast. Zum Schaffen des Leipziger Malers Bernhard Heisig,* in: Bildende Kunst, Berlin 1972, Heft 1, S. 13–16

*DDR-Kunstmarkt gefordert,* in: Frankfurter Allgemeine Zeitung, 8. Januar 1972

Karl Max Kober: *Von der Chance, an einem Weltbild mitzuwirken. Zu Bernhard Heisigs Bildern über die Pariser Kommune,* in: Bildende Kunst, Berlin 1972, Heft 9, S. 444–449

Klaus Weidner: *Geschichte für uns neu entdeckt. Zu Bernhard Heisigs ›Pariser Kommune‹. VII. Kunstausstellung der DDR,* in: Kunsterziehung, Berlin 1973, Nr. 2

Peter Betthausen: *›Brigadier‹, Gemälde von Bernhard Heisig,* in: Kulturelles Leben, Berlin 1973, Nr. 4

*Ausstellungen: Berlin. Walter Womacka, Dresden. Bernhard Heisig,* in: Sonntag, Berlin 1973, Nr. 27

Dieter Gleisberg: *Kostbarkeiten aus Bildergalerien: Bernhard Heisig ›Meine Mutter‹,* in: FF dabei, Berlin 1973, Nr. 43

Karl Max Kober: *Bekanntes und Überwundenes. Zur Heisig-Ausstellung in Dresden,* in: Mitteldeutsche Neueste Nachrichten, Halle, 9. Mai 1973
ders.: *Heisigs Werk und Weltbild. Zur Ausstellung Bernhard Heisigs im Dresdner Albertinum,* in: Leipziger Volkszeitung, 12. Mai 1973

*Neue Mitglieder der Akademie – Sektion Bildende Kunst: Bernhard Heisig,* in: Mitteilungen der Akademie der Künste der DDR, Berlin 1973, Nr. 2

Waltraut Schumann: *Bernhard Heisig,* in: Dresdner Kunstblätter, 1973, Nr. 3

H. Bellée: *Engagierte und suggestive Malerei. Die 5. Personalausstellung im Albertinum zeigt Werke Prof. Bernhard Heisigs,* in: Sächsisches Tageblatt (Ausgabe Dresden), 31. Mai 1973

Renate Hartleb: *Bernhard-Heisig-Ausstellung im Dresdner Albertinum,* in: Sächsisches Tageblatt, 3. Juni 1973

Joachim Uhlitzsch: *Eine Kunst voll Temperament und Nachdenklichkeit. Zur Ausstellung des Leipziger Malers und Grafikers Bernhard Heisig in der Dresdner Galerie Neue Meister,* in: Neues Deutschland, Berlin, 6. Juni 1973

Karl Max Kober: *Das Gesamtwerk von Bernhard Heisig in einem ersten Überblick. Die von der Akademie mitveranstaltete Ausstellung in Dresden und Leipzig,* in: Mitteilungen der Akademie der Künste der DDR, Berlin, 1973, Nr. 6

Joachim Uhlitzsch: *Das genußvolle Erlebnis ist bewußt mit Nachdenken verbunden. Eine Ausstellung mit Werken des Malers und Grafikers Bernhard Heisig in der Dresdner Gemäldegalerie Neue Meister,* in: Junge Welt, Berlin, 5. Juli 1973
ders.: *Ich möchte gern, daß es gefällt ... Dresdner Galerie Neue Meister zeigt Arbeiten von Bernhard Heisig,* in: Tribüne, Berlin, 25. Juli 1973

Henry Schumann: *Bernhard Heisigs bildnerische Nachricht. Malerei und Grafik des Leipziger Künstlers im Museum der bildenden Künste,* in: Leipziger Volkszeitung, 8. September 1973

Ingrid Wenzkat: *Engagement für Menschen. Entwicklungen und Aspekte im Schaffen eines Künstlers. Rund 300 Arbeiten im Überblick. Leipziger Museum zeigt Werke Bernhard Heisigs,* in: Union (Ausgabe Leipzig), 13. September 1973

Waltraut Schumann: *›Brigadier‹ von Bernhard Heisig,* in: FDGB Rundschau, Berlin 1973, Nr. 9

Karl Max Kober: *Fähigkeit zur Leidenschaft. Gedanken zur Ausstellung von Werken Bernhard Heisigs,* in: Mitteldeutsche Neueste Nachrichten, Halle, 22./23. September 1973

Renate Hartleb: *Rausch der Farben – Anspruch der Themen. Bernhard-Heisig-Ausstellung im Leipziger Museum der bildenden Künste,* in: Sächsisches Tageblatt, Dresden, 23. September 1973

Lothar Lang: *Der Maler Bernhard Heisig,* in: Die Weltbühne, Berlin 1973, Nr. 30

*Prof. Bernhard Heisigs ›Brigadier‹,* in: DDR-Revue, Berlin, 1973, Nr. 10

Camilla Blechen: *Nie ganz zufrieden. Bernhard Heisig in Leipzig,* in: Frankfurter Allgemeine Zeitung 5. Oktober 1973

el: *Reich an Kontrasten. Werke von Bernhard Heisig im Alten Museum Berlin,* in: National-Zeitung, Berlin, 12. Dezember 1973

Harald Olbrich: *Bewahrt und mit neuem Sinn erfüllt. Bernhard-Heisig-Ausstellung im Alten Museum,* in: Berliner Zeitung, 15. Dezember 1973

Arno Kossert: *Die Mona Lisa und der Brigadier,* in: Tribüne, Berlin, 24. März 1974

Gabriele Muschter: *Drei Fragen an Prof. Heisig,* in: Sonntag, Berlin 1974, Nr. 21

Karl Max Kober: *Dynamische Bildsprache. Der Maler Bernhard Heisig und sein Werk,* in: Visite, Berlin 1974, Nr. 6

Hermann Peters: *Voll kritischer Unrast schöpferisch aktiv. Bernhard Heisig ,* in: Bildende Kunst, Berlin 1974, Heft 7, S. 315–319

Karl Max Kober: *Gedanken zum Gemälde ›Gestern und in unserer Zeit‹,* in: Leipziger Volkszeitung, 23. November 1974

Ingrid Beyer: *Ad hominem demonstriert: Chile, gemalt von Heisig, Mattheuer, Wetzel,* in: Sonntag, Berlin 1975, Nr. 6

W. Skopin: *Die Kunst Bernhard Heisigs,* in: Innostrannaja literatura, Moskau 1975, Nr. 5

L. Belogrolowa: *Vergangenheit und Gegenwart. Über das Schaffen Bernhard Heisigs,* in: Iskustvo, Moskau 1975, Nr. 10

Hermann Peters: *Kommunikationskraft des Gegenständlichen. Zum Bild von Bernhard Heisig im Palast der Republik,* in: Bildende Kunst, Berlin 1976, Heft 7, S. 331–333

*Neuer Rektor berufen: Prof. Bernhard Heisig an Hochschule für Grafik und Buchkunst,* in: Union (Ausgabe Leipzig), 20. Juli 1976

Gisela Schlicker: *Bilder im Palast der Republik: Verheißung über Ikarus hinaus,* in: Der Morgen, Berlin, 28. Juli 1976

H. WG.: *Heisig statt Tübke. Rektorenwechsel an der Leipziger Hochschule,* in: Neue Züricher Zeitung, 2. September 1976

Karl Max Kober: *Herausforderung zum Nachdenken. Bernhard Heisigs ›Ikarus‹, eine Komposition von hohem Schauwert und emotionaler Ausstrahlungskraft,* in: National-Zeitung, Berlin, 11./12. September 1976
ders.: *Bilder Leipziger Maler im Palast der Republik: Die Werke von B. Heisig, W. Mattheuer und W. Tübke in der Palast Galerie,* in: Leipziger Volkszeitung, 16./17. Oktober 1976

Günter Blutke: *Galerie im Palast: Bernhard Heisig,* in: DDR-Revue, Berlin 1977, Nr. 4

Lothar Lang: *Bernhard Heisig,* in: Die Weltbühne, Berlin 1977, Nr. 45

Ingrid Schulze: *Schöpferische Subjektivität in Beziehung zur Wirklichkeit: Gedanken zu W. Sittes ›Mein Atelier‹ und B. Heisigs ›Die erste Bürgerpflicht‹,* in: Freiheit, Halle 1977, Nr. 250

Karl Max Kober: *Anregungen zum Weiterdenken über den Sinn des Lebens. Zu Bernhard Heisigs Gemälde ›Beharrlichkeit des Vergessens‹,* in: Leipziger Volkszeitung, 17. Januar 1978

Ingrid Schulze: *Von Bosch bis Beckmann: Erberezeption bei W. Sitte und B. Heisig,* in: Sonntag, Berlin 1978, Nr. 30

Julia Kluge-Fabenyi: *Künstler und Publikum in der Galerie: Anmerkungen zu einem Ausstellungsgespräch mit Bernhard Heisig,* in: Leipziger Volkszeitung, 8. November 1978

Gudrun Friedrich: *Leben voller Intensität. Der Maler Bernhard Heisig,* in: Neue Berliner Illustrierte, 1978, Nr. 47

Bernd Meyer: *Wissen, woher man kommt, wer man ist, wohin man geht: Gespräch mit Prof. Bernhard Heisig,* in: Volksarmee, Berlin 1978, Nr. 48

Dietmar Eisold: *Bildhafte Einsichten in das Leben. Zur Bernhard-Heisig-Ausstellung in Magdeburg,* in: Neues Deutschland, Berlin, 19. Dezember 1978

Sigrid Burgmann: *Meisterschaft in Farbe und Komposition,* in: Volksstimme, Magdeburg, 28. Dezember 1978

J. H. Bruns: *Heisig – Malerei und Grafik. Ausstellung im Kulturhistorischen Museum Magdeburg,* in: Mitteilungen Verband Bildender Künstler, 1979, Nr. 1

Karl Max Kober: *Übersicht und Blick auf Neuestes. Zur Bernhard-Heisig-Ausstellung in Magdeburg,* in: Mitteldeutsche Neueste Nachrichten, Halle, 6./7. Januar 1979
ders.: *Die Geschichte reicht stets in unsere Gegenwart. Über eine Ausstellung Bernhard Heisigs im Kulturhistorischen Museum, Magdeburg,* in: Leipziger Volkszeitung, 16. Januar 1979

Hermann Raum: *Bernhard Heisig,* in: Sonntag, Berlin 1979, Nr. 8

Günther Rühle: *Deutschland, Deutschland. Betrachtungen zur deutschen Kunst und Geschichte,* in: Frankfurter Allgemeine Zeitung, Frankfurt/M., 14. April 1979

Volker Frank: *Ein neuer Heisig. Lithos zu Ludwig Renn ›Krieg‹,* in: Sächsisches Tageblatt, Dresden, 4. Juli 1979
ders.: *Erfahrungen und große Präzision. Zu Heisigs Illustrationen des Romans ›Krieg‹ von Ludwig Renn,* in: Bauernecho, Berlin, 7./8. Juli 1979

Wolfgang Schroeter: *Bernhard Heisigs ›Pariser Kommune‹ als Dauerleihgabe der Nationalgalerie Berlin,* in: Information Museum der bildenden Künste Leipzig, 1970, Nr. 3

Lothar Lang: *Heisig illustriert ein Buch,* in: Die Weltbühne, Berlin 1979, Nr. 7

Barbara Melchert: *Ganz Auge, Psychologe und Magier dazu,* in: Der Neue Weg, Berlin, 2./3. Januar 1980

Günther Wirth: *Aufräumen mit Klischees: DDR-Kunst in Heilbronn,* in: Stuttgarter Zeitung, 8. Januar 1980

Anita Kühnel: *Bernhard Heisig. Zu Majakowskis Gedicht ›Gespräch mit dem Genossen Lenin‹, Lithographie,* in: Kunsterziehung, Berlin 1980, Nr. 1/2

Günter Heiderich: *Vehementes malerisches Engagement. Michael Hertz zeigt ›Bilder aus den siebziger Jahren‹ des DDR-Malers Bernhard Heisig,* in: Weser-Kurier, Bremen, 7. März 1980

Herbert Albrecht: *Bernhard Heisigs Gründlichkeit ist sein Problem,* in: Bremer Nachrichten, 8. März 1980

Eduard Beaucamp: *Wie die Kunst die Welt bewegt. Das Drama des Leipziger Malers Bernhard Heisig,* in: Frankfurter Allgemeine Zeitung, 13. März 1980

Volker Frank: *Die Qualen des Suchens und die Freuden des Entdeckens,* in: Leipziger Volkszeitung, 15./16. März 1980
ders.: *Anschauungen des Lebens. Zur Leipziger Heisig-Ausstellung,* in: Bauernecho, Berlin, 22./23. März 1980

Renate Hartleb: *Grafik und Zeichnungen von Heisig,* in: Sächsisches Tageblatt (Ausgabe Leipzig), 22./23. März 1980

Gabriele Nicol: *Anklage hat immer so etwas Jammerndes. Der DDR-Maler Bernhard Heisig und seine Bilder im Frankfurter Kunstverein,* in: Frankfurter Neue Presse, Frankfurt/M., 27. März 1980

MZ: *Neues vom Turmbau?,* in: Frankfurter Allgemeine Zeitung, 27. März 1980

Reinhart Grahl: *Bernhard Heisig. Galerie Leipziger Hochschule,* in: Sonntag, Berlin 1980, Nr. 10

Peter Winter: *Bernhard Heisig: Bilder aus den siebziger Jahren,* in. das kunstwerk, 1980, Nr. 3
Herbert H. Wagner: *Akribie und Temperament. Die DDR-Künstler Tübke und Heisig,* in: Handelsblatt, Düsseldorf, 3. April 1980

Jürgen Schmidt: *Hier Bäuerlein, dort Medienterror. Heisig und Tübke: zwei Maler aus der DDR stellen beim Klassenfeind aus,* in: Stuttgarter Zeitung, 9. April 1980

Dorothea Körner: *Neu gehobene Schätze: Ausstellung in Leipzig: Kesting- und Heisig-Graphik,* in: Der Morgen, 16. April 1980

Christa Spatz: *Bundesdeutscher Kunsthandel entdeckt die Maler der DDR. Gespräch mit Georg Bussmann über die Heisig-Ausstellung,* in: Frankfurter Rundschau, Frankfurt/M., 16. April 1980

Peter Dietmar: *Morsezeichen von der Viererbande,* in: Die Welt, Hamburg, 19. April 1980

Lothar Lang: *Wieder in Leipzig: Heisig,* in: Die Weltbühne, Berlin, 22. April 1980

Rudi Bergmann: *Ein Maler der großen Historie. Bernhard Heisig im Frankfurter Kunstverein,* in: Stuttgarter Nachrichten, 25. April 1980

Hartmut Petersohn: *Ein solches Gespräch kann nicht beendet sein: Studenten im Disput mit FDGB-Kunstpreisträger Prof. B. Heisig,* in: Tribüne, Berlin, 27. Mai 1980

Karl Max Kober: *Den Menschen Immunisieren. Bernhard Heisigs antifaschistische Arbeiten,* in: tendenzen, München 1980, Nr. 130

Karl-H. Lötzer: *Kunst in Leipzig,* in: tendenzen, München 1980, Nr. 131

Peter Pachnicke: *Kunst soll als Kunst wirken. Zum Schaffen von Bernhard Heisig,* in: Bildende Kunst, Berlin 1980, Heft 11, S. 534–537

dpa: *Recht auf Unvernunft,* in: Frankfurter Allgemeine Zeitung, Frankfurt/M., 9. Juli 1981

Kh.: *Reflexionen und Mahnungen zum Frieden: Chilenische Exilkunst und Vortrag; Druckgrafik von Bernhard Heisig,* in: Sächsische Neueste Nachrichten (Ausgabe Karl-Marx-Stadt), 21./22. November 1981

Rudolf Lange: *Höllenfahrt durch Zeit und Geschichte. Bernhard Heisig bei Brusberg in Hannover,* in: Hannoversche Allgemeine Zeitung, 12. Dezember 1981

Marie Hüllenkremer: *Hannover: Ein Höhepunkt der ›Leipziger Schule‹,* in: ART, Hamburg 1981, Nr. 12, S. 105

Jürgen Schmidt: *Zeiger auf kurz nach zwölf: Der Maler B. Heisig in Hannover,* in: Stuttgarter Zeitung, 29. Dezember 1981

Karin Thomas: *Joseph Beuys in Ostberlin, Bernhard Heisig in Hannover,* in: Weltkunst 1982, Nr. 1, S. 28–29

Camilla Blechen: *Der Unzufriedene,* in: Frankfurter Allgemeine Zeitung, 5. Februar 1982

Volker Bauermeister: *B. Heisig: Galerie Brusberg Hannover,* in: das kunstwerk, 1982, Nr. 2

Peter Sager: *Der alte Wilde,* in: ZEIT-Magazin, Hamburg, 26. März 1982, S. 23–28

Doris Schmidt: *Goethe zu Ehren. ›Faust‹ mit den Zeichnungen von Beckmann und Heisig,* in: Süddeutsche Zeitung, München, 28. August 1982

ho: *Bernhard Heisig: ein Künstler mit Profil,* in: Lübecker Nachrichten, 11. Dezember 1982

Uwe M. Schneede: *Mit der Wut der Sinne. Eine Monographie über Bernhard Heisig,* in: Frankfurter Allgemeine Zeitung, Frankfurt/M., 28. Juni 1983

Ingrid Beyer, Rudolf Kober, Ruth Menzel, Hermann Peters, Heinz Quinger, Klaus Weidner: *›Ende des Abendprogramms‹ von Bernhard Heisig,* in: Weimarer Beiträge, Weimar 1983, Nr. 8

Lothar Lang: *Beckmann und Heisig,* in: Die Weltbühne, Berlin 1983, Nr. 25

r-h.: *Drei Maler aus dem anderen Deutschland,* in: Deutsches Ärzteblatt 1984, Nr. 25/26

Bernhard Schulz: *Bernhard Heisig,* in: Die ZEIT, Hamburg, 15. Juni 1984

Ulrich Horb: *Zu Hause ein Großer, Bernhard Heisig (DDR) bei Brusberg,* in: Berliner Stimme, Berlin, 16. Juni 1984

Peter Hans Göpfert: *Unter dem Teppich sind Menschenleiber gefangen. DDR-Maler Heisig bei Brusberg,* in: Berliner Morgenpost, 24. Juni 1984

Günter Christen: *Kunst muß tiefer eingreifen in die Auseinandersetzungen der Zeit,* in: Unsere Zeit, Düsseldorf, 13. Juli 1984

Ina Gille: *Beckmann-Rezeption in der DDR: Bernhard Heisig,* in: Leipziger Blätter, 1984, Nr. 5, S. 72–73

Michael Nungesser: *Bernhard Heisig: Neue Bilder, Zeichnungen,* in: Die Kunst, Mainz, 1984, Nr. 6, S. 403

Dieter Gleisberg: *Eröffnungsrede zur Ausstellung ›Bernhard Heisig‹ im Museum der bildenden Künste am 14. Februar 1985,* in: Mitteilungen Museum der bildenden Künste Leipzig, 1985, Nr. 8, S. 16–20

*Bernhard Heisigs Schaffen in Leipziger Personalschau: Ausstellung von rund 200 Arbeiten des Künstlers eröffnet,* in: Leipziger Volkszeitung, 16./17. Februar 1985

Karl Max Kober: *Bilder, die zur Mitbefragung der Welt verlocken: 200 Werke aus rund 30 Jahren von Bernhard Heisig zeigt das Museum der bildenden Künste in Leipzig,* in: Leipziger Volkszeitung, 22. Februar 1985

Stuhr: *Bernhard-Heisig-Ausstellung,* in: Mitteilungen des Verbandes Bildender Künstler der DDR, Berlin 1985, Nr. 1, S. 4

Christine Agricola: *Apokalyptisch und lebenssinnig,* in: Mitteldeutsche Neueste Nachrichten, Halle, 2./3. März 1985

*Betroffen nachspürend: Werke Bernhard Heisigs in Leipzig gezeigt,* in: Mitteldeutsche Neueste Nachrichten, Halle, 6. März 1985

Roland Berger: *Bernhard Heisig ›Lenin und die bayerische Revolution‹,* in: Kunsterziehung, Berlin 1985, Nr. 1/2

Roswitha Arndt: *60. Geburtstag des DDR-Malers und Grafikers Bernhard Heisig,* in: Bibliographische Kalenderblätter, 1985, Nr. 3, S. 33–46

Karl Max Kober: *Bernhard Heisig zum 60. Geburtstag,* in: Bildende Kunst, Berlin 1985, Heft 3, S. 118–119

Peter Guth: *Theatrum mundi: zur Bernhard-Heisig-Ausstellung in Leipzig,* in: Sächsisches Tageblatt, Dresden, 13. März 1985

Reinhart Grahl: *Heisig-Ausstellung im Leipziger Museum,* in: Sonntag, Berlin 1985, Nr. 13

Hermann Peters: *Gegen die Beharrlichkeit des Vergessens,* in: Sonntag, Berlin 1985, Nr. 13

Ingrid Leps: *Eine Flut suggestiver Bilder,* in: Union, Leipzig, 13. März 1985

*DSF-Kunstpreis an Willi Sitte und Bernhard Heisig,* in: Lepziger Volkszeitung, 13./14. März 1985

Volker Frank: *Historischer Optimismus erfüllt seine kraftvoll gemalten Bilder: Werkausstellung von Bernhard Heisig wird im Leipziger Museum gezeigt,* in: Neues Deutschland, Berlin, 16./17. März 1985

*Bernhard Heisig im Museum,* in: Leipziger Volkszeitung, 16./17. März 1985

*Zum 60. Geburtstag des Künstlers: Bernhard-Heisig-Ausstellung in Leipzig,* in: Sächsisches Tageblatt, Dresden, 16./17. März 1985

*Hohe Wertschätzung für Schaffen Prof. Heisigs: Sekretariat der SED-Bezirksleitung besucht die Personalschau,* in: Leipziger Volkszeitung, 20. März 1985

Rainhart Grahl: *Damit nichts vergessen wird,* in: Tribüne, Berlin 22. März 1985

Camilla Blechen: *Mutter und Krieg,* in: Frankfurter Allgemeine Zeitung, Frankfurt/M., 30. März 1985

Dietmar Eisold: *Ein Maler, der mit seinen Bildern den Betrachter aktivieren will: der Leipziger Künstler Prof. Bernhard Heisig wird am Sonntag sechzig,* in: Neues Deutschland, 30./31. März 1985

Henry Schumann: *Geschichte im Kontext zum Heute: ein Vormittagsgespräch bei Prof. Bernhard Heisig,* in: Leipziger Volkszeitung, 30./31. März 1985

Ute Urner: *Bilder tief gestaltet mit der ›Wut der Sinne‹,* in: National-Zeitung, Berlin, 30./31. März 1985

*Glückwünsche für Genossen Prof. Bernhard Heisig: zum 60. Geburtstag: Grußadresse des ZK der SED – Erich Honecker,* in: Neues Deutschland, Berlin, 1. April 1985 und in: Leipziger Volkszeitung, 1. April 1985

Manfred Rauschenbach: *Bilder zum Nachdenken,* in: Der Morgen, Berlin 1. April 1985

Rudolf Pakulla: *Bernhard Heisig – ein Chronist unserer Zeit,* in: Freie Presse, Berlin, 2. April 1985

ND-Korr.: *Moskau: Ausstellung von Werken Bernhard Heisigs,* in: Neues Deutschland, Berlin, 24. Mai 1985

*Ausstellung mit Werken Bernhard Heisigs in Moskau: hohe Würdigung der Leistungen des Künstlers aus der DDR,* in: Leipziger Volkszeitung, 24. Mai 1985

*Parteinahme für Menschlichkeit: repräsentative Bernhard-Heisig-Ausstellung in Moskau,* in: Mitteldeutsche Neueste Nachrichten, Halle, 28. Mai 1985

Thea Herold: *Lebensvolle Porträts spiegeln Geschichte,* in: Neues Deutschland, Berlin, 8./9. Juni 1985

Lisa Klutcevskaja: *Aufsehenerregend: Heisig-Ausstellung in der sowjetischen Hauptstadt. Kulturbrief aus Moskau,* in: National-Zeitung, Berlin, 25. Juni 1985

Karl Max Kober: *Neuen Bildstoff für sich aufgetan,* in: Mitteldeutsche Neueste Nachrichten, Halle, 29./30. Juni 1985

Barbara Rüth: *Malerisches Handwerk virtuos beherrscht,* in: National-Zeitung, Berlin, 12. Juli 1985

*Intensiver Dialog mit unserem Leben,* in: Bauernecho, Berlin, 16. Juli 1985

Renate Hartleb: *Vielfalt der Aussagen und Formen,* in: Bildende Kunst, Berlin 1985, Heft 8, S. 367–370

Heinrich Schierz: *Gemälde von Bernhard Heisig,* in: Galerie-Information, Berlin 1985, Nr. 3, S. 3

Sabine Längert: *Bernhard Heisig, Lenin und der ungläubige Timofej,* in: Armeerundschau, 1986, Nr. 1, S. 26–27

ADN: *Heisig-Ausstellung in Berlin eröffnet,* in: Leipziger Volkszeitung, 14. Februar 1986

*Haus der DSF Berlin zeigt Heisig-Werke,* in: Mitteldeutsche Neueste Nachrichten, Halle, 19. Februar 1986

Bernhard Weinkauf: *Bernhard Heisig,* in: Sybille, Berlin 1986, Nr. 3

ADN: *Gespräch mit Heisig im Berliner DSF-Haus,* in: Leipziger Volkszeitung, 12. März 1986

Raimund Hoffmann: *Kostproben meisterhafter Zeichenkunst: Bernhard-Heisig-Ausstellung im Zentralen Haus der DSF in Berlin,* in: Neues Deutschland, Berlin, 20. März 1986

Irma Schlagheck: *Helmut Schmidts Bildnis soll in Leipzig entstehen,* in: ART, Hamburg 1986, Nr. 5, S. 9

Almut Hauenschild: *Schokoladenmaler für die Ahnengalerie. Helmut Schmidt läßt sich von DDR-Maler Heisig porträtieren,* in: Hannoversche Allgemeine Zeitung, 5. Juli 1986

red.: *Gesicht mit Schicksal. DDR-Maler Bernhard Heisig porträtiert Helmut Schmidt,* in: Die neue Ärztliche, 9. Juli 1986

Petra Kipphoff: *›Nun machen Sie einmal ein geistreiches Gesicht‹. Der DDR-Künstler Bernhard Heisig malt Helmut Schmidt,* in: ZEIT-Magazin, Hamburg, 22. August 1986

Marianne Antwerpen: *Schmidt in der Ahnengalerie. Heisigs Porträt im Kanzleramt. Künstler aus der DDR.,* in: Bonner General-Anzeiger, 12. November 1986

ADN: *Bernhard Heisig in Putbus zu sehen,* in: Neues Deutschland, Berlin, 6. April 1987

Detlef Hamer: *Blumen als Sinnbild der Lebensfreude. Bilder von Bernhard Heisig in der Putbuser Orangerie,* in: Norddeutsche Zeitung, Schwerin, 25./26. April und 24. Juni 1987

Christa v. Helmholt: *Der Maler und sein Bild,* in: Frankfurter Allgemeine Zeitung, Frankfurt/M., 22. Mai 1987

*Ehrendoktorwürde der KMU an Maler Prof. Bernhard Heisig verliehen,* in: Universitätszeitung, Karl-Marx-Stadt 1987, Nr. 39

*Arbeiten von Bernhard Heisig im Kroch-Haus,* in: Leipziger Volkszeitung, 27. Oktober 1987

*Arbeiten zur Literatur im Mittelpunkt: Exposition des Leipziger Malers Bernhard Heisig im Ausstellungszentrum der KMU,* in: Universitätszeitung, Karl-Marx-Stadt, 1987, Nr. 44

U. Heublein: *Bedrängend aktuelle Bilder, die Zeichen fürs Heute setzen: Gedanken zu der interessanten Ausstellung von Ölgemälden, Grafiken und Zeichnungen des Leipziger Malers Bernhard Heisig im Ausstellungszentrum unserer Universität,* in: Universitätszeitung, Karl-Marx-Stadt 1987, Nr. 47

*Werkschau Bernhard Heisig im KMU-Ausstellungszentrum,* in: Mitteldeutsche Neueste Nachrichten, Halle, 11. November 1987

Ina Gille: *Legendäres und Heutiges aus dem Schaffen Bernhard Heisigs: Werkauswahl im Leipziger Kroch-Haus offenbart Fülle und Komplexität,* in: Leipziger Volkszeitung, 21./22. November 1987

Ingrid Schulze: *Solidarität ist ein Wesensmerkmal sozialistischer Kunst: zu Werken von W. Sitte, W. Tübke und B. Heisig auf der X.,* in: Ostsee-Zeitung, Rostock, 4. Dezember 1987

Axel Hecht: *DDR: ungeschminkte Menschenbilder,* in: ART, Hamburg 1988, Nr. 1, S. 38

ADN: *Arbeiten Heisigs in der Berliner Galerie Unter den Linden,* in: Leipziger Volkszeitung, 19. Februar 1988

Rudolf Kober: *Christus verweigert den Gehorsam: B. Heisig,* in: Das Volk, Halle, 22. Februar 1988

Carmen Winkler: *Zeichnungen zu Anna Seghers ›Das siebte Kreuz‹ in der Kunstgalerie Gera,* in: Wohin in Gera, 1988, Nr. 2, S. 14–15
dies.: *Expressive Sinnbilder: Zeichnunngen zu ›Das siebte Kreuz‹ in der Kunstgalerie Gera,* in: Volkswacht, Gera, 24. Februar 1988

Dietmar Eisold: *Eine furios gestaltete Bildwelt, die erschüttern und erfreuen will. Werke von Prof. Bernhard Heisig in der Galerie Unter den Linden,* in: Neues Deutschland, Berlin, 4. März 1988

Carmen Winkler: *Erregender Romanstoff im Bild dargestellt,* in: Thüringer Tageblatt (Ausgabe Gera), 9. März 1988

*Selbstzensur läßt die Zensoren lachen,* in: ART, Hamburg 1988, Nr. 10, S. 15

Arno Kossert: *Das ist kein Mann, der Däumchen dreht,* in: Gewerkschaftsleben, Berlin 1989, Nr. 2

Christa v. Helmholt: *Abgründiger Realismus aus Leipzig. Neue Bilder von Bernhard Heisig im Frankfurter Kunstkabinett Hanna Bekker vom Rath,* in: Frankfurter Allgemeine Zeitung, Frankfurt/M., 13. April 1989

Eduard Beaucamp: *Furioses Welttheater. Der Leipziger Maler Bernhard Heisig,* in: Frankfurter Allgemeine Zeitung, Frankfurt/M., 6. Mai 1989

Marie Hüllenkremer: *Begegnung am Brahmsee,* in: ZEIT-Magazin, Hamburg, 22. September 1989

Bernhard Schulz: *An der Geschichte leiden – Retrospektive von Bernhard Heisig in der Berlinischen Galerie,* in: Tagesspiegel, Berlin, 1. Oktober 1989

ADN/BZ: *Heisig-Ausstellung in Westberlin. 400 Werke des Leipziger Künstlers zu sehen,* in. Berliner Zeitung, 2. Oktober 1989

ADN: *Werke Bernhard Heisigs in Berlin (West) gezeigt,* in: Neues Deutschland (Berliner Ausgabe), 2. Oktober 1989

NZ/ADN: *Heisig-Ausstellung in Berlin (West),* in: Neue Zeit, Berlin, 2. Oktober 1989

NRZ-Nachrichtendienst: *Retrospektive des DDR-Malers Bernhard Heisig in West-Berlin,* Neue Ruhr-Zeitung (NRZ), Essen, 2. Oktober 1989

ADN: *Bernhard Heisig stellt Werke in Berlin (West) aus,* in: Tribüne, Berlin, 2. Oktober 1989

Manfred Nillius: *Die Welt dringt in sein Atelier. Retrospektive Bernhard Heisig im Gropius-Bau,* in: Die Wahrheit, Berlin, 2. Oktober 1989

Günter Engelhard: *Leinwand unter Druck. Die grimmigen deutschen Tragödienbilder des Bernhard Heisig im Berliner Gropius-Bau,* in: Rheinischer Merkur. Christ und Welt, Bonn, 6. Oktober 1989

Peter Hans Göpfert: *Christus, der Gehorsam und die verbotenen Früchte. Allegorische Malerei ohne Zweckoptimismus. Bernhard-Heisig-Retrospektive im Berliner Martin-Gropius-Bau,* in: Die Welt, Bonn, 6. Oktober 1989

*Retrospektive Bernhard-Heisig-Ausstellung,* in: der Neue Weg, Halle, 10. Oktober 1989

rola: *Der Schlächter, geschlachtet. Der Leipziger Maler Bernhard Heisig in der Berlinischen Galerie,* in: die tageszeitung, Berlin, 11. Oktober 1989.

Susanne Schreiber: *Reflektiert und vollblütig. Bernhard Heisig. Die Retrospektive in der Berlinischen Galerie,* in: Handelsblatt, Düsseldorf und Frankfurt/M., 24. Oktober 1989

Camilla Blechen: *Die Wunden der Erinnerung. Dämonische Zeitgeschichte: Der Leipziger Maler Bernhard Heisig im Berliner Gropius-Bau,* in: Frankfurter Allgemeine Zeitung, Frankfurt/M., 31. Oktober 1989

H.L.: *Bernhard Heisigs Bilder,* in: Die Weltbühne, Berlin, Nr. 44, 31. Oktober 1989

Dirk Reinartz, Günter Engelhard: *Ein Grübler liebt den Kampf,* in: ART, Hamburg 1989, Nr. 10, S. 30–50

Freya Mühlhaupt: *Berlinische Galerie: Bernhard Heisig – Retrospektive. Eine Ausstellung des Zentrums für Kunstausstellungen der DDR. 1. Oktober 1989 bis 31. Dezember 1989,* in: MuseumsJournal, Berlin 1989, Nr. IV, S. 27–28

Eduard Beaucamp: *Bewußtseinsräume und Bildtiefen* (Gekürzte und leicht überarbeitete Fassung des Katalogbeitrages, Kat.: Bernhard

Heisig Retrospektive, 1989–1990, S. 43–50); in: MuseumsJournal, Berlin 1989, Nr. IV, S. 28–29

Hellmut Kotschenreuther: *Deutsche Alpträume, wie mit Blut gemalt. Zur Retrospektive des DDR Malers Bernhard Heisig im Berliner Martin-Gropius-Bau,* in: Mannheimer Morgen, 3. November 1989

Barbara Gaehtgens: *Freiheit, dritte Fassung. Ausstellung in Berlin: ›Bernhard Heisig‹,* in: Die ZEIT, Hamburg, 3. November 1989

Hellmut Kotschenreuther: *Deutsche Alpträume. Zur Bernhard-Heisg-Retrospektive in der Berlinischen Galerie,* in: Stuttgarter Zeitung, 20. November 1989

Reinhart Grahl: *Das Chaos als Herausforderung. Bernhard-Heisig-Retrospektive in Westberlin,* in: Tribüne, Berlin, 8. Dezember 1989

Peter Iden: *Ende der Belehrung. Zu Bernhard Heisigs Zeichnung auf der Seite gegenüber,* in: Frankfurter Rundschau, Frankfurt/M., 30. Dezember 1989

Jacqueline Deloffre: *Alles auf einmal (...). Ein Porträt des Malers Bernhard Heisig,* in: Deutsches Allgemeines Sonntagsblatt, Nr. 1, 5. Januar 1990

Heiner Stachelhaus: *Was für Alpträume! DDR-Maler Bernhard Heisig stellt in Bonn aus,* in: Neue Ruhr-Zeitung (NRZ), Essen, 26. Januar 1990

*Was die neunziger Jahre bringen sollen* (Umfrage), in: ART, Hamburg 1990, Nr. 1, S. 72

*Werkschau des DDR-Künstlers Heisig,* in: Westfälische Rundschau, Dortmund, 24. Februar 1990

Hanno Reuther: *Apokalyptische Kulissen. Die Bernhard-Heisig-Retrospektive in Bonn,* in: Frankfurter Rundschau, Frankfurt/M., 3. März 1990

Eberhard Roters: *Eine deutsche Kunst. Über die Malerei der Leipziger Schule,* in: Der Tagesspiegel, Berlin, 11. März 1990

Elisabeth Müller: *Kunst als politischer Sprengstoff. DDR-Maler Bernhard Heisig in der Staatsgalerie,* in: Abendzeitung, München, 23. März 1990

Roland Groß: *Von Malerei mitgerissen. Bernhard-Heisig-Retrospektive jetzt in München,* in: Augsburger Allgemeine Zeitung, 24. März 1990

Paul Otto Schulz: *In der Zeit der Haie. Retrospektive Bernhard Heisig im Münchener Haus der Kunst,* in: Süddeutsche Zeitung, München, 28. März 1990

Simone Dattenberger: *Bernhard Heisig: Antwort geben auf das Hier und Jetzt. Staatsgalerie moderner Kunst: Große Retrospektive des Leipziger Malers im Münchner Haus der Kunst,* in: Münchner Merkur, München, 29. März 1990

Wilhelm Warning: *Der Grenzgänger als Täter und Opfer. Der DDR-Maler Bernhard Heisig im Haus der Kunst,* in: Bayerische Staatszeitung, München, 30. März 1990

*Unbequem und sensibel. Bernhard Heisig (65. Geburtstag),* in: Junge Welt, Berlin, 31. März 1990

Peter H. Feist: *Heisigs Bildwelt – beunruhigend, betörend, erkenntnisfördernd,* in: Neues Deutschland, Berlin, 31. März/1. April 1990

Günter Blutke: *Heisig in München,* in: Neue Berliner Illustrierte, Berlin, 6. April 1990

Lothar Lang: *Wiederkehr des Expressiven,* in: Die Weltbühne, Berlin, Nr. 17, 24. April 1990

bee: *Traumatische Erinnerungen zwischen einst und jetzt. Bernhard-Heisig-Retrospektive bis 6. Mai in der Staatsgalerie München,* in: Der Neue Tag, Weiden, 26./27. April 1990

a. r. : *Haus der Kunst: Kunst aus der DDR,* in: flair, München 1990, Heft 4

*Heisig-Ausstellung in Oberhausen,* in: Leipziger Volkszeitung, 4. Mai 1990

H. Lehmann: *Ein Maler als Erzieher. Ausstellung Bernhard Heisig in der Münchner Saatsgalerie moderner Kunst,* in: Kunsthandel, 1990, Nr. 5

Ingrid Zimmermann: *Leuchtende Räumlichkeit. Porträt des Monats: Bernhard Heisig,* in: flair, München 1990, Heft 5

Renée Schipp: *Ausstellung hat sich durch den 9. November geändert. Vom Martin-Gropius-Bau zur Museumsinsel: Werkschau mit Arbeiten von Bernhard Heisig,* in: Berliner Morgenpost, 5. Juli 1990

Jens-Uwe Sommerschuh: *Bernhard-Heisig-Retro. Eine Ausstellung kehrt nach Berlin zurück,* in: Sächsische Zeitung, Dresden, 10. Juli 1990

André Meier: *Die hohe Kunst der Wende. Bernhard Heisig, der Maler – Eine Ausstellung der Ostberliner Nationalgalerie im Alten Museum,* in: die tageszeitung, Ausgabe Berlin, 12. Juli 1990

Dietmar Eisold: *Furios gemalte Bilderwelt ohne erhobenen Zeigefinger. Bernhard Heisig, der Maler – Sonderausstellung im Alten Museum am Berliner Lustgarten,* in: Neues Deutschland, Berliner Ausgabe, 13. Juli 1990

Volker Frank: *Kunstflug. Anmerkung zur Berliner Heisig-Ausstellung,* in: Sächsisches Tageblatt, Dresden, 18. Juli 1990

Manfred Rauschenbach: *Denkanstöße durch Bilder. ›Bernhard Heisig, der Maler‹ – Ausstellung im Berliner Alten Museum,* in: Der Morgen, Berlin, 25. Juli 1990

Günter Meier: *Im Fest der Farben ist Nachdenklichkeit. Malerei von Bernhard Heisig im Alten Museum,* in: Berliner Zeitung, 1. August 1990

Jens-Uwe Sommerschuh: *Er schaut vielen über die Schulter,* in: ART, Hamburg 1990, Nr. 8, S. 96

Alfred Nemeczek, Jens-Uwe Sommerschuh: *Die Kunst bleibt gespalten,* in: ART, Hamburg 1990, Nr. 11, S. 43

Ferdinand Potzmann: *Is East German Art Really Art? Heisig sells paintings as critics fight,* in: The International Herald Tribune, 5./6. Januar 1991

Martin Tschechne: *Der Maler träumt, Kaspar handelt,* in: ART, Hamburg 1991, Nr. 2, S. 39

*Zählen nur noch die Zahlen?* (ART-Umfrage), in: ART, Hamburg 1991, Nr. 3, S. 45

Martin Tschechne: *Das Parlament geht im Kreis,* in: ART, Hamburg 1991, Nr. 5, S. 69

ADN/ eb: *Bernhard Heisig erklärt Austritt* ( aus der Akademie der Künste ), in: Berliner Zeitung, 10. Dezember 1991

Karsten Klemm: *Das sagt der Kritiker: Eingeschlafen. Bernhard Heisig. Ein Deutscher Maler* (zu einem Fernsehbild von Reiner E. Moritz, gesendet auf N 3), in: Berliner Zeitung, 20. Dezember 1991

Martin Tschechne, Michael Lange: *Das alte Weltbild begeistert ein neues Publikum,* in: ART, Hamburg 1992, Nr. 9, S. 49

Sigrid Kühn: *Bernhard Heisig: Visionen auf grundierten Leinwänden Max Beckmanns,* in: Leipziger Volkszeitung, 3. November 1992

NZ/ADN: *›Zeit zu leben‹ in Berlin. Bernhard Heisigs Polyptychon steht im Mittelpunkt,* in: Neue Zeit, Berlin, 3. November 1992

ND: *Bernhard Heisig verläßt Leipzig,* in: Neues Deutschland, Berlin, 18. Dezember 1992

Günter Engelhard: *Farbdramatiker zeigt Flagge. Ausstellung ›Zeit zu leben‹, Galerie Berlin,* in: ART, Hamburg 1992, Nr. 12, S. 128

*Wanderausstellung von Werken Heisigs* (Herforder Kunstverein), in: Sächsische Zeitung, Dresden, 6. Januar 1994

*Heisigs Zeiten* (Ausstellung im Herforder Kunstverein), in: Leipziger Volkszeitung, 21. Januar 1994

Eduard Beaucamp: *Lehre der Dämonen. ›Zeiten zu leben‹: Neue Bilder von Bernhard Heisig im Herforder Kunstverein,* in: Frankfurter Allgemeine Zeitung, Frankfurt/M., 3. Februar 1994

Karin Fischer: *Vier Jahre Einsamkeit im Palast. Auftragswerke im Haus des Volkes sind als Staatseigentum ›unter Verschluß‹. Andauerndes Interesse der Berlinischen Galerie an den Gemälden blieb bisher unbeachtet,* in: Neue Zeit, Berlin, 21. Februar 1994

Jörg-Heiko Bruns: *›Zeiten zu leben‹ in den Bildern. Prof. Bernhard Heisig stellt im Landesmuseum von Oldenburg aus,* in: Thüringer Allgemeine, Erfurt, 15. Juli 1994
ders.: *Heisig tourt im Westen. Sommerausstellung ›Zeiten zu leben‹ bis 11. September in Oldenburg,* in: Magdeburger Volksstimme, 26. August 1994

jhe: *Mitspieler und Betroffener im ›großen Welttheater‹: Bernhard-Heisig-Ausstellung in Reutlingen,* in: Reutlinger General-Anzeiger, 31. Oktober 1994

peng: *Grellgrüne Utopien. Plastiken von Jo Jastram in der Galerie Berlin* ( Erwähnung v. B. Heisig), in: Berliner Morgenpost, 9. November 1994

Sigrid Kühn: *›Die Abenteuer habe ich in meinem Kopf‹. Der Maler und Graphiker Bernhard*

*Heisig wird am 31. März 70 Jahre alt,* in: Volksstimme, Magdeburg, 28. März 1995

at: *Sprung über den Teich. Zum 70. Geburtstag von Bernhard Heisig,* in: Märkische Allgemeine, Potsdam, 31. März 1995

Eduard Beaucamp: *Im Tumult der Geschichte. Seine Bilder sprechen aller Propaganda hohn: zum siebzigsten Geburtstag des Malers Bernhard Heisig,* in: Frankfurter Allgemeine Zeitung, Frankfurt/M., 31. März 1995

BM/ADN: *Der Pessimismus malt bei seinen Bildern immer mit,* in: Berliner Morgenpost, 31. März 1995

Jörg-Heiko Bruns: *Der Maler aus Lust. Bernhard Heisig wird heute 70 Jahre,* in: Thüringer Allgemeine, Erfurt, 31. März 1995

dpa/tlz: *Heisig: ›Ich habe nicht gelogen‹. Der furiose Maler eines bedrückenden Welttheaters wird heute 70 Jahre alt,* in: Thüringer Landeszeitung, Erfurt, 31. März 1995

Christian Enger: *Plötzlich lachte die Kommune. Nach wütenden Blicken in die deutsche Geschichte: Der Maler Bernhard Heisig wird 70,* in: Mitteldeutsche Zeitung, Halle, 31. März 1995

Peter H. Feist: *Bilder, die aufregen und verstören. Ungebrochene Malwut und Kreativität. Dem Maler Bernhard Heisig zu seinem 70. Geburtstag,* in: Neues Deutschland, Berlin, 31. März 1995

Andreas Quappe: *Vater der Neuwilden. Zum 70. Geburtstag des Leipziger Malers Bernhard Heisig,* in: Der Tagesspiegel, Berlin, 31. März 1995

Ingeborg Ruthe: *Das Welttheater spielt auch an der Havel. Bernhard Heisig, der skeptische und malwütige ›Alte‹ aus der ›Leipziger Schule‹ wird heute 70,* in: Berliner Zeitung, 31. März 1995

Irma Weinreich: *Bernhard Heisig. ›Ich mache nichts anderes als früher‹. Größte Chikagoer Galerie würdigt den heute 70jährigen Maler,* in: Ostsee-Zeitung, Rostock, 31. März 1995

Irmgard Weinreich: *Jetzt malt er Welttheater-Bilder. Bernhard Heisig wird heute 70,* in: Sächsische Zeitung, Dresden, 31. März 1995

I. W.: *Schreckensbilder in erregtem Gestus. Aus Sachsen nach Brandenburg: Der Maler Bernhard Heisig wird heute siebzig und bleibt sich treu,* in: Leipziger Volkszeitung, 31. März 1995

Dietmar Eisold: *Vom Nutzen der Spieler-Millionen. Schätze aus Berliner Museen im Alten Museum und im Kunstforum der Grundkreditbank,* in: Neues Deutschland, Berlin, 29. Mai 1995

Christian Tröster, Ruth Händler: *8. Mai 1945 Deutschland im Jahre Null: Hoffnung für die Kunst,* in: ART, Hamburg 1995, Nr. 5, S. 49

Joachim C. Fest: *Das nie endende Menetekel der Geschichte. Anmerkungen zum Werk des Malers Bernhard Heisig,* in: Frankfurter Allgemeine Zeitung, Frankfurt/M., 3. Juni 1995

Sigrid Kühn: *Malen am Wunderbrunnen. Ein Atelier für ein halbes Jahr – Leipzig fördert junge Künstler mit mietfreien Arbeitsräumen (Bernhard Heisigs ehemaliges Atelier),* in: Neues Deutschland, Berlin, 27. Juni 1995

Renate Franke: *Heisigs Werk basiert auf persönlichen Erfahrungen. Arbeiten aus vier Jahrzehnten bei Brusberg,* in: Berliner Morgenpost, 29. Juni 1995

Jens-Uwe Sommerschuh: *Kasper durfte, was dem Maler verboten war,* in: ART, Hamburg 1996, Nr. 4, S. 90

*Dürers Erben. Künstlerfilm Lutz Dammbeck,* in: ART, Hamburg 1996, Nr. 10, S. 12

Alfred Welti: *Gegenwart: ›Deutschlandbilder‹. Appell an das Gedächtnis der geeinten Nation,* in: ART, Hamburg 1997, Nr. 9, S. 16–39

Sebastian Preuss: *Schwebende Ruderboote – Der Kunstbeirat des Bundestages hat die ersten Künstler für die Dorotheenblöcke ausgewählt,* in: Berliner Zeitung, 20. November 1997
ders.: *Triumph der Westkunst im Reichstag,* in: Berliner Zeitung, 29./30. November 1997
ders.: *Die Kunst der DDR wird eisern ausgegrenzt,* in: Berliner Zeitung, 8. Dezember 1997

V.S.: *Bernhard Heisigs meisterhafte Lithographien in der Galerie Berlin,* in: Die Welt, Hamburg, 17. Dezember 1997

Klaus Hammer: *Müllhaufen der Geschichte. Lithographien von Bermhard Heisig in der Galerie Berlin,* in: Der Tagesspiegel, Berlin, 10. Januar 1998

Camilla Blechen: *Alptraum, Krieg, Faust. Lithographien von Bernhard Heisig in der Galerie Berlin,* in: Frankfurter Allgemeine Zeitung, Frankfurt/M., 10. Januar 1998

Thomas Krüger: *Die DDR-Kunst wird nicht ausgegrenzt. Werden ostdeutsche Künstler bei der Ausgestaltung des Reichstagsgebäudes benachteiligt? Eine Antwort des Kunstbeirates,* in: Berliner Zeitung, 21. Januar 1998

Beatrice Vierneisel: *Dieses Haus ist kein Museum und keine Bank. Kunst im künftigen Bundestag sollte das Lebensgefühl der Deutschen in Ost und West wiedergeben,* in: Berliner Zeitung, 4. Februar 1998

Hartwig Hochstein: *Warum Heisig? Streit um Reichstagskunst,* in: Bild, Leipzig, 10. Februar 1998

Klaus Buschleben: *Streit um Reichstagskunst: Heisig rein oder raus?,* in: Bild, Leipzig, 10. Februar 1998

Rolf Schneider: *Begrenzbarer Schaden. DDR-Kunst: Dürfen Bilder von Heisig im Reichstag hängen?* in: Die Tageszeitung, Berlin, 11. Februar 1998

Severin Weiland: *Querelen um den Altmeister Heisig. Prominente gegen Bundesauftragsarbeit an DDR-Maler Heisig,* in: Die Tageszeitung, Berlin, 11. Februar 1998

Peter Heimann: *Heisig: ›Ich muß das nicht machen‹. Der Maler sieht die Aufregung um Bundestagswerk gelassen – Bonn auch,* in: Sächsische Zeitung, Dresden, 12. Februar 1998

Sigrid Kühn: *›Mein Interesse ist begrenzt‹. Der Maler Bernhard Heisig und die Debatte zur Kunst am Reichstag,* in: Neues Deutschland, Berlin, 12. Februar 1998

Klaus Werner (Pro), Christoph Tannert (Contra): *Soll der Maler Heisig in den Reichstag,* in: Leipziger Volkszeitung, 12. Februar 1998

(ADN): *Reichstags-Kunst. Heisig: Mein Interesse ist begrenzt,* in: Berliner Zeitung, 12. Februar 1998

G.K.: *Heiß, Heisig, am heißesten,* in: Sächsische Zeitung, Dresden, 13. Februar 1998

*Ausgestaltung des Reichstagsgebäudes. Protest gegen Auftrag für DDR-Maler Heisig. Kunsthistoriker kritisieren aber auch Dominanz westdeutscher Künstler,* in: Süddeutsche Zeitung, München, 13. Februar 1998

Christoph Tannert: *Auswahl als Eigentor. Argumente gegen Heisig-Bilder im neuen Reichstag,* in: Berliner Zeitung, 16. Februar 1998

(dpa): *IG Medien für Heisig,* in: Berliner Zeitung, 16. Februar 1998

Sabine Kunz: *Kunst am Bau: Reichstag und Parlamentsbau in Berlin. Hinter geschlossenen Türen fallen die Entscheidungen,* in: ART, Hamburg 1998, Nr. 2, S. 116

tw: *Wellenreiter,* in: Frankfurter Allgemeine Zeitung, Frankfurt/M., 16. Februar 1998

(ADN): *Reichstag. Offener Brief für Heisigs Mitwirkung,* in: Berliner Zeitung, 18. Februar 1998

F.A.Z.: *Würdiger Osten. Der Streit um die Reichstagskunst,* in: Frankfurter Allgemeine Zeitung, Frankfurt/M., 19. Februar 1998

Sebastian Preuss: *Keine ›Staatskunst‹ für den Staat? Bernhard Heisig trägt die Last im Kunststreit um die Ausstattung des Reichstages,* in: Berliner Zeitung, 19. Februar 1998

Klaus Werner: *Streitbar, aber kein Denunziant. Zur Debatte um Bernhard Heisigs Mitwirkung am Reichstag,* in: Berliner Zeitung, 20. Februar 1998

Eduard Beaucamp: *Bundesbilder. Ein Streit um Heisig,* in: Frankfurter Allgemeine Zeitung, Frankfurt/M., 21. Februar 1998

Red.: *Editorial (Thema Kunst im Reichstag),* in: neue bildende kunst, Berlin 1998, Nr. 2, S.1

BS : *Im Reichstag,* in: Der Tagesspiegel, Berlin, 7. März 1998

Hermann Raum: *60 Millionen Mark für die neuen Staatskünstler. Der Streit um den Maler Heisig und die Kunstpolitik im Berliner Machtzentrum,* in: Neues Deutschland, Berlin 11. März 1998

F.A.Z.: *Der Illustrator. Hans-Meid-Medaille für Bernhard Heisig,* in: Frankfurter Allgemeine Zeitung, Frankfurt/M., 12. März 1998

Sebastian Preuss: *Kein neuer Bilderstreit in Berlin. Das Kunstkonzept für die Bauten der Bundesregierung,* in: Berliner Zeitung, 12. März 1998
ders.: *Das Tribunal. Der Streit um Heisig: SS-Mitgliedschaft als letztes Argument?,* in: Berliner Zeitung, 18. März 1998

Sofia Kannenberg: *›Der Beirat ist inkompetent‹. Kunst im Reichstag: Erste öffentliche Diskussion um die Teilnahme des Malers Bernhard Heisig,* in: Berliner Morgenpost, 18. März 1998

C.B.: *Altlasten. Bernhard Heisig und die Dissidenten,* in: Frankfurter Allgemeine, Zeitung, Frankfurt/M., 18. März 1998

Bernhard Schulz: *Der dunkle Fleck. Erregte Diskussion über Heisigs Wahl zum Reichstags-Künstler,* in: Der Tagesspiegel, Berlin, 18. März 1998

mar-: *Heisig bringt es an den Tag,* in: Die Welt, Hamburg, 18. März 1998

dpa Berlin: *Neue Proteste gegen Heisig als Reichstagsmaler,* in: Die Welt, Hamburg, 18. März 1998

*Darf Diktatoren-Diener für den Reichstag malen?,* in: Berliner Kurier, 18. März 1998

Götz Aly: *Das müssen wir erklären,* in: Berliner Zeitung, 19. März 1998

dpa : *Loest nimmt Heisig gegen neue Vorwürfe in Schutz,* in: Leipziger Volkszeitung, 20. März 1998

Gerhard Zwerenz (Gespräch mit Marion Pietrzok): *Warum gerade Heisig?* in: Neues Deutschland, Berlin, 23. März 1998

dpa: *Es bleibt bei Heisig. Bilder für den Berliner Bundestag,* in: Frankfurter Allgemeine Zeitung, Frankfurt/M., 26. März 1998

Tsp: *Kunstbeirat hält an Heisig für Reichstags-Gestaltung fest,* in: Der Tagesspiegel, Berlin, 26. März 1998

Eduard Beaucamp: *Dämon des Krieges. Ein Besuch: Der Maler Bernhard Heisig im Havelland,* in: Frankfurter Allgemeine Zeitung, Frankfurt/M., 28. März 1998

Eckhart Gillen: *Im Dampfbad der Geschichte. Bernhard Heisig und die deutschen Traditionen – Zum Streit um die Kunst im Reichstag,* in: Berliner Zeitung, 28./29. März 1998

Sebastian Preuss: *Keimfreie Bilder und andere Jungfräulichkeiten,* in: Berliner Zeitung, 28./29. März 1998

Birgit Lahann und Günter Bersch (Fotos): *›Es lebe die Kunst.‹ – ›Jaja.‹ Er war ein großer Maler der kleinen DDR: Bernhard Heisig. ... Der STERN besuchte den Maler,* in: STERN, Hamburg 1998, Nr. 12, S. 100–110

Helmut Schmidt: *Rede auf dem Wahlparteitag der SPD in Leipzig am 17. April 1998,* in: Presseservice der SPD, Bonn 1998, April

Axel Hecht: *Im Mittelpunkt einer erbittert geführten Kampagne: der Maler Bernhard Heisig,* in: ART, Hamburg 1998, Nr. 5, S. 3

Simone Rafael: *Jedes Bild zeigt mich selbst. Atelierbesuch bei Bernhard Heisig, dessen Malauftrag für den Reichstag Deutschlands Kulturszene spaltet,* in: B.Z., Berlin, 6. Mai 1998

dpa: *Deutscher Bundestag,* in: Berliner Zeitung, 7. Mai 1998

Thomas Lackmann: *Es darf auch noch geträumt werden. Heute vor 150 Jahren trat die deutsche Nationalversammlung zusammen: ›1848 – Aufbruch zur Freiheit‹, eine Ausstellung in Frankfurt,* in: Der Tagesspiegel, Berlin, 18. Mai 1998

Andrea Huber: *›Mein Gegner bin ich selbst‹. Bernhard Heisig über seine Werke für den Reichstag, Vorbilder und das Verhältnis von Macht und Kunst,* Berliner Morgenpost, 26. 5. 1998

Boris Hohmeyer: *Jetzt ist wieder Zeit für Blumen,* in: ART, Hamburg 1998, Nr. 6, S. 85/86

dpa: *Ausstellung mit Bundestagskunst. Süssmuth hält an Heisig und Mattheuer fest,* in: Berliner Zeitung, 6. Juni 1998

Kerstin Decker: *Gebannte Schreie. Darf Bernhard Heisig in den Reichstag?...,* in: Der Tagesspiegel, Berlin, 21. Juni 1998


### 5. Beiträge in Sammelwerken


Hans-Ulrich Lehmann: *Bernhard Heisig,* in: Ausst.-Kat. »Zeichnungen in der Kunst der DDR«, Albertinum Dresden, 1974

Lothar Lang: *Bernhard Heisig,* in: Ausst.-Kat. dokumenta 6. Malerei, Plastik, Performance (Band I), Kassel, 1977

Karl Max Kober: *Bernhard Heisig,* in: »Künstler der DDR«, Dresden, 1981, S. 129–135

Heino R. Möller: *Echte Adventsstimmung: B. Heisig, ›Seeräuber Jenny‹,* in: Studien zu Kunstwerken im Sprengel Museum Hannover (Schriftenreihe der Hochschule für Bildende Künste Braunschweig, 8), Braunschweig 1985, S. 123–149

Eckhart Gillen: *Beharrlichkeit des Vergessens. Arbeit an der Erinnerung: Zur Malerei von Bernhard Heisig,* in: Ausst.-Kat. »Zeitvergleich '88 – 13 Maler aus der DDR«, hrsg. v. Ulrich Eckhardt und Dieter Brusberg, Berliner Festspiele GmbH u.a., Berlin (Neues Kunstquartier des T.I.P.), Berlin (West), 1988, S. 103–113

Hannelore Röhl (Hrsg.): *Herbert Sandberg im Gespräch mit Karl Max Kober und Bernhard Heisig am 17. Oktober 1979,* in: Ansichtssache. Schriftsteller und Künstler im Gespräch, Leipzig, 1988, S. 7–27

Peter Pachnicke: *›In jeder Figur stecke ich drin‹. Innovation der Figurenmalerei,* in: Ausst.-Kat. Bernhard Heisig Retrospektive, 1989–1990, S. 9–25

Jörn Merkert: *Die eindeutig vieldeutige Wirklichkeit,* in: Ausst.-Kat. Bernhard Heisig Retrospektive, 1989–1990, S. 26–30

Karl Max Kober: *Die anstrengenden Mitteilungen des Malers Heisig,* in: Ausst.-Kat. Bernhard Heisig Retrospektive, 1989–1990, S. 36–42

Eduard Beaucamp: *Bewußtseinsräume und Bildtiefen,* in: Ausst.-Kat. Bernhard Heisig Retrospektive, 1989–1990, S. 43–50

Dietulf Sander: *Das druckgraphische Werk,* in: Ausst.-Kat. Bernhard Heisig Retrospektive, 1989–1990, S. 51–61

Klaus Honnef: *Ein Regisseur mit Mitteln der Malerei. Das künstlerische Werk von Bernhard Heisig im Verhältnis zu Photographie, Film und Fernsehen,* in: Ausst.-Kat. Bernhard Heisig Retrospektive, 1989–1990, S. 62–70

Carla Schulz-Hoffmann: *Zwischen Max Beckmann und Otto Dix. Bernhard Heisig und die Tradition der Modern,* in: Ausst.-Kat. Bernhard Heisig Retrospektive, 1989–1990, S. 71–81

Eberhard Roters: *›Schlesisches Himmelreich-Preußische Hölle‹ oder: Die Tiefe der Erinnerung,* in: Ausst.-Kat. Bernhard Heisig Retrospektive, 1989–1990, S. 82–93

Freya Mühlhaupt: *Biographische Dokumentation,* in: Ausst.-Kat. Bernhard Heisig Retrospektive, 1989–1990, S. 94–107
dies.: *Regisseur großer Bildstoffe. Der Maler Bernhard Heisig,* in: Eckhart Gillen, Rainer Haarmann (Hrsg.): Kunst in der DDR, Köln 1990, S. 379–381

Hans Jürgen Papies: *Einführung,* in: Ausst.-Kat. Bernhard Heisig der Maler. Berlin, Staatliche Museen, Nationalgalerie in Zusammenarbeit mit dem Zentrum für Kunstausstellungen der DDR, Berlin 1990

Eberhard Roters: *Der Maler und sein Thema;* in: Ausst.-Kat. Zeit zu leben, 1992, S. 49-56. Nachdruck, in: Ausst.-Kat. Bernhard Heisig. Zeiten zu leben. Malerei, 1994–1995, S. 17–24

Manfred Schneckenburger: *Verantwortung und peinture pure,* in: Ausst.-Kat. Bernhard Heisig, Zeiten zu leben. Malerei 1994–1995, S. 67–75. Erstveröffentlichung in: Lothar Romain und Lothar Bluemler (Hrsg.): Künstler. Kritisches Lexikon der Gegenwartskunst. Ausgabe 13, München 1991, Verlage Weltkunst und Bruckmann

Eduard Beaucamp: *Lehre der Dämonen,* in: Ausst.-Kat. Bernhard Heisig. Zeiten zu leben. Malerei, 1994–1995, S. 120–121. Erstveröffentlichung in: Frankfurter Allgemeine Zeitung, Frankfurt/M., 3. Februar 1994

Joachim C. Fest: *Das nie endende Menetekel der Geschichte. April 1995,* in: Ausst.-Kat. Bernhard Heisig »Begegnung mit Bildern«, 1995, S. 24–35. Nachdruck (gekürzt) in: Frankfurter Allgemeine Zeitung, Frankfurt/M., 3. Juni 1995

Karl Max Kober: *Bernhard Heisig – eine Rede in Hannover, November 1981,* in: Ausst.-Kat. Bernhard Heisig »Begegnung mit Bildern«, 1995, S. 42–45

Hans Jürgen Papies: *Bernhard Heisig ›Christus verweigert den Gehorsam‹, 1990-1995,* in: Ausst.-Kat. Bernhard Heisig »Begegnung mit Bildern«, 1995, S. 64–65

Dieter Brusberg: *»Der Kriegsfreiwillige« oder Begegnung mit Bildern,* in: Ausst.-Kat. Bernhard Heisig »Begegnung mit Bildern«, 1995, S. 76–81

Barbara Naumann, Arnulf Siebeneicker: *Bernhard Heisig. Die Geraer Arbeiter am 15. März 1920. Auftraggeber: SED-Gebietsleitung und SDAG Wismut. Elisabeth Hagenow: Ikonographische Anmerkungen,* in: Ausst.-Kat. Auftrag: Kunst. Bildende Künstler in der DDR zwischen Ästhetik und Politik. Hrsg. Monika Flacke, Ausstellung des Deutschen Historischen Museums, Berlin, 1995, S. 127–135

Hans Jürgen Papies: *Bernhard Heisig: Ardennenschlacht. 1978/81. Staatliche Museen zu Berlin-Preußischer Kulturbesitz, Neue Nationalgalerie,* in: Ausst.-Kat. Schätze aus Berliner Museen. Erwerbungen aus Lottomitteln 1975–1995. Hrsg. Berliner Festspiele GmbH, Berlin 1995, S. 22, Farbtafel S. 223

Eberhard Roters: *Rede zur Ausstellungseröffnung am 15. Januar 1994 im Herforder Kunstverein e.V.,* Erstabdruck unter dem Titel »Zeiten zu leben« in: Ausst.-Kat. Bernhard Heisig. Geisterbahn. Galerie Berlin 1995–1996, S. 37–41
ders.: *Rede zur Ausstellungseröffnung ›Die Sammlung Henri Nannen‹ in der Kunsthalle Emden am 22. Juli 1994,* Erstabdruck unter dem Titel »Liebe zu Bildern« in: Ausst.-Kat. Bernhard Heisig. Geisterbahn. Galerie Berlin 1995–1996, S. 59–64

Eduard Beaucamp: *Wunsch- und Haßbilder,* in: Ausst.-Kat. Bernhard Heisig. Geisterbahn. Galerie Berlin 1995–1996, S. 79–82

Hans Jürgen Papies: *Bernhard Heisig: Begegnung mit Bildern. Gleitende Projektierung eines Bildstoffes,* in: Ausst.-Kat. Bernhard Heisig. Geisterbahn. Galerie Berlin 1995–1996, S. 101–107

Birgit Lahann: *Salto mortale in zwei Diktaturen. Bernhard und Johannes Heisig,* in: Väter und Söhne. Zwölf biographische Porträts, Rowohlt. Berlin Verlag GmbH, Berlin 1996, S. 395–421

Renate Hartleb: *Zu drei Selbstbildnissen von Heisig,* in: Ausst.-Kat. ›Ostwind‹ – Fünf deutsche Maler aus der Sammlung der GrundkreditBank. Kunstforum der GrundkreditBank, Berlin 1997–1998, S. 116–117
Jörn Merkert: *Wird der Künstler noch gebraucht? – zu Heisigs ›Filmfestivals‹,* in: Ausst.-Kat. ›Ostwind‹ – Fünf deutsche Maler aus der Sammlung der Grundkreditbank. Kunstforum der GrundkreditBank, Berlin 1997–1998, S. 126–127

Hans Jürgen Papies: *Zu Heisigs ›Christus ist überall‹,* in: Ausst.-Kat. ›Ostwind‹ – Fünf deutsche Maler aus der Sammlung der Grundkredit-Bank. Kunstforum der GrundkreditBank, Berlin 1997–1998, S. 128

Eckhart Gillen: *Bruch mit dem sozialistischen Idealismus* und Karin Thomas: *Krise und Ich-Findung,* in: Ausst.-Kat. Deutschlandbilder – Kunst aus einem geteilten Land, Martin-Gropius-Bau, Berlin 1997–1998, Hrsg. v. Eckart Gillen, Berliner Festspiel GmbH, Berlin 1997, S. 196 bzw. S. 547

M.S.: *(Über die Beteiligten),* in: Ausst.-Kat. Begegnung mit Kokoschka. Kunstforum der GrundkreditBank, Berlin 1998, GrundkreditBank e.G.-Köpenicker Bank, Berlin, S. 10 f.

### 6. Fernsehfilme, Rundfunkbeiträge

Lothar Friedrich und Karl Max Kober: *Bernhard Heisig,* Fernsehen der DDR, gesendet 5. Mai 1974

Klaus Peter Dencker: *Leipzig, zum Harfenacker 6. Über den Maler Bernhard Heisig,* ARD-Saarländischer Rundfunk III, gesendet 25. März 1981

Werner Filmer: *Bernhard Heisig,* ARD-WDR III, gesendet 18. Juli 1989
Reiner E. Moritz: *Bernhard Heisig. Ein Deutscher Maler,* ARD-N III, gesendet Dezember 1991

Marina Farschid: *Heisig in Strodehne,* ORB 1996

Claus Menzel: *Zur Reichstagskunst-Debatte,* DLF, gesendet 10. Februar 1998

Bei der Erarbeitung wurden die Bibliographien der Ausst.-Kat. ›Bernhard Heisig Retrospektive 1989–1990‹ und ›Bernhard Heisig. Geisterbahn 1995–1996‹ hinzugezogen.